Ansichtsexemplar
Eigentum von Vriends e.V.

Vriends

W0462739

DR. NEAL D. BARNARD

POWER FOODS

FÜR DAS GEHIRN

DR. NEAL D. BARNARD

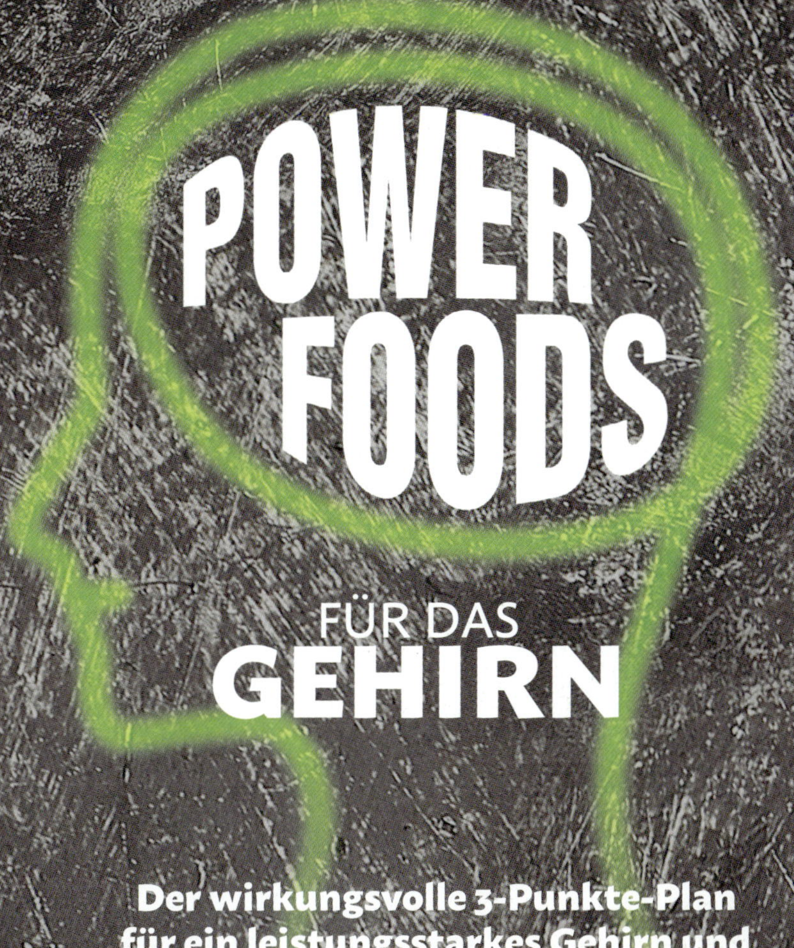

POWER FOODS FÜR DAS GEHIRN

Der wirkungsvolle 3-Punkte-Plan für ein leistungsstarkes Gehirn und zum Schutz vor Alzheimer

Mit Rezepten von
Christine Waltermyer und Jason Wyrick

Unimedica

IMPRESSUM

Dr. Neal D. Barnard
Powerfoods für das Gehirn
Der wirkungsvolle 3-Punkte-Plan für ein leistungsstarkes Gehirn und zum Schutz vor Alzheimer
1. deutsche Auflage 2017
ISBN: 978-3-946566-19-9
© 2017, Narayana Verlag GmbH

Titel der Originalausgabe:
Power Foods for the Brain
An Effective 3-Step Plan to Protect Your Mind and Strenghten Your Memory
Copyright © 2013 by Neal D. Barnard, MD
Recipes copyright © 2013 by Christine Waltermyer and Jason Wyrick

Übersetzung aus dem Englischen: Julia Augustin
Layout und Satz: Nicole Laka, www.nima-typografik.de
Coverlayout: Paula Becattini
Coverabbildungen Vorderseite: Hintergrund © Malivan Iuliia - shutterstock.com,
Illustration Kopf © freepik
Coverabbildungen Rückseite: Autor © Harry Giglio, Karotten © Bildagentur Zoonar GmbH - shutterstock.com

Abbildungen Inhalt: S. ii, xvi © Malivan Iuliia, S. 6 © Kudla, S. 19 © ESB Professional, S. 33 © 3dfoto, S.38/39 © exopixel, S. 58 © Eskymaks, S. 68/69 © victoriaKH, S. 78 © vetre, S. 87 © Eric Isselee, S. 97 © Izf, S. 106 © GlebStock, S. 111 © passion3, S. 121 © illustrart, S. 134 © rodrigobark, S. 137 © First_emotion, S. 145 © Nik Merkulor, S. 152 © Volosina, S. 157 © Ana D., S. 255 © Elena Schweitzer, S. 305 © Binh Thanh Bui (alle shutterstock.de).
Alle weiteren Abbildungen © Narayana Verlag GmbH, Fotograf Jörg Wilhelm

Herausgeber:
Unimedica im Narayana Verlag GmbH, Blumenplatz 2, 79400 Kandern
Tel.: +49 7626 974 970–0
E-Mail: info@unimedica.de
www.unimedica.de

Alle Rechte vorbehalten. Ohne schriftliche Genehmigung des Verlags darf kein Teil dieses Buches in irgendeiner Form – mechanisch, elektronisch, fotografisch – reproduziert, vervielfältigt, übersetzt oder gespeichert werden, mit Ausnahme kurzer Passagen für Buchbesprechungen.
Sofern eingetragene Warenzeichen, Handelsnamen und Gebrauchsnamen verwendet werden, gelten die entsprechenden Schutzbestimmungen (auch wenn diese nicht als solche gekennzeichnet sind).
Die Empfehlungen dieses Buches wurden von Autor und Verlag nach bestem Wissen erarbeitet und überprüft. Dennoch kann eine Garantie nicht übernommen werden. Weder der Autor noch der Verlag können für eventuelle Nachteile oder Schäden, die aus den im Buch gegebenen Hinweisen resultieren, eine Haftung übernehmen.

Für Dr. David und Dr. Alexandra Jenkins, die den Weg ausleuchten,
damit andere folgen können

INHALT

REZEPTE

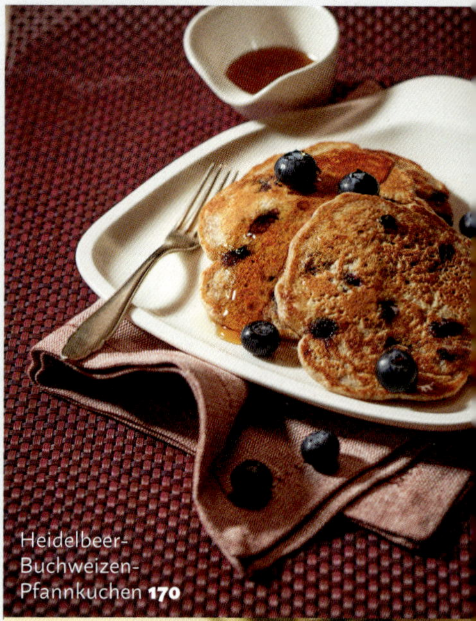

Heidelbeer-Buchweizen-Pfannkuchen **170**

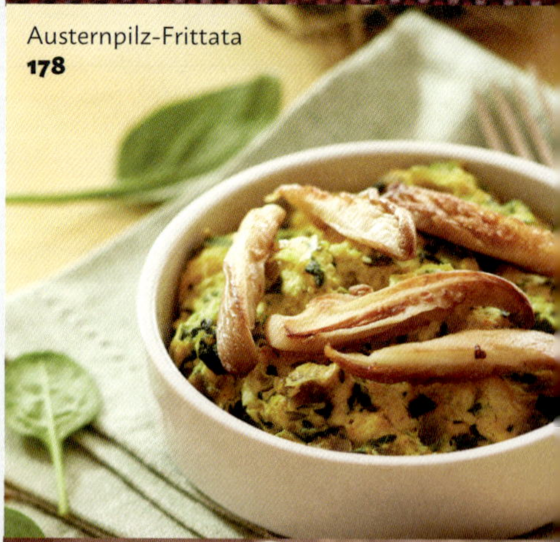

Austernpilz-Frittata **178**

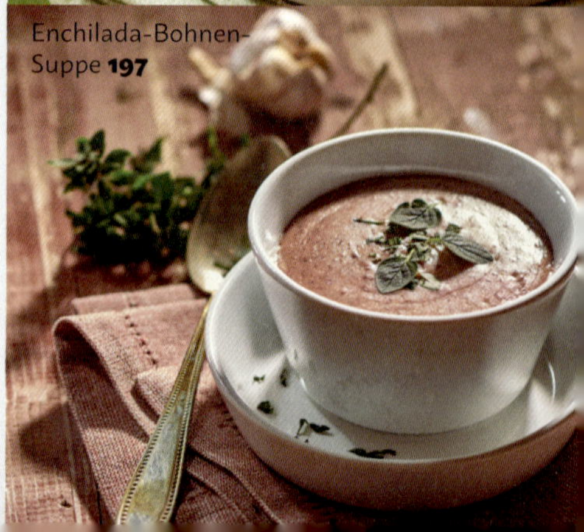

Enchilada-Bohnen-Suppe **197**

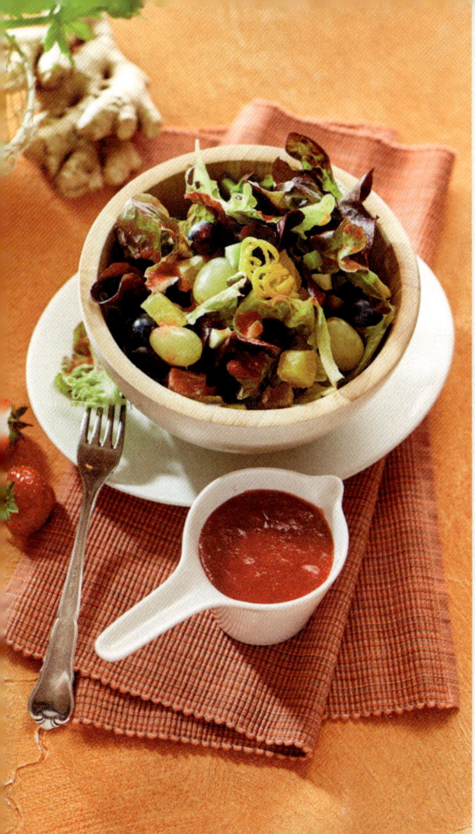

Regenbogensalat **205**

Tacos mit Kartoffeln, Mangold und Pintobohnen **226**

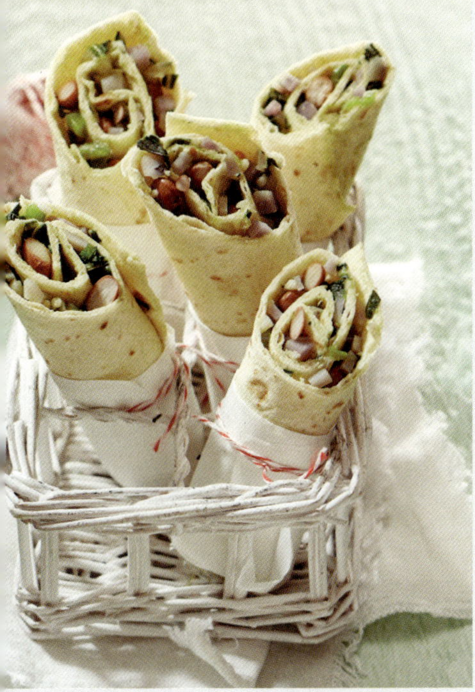

SALATE 201

SANDWICHES, WRAPS UND BURGER 217

HAUPTGERICHTE 231

BEILAGEN..................... 249

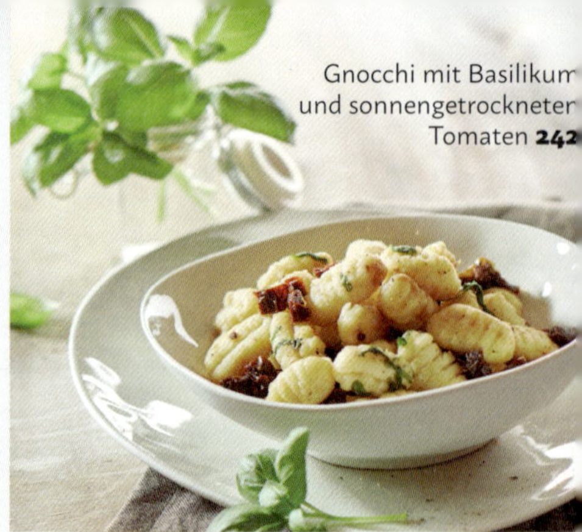

Gnocchi mit Basilikum und sonnengetrockneten Tomaten 242

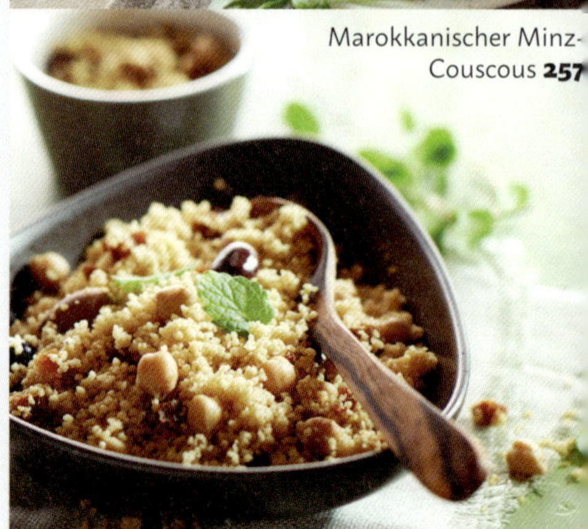

Marokkanischer Minz-Couscous 257

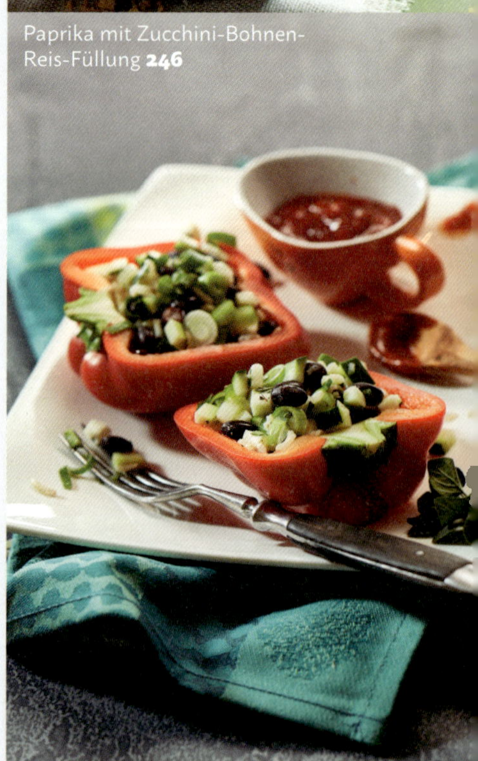

Paprika mit Zucchini-Bohnen-Reis-Füllung 246

Chimichurri-Soße **264**

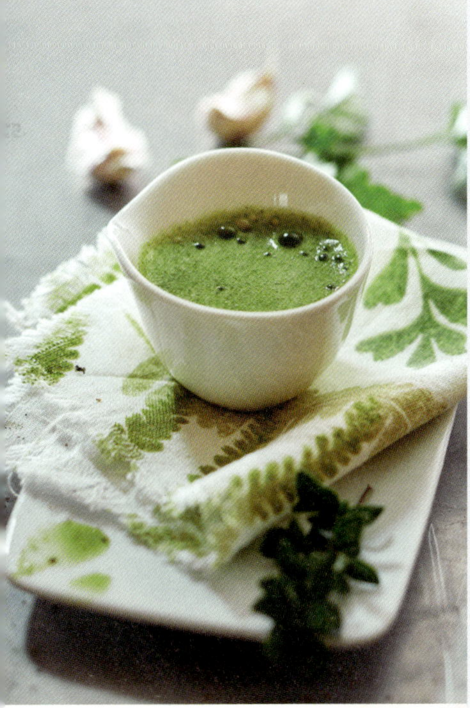

Brombeerriegel **281**

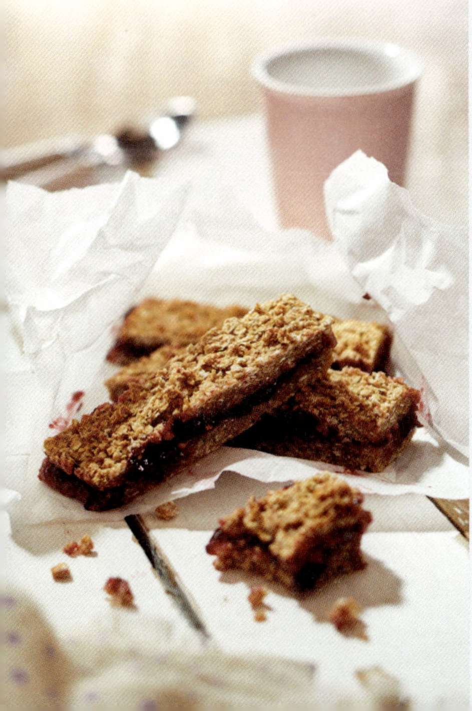

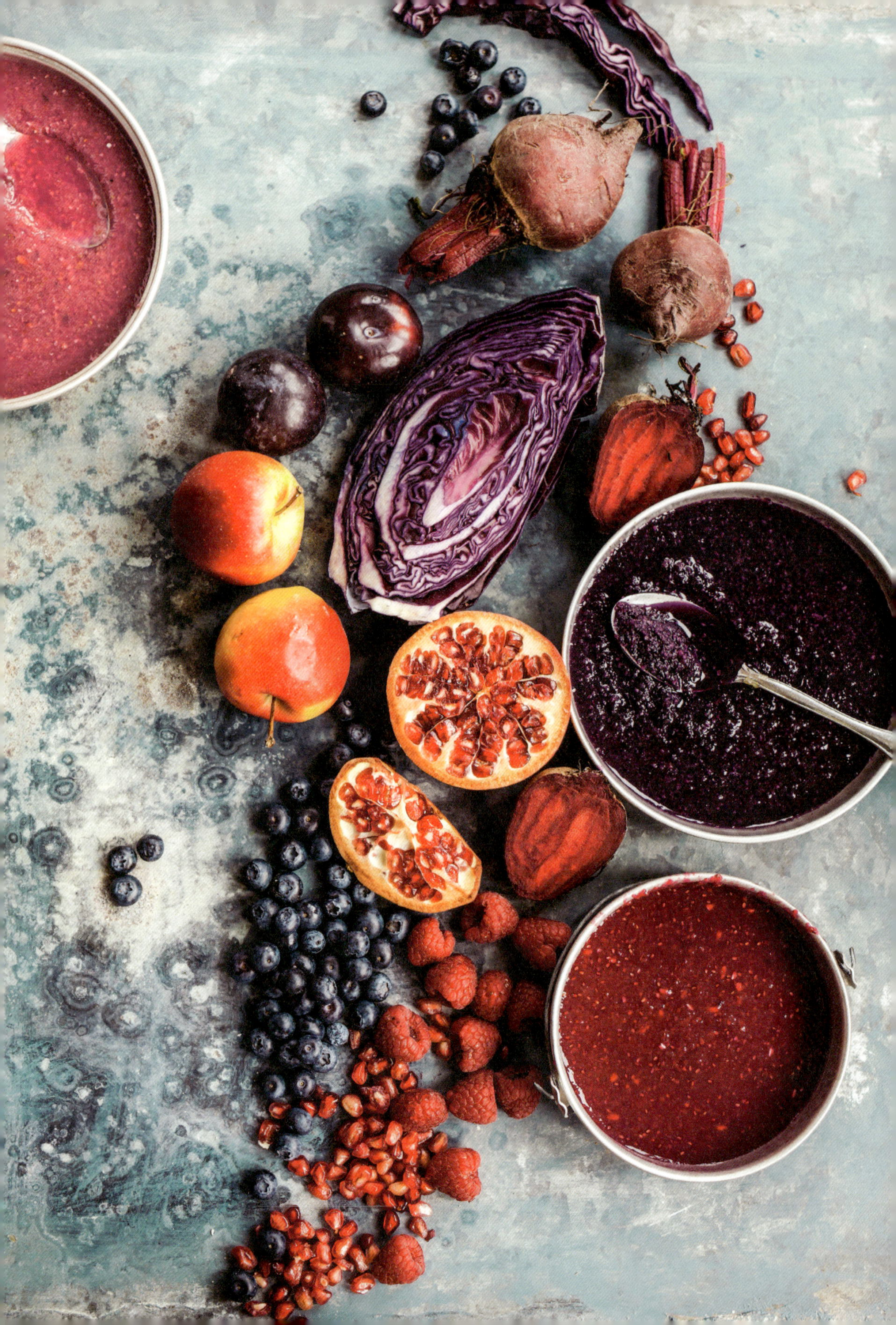

HINWEIS AN DIE LESER

Ich hoffe, dieses Buch ermöglicht Ihnen neue Einblicke in wichtige gesundheitsbezogene Fragen und gibt Ihnen gleichzeitig das notwendige Rüstzeug an die Hand, um diese erfolgreich anzugehen. Lassen Sie mich zuvor aber noch zwei wichtige Dinge erwähnen:

KONSULTIEREN SIE IHREN ARZT. Gedächtnisprobleme sind nicht zu unterschätzen. Es ist wichtig, dass Sie sich genau untersuchen lassen. Bevor Sie Ihre Ernährungsweise verändern, sollten Sie mit Ihrem Hausarzt darüber sprechen. Nicht, weil es zwangsläufig gefährlich ist. Ganz im Gegenteil. Die Ernährung auf gesunde Weise umzustellen ist eine gute Idee. Doch all diejenigen, die Medikamente einnehmen, z. B. wegen Diabetes oder Bluthochdruck, müssen in solch einem Fall oftmals neu eingestellt werden. Manchmal können dank einer verbesserten Ernährung die Medikamente sogar abgesetzt werden. Tun Sie dies aber nicht auf eigene Faust. Besprechen Sie mit Ihrem Arzt, ob Sie die Dosis bestimmter Medikamente verringern oder diese vielleicht sogar absetzen sollten, wenn der richtige Zeitpunkt dafür gekommen ist.

Konsultieren Sie Ihren Arzt auch dann, wenn Sie planen, mit einem neuen Sportprogramm zu beginnen. Wenn Sie zuvor nur wenig aktiv waren, unter ernsthaften gesundheitlichen Einschränkungen leiden, viel Gewicht abnehmen müssen oder über vierzig Jahre alt sind, sollten Sie zunächst bei einem Gespräch mit Ihrem Arzt herausfinden, ob und wann Sie mit einem Sportprogramm beginnen können.

ERNÄHREN SIE SICH AUSGEWOGEN. Die Ernährungsweise, die in diesem Buch beschrieben wird, wird Ihre eigene sehr wahrscheinlich verbessern und bringt darüber hinaus viele gesundheitliche Vorteile mit sich. Dennoch sollten Sie sicherstellen, dass Sie auch alle Nährstoffe aufnehmen, die Sie brauchen. Bitte lesen Sie sich die Informationen dazu in Kapitel 10 durch. Sie sollten besonders darauf achten, täglich ein Multivitaminpräparat oder eine verlässliche Quelle von Vitamin B_{12} einzunehmen, wie bspw. damit angereicherte Cerealien oder Sojamilch. Vitamin B_{12} ist für gesunde Nerven und gesundes Blut unverzichtbar.

DANKSAGUNG

Ich schulde vielen Menschen großen Dank, die mir dabei geholfen haben, dieses Buch bis zur Druckreife zu bringen. Zuerst möchte ich meinem Forscherteam und meinen Kollegen danken, die über Jahre hinweg grundlegende Konzepte für Gesundheit und Ernährung entwickelt haben: Dr. med. Mark Sklar, Dr. med. Andrew Nicholson, Dr. Gabrielle Turner-McGrievy, Dr. med. Joshua Cohen, Dr. med. Kavita Rajasekhar, Dr. med. Ulka Agarwal, Dr. Suruchi Mishra, Dr. Paul Poppen, Susan Levin (Master of Science, Ernährungsberaterin), Joseph Gonzales (Ernährungsberater), Dr. Jia Xu, Dr. Heather Katcher, Lisa Gloede (Ernährungsberaterin), Dr. med. Ernest Noble, Jill Eckart (ganzheitliche Gesundheitsberaterin) und Amber Green (Gesundheitsberaterin).

Danke ebenso all den zahlreichen Wissenschaftlern anderer Forschungsinstitute, deren Arbeit zeigt, wie stark sich das Essen auf die Gesundheit im Allgemeinen und auf das Gehirn im Speziellen auswirkt. Besonders dankbar bin ich Dr. Martha Clare Morris vom Rush University Medical Center, deren akribische Arbeit neue Möglichkeiten für den Schutz des Gehirns eröffnet hat. Dr. med. David J.A. Jenkins von der University of Toronto führt weiterhin unermüdlich grundlegende Forschungsarbeiten zur Ernährung durch, die zahllosen Menschen in direkter Weise helfen.

Christine Waltermyer und Jason Wyrick haben ihre wunderbaren kulinarischen Fähigkeiten dazu genutzt, die wissenschaftlichen Konzepte dieses Buchs in köstliche Rezepte umzuwandeln.

Dr. med. John McDougall und Mary McDougall waren eine kontinuierliche Inspiration und eine unerschöpfliche Informationsquelle für mich. Während der Entstehung dieses Buches haben sie mir zahlreiche Fragen beantwortet.

Mein weiterer Dank gilt den Ärzten, Wissenschaftlern und allen anderen Involvierten, die das Manuskript kritisch überprüft haben: Dr. med. Lawrence A. Hansen, Dr. med. Erika D. Driver-Dunckley, Dr. Travis Dunckley, Dr. med. Leonid Shkolnik, Dr. med. Clifford Schostal, Dr. med. Nikhil Kulkarni, Dr. med. Hope Ferdowsian, Caroline Trapp (Master of Science of Nursing, Advanced practice registered nurse, zertifizierte Diabetes-Expertin und -beraterin), Medizinstudentin Edie Broida, Brenda Davis (zertifizierte Ernährungsberaterin), Doug Hall, Lynn Maurer, Shaina Chimes und Jillian Gibson.

Vielen Dank an Dr. med. Ellsworth Wareham und Dr. med. Duane Graveline, die mir erlaubten, ihre Erfahrungen in diesem Buch zu teilen und von ihrer Weisheit zu

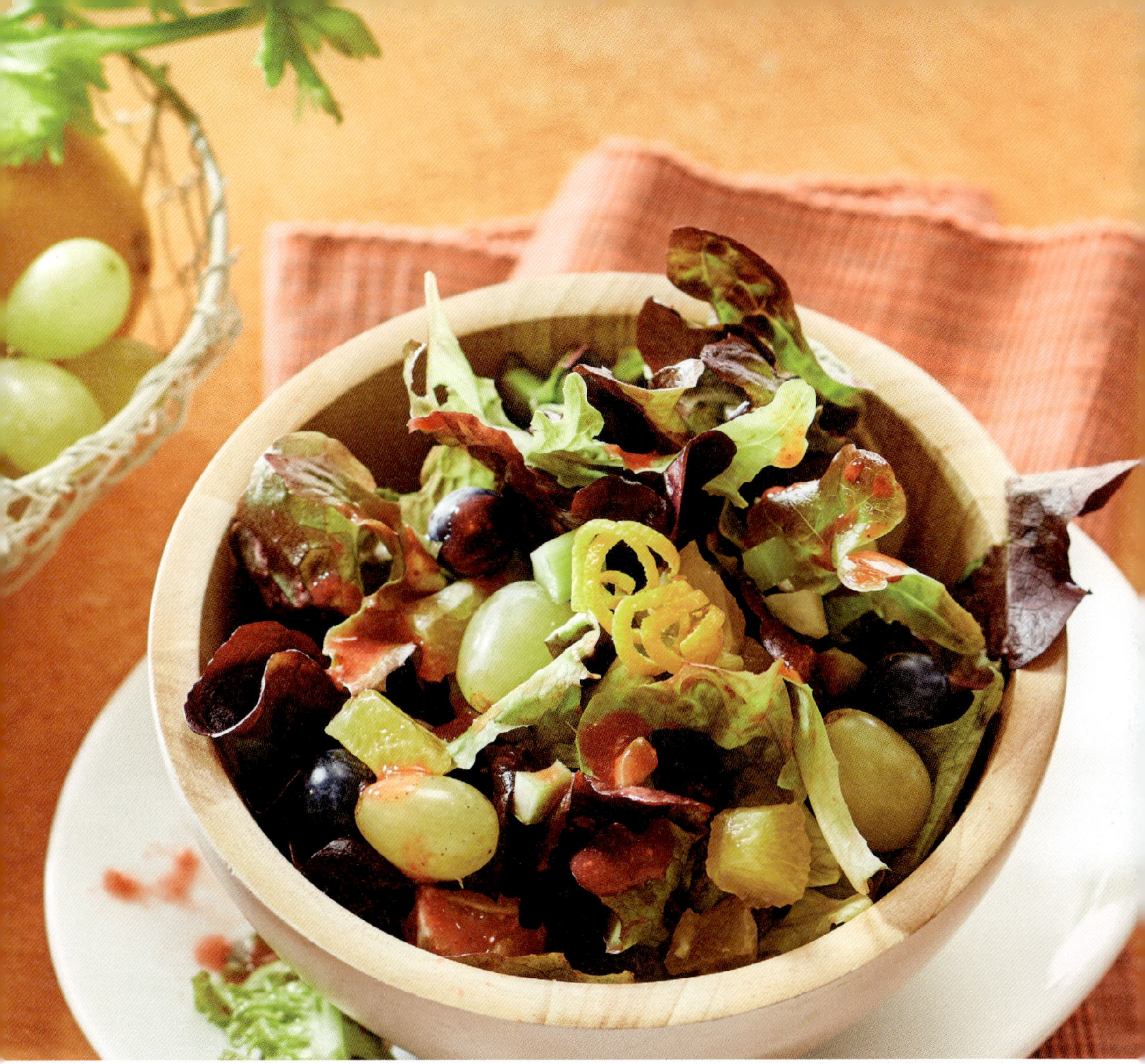

profitieren. Danke an Cael Croft für seine hervorragenden Illustrationen und Dr. Chris Evans von der University of Glamorgan, Wales, Großbritannien, für das Ergänzen des Manuskripts mit historischen Fakten.

Großer Dank geht an meine Redakteurin, Diana Baroni, und meine Literaturagentin Debra Goldstein für ihre begeisterte Unterstützung und ihre Expertise darin, Konzepte und Ideen in greifbare Hilfsmittel zum Erreichen einer besseren Gesundheit zu verwandeln.

Schließlich danke ich noch allen Beteiligten des Physicians Committee for Responsible Medicine für ihre grenzenlose Innovation und ihren Einsatz dafür, Wege zu finden, andere Menschen über eine gute Gesundheit zu informieren.

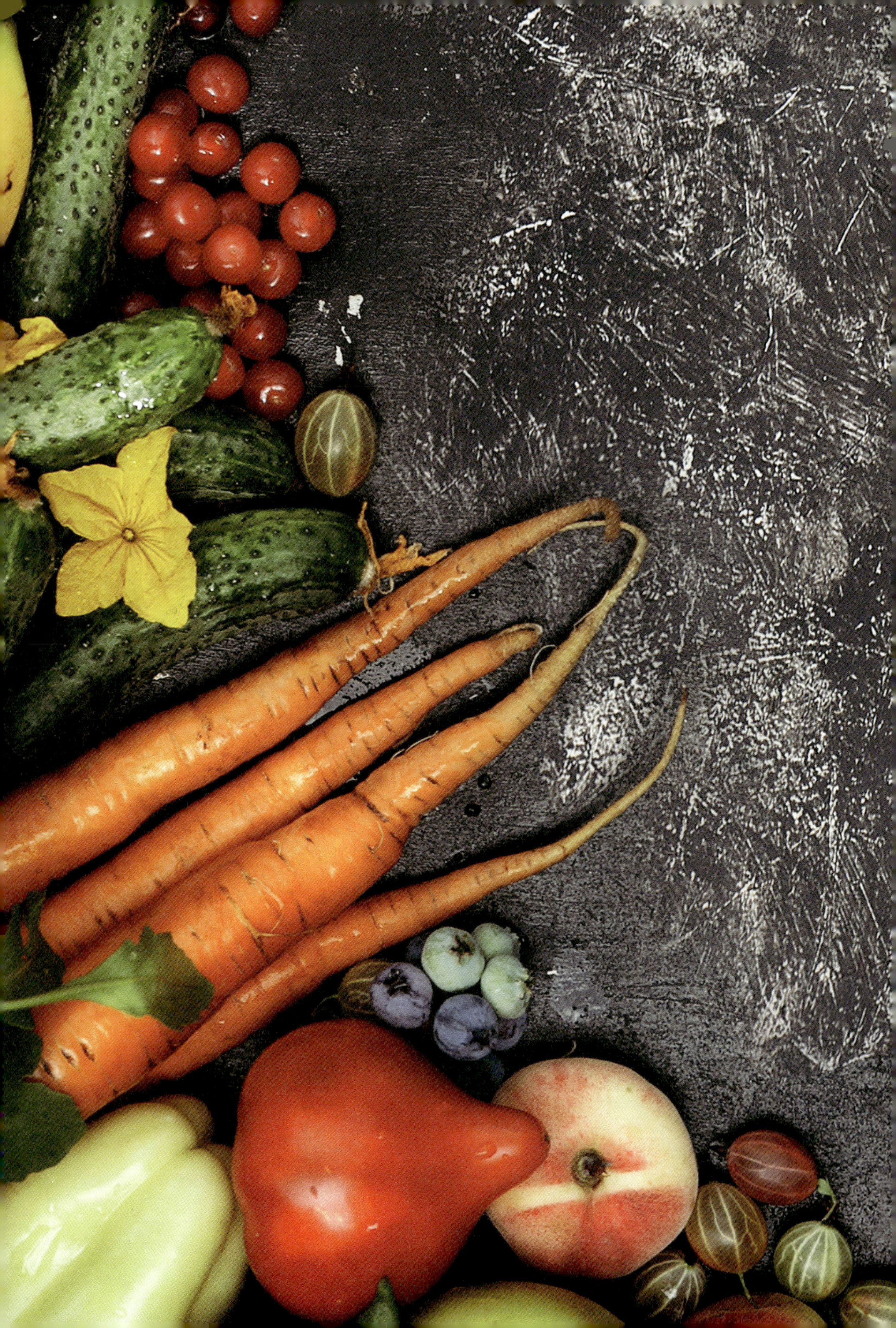

EINFÜHRUNG

»Sie waren weder besonders ordentlich noch sehr sauber. Sie rauchten, während sie spielten, aßen dabei, redeten und taten so, als würden sie sich gegenseitig hauen. Sie kehrten ihrem Publikum den Rücken zu, schrien es an und lachten über Witze, die nur sie selbst kannten.«[1]

So beschrieb Brian Epstein die Beatles, als er sie 1961 das erste Mal in einem Club in Liverpool sah. Mit ihren Lederjacken und Jeans konnte dieses heruntergekommene Vierergespann nicht eine einzige Plattenfirma für sich begeistern, weder in Großbritannien noch irgendwo anders auf der Welt.

Ja, sie waren schmuddelig. Aber sie waren auch voller Energie und Anziehungskraft und hatten jede Menge Ehrgeiz. Sie konnten keine Noten lesen, aber sie hatten einen unwiderstehlichen Sound. Obwohl Epstein zuvor noch nie Manager einer Band gewesen war, nahm er sie unter seine Fittiche – mit dem klaren Ziel, sie zum Erfolg zu führen. Er zerrte sie zu einem Londoner Schneider und knallte diesem 40 Pfund auf den Tresen. Weg mit den Lederjacken und den Jeans, her mit ordentlichen maßgeschneiderten Anzügen. Und keine schmierigen Frisuren mehr – es war Zeit für einen neuen Style. Schluss mit Essen, Rauchen oder Fluchen auf der Bühne und stattdessen eine nette Verbeugung in Richtung Publikum nach dem Ende einer Songabfolge. Epstein organisierte Auftritte, kümmerte sich um Öffentlichkeitsarbeit und Publicity und sorgte dafür, dass alle bezahlt wurden.

In gerade einmal neun Monaten hatten die Beatles ihren ersten Hit in den britischen Pop Charts. Nach gerade einmal zwei Jahren hatten sie die ganze Welt erobert.

Ich erzähle Ihnen diese Geschichte deshalb, weil in Ihrem Gehirn ebenfalls widerspenstige Triebe, Gelüste und Dränge wüten. Die »frühen Beatles« in Ihnen stecken tief im Zentrum Ihres Gehirns, in Ihrem Hypothalamus. Dieses nur nussgroße Organ ist der Hort von Hunger, Durst, Sex und Wut. Wenn es etwas gibt, was der Hypothalamus braucht, dann ist es ein guter Manager.

Schon wenn Sie geboren werden, meldet er sich lautstark mit seinen Bedürfnissen zu Wort. Andererseits ist zu diesem Zeitpunkt das Schreien und Strampeln mit Armen und Beinen zunächst aber auch alles, was Sie tun können.

Ihr »Brian Epstein« befindet sich in den äußeren Bereichen des Gehirns, in Ihrer Großhirnrinde. Dort wird Ihr widerspenstiges, ungezogenes Selbst mit all seinen Bedürfnissen, Gelüsten und Trieben in Schach gehalten. Die Großhirnrinde hilft dem

Hypothalamus dabei, geduldig abzuwarten, bis das Essen auf dem Weg ist. Sie löst Ihre Probleme und zeigt Ihnen, wie Sie das, was Sie wollen, auf effektivere Weise als nur durch das Aufstampfen mit dem Fuß bekommen. Je älter Sie werden, umso reifer wird auch Ihr Manager und entwickelt immer ausgefeiltere Strategien, um Sie an Ihre Ziele zu bringen.

Am 27. August 1967 führten achtzehn Beatles-Songs Charts an. Sie hatten den Zenit ihrer Popularität erreicht. An diesem Tag aber sollte sich alles ändern. Brian Epstein wurde tot in seiner Wohnung aufgefunden. Er wurde nur zweiunddreißig Jahre alt. Für die Beatles war das der Anfang vom Ende. Die Band begann, auseinanderzufallen. Sie stritten miteinander, hatten aber keinen Schlichter mehr. Die Meinungsverschiedenheiten vertieften sich und wurden immer unüberwindlicher. Ohne eine steuernde Hand verloren sie ihren musikalischen Zusammenhalt und entfernten sich immer mehr voneinander, bis die erfolgreichste Band aller Zeiten sich schließlich trennte und jedes Bandmitglied seinen eigenen Weg ging.

Auch Ihrem Gehirn kann ein schicksalhafter 27. August drohen. Gerade dann, wenn Ihr Wissen und Ihre Erfahrung am größten und Ihr Familienleben und Ihre finanzielle Sicherheit geregelt sind, können Sie Gefahr laufen, Ihren Manager zu verlieren. Wenn das passiert, werden Sie bemerken, dass Sie sich plötzlich nicht mehr an bestimmte Dinge erinnern können oder dass es Ihnen schwerfällt, Zusammenhänge nachzuvollziehen oder sich zu kontrollieren. Manchmal kann dies so weit gehen, dass Sie nicht mehr in der Lage sind, Ihr unordentliches und widerspenstiges inneres Selbst in Schach zu halten. Der Tag, an dem der Manager Ihres Gehirns den Geist aufgibt, ist auch der Tag, an dem das Leben, das Sie bisher kannten, ein Ende nimmt.

Dieses Buch zeigt Ihnen, wie Sie Ihren Manager gesund und funktionstüchtig halten. Es erklärt Ihnen, wie Sie sich Ihr Gedächtnis und Ihre geistige Klarheit ein Leben lang erhalten können.

WAS PASSIERT IN MEINEM GEHIRN?

Es beginnt mit gelegentlichen Hängern. Sie vergessen einen Namen oder ein Wort – etwas, das Sie ganz genau wissen, was Ihnen aber in diesem Moment einfach nicht einfallen will. Später passiert es wieder, und Sie beginnen sich zu fragen, was mit Ihnen nicht stimmt. Vielleicht sind Sie einfach nur übermüdet oder zu gestresst, und eine Nacht mit ausreichend Schlaf bringt alles wieder ins Lot.

Vielleicht ist es aber auch mehr als das. Sehr viele Menschen haben mit Gedächtnisproblemen zu kämpfen. Sie machen sich, vorsichtig ausgedrückt, große Sorgen darüber. Der Name eines Freundes, der einem einfach nicht mehr einfallen will, einmal zu oft den Schlüssel verlegen, Fakten durcheinanderbringen, Termine vergessen, und, was wohl am schlimmsten ist, bemerken, dass es anderen nicht entgeht, dass das Gedächtnis plötzlich aussetzt – all das ist zutiefst beunruhigend.

Und es betrifft mitunter nicht nur das Gedächtnis. Vielleicht haben Sie das Gefühl, dass Sie nicht mehr so klar denken können wie früher. Beim Zusammenrechnen von ein paar Zahlen oder beim Lesen der Zeitung mag es sich so anfühlen, als ob Ihr Gehirn im ersten Gang hängen geblieben ist.

Manchmal können kognitive Probleme sehr schwerwiegend sein. Einer von fünf US-Amerikanern zwischen fünfundsiebzig und vierundachtzig Jahren erkrankt an Alzheimer. Bei Menschen über fünfundachtzig Jahren trifft es fast die Hälfte. Auf erschreckende Weise häufig sind außerdem auch Schlaganfälle, die unsere Fähigkeit zu sprechen, uns zu bewegen und zu denken extrem einschränken können.

Unter all diesen Sorgen, die wir hinsichtlich unserer Zukunft haben mögen, führt die, unsere geistigen Fähigkeiten zu verlieren, die Liste an. Wir arbeiten hart, gründen Familien, legen etwas Geld beiseite und haben irgendwann etwas Zeit, um uns zu entspannen und unser Leben zu genießen. Doch sobald unser Gedächtnis aussetzt, geht damit auch alles, was uns etwas bedeutet, verloren.

Der Verlust unseres Gedächtnisses und unserer geistigen Klarheit bedeutet den Verlust unserer wichtigsten Fähigkeiten. Nach und nach entgleiten wir unseren Familien. All die Dinge, die wir zusammen getan haben, sind plötzlich ausradiert. Wenn sich diese Entwicklung über Jahre hinzieht, wie es oft der Fall ist, kann dies sehr belastend für unsere Familien sein, und diese körperlich, emotional und finanziell an den Rand der Erschöpfung bringen.

Ein schlechtes Gedächtnis ist nichts, was »halt zum Leben dazu gehört«. Sie müssen sich nicht damit abfinden. Und es ist ganz gewiss keine natürliche Folge des Alterns. Ihr Terminkalender wird nicht mit einem eingebauten automatischen Radierer geliefert.

Stellen Sie sich vor, Sie hätten ein lückenloses Gedächtnis und eine fantastische Konzentrations- und geistige Reaktionsfähigkeit, und zwar Tag für Tag, solange Sie leben. Anstatt sich dafür zu entschuldigen, dass Ihnen immer wieder Namen entfallen, finden Sie spielend leicht alle Worte, so wie früher auch. Anstatt mit zunehmendem Alter immer mehr Gedächtnislücken zu beklagen, bleibt Ihr Geist wach und konzentriert.

Mein Forscherteam hat schon über mehrere Jahre die Auswirkung verschiedener Lebensmittel auf die Gesundheit untersucht. Wir haben Menschen dabei geholfen, Gewicht zu verlieren und ihren Cholesterinspiegel zu senken. Wir haben eine Ernährungsweise entwickelt, die Diabetes besser als alle vorherigen Diäten kontrollieren kann – so wirkungsstark, dass der Diabetes dadurch mitunter sogar ganz verschwindet. Wir haben außerdem verschiedene Programme für das Arbeitsumfeld und für Ärzte erstellt, die Menschen dabei helfen, ihre Ernährung so umzustellen, dass sie damit ihre Gesundheit nachhaltig verbessern können.

So wie wir haben auch andere Forscherteams das Gehirn näher untersucht und sich dabei spezielle Ernährungsfaktoren angeschaut, die das Risiko für Alzheimer,

Schlaganfälle und andere schwerwiegende Gehirnstörungen beeinflussen, sowie die überraschende Auswirkung, die Lebensmittel schon auf täglicher Basis auf unsere kognitiven Funktionen haben können.

In Chicago untersuchten Wissenschaftler des Rush University Medical Center Tausende Probanden über einen längeren Zeitraum, um herauszufinden, was genau bewirkte, dass die einen ihr gesamtes Leben lang gesund und geistig fit blieben, die anderen aber nicht. Dabei stellte sich heraus, dass bestimmte Aspekte der Lebens- und Ernährungsweise dafür ausschlaggebend waren. Andere Wissenschaftler aus den USA, Europa und Asien führten detaillierte Untersuchungen zu bestimmten Nährstoffen durch, die das Gehirn entweder schützen oder schädigen. Mittlerweile gibt es zudem auch neue Hirnscantechnologien, die es Wissenschaftlern erlauben, ins Gehirn lebender Menschen hineinzusehen und so die Hirnfunktion wesentlich besser zu verstehen; etwas, das vor nur wenigen Jahren noch unmöglich war. Spezielle Tests können bereits zeigen, wer im Laufe der Jahre ein stärkeres Risiko dafür hat, kognitive Probleme zu entwickeln.

Bei all diesen Untersuchungen stellte sich heraus, dass die Ernährungsweise, die den Forschungsarbeiten meines Teams zufolge die Gesundheit verbessert, und die, die laut anderen Wissenschaftlern die Hirnfunktion stärkt, sich bemerkenswert ähnlich sind. Bestimmte Lebensmittel und ein bestimmtes Essverhalten haben eine erstaunliche schützende Wirkung.

Das ist aber nicht alles. Es ist möglich, das Gehirn auf einfache Weise zu trainieren und so mit der Zeit die Verknüpfungen zwischen den Hirnzellen zu stärken. Auch simple Sportübungen helfen dabei, dem Schrumpfen des Gehirns, das sich bei den meisten Menschen während des Alterungsprozesses einstellt, entgegenzuwirken.

Es ist immens wichtig, dass die Öffentlichkeit mehr über diese Forschungsergebnisse erfährt. Aus genau diesem Grund habe ich dieses Buch geschrieben und dieses Programm entwickelt. Heute wissen wir mehr als jemals zuvor darüber, wie unser Gehirn funktioniert und wo die Ursachen für Gedächtnisprobleme liegen, egal ob es sich nun um kleinere Erinnerungslücken oder potenziell weitaus verheerendere Störungen wie Alzheimer oder Schlaganfälle handelt. Und trotzdem haben die meisten Menschen nicht die geringste Ahnung davon. Zwar wissen sie ziemlich genau, wie sie Lungenkrebs verhindern oder ihr Herzinfarktrisiko verringern können, doch ist ihnen überhaupt nicht klar, dass es auch möglich ist, das Gehirn zu schützen.

Es gibt einfache, aber sehr effektive Schritte, die Sie unternehmen können, und zwar ab sofort. Dieses Buch zeigt Ihnen, wie Sie diese wichtigen Informationen in die Tat umsetzen und sich dadurch Ihr Gedächtnis bewahren und Ihre Gehirnfunktion stärken können.

DREI SCHRITTE ZUM SCHUTZ IHRES GEHIRNS

Es ist nicht schwer, Forschungsergebnisse zum eigenen Vorteil anzuwenden. Hier finden Sie die drei Schritte, die Sie unternehmen sollten, um Ihr Gehirn zu schützen:

SCHRITT EINS: Der erste Schritt besteht darin, die Powerfoods zu essen, die Ihrem Gehirn genau die Nährstoffe liefern, die es braucht. Wir wählen unsere Lebensmittel auf der Grundlage dreier Kriterien aus:

Erstens müssen wir uns vor Schadstoffen und Giften schützen, die in unserem Wasser und unseren täglichen Lebensmitteln enthalten sein können. Diese sind erschreckend verbreitet, weshalb es wichtig ist, zu wissen, wo sie vorkommen und wie sie sich vermeiden lassen.

Zweitens gibt es bestimmte natürliche Fette, die unverzichtbar für ein gut funktionierendes Gehirn sind, während andere es schädigen. Wir werden später genauer darauf eingehen und uns anschauen, welche Fette auf Ihrem Teller landen sollten. Die richtige Balance bewirkt einen großen Unterschied dabei, wie optimal jede unserer Gehirnzellen funktioniert.

Drittens können bestimmte Vitamine freie Radikale und andere Elemente unschädlich machen, die unsere Hirnzellen schädigen können. Später gehe ich genauer darauf ein, welche Lebensmittel und Präparate Ihnen genau die Nährstoffe liefern, die Sie dafür brauchen.

Die Zusammenstellung einer gesunden Ernährung ist das Beste, was Sie tun können. Schließlich baden Ihre Gehirnzellen zu jeder Zeit in den Nähr- oder Giftstoffen, die Sie über Ihr Essen zu sich nehmen.

SCHRITT ZWEI: Wussten Sie, dass Sie Ihr Gehirn trainieren können? Einfache Übungen können Ihnen dabei helfen, die Verknüpfungen in Ihrem Gehirn zu stärken. Diese Übungen sind überraschend einfach und gleichzeitig kurzweilig und wirkungsstark. Ich werde Ihnen dabei helfen, ein Programm zusammenzustellen, mit dem Sie Ihre mentale Leistungsfähigkeit voll ausschöpfen können.

Auch Sport bzw. körperliche Aktivität wirkt sich auf Ihre Hirnleistung aus: Sie stärken damit nicht nur Ihr Herz, sondern auch Ihr Gehirn. Die positive Wirkung von Sport ist so bemerkenswert, dass MRT-Aufnahmen schon nach relativ kurzer Zeit einen sichtbaren Unterschied in der Hirnstruktur zeigen. In diesem Buch werden Sie lernen, welche Übungen Ihrem Gehirn am besten auf die Sprünge helfen, und ebenso, warum.

SCHRITT DREI: Jetzt ist es Zeit, die häufigsten körperlichen Gefahren zu eliminieren, die Ihr Gedächtnis bedrohen, und Ihre Erinnerung zu verbessern und Ihr Gehirn zu stärken. Es gibt zwei Hauptfaktoren, die Sie dabei besonders ins Visier nehmen müssen: Schlafstörungen und bestimmte Medikamente und Erkrankungen.

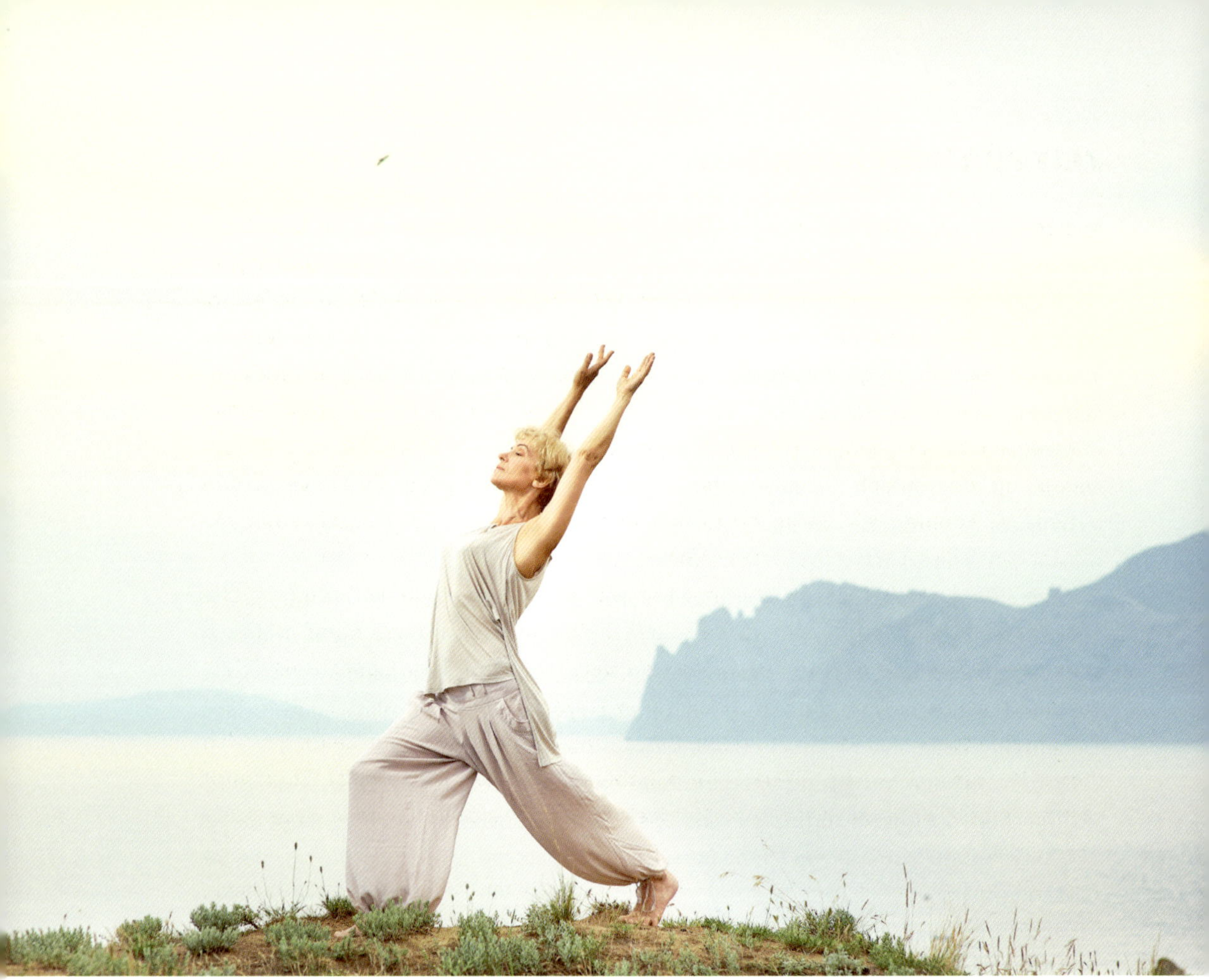

Schlaf ist unabdingbar für das Festigen von Erinnerungen. Viele kognitive Probleme können aus diesem Grund auf häufig auftretende Schlafstörungen zurückgeführt werden. Wir werden später sehen, wie Sie alle möglichen Probleme beseitigen und dadurch von der vollen natürlichen restaurativen Kraft des Schlafs profitieren können.

Häufig verschriebene Medikamente und Erkrankungen können Ihre Gedankengänge durcheinanderbringen – zuweilen in solchem Maße, dass dies sogar fälschlicherweise so lange für Alzheimer gehalten werden kann, bis die eigentliche Ursache geklärt ist. Ich werde Ihnen die überraschende Liste der Übeltäter präsentieren und Ihnen verraten, was Sie tun können.

Ob Sie nun einfach nur Ihre Gehirnleistung verbessern, tägliche kleine Hänger überwinden oder aber Ihr Risiko für Alzheimer und Schlaganfälle verringern wollen – mit jedem dieser einfachen drei Schritte können Sie langfristig sehr viel für Ihr Gehirn tun. Mit meinem Rat und den in diesem Buch präsentierten Menü- und Rezeptideen wird es Ihnen ein Leichtes sein, Ihren Plan zur Verbesserung Ihrer kognitiven Leistung in die Tat umzusetzen.

ZEIT FÜR VERÄNDERUNG

Millionen Familien machen sich Sorgen darüber, was die Zukunft für sie bereithält. Während meines Studiums der Neurologie und Psychiatrie an der George Washington University School of Medicine in Washington, D.C., traf ich das erste Mal auf Patienten, die das Gefühl hatten, nicht mehr die Kontrolle über ihr eigenes Gehirn und Nervensystem zu haben. Einige von ihnen hatten mit einem schweren Gedächtnisverlust zu kämpfen, der durch Alzheimer ausgelöst worden war. Andere hatten Schlaganfälle erlitten, und wieder andere kämpften gegen die immer weiter fortschreitenden Auswirkungen, die multiple Sklerose oder ähnliche Erkrankungen auf ihr Nervensystem hatten. Wir konnten nur wenig für sie tun und kannten keinerlei Möglichkeiten, die das Entstehen dieser Probleme hätten verhindern können.

Auch heute noch müssen die meisten Menschen, einschließlich vieler Ärzte, erst etwas über die Strategien lernen, über die Sie in diesem Buch mehr erfahren. Und obwohl die Medikamente, mit denen versucht wird, den Gedächtnisverlust zu verlangsamen, fast wirkungslos sind, wissen bisher nur wenige Ärzte und Patienten etwas von den neuesten Forschungsergebnissen, die zeigen, welch starke Wirkung die richtige Ernährung haben kann. Den meisten ist überhaupt nicht bewusst, dass die Wahl ihrer Mahlzeiten eine ausschlaggebende Bedeutung haben kann.

Dieses Buch soll etwas verändern. Es gibt tatsächlich sehr viel, was wir tun können, um einem Gedächtnisverlust vorzubeugen, ganz zu schweigen von der Optimierung der täglichen Funktionsfähigkeit von Menschen, die sich einfach nur richtig gut fühlen wollen.

Einfache Entscheidungen können Ihr Gehirn schützen und dessen Leistung steigern, Ihnen Energie und Vitalität verleihen, Ihren Schlaf verbessern und Ihre Gesundheit allgemein stärken. Auf den folgenden Seiten werde ich Ihnen zeigen, wie.

DIE WISSENSCHAFT PROFITIERT VON KONTROVERSEN STANDPUNKTEN

Vor gar nicht allzu langer Zeit schenkte mir jemand ein Buch zum Überleben in der Wildnis. Dieses erklärte unter anderem, dass Sie nach dem Stranden auf einer einsamen Insel im Nirgendwo ohne Bedenken einen wilden Wasserapfel essen können, während Sie an den Früchten des Pangi-Baums sterben könnten. Wenn Sie eine normale Erdbeere fänden, wäre diese köstlich, eine täuschend ähnlich aussehende Duchesnea bzw. Scheinerdbeere aber giftig. Und natürlich ist es wichtig, den Unterschied zwischen einem essbaren Schuppigen Porling und einem tödlich giftigen Pantherpilz zu kennen. Nach ein paar Seiten wurde mir klar, dass ich keine Ahnung hatte, wie ich in solch einer Situation überleben würde, und war sehr dankbar dafür, dass ich gleich gegenüber ein Lebensmittelgeschäft hatte.

Ernährung kann eine verwirrende Angelegenheit sein, und verschiedene Menschen interpretieren Dinge auf verschiedene Weisen. Auf den Gebieten der Hirnforschung und Ernährungswissenschaft haben Wissenschaftler alle eine unterschiedliche Meinung. Einige ziehen es vor, abzuwarten, bis sie eine Ernährungsumstellung empfehlen. Sie glauben, dass es noch weiterer Forschungsergebnisse bedarf, bis wir definitive Aussagen treffen können.

Andere, so wie ich, glauben, dass wir uns den Luxus nicht leisten können, noch länger zu warten. Wenn Sie das nächste Abendessen planen, mischen Sie bereits die Karten für Ihre Zukunft. Sie sollten sich von den besten verfügbaren Informationen leiten lassen. Sie werden sehen, wie wichtig diese Informationen sind, und wie leicht sie sich umsetzen lassen. Es ist auf jeden Fall einfacher, als die Früchte des Pangi-Baums zu identifizieren.

SÄMTLICHE NEBENWIRKUNGEN SIND POSITIV

Wenn Sie die Erkenntnisse dieses Buchs nach und nach in die Praxis umsetzen, um Ihr Gehirn zu schützen, werden Sie bemerken, dass Sie sich nicht nur geistig klarer fühlen. Ihre Badezimmerwaage wird wahrscheinlich Tag für Tag freundlicher aussehen. Ihr Cholesterinspiegel und Ihr Blutdruck werden sich vermutlich verbessern, und wenn Sie an Diabetes leiden, wird sich auch da eine Verbesserung einstellen. Wenn Sie Arthritis oder andere chronische Erkrankungen oder Schmerzen haben, werden diese wahrscheinlich ebenfalls abnehmen. All das vermag die Kraft einer gesunden Ernährung.

Ich wünsche mir, dass Sie, statt nach Worten zu suchen und sich über Ihr Gedächtnis Gedanken zu machen, stattdessen nach einem noch kniffligeren Kreuzworträtsel suchen, alte Schulfreunde anrufen, an deren Namen Sie sich gut erinnern können, und Ihren nächsten Wander- und Kletterurlaub in den Alpen planen.

Ich hoffe, Sie erfreuen sich bald bester Gesundheit und genießen all die Lebensmittel, die Ihnen diese verschaffen können.

KAPITEL 1

DAS GEDÄCHTNIS UND DIE GEHIRNLEISTUNG VERBESSERN

In meinen vorangegangenen Büchern zu Gesundheit und Ernährung habe ich die Forschungsergebnisse meines Teams und anderer Wissenschaftler in die Schritte übersetzt, die es anderen Menschen ermöglichen, Diabetes, Cholesterinprobleme, chronische Schmerzen und andere gesundheitliche Beschwerden in den Griff zu bekommen. Der Ausgangspunkt dieses Buchs waren allerdings keine Forschungsergebnisse. Der Ausgangspunkt war meine eigene Familie.

Der Vater meiner Mutter war Hausarzt in einer Kleinstadt in Iowa – zu Zeiten, als Hausbesuche und Hausgeburten noch zur täglichen Arbeit eines Arztes gehörten. Er ernährte sich wie der Rest der Familie, d.h. auf die typische Iowa-Art, mit viel Fleisch und Kartoffeln und wenig Gemüse und Obst. Lange bevor es Krankenkassen und -versicherungen gab, hatten viele Patienten oftmals nicht das Geld, um ihn für seine Arbeit zu bezahlen. Also bezahlten sie ihn stattdessen oft mit Hühnern oder einem Stück Rind.

Mit etwa sechzig Jahren erlitt mein Großvater seinen ersten Herzinfarkt. Wenig später begann sich sein Verhalten zu ändern. Er wurde immer verwirrter. Manchmal ging er zu einem Spaziergang aus dem Haus, ohne wirklich zu wissen, wohin er eigentlich wollte. Autos mussten abrupt anhalten, wenn er plötzlich über eine vielbefahrene Straße lief. Manchmal wurde er von einem Fahrer erkannt und wieder nach Hause gebracht. Mit der Zeit wurde es immer schlimmer. Er wurde aggressiv und in ein Krankenhaus eingeliefert, wo er schließlich an einem weiteren Herzinfarkt verstarb.

Wir erfuhren nie, ob seine Probleme mit Alzheimer, einer Reihe von Schlaganfällen oder mit anderen Ursachen zusammenhingen. Seine Frau, meine Großmutter, lebte länger, doch verlor auch sie ihr Gedächtnis. »Wenn ich am Ende eines Zeitungsartikels angelangt bin, habe ich den Anfang schon wieder vergessen«, erzählte sie mir einmal. Erinnerungslücken hier und da wurden zu größeren schwarzen Löchern, aus denen sie schwer wieder herausfand. Von da an ging es auf tragische Weise bergab, und sie wurde schwer dement.

Auch die Eltern meines Vaters erlitten dieses Schicksal – ein schrittweises Abrutschen zu immer größeren kognitiven Problemen, bis zu dem Punkt, an dem sie für die Welt um sie herum praktisch nicht mehr erreichbar waren. In diesem Zustand dämmerten sie Jahre dahin, bis sie schließlich starben.

Zeitsprung. Nur kurz nach dem Abschluss meines Medizinstudiums begann ich mir Sorgen um meine Mutter zu machen. Ihr Gedächtnis funktionierte zu jener Zeit einwandfrei. Das Problem war ihr hoher Cholesterinspiegel. Sie und mein Vater lebten in Fargo, North Dakota, wo sie zusammen mit ihren fünf Kindern immer der typischen Ernährung des US-amerikanischen mittleren Westens gefrönt hatten. Der Cholesterintest zeigte, zu welchem Ergebnis dies schließlich führte.

Eine Ernährungsumstellung hätte geholfen, aber meine liebe, starrköpfige Mutter ließ sich nur ungern davon überzeugen. Erst als ihr Hausarzt ihr damit drohte, sie bis zum Ende ihres Lebens auf cholesterinsenkende Medikamente zu setzen, beschloss sie, ein paar kulinarische Veränderungen auszuprobieren. Und tatsächlich hörte sie damit auf, cholesterinreiche Nahrungsmittel wie Fleisch, Milchprodukte, Eier und fettige Speisen zu verzehren, und ernährte sich sieben Wochen lang vegan, bevor sie erneut zu ihrem Arzt ging. Dieser konnte die Veränderung, die stattgefunden hatte, kaum glauben. Ihr Cholesterinwert war um fast 80 Punkte gesunken, sodass er dachte, das Labor müsste einen Fehler gemacht haben. Die Wirkung aber war tatsächlich ein realer Fakt, und meine Mutter brauchte keine Medikamente mehr.

Sie ernährte sich weiterhin gesund und brachte sogar meinen Vater dazu, gesündere Essgewohnheiten zu entwickeln. Bei Familienzusammenkünften bereiteten meine Mutter und ich gesunde Gerichte zu und gaben unser Bestes, die Sachen links liegen zu lassen, die andere Familienmitglieder beisteuerten, die der typischen North-Dakota-Küche treu geblieben waren.

Einige Zeit später zogen meine Eltern in ein Altersheim. Eine gesunde Ernährung war dort nicht gefragt. Das Management glaubte, dass die meisten Menschen ihre »goldenen Jahre« genießen und statt gesunder Gerichte lieber bei jeder Mahlzeit Fleisch und Käse auf dem Teller sehen wollten. Meine Eltern gewöhnten sich ihre alte, ungesunde Ernährungsweise wieder an und stürzten sich auf alles, was ihnen vorgesetzt wurde.

Der Cholesterinwert meiner Mutter schoss erneut in die Höhe. Im Laufe der Zeit entwickelte sie eine schwere Verstopfung in einer der Halsschlagadern, die zum Gehirn führen. Außerdem beklagte sie sich darüber, dass ihr Gedächtnis nachließ.

Auch mein Vater entwickelte Gedächtnisprobleme. Als diese immer schwerwiegender wurden, unterzog er sich einer Unmenge medizinischer Tests, die allesamt keine Ursache ergaben, die sich behandeln ließ. Seine Demenz verschlimmerte sich, und schließlich konnte er sich nicht mehr artikulieren, wurde regelrecht stumm und konnte sich zudem nicht mehr bewegen.

Waren die Probleme meiner Familie alle genetischer Natur? Oder hatten sie mit der typischen Ernährungsweise des US-amerikanischen mittleren Westens oder aber Inaktivität zu tun? Lag es an einem Mangel wichtiger vitaler Nährstoffe, die das Gehirn schützen?

Zu jener Zeit hatte keiner von uns viel Ahnung davon, wie sich das Gehirn schützen lässt. Sogar heute noch wissen viele Menschen, einschließlich vieler Ärzte, nicht, welche Art von Ernährung und welche Übungen die Hirnfunktion stärken und das Risiko eines Gedächtnisverlusts verringern. Deshalb habe ich dieses Buch geschrieben.

Lassen Sie mich Ihnen einen kurzen Überblick darüber geben, womit wir uns auf den folgenden Seiten beschäftigen werden.

VERKNÜPFUNGEN

Haben Sie sich je gefragt, wie genau Sie sich eigentlich einen Namen, ein Datum oder ein Lied merken? Oder wie Ihr Gehirn alle die komplexen koordinierten Bewegungsabläufe speichert, die zum Auto- oder Radfahren nötig sind, und zwar so, dass diese wie nebenbei ablaufen? Wie merken wir uns den Grundriss unserer Wohnung oder die Straßen unseres Viertels?

Wenn unser Gehirn eine neue Erinnerungsspur festlegt, kreiert es keine neue Hirnzelle, kein neues Neuron, in die es die neue Information stopft. Es bildet stattdessen neue Verknüpfungen zwischen unseren Hirnzellen, die Synapsen, oder verstärkt bereits bestehende Verknüpfungen.

So wird ein wackliger kleiner Steg, über den ein, höchstens zwei Menschen laufen können, zu einer zweispurigen, vierspurigen oder sogar achtspurigen Brücke.

Ihr Gehirn nimmt alle Ihre Erlebnisse und Eindrücke auf, interpretiert sie und entscheidet dann, welche davon es behält und welche nicht mehr gebraucht werden. Wichtige Ereignisse und emotionale Momente bleiben gespeichert, während die Wettervorhersage für heute, die Telefonnummer eines Restaurants oder die Spielzeiten des Kinos um die Ecke in die Recyclingtonne kommen.

Schlaf spielt dabei eine wichtige Rolle. Dann speichert Ihr Gehirn Ihre Erinnerungen ab und verstaut sie sorgfältig, damit Sie sie später wieder abrufen können.

Leider sind die Schaltkreise unseres Gehirns sehr anfällig. Schon durch einen Mangel an bestimmten Nährstoffen, unzureichend Schlaf oder wegen der Nebenwirkungen von Medikamenten geraten sie aus dem Gleichgewicht. Manchmal brechen Synapsen auch auseinander. Sie haben vielleicht Probleme damit, sich an einen Namen oder ein Wort zu erinnern, den oder das Sie auf jeden Fall in Ihrer Gedächtnisdatenbank abgespeichert haben – wenn Sie nur wüssten, wo. Bei einigen Menschen entwickeln sich solche Gedächtnislücken zu einem ernsten Problem.

GEDÄCHTNISSTÖRUNGEN

Was, wenn Ihr Gedächtnis stockt und nicht mehr mitspielt? Leiden Sie vielleicht schon häufiger an Gedächtnisstörungen, als normal ist?

Wenn dies bei Ihnen der Fall ist, sollten Sie unbedingt wissen, dass es eine ganze Menge Dinge gibt, die Ihr Gedächtnis aus dem Tritt bringen und Ihren Verstand vernebeln können – Dinge, die sich oftmals leicht bestimmen und behandeln lassen. Manchmal reicht es schon aus, die Schlafgewohnheiten zu verbessern. Viele Menschen leiden unter einem chronischen Schlafmangel, ohne es zu merken, allerdings mit merklichen Auswirkungen auf ihre Gedächtnisfunktion.

Oder es liegt an den Medikamenten, die Sie einnehmen. Wie wir in Kapitel 8 sehen werden, gibt es häufig eingenommene Medikamente, die die Arbeit unserer grauen Zellen sabotieren. Manchmal verursacht ein Medikament, wenn es allein eingenommen wird, keinerlei Probleme, in Kombination mit anderen Medikamenten aber schon.

Es gibt außerdem auch viele medizinische Probleme, die sich negativ auf das Gehirn auswirken können – angefangen bei einem Vitaminmangel bis hin zu Schilddrüsenstörungen. Lassen Sie sich daher genau von Ihrem Arzt untersuchen. Ich zeige Ihnen später, worauf Sie achten müssen, um das Problem zu beheben.

LEICHTE KOGNITIVE BEEINTRÄCHTIGUNG

Wenn Gedächtnisprobleme fortbestehen und keine Ursache ausfindig gemacht werden kann, wird Ihr Arzt dieses Problem vermutlich als leichte kognitive Beeinträchtigung klassifizieren. Dieser Begriff bezieht sich auf eine Situation, in der es Ihnen anderweitig gut geht – Sie haben weiterhin soziale Kontakte, können sich gut um sich selbst kümmern und das Leben genießen –, und nur Ihr Gedächtnis und Ihre Denkleistung nicht mehr so klar sind, wie sie es einst waren. Sie sind vielleicht etwas langsamer, wenn es darum geht, alle Rechnungen zu bezahlen oder Ihre Finanzen im Überblick zu behalten, und Sie vergessen vielleicht auch ab und zu, Ihre Wäsche von der Reinigung abzuholen. Vielleicht fällt es Ihnen auch schwerer, sich an Namen und Wörter zu erinnern, Probleme zu lösen, vorauszuplanen oder sich zu konzentrieren.

Wie können Sie abschätzen, ob diese leichte kognitive Beeinträchtigung nicht zu etwas Ernsterem wird? Anfangs leider gar nicht. Nur im Laufe der Zeit wird sich dies genauer zeigen.

Ihr Arzt wird Sie vermutlich über einen längeren Zeitraum hinaus beobachten wollen. Vielleicht führt er einige einfache Tests mit Ihnen durch und bittet Sie z. B., sich einen Namen und eine Adresse zu merken, wie bspw. Hans Schmidt, Gartenstraße 103, Neustadt, und diese einige Minuten später zu wiederholen. Oder Sie müssen sich drei Objekte, z.B. einen Stift, einen Heftklammerer und ein Buch, und deren Position im Raum merken, und sich später daran erinnern. Bei diesen Tests geht es darum, herauszufinden, wie es um Ihre Fähigkeit bestellt ist, zu lernen und neue Informationen zu speichern, da dies ein Indikator dafür ist, wie wahrscheinlich spätere ernste Probleme sind.[1]

Diesen Schnelltests werden manchmal einige formellere Tests hinterhergeschickt, die so oft wie nötig wiederholt werden können. Einige Forscher führen auch spezielle Untersuchungen durch, um zu versuchen vorauszusagen, wer an Alzheimer erkranken könnte. Dafür entnehmen sie den Patienten Rückenmarksflüssigkeit, die sie auf die Eiweiße Beta-Amyloid 42 und Tau untersuchen.[1] Ein geringer Beta-Amyloid-42-Wert weistdarauf hin, dass sich Beta-Amyloid, das mit Alzheimer in Verbindung gebracht wird, im Gehirn abgelagert hat. Ein hoher Tau-Wert legt nahe, dass Neuronen beschädigt sind.

Mit einer MRT oder anderen Scanmethoden können die Wissenschaftler feststellen, ob das Gehirn schrumpft (besonders in dem Gehirnbereich, der als Hippocampus bezeichnet wird), die Hirnaktivität eingeschränkt ist oder es Anzeichen dafür gibt, dass sich Amyloid im Gehirn abgelagert hat.

Sollten Sie eine leichte kognitive Beeinträchtigung haben, empfehle ich Ihnen, alle der in den folgenden Kapiteln erläuterten Schritte anzuwenden, um Ihre Hirnfunktion so weit wie möglich wiederzuerlangen und ein weiteres Nachlassen der Hirnleistung zu verhindern.

Frances und Mary Lou

Frances und ihre jüngere Schwester Mary Lou wurden in Milwaukee im US-Bundesstaat Wisconsin geboren und haben dort ihr gesamtes Leben verbracht. Sie erbten ein großes Lebensmittelgeschäft von ihren Eltern, das sie ihr gesamtes Arbeitsleben lang betrieben und das ihnen ein angenehmes Leben ermöglichte.

Beide erzählten, dass sie etwa ab dem sechzigsten Lebensjahr bemerkten, geistig nicht mehr ganz so fit zu sein. Bei Mary Lou bedeutete dies Gedächtnisprobleme, die sich nach und nach verschlimmerten. Sie konnte sich oft nicht mehr an Namen oder an die Bezeichnungen für alltägliche Gegenstände erinnern. Sie bemerkte auch, dass sie nicht mehr das Mathe-Ass aus Jugendtagen war und dass es ihr schwerer fiel, sich zu konzentrieren. Auch aus diesen Gründen gab sie schließlich ihre Arbeit auf. Je mehr Jahre ins Land gingen, umso ärgerlicher fand sie diese Probleme, die ihr Arzt als leichte kognitive Einschränkung diagnostizierte. Dennoch entwickelte sich diese nie zu Alzheimer, und Mary Lou lebt immer noch in demselben Haus, das sie schon in den letzten vier Jahrzehnten bewohnt hat.

Frances Situation war anders. Auch sie bemerkte, dass sie mitunter länger brauchte, um sich an Namen zu erinnern, doch ergaben sich daraus keine weiteren

Probleme. Sie ist nun Mitte achtzig und arbeitet immer noch wie früher in dem Familiengeschäft.

Wir werden an späterer Stelle zu den beiden Frauen zurückkehren und uns genauer anschauen, was zu ihren unterschiedlichen Erfahrungen geführt haben könnte.

ALZHEIMER

Nicht jeder mit einer leichten kognitiven Beeinträchtigung entwickelt später Alzheimer. Bei vielen ist dies aber leider doch der Fall. Wie wir gesehen haben, ist Alzheimer vor allem unter älteren Menschen weit verbreitet. Wir erleben bei der Alzheimerforschung aber gerade eine Zeitenwende, da sich mittlerweile herauszustellen scheint, welche Maßnahmen dabei helfen können, das Risiko des Entstehens von Alzheimer zu verringern. Leider helfen die bisherigen Behandlungsformen den Menschen, die bereits an Alzheimer leiden, nicht wirklich. Forschungsergebnisse zeigen jedoch, dass es eine effektive Präventionsstrategie zu geben scheint, auf die ich in den nächsten Kapiteln genauer eingehen werde. Wenn Alzheimer auftritt, werden dadurch die Hirnzentren angegriffen, die für das Lernen, das Gedächtnis, das Denken und die Sprache zuständig sind.[2] Dies sind die typischen Symptome:

- **PROBLEME BEIM LERNEN UND ERINNERN NEUER DINGE**
  Sie verlegen persönliche Gegenstände häufiger als gewöhnlich. Sie stellen wiederholt dieselben Fragen oder verlaufen oder verfahren sich auf Ihnen gut bekannten Strecken.

- **NACHLASSENDE DENK-, URTEILS- UND PROBLEMLÖSUNGSFÄHIGKEIT**
  Es fällt Ihnen schwerer, Entscheidungen zu treffen, Aktivitäten zu planen, Ihre Finanzen zu regeln oder auf sich achtzugeben (bspw. vor dem Überqueren der Straße zu schauen, ob Fahrzeuge kommen).

- **EINGESCHRÄNKTE VISUELL-RÄUMLICHE FÄHIGKEITEN**
  Sie haben Schwierigkeiten, bekannte Gesichter zu erkennen oder einfache Gegenstände zu benutzen oder finden routinemäßige Handlungsabläufe beschwerlicher, wie z.B. das Anziehen Ihrer Schuhe oder das Zuknöpfen Ihres Hemds oder Ihrer Bluse.

- **NACHLASSENDE SPRACHFÄHIGKEIT**
  Sie haben Wortfindungsschwierigkeiten, und auch das Lesen und Schreiben ist beschwerlicher als früher.

- **PERSÖNLICHKEITSVERÄNDERUNG**
  Sie sind häufiger gereizt, aufgewühlt oder letztendlich nur apathisch.

Der Unterschied zwischen Alzheimer und einer leichten kognitiven Beeinträchtigung besteht darin, dass die Probleme nicht mehr nur ärgerlich sind, sondern dass Ihre täglichen Aktivitäten dadurch erheblich gestört werden. Um die Diagnose Alzheimer zu stellen, würde ein Arzt prüfen, ob mindestens zwei der oben genannten Symptome zutreffen. Typischerweise stellen sich diese Veränderungen schleichend ein, anders als bei abrupter auftretenden kognitiven Problemen, die durch Schlaganfälle, Traumata oder Infektionen verursacht werden.

Um sicher zu sein, dass es sich um Alzheimer und keine andere Gehirnerkrankung handelt, führen Ärzte zunächst eine körperliche Untersuchung und dann einige Labortests durch. Darüber hinaus wird die Lern-, Merk- und Sprachfähigkeit der Patienten getestet. Mitunter wird auch mittels einer Lumbalpunktion Rückenmarksflüssigkeit entnommen, um diese auf Beta-Amyloid 42 und Tau-Eiweiß zu testen. Spezielle Gehirnscans können darüber hinaus Amyloid-Ablagerungen, einen Gehirnschwund oder eine verringerte Gehirnfunktion in bestimmten Bereichen des Gehirns sichtbar machen.

Doch auch mit sehr ausgefeilten Tests können sich Ärzte nicht hundertprozentig sicher sein, dass die Diagnose stimmt. Wenn es so aussieht, als handele es sich um Alzheimer, wird der Diagnose ein »mögliches« oder »wahrscheinliches« vorangestellt. Eine endgültige Diagnose lässt sich erst nach der Untersuchung des Gehirns selbst stellen.

EIN BLICK INS GEHIRN

Wenn Sie ins Gehirn eines Alzheimerpatienten schauen würden, fänden Sie dort normales, gesundes Hirngewebe. Hier und da aber hätten sich zwischen den Hirnzellen winzige Mengen Beta-Amyloid abgelagert. Ärzte nennen diese Ablagerungen Plaques. Sie sind mikroskopisch klein, haben aber eine verheerende Auswirkung. Sie sind die Anzeichen eines Erkrankungsprozesses.

Ich sollte erwähnen, dass »Plaque« ein generischer Begriff ist, der sich auf jede Art ungewollter Ablagerung bezieht. Sie können Plaque auf Ihren Zähnen haben, Plaques, die Ihre Arterien verstopfen, oder mikroskopisch kleine Plaques in Ihrem Gehirn. Diese verschiedenen Plaque-Arten haben keinerlei Gemeinsamkeiten außer dem Oberbegriff, unter dem sie zusammengefasst werden.

Wissenschaftler haben diese Beta-Amyloid-Plaques näher untersucht, um herauszufinden, woraus sie bestehen. Nach intensiven Forschungsarbeiten wissen wir jetzt ziemlich genau, wie diese zusammengesetzt sind. Was sich in diesen Plaqueablagerungen befindet, ist wirklich überraschend. Wie wir im nächsten Kapitel sehen werden, können wir diese Erkenntnisse nutzen, und zwar jede/r von uns, sofort, um einer Akkumulation dieser Plaques von vornherein vorzubeugen. Abgesehen von den

Beta-Amyloid-Ablagerungen zwischen den Hirnzellen stimmt auch etwas mit dem Inneren der Zellen nicht. Sie enthalten etwas, das optisch einem völlig verhedderten Wollknäuel gleicht. Normalerweise befinden sich im Inneren der Zellen winzig kleine Röhrchen, die sogenannten Mikrotubuli, die die Zellstruktur aufrechterhalten und dabei helfen, verschiedene Substanzen von einem Ort der Zelle zu einem anderen zu transportieren. Um diese Mikrotubuli zu stabilisieren, nutzen die Zellen Tau-Eiweiße (Tau ist der griechische Buchstabe »T«). Diese Tau-Eiweiße sind es, die sich zu jenen Knäueln verfitzen, die von Neurologen Neurofibrillenbündel genannt werden. 1906 entdeckte ein deutscher Arzt namens Alois Alzheimer diese seltsamen Ablagerungen und Fibrillenbündel im Gehirn einer Patientin, die mit Mitte fünfzig verstorben war und zuvor an Gedächtnisproblemen und Verhaltensauffälligkeiten litt. Auch wenn Dr. Alzheimer die Existenz dieser Plaques und Fibrillenbündel dokumentierte, wusste er nicht, was sie verursacht hatte. Im Laufe des vergangenen Jahrhunderts mühten sich viele Wissenschaftler daran ab, dies herauszufinden.

Eine Person mit Alzheimer verliert außerdem auch Hirnzellen und viele der Synapsen zwischen den Hirnzellen – die Verbindungen, die notwendig sind, damit die Hirnzellen miteinander kommunizieren können.

Wozu kann dies führen? Viele Alzheimer-Betroffene sterben schlussendlich an einer Lungenentzündung – häufig, weil die Krankheit ihre Fähigkeit beeinträchtigt, richtig zu schlucken, und deshalb Lebensmittelteilchen in die Lunge gelangen. All diese Probleme wollen wir verhindern.

GENETIK UND ALZHEIMER

Bei Alzheimer spielen auch die Gene eine Rolle. Die Chromosomen 21, 14 und 1 bestimmen die Gene, die die Eiweiße produzieren (Beta-Amyloid-Precursor-Eiweiß, Presenilin 1 und Presenilin 2), die an der Bildung von Beta-Amyloid beteiligt sind, aus dem sich die Plaques entwickeln. Mutationen dieser Gene verursachen eine aggressive Form von Alzheimer, das schon dann zuschlagen kann, wenn die Patienten sich noch in ihren Dreißigern, Vierzigern oder Fünfzigern befinden.

Glücklicherweise sind solche Fälle sehr selten. Bei der Mehrheit aller Menschen sind die Auswirkungen dieser Gene wesentlich schwächer.

Der am besten bekannte genetische Beteiligte ist ein Gen namens APOE. APOE liegt auf Chromosom 19 und enthält Informationen zur Bildung eines Eiweißes namens ApolipoEiweiß E (das von Wissenschaftlern mit der Abkürzung apoE versehen wurde, in Kleinbuchstaben, um es von dem Gen zu unterscheiden). Die Aufgabe von apoE ist es, Fett und Cholesterin von einem bestimmten an einen anderen Ort zu transportieren. Es kann auch Hirnzellen reparieren und Verbindungen zwischen Hirnzellen aufbauen.

WIE GENE FUNKTIONIEREN

Jedes unserer Gene besteht aus zwei *Allelen* – einem von unserer Mutter und einem von unserem Vater. Von Ihrer Mutter könnten Sie z. B. ein Allel für braunes Haar, von Ihrem Vater eines für blondes Haar geerbt haben. Ihre genetische Ausprägung, und in diesem Fall auch Ihre Haarfarbe, hängt von der Kombination der Allele ab, die Sie geerbt haben.

Bei Alzheimer kommt es auf die APOE-Gene an. Die drei typischen Allele sind folgende:

E2: geringeres Alzheimer-Risiko, aber höheres Risiko für Cholesterinprobleme und Herz-Kreislauf-Erkrankungen

E3: kein erhöhtes Alzheimer-Risiko

E4: erhöhtes Alzheimer-Risiko, besonders, wenn die Allele von beiden Eltern geerbt wurden

Hier aber kommt das eigentlich Wichtige: Es gibt drei verschiedene häufige Versionen bzw. Zustandsformen (Allele) für die APOE-Gene namens e2, e3 und e4. Die e4-Variante ist diejenige, die in puncto Alzheimer-Risiko zu Besorgnis geführt hat. Im Vergleich zu den Menschen, die das e3-Allel von beiden Eltern vererbt bekommen haben, haben diejenigen, die von nur einem Elternteil das e4-Allel geerbt haben, ein bis zu dreimal höheres Risiko, an Alzheimer zu erkranken. Menschen, die das e4-Allel von beiden Eltern vererbt bekommen, haben ein zehn- bis fünfzehnmal höheres Risiko.[3, 4] Menschen mit dem e2-Allel haben ein geringeres Alzheimer-Risiko, wobei das e2-Allel allerdings andere Probleme mit sich bringt und ein höheres Risiko für Cholesterinprobleme und Herz-Kreislauf-Erkrankungen verursacht.

Es ist wichtig, im Hinterkopf zu behalten, dass Gene auf verschiedene Weise funktionieren. Ja, einige führen sich wie Diktatoren auf, wie z.B. die Gene für die Haar- oder Augenfarbe. Wenn diese bestimmen, dass Sie blonde Haare oder braune Augen haben, dann ist das so. Schluss. Ende. Keine Diskussion.

Die Alzheimer-Gene aber funktionieren eher wie ein Komitee: Sie befehlen nicht, sie schlagen etwas vor. Und Forschungsergebnisse weisen darauf hin, dass Änderungen der Lebens- und Ernährungsweise – die Schritte, über die Sie gleich mehr erfahren – die Aktivierung dieser Gene verhindern können. Wie Samen in der Wüste dämmern sie schlafend vor sich hin. Wenn Sie sie nicht gießen, werden sie nie zum Leben erwachen.

Auch wenn das e4-Allel mit Alzheimer in Zusammenhang gebracht wird, erkranken manche Menschen, die Träger davon sind, und es teilweise sogar von beiden Eltern geerbt haben, nie an dieser Krankheit. Und mindestens ein Drittel aller Alzheimerpatienten sind nicht Träger des e4-Allels. Forschungen weisen darauf hin, dass die Ernährungs- und Lebensweise dabei helfen kann, Alzheimer vorzubeugen – ganz unabhängig von der jeweiligen genetischen Veranlagung.

SOLLTEN SIE SICH TESTEN LASSEN?

Ärzte können durch einen einfachen Bluttest herausfinden, welche APOE-Allele Sie tragen. Sollten Sie sich also testen lassen? Einige Menschen möchten so viel wie möglich über sich selbst wissen und finden, dass genetische Tests ihnen dabei helfen, mehr über die speziell für sie geltenden Risiken herauszufinden. Andererseits gibt es nichts, was Sie tun können, um Ihre Gene zu ändern. So wie ein e4-Allel nicht automatisch dazu führt, dass Sie an Alzheimer erkranken, bedeutet ein e2- oder e3-Allel ebenso wenig, dass Sie davor gefeit sind. Unabhängig von Ihren jeweiligen Genen sollten Sie also die Schritte befolgen, die in den folgenden Kapiteln genauer erklärt werden.

Alzheimer ist aber nicht die einzige neurodegenerative Erkrankung. Andere häufige Erkrankungen sind z. B. folgende:

VASKULÄRE DEMENZ

Die Blutgefäße des Gehirns können sukzessive beschädigt werden und sich immer weiter verengen. Durch diesen Prozess wird das Gehirn nicht mehr mit der Sauerstoffmenge versorgt, die es braucht. Manchmal läuft diese Blutgefäßverengung fast genauso ab wie die der Arterien, die zum Herzen führen. An solchen verengten Stellen können sich Blutgerinnsel bilden, die die Arterie wie ein Korken verstopfen. Gerinnsel und Ablagerungen können zudem abplatzen, weitertransportiert werden und weiter weg gelegene kleinere Blutgefäße verstopfen. Mitunter brechen Arterien tatsächlich auch auf, wodurch Blut ins Hirngewebe fließen kann.

Wenn wegen einer gestörten Blutversorgung Hirnzellen absterben, diagnostizieren Ärzte einen Schlaganfall (den sie dann als Infarkt bezeichnen). Das Ergebnis so eines Schlaganfalls können Schwäche oder Lähmung sowie kognitive Probleme sein. Manchmal führen mehrere kleine, unbemerkte Schlaganfälle zu einer sogenannten Multi-Infarkt-Demenz.

In anderen Fällen ist das Problem diffuser, da allmählich immer größere Schäden an den Wänden kleinerer Blutgefäße im Gehirn entstehen, die den Blutfluss unterbrechen.

Moderne bildgebende Verfahren erlauben es Ärzten mittlerweile, kleine Schlaganfälle und eine Störung der Blutversorgung des Gehirns sichtbar zu machen. Diese Scans weisen im Vergleich zu Alzheimer Unterschiede auf, bei denen oftmals ein Gehirnschwund vor allem im Bereich des Hippocampus und bei Teilen des Cortex beobachtet wird. Es ist nicht ungewöhnlich, dass vaskuläre Demenz und Alzheimer bei derselben Person auftreten, sodass die Symptome und auch die Ergebnisse des Gehirnscans auf beides hinweisen.

Die gute Nachricht ist, dass vaskuläre Demenz größtenteils vermeidbar ist. Durch die richtigen Entscheidungen bei der Ernährung, die den Blutdruck und den Cholesterinspiegel senken, den Verzicht aufs Rauchen und genügend sportliche Aktivität können Sie optimal darauf hinarbeiten, Ihre Arterien gesund zu halten.

SCHLAGANFÄLLE

Schlaganfälle sind eine häufige Ursache von Demenz und gehen oft mit körperlicher Schwäche einher. Das sollten Sie darüber wissen:

Auch wenn das Gehirn nur 2 Prozent unseres gesamten Körpers ausmacht, nimmt es 20 Prozent der gesamten Blutzufuhr in Anspruch – und zwar aus gutem Grund. Es gibt mehr Zellen in unserem Gehirn als Glühbirnen in Las Vegas (d. h. 100 Milliarden Neuronen und zehnmal so viele Gliazellen, die diese unterstützen). Es braucht einen ständigen Zufluss von Sauerstoff und Nährstoffen, um all diese Zellen am Laufen zu halten. Eine Unterbrechung der Blutversorgung des Gehirns kann zu einem Schlaganfall führen, und solch ein Schlaganfall ist eine der Hauptursachen für einen Gedächtnisverlust.

Um sicherzustellen, dass diese Blutversorgung nicht unterbrochen wird, benutzt unser Herz nicht nur eine, sondern zwei verschiedene Gruppen von Arterien. Unsere Halsschlagadern befinden sich vorn an unserem Hals, eine links und eine rechts. Wenn Sie vorsichtig einen Finger neben Ihre Luftröhre legen, können Sie das Pulsieren einer Ihrer Halsschlagadern spüren. Die zweite Gruppe, die Wirbel- bzw. Vertebralarterien,

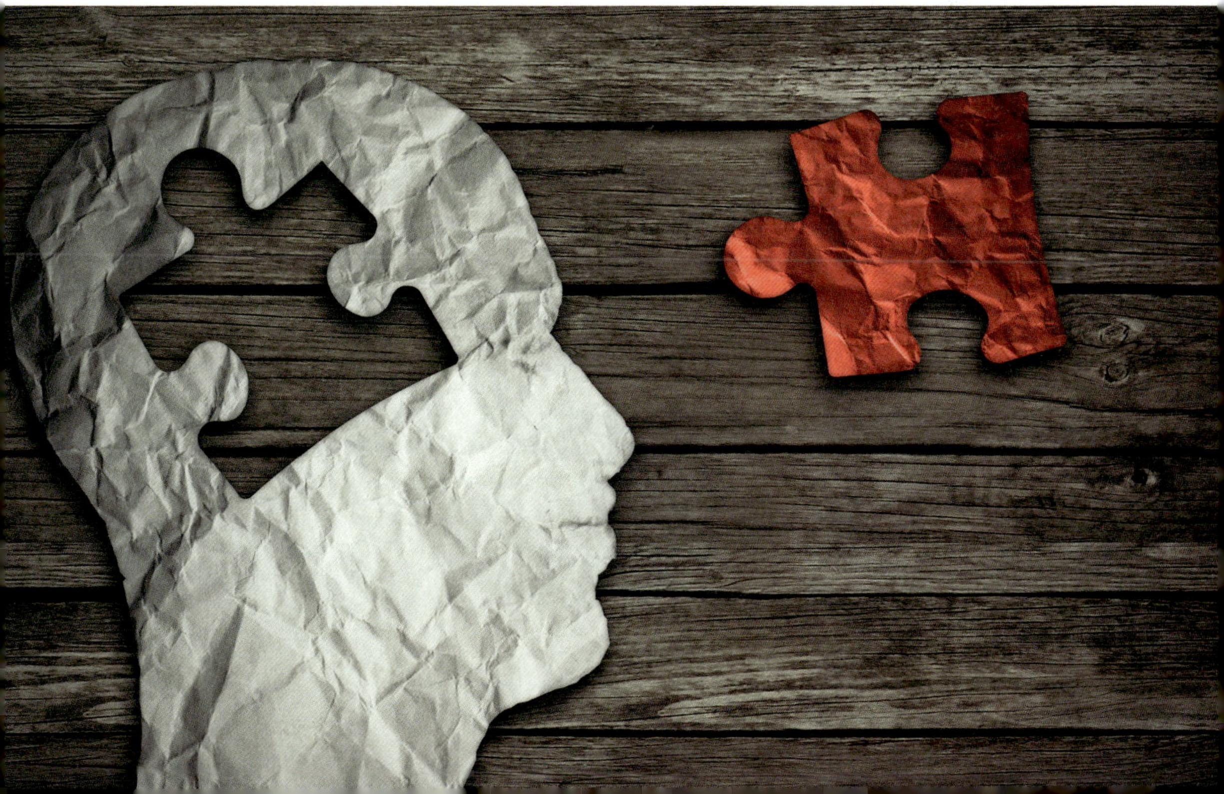

WANN SOLLTEN SIE ANFANGEN, SICH SORGEN ZU MACHEN?

Bei einem Schlaganfall ist *schnelles Handeln* gefragt. Bei Schlaganfällen, die durch Blutgerinnsel ausgelöst wurden, können innerhalb der ersten wenigen Stunden danach Blutgerinnsel auflösende Medikamente helfen. Bei einem hämorrhagischen Schlaganfall kann eine Operation notwendig sein, um das angesammelte Blut zu entfernen oder beschädigte Blutgefäße zu reparieren.

Leider können die ersten Anzeichen eines Schlaganfalls so vage sein, dass Sie sich eventuell nicht sicher sind, ob Sie handeln müssen oder nicht. Ein hämorrhagischer Schlaganfall z. B. kann mit Kopfschmerzen beginnen. Kopfschmerzen können natürlich sehr verschiedene Ursachen haben. Dass diese Kopfschmerzen durch eine Hirnblutung ausgelöst wurden, zeigen Symptome wie ein plötzliches Eintreten der Schmerzen, deren hohe Intensität, das Auftreten im Liegen und das Verschlimmern beim Bewegen und bei Belastungen wie bspw. Husten oder Aufwachen aus dem Schlaf.

Unten sehen Sie weitere Anzeichen für einen hämorrhagischen Schlaganfall, auf die Sie achten sollten. Um den ersten Tag herum können diese Symptome auftauchen und wieder verschwinden.

- Veränderung der geistigen Wachheit
- Anfälle
- Verwirrung, Gedächtnisverlust oder Probleme, andere zu verstehen
- Sinnesveränderungen (Taubheit, Kribbeln oder Veränderung der Sehkraft, des Hörens oder Geschmacks)
- Schwäche, Ungeschicklichkeit oder Gleichgewichtsverlust
- Schwierigkeiten beim Schlucken
- Schwierigkeiten beim Lesen oder Schreiben
- Schwindel
- Verlust der Blasen- oder Darmkontrolle
- Plötzliche Persönlichkeitsveränderung

Oftmals ist nur eine Körperhälfte von der Schwäche oder Sinnesverschlechterung betroffen.

liegen tiefer im Hals und führen die Wirbelsäule entlang hinauf zum Gehirn. Dieses Arterienquartett läuft am Gehirnansatz zusammen, sodass im Falle einer Verstopfung eines dieser Blutgefäße ein anderes den Bluttransport übernehmen kann.

Von da aus zweigen weitere Blutgefäße zum vorderen Teil des Gehirns ab, wo unsere Gedanken Form annehmen und wir unsere Bewegungen planen. Andere Abzweigungen führen zum hinteren Teil des Gehirns, wo das verarbeitet wird, was wir sehen. Neben dem Hirnzentrum befindet sich das limbische System, wo die Hirnzellen unsere

Emotionen zusammenbrauen. Ein dichtes Nervennetzwerk verbindet und koordiniert all diese Gehirnbereiche. Mit einer guten Blutversorgung bleiben all diese Strukturen ein Leben lang funktionstüchtig.

So gut dieses System auch durchdacht ist, geht doch überraschend oft etwas schief. Wie wir bereits gesehen haben, können sich Arterien verengen, Blutgerinnsel bilden und abgeplatzte Teile dieser Gerinnsel kleinere Arterien tief im Gehirn verstopfen.

Ein Blutgerinnsel kann auch im Herz entstehen. Beim sogenannten Vorhofflimmern führt ein unregelmäßiger Herzschlag zu einer Ansammlung von Blut im Herzen, wodurch Blutgerinnsel entstehen, die abplatzen und bis zum Gehirn weitertransportiert werden können. Dadurch wird ein Schlaganfall ausgelöst, in Medizinerlatein ein zerebrovaskulärer Insult, was bedeutet, dass ein Teil des Gehirns abgestorben ist.

Es ist auch möglich, dass Blutgefäße reißen. Wenn eine Arterie im Gehirn platzt, ergießt sich Blut ins Hirngewebe, so wie Wasser aus einem Loch in einem Schlauch herausspritzt. Der dadurch entstehende Druck kann Hirnzellen abtöten.

Während Alzheimer auf sehr subtile und schleichende Weise entsteht, sind Schlaganfälle in der Regel wesentlich abrupter und heftiger. Wenn Sie Glück haben, ist die betroffene Stelle nur sehr klein, sodass die Symptome nicht wahrnehmbar sind. Doch auch kleine Schlaganfälle können sich in ihrer Summe verheerend auswirken. Schlaganfälle, die so klein sind, dass sie in Gehirnscans nicht nachweisbar sind, passieren überraschend häufig und können gehäuft eine große Anzahl verschiedener Hirnfunktionen beeinträchtigen.[5]

Oftmals kann ein einziger Schlaganfall große Teile des Gehirns auf einmal zerstören. Dies kann völlig überraschend geschehen und mit einer Lähmung, Sprachschwierigkeiten und einer Verwirrung einhergehen, die sehr plötzlich und beängstigend sein können.

Je nach den Symptomen können Ärzte oft erkennen, wo im Gehirn der Schlaganfall aufgetreten ist. Da die Nerven von einer Körperseite zur anderen übergehen, kann ein Schlaganfall auf einer Seite des Gehirns sich als Schwäche auf der anderen Körperseite bemerkbar machen. Die Teile des Gehirns, in denen die Sprache gesteuert wird, befinden sich hauptsächlich auf der linken Seite. Das Sehzentrum liegt im hinteren Bereich des Gehirns.

EINEN SCHLAGANFALL DIAGNOSTIZIEREN: Wenn Ärzte einen Schlaganfall vermuten, führen sie eine sorgfältige neurologische Untersuchung durch, die Ihre körperliche Kraft, Ihre Sinne (einschließlich des Sehens), Ihre Reflexe und Ihre Fähigkeit zu sprechen und zu verstehen überprüft. Sie messen außerdem Ihren Blutdruck und hören Sie auf einen »bruit« (französisch für »Geräusch«) im Hals ab. Dieses Geräusch wird durch den gestörten Blutfluss in einer der Halsschlagadern ausgelöst.

Bildgebende Technologien für das Gehirn, einschließlich CTs (Computertomografien) und MRTs (Magnetresonanztomografien), helfen Ärzten dabei, Abnormitäten im Gehirn zu entdecken. Die Ärzte überprüfen zusätzlich auch die Gesundheit Ihres Herzens und führen Bluttests durch, um Abweichungen bei der Blutgerinnung, Diabetes oder Cholesterinprobleme festzustellen. Wenn Ihr Arzt eine Hirnblutung vermutet, kann es sein, dass er eine Lumbalpunktion durchführen lässt.

Der Arzt geht außerdem eine ganze Checkliste von Erkrankungen durch, die fälschlicherweise für einen Schlaganfall gehalten werden können: Migräne, hoher oder niedriger Blutzucker, Anfälle, Infektionen, multiple Sklerose oder ein Gehirntumor.

Die gute Nachricht bei Schlaganfällen ist, dass sich das Gehirn erholen kann, wenigstens bis zu einem gewissen Grad. Dennoch ist dies kein einfacher Vorgang. Die Erholung von einem Schlaganfall erfolgt meistens nur teilweise und wird oft durch andere medizinische Probleme verkompliziert, wie bspw. Depressionen, da das Gehirn durch die Konzentration auf die Heilung andere Funktionen herunterzufahren scheint.

Die Schritte, die in den nächsten Kapiteln näher erläutert werden, ermöglichen es Ihnen, Ihr Gewicht, Ihren Blutdruck und Ihren Blutzucker- sowie Cholesterinwert besser zu kontrollieren, was zugleich auch das Schlaganfallrisiko senkt.

LEWY-BODY-DEMENZ

Diese häufige Form von Demenz ist durch das Auftreten von Lewy-Körperchen gekennzeichnet, kleine Eiweißklümpchen, die sich im Inneren der Hirnzellen bilden. Benannt sind sie nach Friedrich Lewy, einem Wissenschaftler, der sie zu Beginn des 20. Jahrhunderts entdeckte.

Dr. Lewy fand diese Anomalitäten bei Patienten mit Parkinson vor, der Krankheit, die besonders durch Muhammad Ali und Michael J. Fox bekannt wurde. In den vergangenen Jahren haben Wissenschaftler nachgewiesen, dass Lewy-Body-Demenz und Parkinson miteinander verwandt sind. Beide Krankheiten führen zu Problemen bei der Bewegung und der geistigen Funktion.

Um die Lewy-Body-Demenz von Alzheimer zu differenzieren, suchen Ärzte normalerweise nach drei hauptsächlichen Anzeichen:

- Veränderungen der geistigen Wachheit (eine betroffene Person mag zeitweise einen wachen und aufmerksamen Eindruck machen, wird dann aber dösig oder starrt für eine längere Zeit ins Leere).
- Visuelle Halluzinationen
- Unkoordinierte Bewegungen

Gehirnscans werden ebenfalls durchgeführt und können dabei helfen, eine Lewy-Body-Demenz von einer vaskulären Demenz oder Alzheimer zu unterscheiden. Ein spezielles bildgebendes Verfahren namens SPECT wird manchmal eingesetzt, um Veränderungen der Dopaminaktivität sichtbar zu machen.

FRONTOTEMPORALE DEMENZ

Dies ist ein Überbegriff für eine Gruppe von Erkrankungen, die hauptsächlich die Stirn- (Frontal-) und Schläfenlappen (Temporallappen) des Gehirns betreffen. Die meisten Fälle treten sehr früh auf und betreffen Menschen um die fünfzig oder sechzig Jahre. Oftmals scheint es genetische Ursachen dafür zu geben.

Die Hauptprobleme treten bei der Sprache und beim Verhalten auf. Sie haben Schwierigkeiten, Worte zu finden, zu sprechen oder zu verstehen, was andere sagen. Ihr Verhalten kann ungehemmt oder unangemessen oder aber teilnahmslos und lethargisch werden. Einige Gehirnscanmethoden zeigen in den betroffenen Bereichen einen Gehirnschwund oder eine geringere Gehirnaktivität.

Kognitive Probleme können jedoch ebenfalls mit Huntington oder Creutzfeld-Jakob zusammenhängen, wie auch mit jeder anderen Erkrankung, auf die ich in Kapitel 8 näher eingehe.

All dieser Gefahren sollten wir uns bewusst sein. Einige davon, insbesondere Alzheimer und Schlaganfälle, hängen eng mit den Entscheidungen zusammen, die wir selbst täglich treffen.

DIE EIGENE ABWEHR AUFBAUEN

Jetzt habe ich Ihnen wahrscheinlich ziemlich Angst eingejagt mit all den Dingen, die schieflaufen können. Nun, dann ist es jetzt Zeit, die Ärmel hochzukrempeln. In den nächsten Kapiteln lassen wir die neuesten wissenschaftlichen Forschungen die Richtschnur dafür sein, uns ein starkes Abwehrschild für unser Gehirn aufzubauen.

Zunächst schauen wir uns unser Essen genauer an – die Lebensmittel, die uns dabei helfen, und die, von denen wir besser die Finger lassen. Dann machen wir mit den Übungen – geistigen und körperlichen – weiter, die unser Gehirn stärken können. Wir erfahren, wie Sie Ihrem Speicher die Ruhe zukommen lassen, die er braucht, und wie Sie Ihr Gehirn vor der überraschenden Vielzahl an Angriffen schützen können, die Sie aus der geistigen Bahn werfen können.

Wenn Frances ihr Leben lang geistig fit geblieben ist, warum hat ihre Schwester Mary Lou dann ernstere kognitive Probleme entwickelt? Was bewirkte diesen Unterschied? Vielleicht ernährte Frances sich wesentlich gesünder? Oder lag es daran, dass sie viel lieber und öfter las? Oder an ihrem Sportprogramm, das sie immer nach der Arbeit absolvierte? Vielleicht waren es ja all diese Dinge zusammen.

In den folgenden Kapiteln werden wir uns ansehen, wie Sie Ihr Gedächtnis genau schützen können. So sieht unser Fahrplan aus:

- Zuerst gebe ich Ihnen einen Überblick darüber, welche Lebensmittel sich auf die Hirnfunktion auswirken. Das ist einfach, aber wichtig. Einige Lebensmittelinhaltsstoffe sind Gift für das Gehirn, und höchstwahrscheinlich sind Sie momentan vielen von diesen ausgesetzt. Vor diesen Lebensmitteln möchte ich Sie warnen, damit Sie sich schützen können. Es gibt aber auch Nährstoffe, die eine schützende Wirkung haben – äußerst wichtige natürliche Inhaltsstoffe – und ich zeige Ihnen, in welchen Lebensmitteln sich diese verstecken. Lassen Sie sich Zeit und lesen Sie die nächsten Seiten genau.

- Zweitens stärken wir Ihre Synapsen mit kognitiven Übungen, die einfach sind und Spaß machen. Sie werden sehen – es braucht wenig Zeit, doch die Ergebnisse können sehr beeindruckend sein. Dann verbessern wir den Blutfluss zu Ihrem Gehirn mit einem individuell zusammengestellten körperlichen Trainingsprogramm, das zu messbaren Veränderungen der Hirnstruktur führen kann.

- Drittens ist es wichtig, die Fähigkeit Ihres Gehirns wiederherzustellen, Erinnerungen zu generieren und abzurufen. Dafür müssen Sie Ihre Schlafqualität verbessern, um diese Auszeit optimal nutzen zu können. Manche Menschen schlafen über Monate oder sogar Jahre fürchterlich schlecht. Ich zeige Ihnen, wie Sie Ihr Schlafmuster überprüfen und es ggf. verbessern können. Das bedeutet auch, einen genaueren Blick auf die Medikamente zu werfen, die Sie einnehmen, und Krankheiten zu berücksichtigen, die zu Fehlzündungen der Hirnzellen führen können. Wir gehen all diese Punkte Schritt für Schritt zusammen durch.

Ich hoffe, Sie werden auch die Rezepte und Menüs in diesem Buch ausprobieren und viel Spaß dabei haben. Falls es Sie überrascht, dass gesunde Gerichte so gut schmecken können, liegt es daran, dass die Rezepte von zwei Chefköchen extra so kreiert wurden, dass Sie davon begeistert sein werden. Unser erklärtes Ziel ist es, Ihre Geschmacksknospen zu verführen, damit Sie gar nicht anders können, als sich gesund zu ernähren.

Kurzfristig werden Sie merken, dass Sie mit diesen Schritten nicht nur Ihr Gehirn schützen. Und langfristig können Sie vielen körperlichen Beschwerden vorbeugen, mit denen andere bereits zu kämpfen haben.

Eine gesunde Ernährung eröffnet Ihnen außerdem eine Welt voller neuer Freuden und Genüsse, die Sie nie erwartet hätten. Nutzen Sie die Kraft des gesunden Essens und gehirnstärkender Übungen sowie Ihr neues Wissen über den Einfluss bestimmter Medikamente und Krankheiten auf Ihr Gehirn. Mit diesem Power-Programm können Sie Ihre Gedächtnisprobleme erfolgreich angehen und nach und nach zu Ihrer Bestform finden.

Worauf warten wir noch? Los geht's!

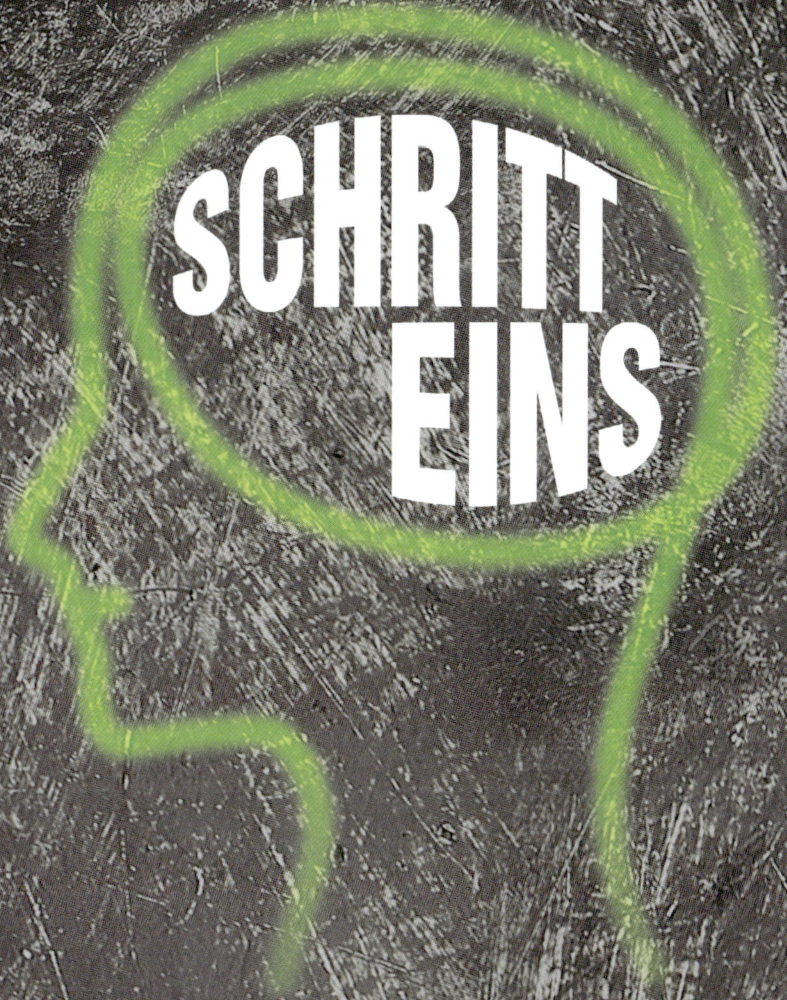

POWER FOODS

Unsere graue Substanz, die die äußere Schicht unseres Gehirns bildet, besteht aus Milliarden Gehirnzellen, dank derer wir denken, sprechen, uns bewegen, die Zukunft antizipieren und unser Alltagsleben organisieren können. Diese Zellen sind mit Milliarden über Milliarden Synapsen verbunden und unterhalten sogar noch mehr Verbindungen zu anderen Teilen unseres Gehirns, unseren Muskeln und auch unseren Sinnesorganen.

Wenn Sie Gedächtnisprobleme haben, ist dies ein Anzeichen dafür, dass diese Verbindungen nicht richtig funktionieren. Vielleicht bekommen Ihre Hirnzellen nicht genug von den Nährstoffen, die sie brauchen. Vielleicht kommt es aufgrund von Nebenwirkungen bestimmter Medikamente zeitweise zu Fehlzündungen. Einige Verbindungen könnten zerstört sein, oder einige Hirnzellen existieren nicht mehr.

Wissenschaftler haben lange und intensiv danach geforscht, was genau Gedächtnisprobleme verursacht, damit wir diese Ergebnisse nutzen können, um diesen vorzubeugen. Wie wir bereits gesehen haben, gibt es drei hauptsächliche Schritte für den Schutz unseres Gedächtnisses.

Zuerst schauen wir uns genauer an, was Sie essen. Einige Metalle sind giftig für das Gehirn und wurden im Gehirngewebe von Alzheimer-Patienten aufgefunden. Im nächsten Kapitel erfahren wir, wo diese Metalle herkommen und wie Sie sich vor Ihnen schützen können. Wenn Sie lesen, wo sich diese Metalle überall verstecken, werden Sie geschockt sein. In den darauffolgenden beiden Kapiteln geht es um die Rolle von Fetten. Einige Fette sind überraschenderweise eindeutig schädlich, während andere sehr hilfreich sind. Außerdem schauen wir uns an, welche Vitamine unverzichtbar für den Schutz unseres Gehirns sind. Es ist wichtig, dass Sie wissen, wo Sie diese Vitamine finden und wie Sie sie am wirkungsvollsten einsetzen.

KAPITEL 2

LEBENSMITTEL, DIE SIE VOR GIFTIGEN METALLEN SCHÜTZEN

Die Beatles waren ein absoluter Exportschlager aus Liverpool. Doch so erfolgreich sie auch waren, gab es noch etwas anderes, das auf dem Markt noch erfolgreicher, aber auch wesentlich umstrittener war.

Liverpool ist eine Hafenstadt, also gibt es dort einen regen Schiffsverkehr mit Frachtern, die Kohle, Holz, Getreide, Stahl, Rohöl und zahllose andere Waren geladen haben. Ein bestimmter Rohstoff aber, der im 18. Jahrhundert in Liverpool auf Schiffe verfrachtet und ausgeschifft wurde, war der umstrittenste der englischen Geschichte.

Die Schiffe hatten Kupferbarren geladen – das gewöhnliche rötliche Metall, das Töpfe und Pfannen so schön glänzen lässt. Kupfer an sich macht einen ziemlich unschuldigen Eindruck. Dieses Kupfer aber war die Währung des britischen Sklavenhandels.

Die Schiffe segelten von Liverpool nach Westafrika, wo Kupfer und Messingwaren gegen Sklaven eingetauscht wurden, die dann über den Atlantik zu den amerikanischen Kolonien gebracht wurden. Diese menschliche Ware wurde dort abgeladen und Rum und Zucker von den Sklavenplantagen zurück nach England transportiert. Dieser Dreieckshandel von England nach Afrika nach Amerika und zurück wurde erst durch das Kupfer aus Liverpool möglich gemacht. Denn Kupfer war genau das, worauf es die afrikanischen Sklavenhändler abgesehen hatten.

Kupfer hielt außerdem die Schiffe zusammen. Das Segeln durch den Nordatlantik klappte mit Schiffen aus Holz sehr gut. Doch als die Sklavenschiffe durch die Karibik kreuzten, hatten sie mit einer winzigen Mollusken-Art namens Teredo navalis zu kämpfen – kleinen Weichtieren, die sich an die Schiffe hefteten und das Holz zerfraßen. Genauer gesagt verfügten diese Mollusken über ein spezielles Organ, das ein Bakterium enthielt, das Zellulose verdauen konnte und dadurch den Rumpf der Schiffe auflöste. Ein paar Mollusken zu viel am Schiffsrumpf, und der Kahn landete auf dem Boden des Ozeans.

Die Lösung für dieses Problem war eine Ummantelung des Schiffrumpfs mit Kupfer. Kupfer sorgte dafür, dass die Mollusken fernblieben, der Schiffsrumpf intakt blieb und die Sklavenschiffe weitersegelten.

Viele Briten setzten sich für ein Ende des Sklavenhandels ein. Die Kupferproduzenten aber protestierten lautstark. Ihr Vermögen verdankten sie nicht dem Verkaufen von Töpfen und Pfannen in Lancashire. Der Sklavenhandel war der Markt, den sie sich bewahren wollten. Im Jahr 1807 wendete sich die öffentliche Meinung schließlich so stark, dass es britischen Staatsbürgern verboten wurde, mit Sklaven zu handeln. 1833 wurde der Sklavenhandel schließlich auch in allen britischen Kolonien abgeschafft.

METALLE IM GEHIRN

Metalle scheinen immer ein zweischneidiges Schwert zu sein. Blei bescherte uns Rohre, hat aber auch unzählige Kinder vergiftet. Quecksilber verschaffte uns Thermometer und elektrische Schalter, führte aber auch zu Geburtsfehlern. Mit Metall lassen sich Brücken und Lokomotiven konstruieren, aber auch Gefängniszellen bauen oder Gewehrkugeln und Handgranaten herstellen. Auch im menschlichen Gehirn zeigt sich diese Zweischneidigkeit. Im letzten Kapitel haben wir gesehen, dass Wissenschaftler in den Gehirnen von Alzheimer-Patienten Plaques und Fibrillenbündel gefunden haben. Wenn Sie so eine typische Plaque, d. h. eine der kleinen Ablagerungen zwischen den Gehirnzellen, analysieren, würden Sie entdecken, dass ein Großteil davon aus Beta-Amyloid-Eiweiß besteht. Sie fänden aber auch noch etwas anderes. Beim Sezieren dieser Plaques stießen Wissenschaftler auf Spuren von Kupfer. Sie entdeckten auch noch andere Metalle, vor allem Eisen und Zink, und vermutlich noch einige andere.[1]

Alle diese drei Metalle werden von unserem Körper benötigt – Kupfer für die Bildung von Enzymen, Eisen für die Bildung von Blutkörperchen und Zink für die Nervenübertragung, neben vielen weiteren Funktionen. Wir nehmen diese Metalle über unsere Nahrung auf. Wenn wir allerdings zu viel davon aufnehmen, können sie unsere Gehirnzellen schädigen. Der Unterschied zwischen einer sicheren und einer giftigen Menge ist überraschend gering. Und das ist genau das Problem.

Eisen und Kupfer sind instabil. Gießen Sie einfach einmal etwas Wasser in eine gusseiserne Pfanne und lassen Sie es eine Weile darin stehen. Der Rost, der sich bildet, entsteht durch die Oxidation. Kupfer oxidiert ebenfalls, weshalb die vorher so glänzende Münze schnell dunkler oder durch die Kombination mit anderen Elementen sogar grünstichig wird.

Hübsche Farben, durchaus. Nicht so hübsch aber sind die chemischen Reaktionen, die in unserem Körper ablaufen. Das passiert, wenn Eisen und Kupfer die Bildung freier Radikale auslösen, d. h. hochgradig instabiler und zerstörerischer Sauerstoffmoleküle, die die Hirnzellen schädigen und den Alterungsprozess beschleunigen können.[2] Kurz gesagt bewirken Eisen und Kupfer die Bildung freier Radikale, die Sie sich wie Torpedos mit Kurs auf Ihre Zellen vorstellen können.

Behaupte ich gerade, dass Gedächtnisprobleme von gewöhnlichen Metallen wie Kupfer, Eisen oder Zink verursacht werden können? Um eine Antwort auf diese Frage zu bekommen, müssen Sie mich kurz nach Rom begleiten, wo ein Forscherteam vierundsechzig Frauen untersuchte.[3] Alle waren über fünfzig Jahre alt, aber kerngesund. Die Forscher entnahmen ihnen Blutproben, um den Kupfergehalt ihres Blutes zu ermitteln, und führten eine Reihe verschiedener Tests mit ihnen durch, um ihr Gedächtnis, ihr Denken, ihr Sprachverständnis und ihre Konzentrationsfähigkeit zu überprüfen.

Alle Frauen erzielten gute Ergebnisse. Bei keiner von ihnen wurde irgendeine größere Einschränkung festgestellt. Trotzdem schnitten einige wesentlich besser in einem oder mehreren Tests ab als andere. Es stellte sich heraus, dass die Frauen mit den geringsten geistigen Schwierigkeiten diejenigen waren, die auch die geringsten Kupferwerte in ihrem Blut aufwiesen. Sie hatten eine adäquate Kupfermenge für ihre körperlichen Bedürfnisse in ihrem Blut, aber keinen Überschuss, was ihnen anscheinend einen großen Vorteil einbrachte. Dieser Unterschied wurde bei Tests, die eine hohe Konzentration erforderten, besonders deutlich.

Eine Studie mit vierundsechzig Frauen ist weder besonders groß noch repräsentativ. Also ziehen wir am besten gleich zu einem anderen Forscherteam von der University of California in San Diego weiter, das eine wesentlich größere Gruppe mit 1.451 Teilnehmern in Südkalifornien untersuchte.[4] Sie fanden Ähnliches heraus. Menschen, die niedrige Kupferwerte in ihrem Blut aufwiesen, waren im Vergleich zu denjenigen, die einen Kupferüberschuss hatten, geistig fitter. Sie hatten weniger Probleme mit dem Kurz- und Langzeitgedächtnis. Dasselbe stellte sich auch für Eisen heraus. Menschen mit weniger Eisen im Blut hatten weniger Gedächtnisprobleme.

Auch wenn Eisen und Kupfer in winzigen Mengen unverzichtbar für unseren Körper sind, scheint zu viel davon in unserer Blutbahn Ärger zu bedeuten.

Das mag Sie überraschen, für die Wissenschaftler aber war dies ein alter Hut. Jeder Medizinstudent weiß, dass Kupfer potenziell giftig ist. Unser Körper benutzt winzige Spuren davon in Enzymen für verschiedene Funktionen, doch ist die wirklich benötigte Menge verschwindend gering. Wenn Sie zu viel von diesem instabilen Metall aufnehmen, kann es oxidieren und die Bildung freier Radikale begünstigen. Tatsächlich ist das Einzige, das das Kupfer davon abhält, Ihre Gesundheit schon früh zu ruinieren, Ihre Leber, die den größten Teil davon aus Ihrem Blut filtert und unschädlich macht. Bei einer seltenen genetischen Krankheit namens Morbus Wilson schafft es die Leber nicht, das Kupfer entsprechend auszuscheiden. Das Metall sammelt sich im Gewebe verschiedener Organe an, verursacht Schäden im zentralen Nervensystem und zahlreiche weitere Probleme.

In ähnlicher Weise führt auch ein Überschuss an Eisen potenziell zu ernsten gesundheitlichen Problemen. Darauf gehe ich gleich genauer ein. Lassen Sie uns zunächst zum Kupfer zurückkehren und herausfinden, was genau es in unserem Gehirn anrichten kann.

Kupfer kann weitaus schlimmere Schäden verursachen als »nur« kleinere Unterschiede bei der kognitiven und der Gedächtnisleistung, wie es die Studien in Rom und San Diego bestätigten. Seit 1993 geht ein Forscherteam des Rush University Medical Center in Chicago von Tür zu Tür, um die Ursachen für die gesundheitlichen Probleme herauszufinden, die im Laufe unseres Alterungsprozesses auftreten. Sie luden 6.158 Menschen dazu ein, am Chicago Health and Aging Project teilzunehmen. Später fanden sich noch weitere 3.000 Interessierte.

Die Forscher dokumentierten sorgfältig alles, was die freiwilligen Probanden aßen. Wie überall auf der Welt gab es einige Probanden, die sehr gesundheitsbewusst lebten, und andere, die dies nicht so ernst nahmen. Das Forscherteam blieb über die Jahre mit den Probanden in Kontakt, um herauszufinden, wem es weiterhin gut gehen würde, und wem nicht, wer geistig fit blieb und wer Gedächtnisprobleme entwickelte. Dann untersuchte es, ob sich durch bestimmte Ernährungsgewohnheiten der Probanden schon vorher hätte voraussagen lassen, wer später an Gedächtnisschwund leiden würde.

Viele der Probanden hatten adäquate Kupfermengen in ihrer Nahrung und keinen Überschuss. Im Laufe der Jahre erzielten sie in der Regel gute Ergebnisse bei den kognitiven Tests, die die Ärzte mit ihnen durchführten. Andere Probanden aber nahmen größere Kupfermengen auf. Natürlich machte sich keiner von ihnen über so etwas Unbedeutendes wie Kupfer Gedanken. Wer hätte überhaupt gedacht, dass Kupfer in unseren Lebensmitteln steckt? Im Verlaufe der Zeit zeigte sich aber, dass eine bestimmte Kombination besonders schädlich zu sein schien. Diejenigen, die bei ihrer kupferreichen Ernährung auch bestimmte »böse« Fette verzehrten, also solche Fette, die in tierischen Produkten und Snacks enthalten sind, zeigten eine verringerte geistige Leistung, die mit einem Altern um zusätzliche neunzehn Jahre gleichzusetzen war.[5] Es sieht so aus, als ob sich »böse« Fette mit Kupfer zusammentun und dann in geballter Kraft das Gehirn angreifen. Diese Fette schädigen das Gehirn auf viele verschiedene Weisen, wie wir im nächsten Kapitel sehen werden.

Der Unterschied der aufgenommenen Kupfermenge bei denjenigen, denen es im Allgemeinen gut ging, und denen, die Probleme entwickelten, war überraschend gering. Das sagen die Zahlen: Ein Penny wiegt z. B. 2.500 Milligramm. Die Probanden der Studie aus Chicago, die allgemein keine kognitiven Probleme aufwiesen, nahmen etwa 1 Milligramm Kupfer am Tag zu sich. Diejenigen, die in den Tests schlechter abschnitten, nahmen im Schnitt täglich etwa 3 Milligramm Kupfer auf (2,75 Milligramm, um exakt zu sein). Ein Milligramm, drei Milligramm – wo ist da der Unterschied?, fragen Sie sich jetzt vielleicht. Es ist nur eine winzige Menge Kupfer. Doch schien diese mehr als ausreichend zu sein, um Probleme zu verursachen. Wie wir noch sehen werden, haben wir die Lebensmittel, die dieses unschuldig aussehende, hell glänzende Metall

KUPFER UND KOGNITIVER VERFALL

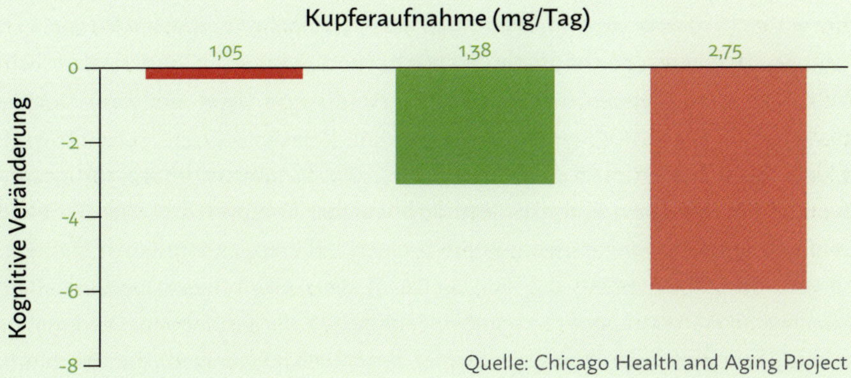

Die Probanden des Chicago Health and Aging Project, die den höchsten Kupfergehalt in ihrer Nahrung hatten (durchschnittlich 2,75 Milligramm pro Tag) und sich darüber hinaus sehr fettreich ernährten, erlitten im Laufe der Zeit einen weitaus größeren kognitiven Verfall als die Probanden, die weniger Kupfer über ihr Essen aufnahmen.

in sich tragen, oft genug direkt vor unserer Nase. Dieses Kupfer aber schädigt das Gehirn schon so stark, dass sich dadurch Probleme mit der Aufmerksamkeit, dem Lernen und dem Gedächtnis ergeben – und vielleicht sogar Alzheimer. Das jedenfalls legen die Forschungsergebnisse nahe.

KUPFER UND GENE

Wissenschaftler haben einen erstaunlichen Zusammenhang zwischen Kupfer und dem APOE-e4-Allel entdeckt – dem Gen, das mit einem erhöhten Alzheimer-Risiko in Verbindung gebracht wird. Wie Sie sich vielleicht erinnern, werden die Eiweiße, die von den APOE-e2- und APOE-e3-Allelen gebildet werden, nicht mit einem erhöhten Alzheimer-Risiko in Zusammenhang gebracht. Es stellte sich heraus, dass die »sichereren« Gene Eiweiße bilden, die Kupfer binden. Das von dem Allel APOE e4 gebildete Eiweiß tut dies aber nicht. Mit dem APOE-e4-Allel sind Sie auf sich allein gestellt. Es schützt Sie weder vor dem Kupfer noch vor der Menge freier Radikale, deren Bildung es verursacht.[6]

EISEN, ZINK UND ROSTIGE GRAUE ZELLEN

Kupfer ist nicht das einzige Problem. Bei einer Hämochromatose lagert sich Eisen im Körper ab, was zu Erschöpfung, Schwäche und Schmerzen und letztendlich zu Herzerkrankungen, Diabetes, Leberschäden, Arthritis und vielen anderen Problemen führen kann.

In den Niederlanden maßen Wissenschaftler die Eisenwerte freiwilliger gesunder Probanden mit einfachen Bluttests. Natürlich war der Eisenwert bei allen Probanden geringfügig unterschiedlich – einige hatten einen höheren, andere einen niedrigeren Eisenwert. Daraufhin testete das Forscherteam die Gedächtnisleistung, die Reaktionsgeschwindigkeit und andere kognitive Fähigkeiten der Probanden. Die Ergebnisse ähnelten denen der Erkenntnisse zu Kupfer beachtlich. Diejenigen, die bei den kognitiven Tests am längsten brauchten, hatten auch den höchsten Eisenwert im Blut.[7]

Unser Körper bindet Eisen an Hämoglobin, das Eiweiß, das unseren roten Blutkörperchen ihre Farbe verleiht und es ihnen ermöglicht, Sauerstoff zu transportieren. Im Jahr 2009 testete eine Gruppe von Wissenschaftlern die Hämoglobinwerte bei einer Gruppe älterer Männer und Frauen. Diejenigen, deren Hämoglobinwert im gesunden Bereich lag, schnitten bei den kognitiven Tests gut ab. Bei einigen Probanden lag der Wert aber nicht im gesunden Bereich. Einige waren anämisch. Sie hatten niedrige Hämoglobinwerte und schnitten bei den kognitiven Tests nicht gut ab. Bei anderen traf das Gegenteil zu: Sie hatten ungewöhnlich hohe Hämoglobinwerte. Auch sie schnitten schlecht ab und hatten insbesondere Probleme mit dem verbalen Gedächtnis (z. B. dem Erinnern von Wörtern) und der Wahrnehmung.[8]

Die Probanden wurden über einen Zeitraum von drei Jahren weiter beobachtet. Diejenigen, deren Hämoglobinwert im gesunden Bereich lag, tendierten dazu, geistig fit zu bleiben, während diejenigen, deren Hämoglobinwert zu hoch oder zu niedrig war, einen schnelleren kognitiven Verfall zeigten. Menschen mit einem hohen Hämoglobinwert hatten im Vergleich zu denen mit einem Wert im gesunden Bereich ein mehr als dreimal so hohes Risiko, an Alzheimer zu erkranken.[9] Der sicherste Hämoglobinwert lag bei etwa 13,7 Gramm pro Deziliter. Ein großes Über- oder Unterschreiten dieses Werts wurde mit zunehmendem Alter mit Problemen der Gehirnfunktion in Zusammenhang gebracht.

Bei diesen Untersuchungen wurde das Hämoglobin als grober Indikator dafür zugrunde gelegt, wie viel Eisen die Probanden in ihrem Körper hatten. Unser Körper braucht zwar Eisen, doch ist es gefährlich, zu viel davon aufzunehmen.

Dasselbe trifft auf Zink zu: Auch das benötigt unser Körper, aber ebenfalls nur in sehr geringen Mengen. Tatsächlich ist es so, dass unsere Hirnzellen Zink verwenden, um miteinander zu kommunzieren.[10,11] Zu viel Zink kann jedoch potenziell giftig sein.

Wenden wir uns wieder der anfänglichen Frage zu: Kann es sein, dass Gedächtnisprobleme durch zu hohe Mengen dieser scheinbar gewöhnlichen Metalle – Kupfer,

Eisen und Zink – verursacht werden? Es wird weiterhin intensiv darüber nachgeforscht, doch ergibt sich mittlerweile schon ein recht klares Bild:

Alle drei Metalle – Kupfer, Eisen und Zink – sind eindeutig in den bei Alzheimer auffindbaren Beta-Amyloid-Plaques enthalten. Die ersten beiden – Kupfer und Eisen – scheinen die Bildung freier Radikale auszulösen, die die Nervenzellen beschädigen können.[2, 12] Zink scheint dabei eine andere Funktion zu haben und das Zusammenklumpen der Beta-Amyloid-Eiweiße zu Plaques zu provozieren.[10, 11] Eisen und Kupfer fördern ebenfalls das Zusammenklumpen, Zink aber scheint in dieser Hinsicht weitaus aggressiver zu wirken.[1]

Es scheint also so zu sein, dass diese Metalle zusammenarbeiten, das Entstehen von Plaques fördern und gleichzeitig zur Bildung freier Radikale führen, die die Gehirnzellen angreifen. Diese Probleme scheinen schon relativ früh im Leben zu beginnen, und zwar in Form leichter Gedächtnisprobleme, die als alltägliche Vergesslichkeit durchgehen, sowie als leichte kognitive Beeinträchtigung, die bei vielen Menschen der erste Schritt zur Entwicklung von Alzheimer ist.

WOHER KOMMEN DIESE METALLE?

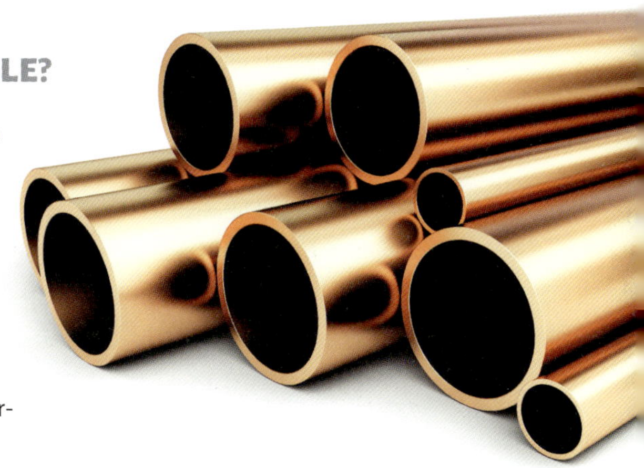

Spätestens jetzt ziehen vor Ihrem geistigen Auge bestimmt giftige Metalle vorbei, die Ihre Gehirnzellen vernichten, hübsch eine nach der anderen. Doch woher kommen diese Metalle überhaupt?

Fangen wir in der Küche an. Kupferrohre sind seit den 1930er-Jahren populär. Wenn Kupfer- und Messingrohre und -leitungen korrodieren, gelangt Kupfer ins Trinkwasser.[13]

Haben Sie eine gusseiserne Pfanne? Durch gusseisernes Kochgeschirr gelangt eine beträchtliche Eisenmenge in Ihr Essen. Davon können junge Frauen, die durch die Menstruation jeden Monat Eisen verlieren, vielleicht profitieren, doch haben die meisten Menschen vermutlich eher einen Eisenüberschuss als einen Eisenmangel.

Schauen wir uns weiter um. Nehmen Sie Vitaminpräparate ein? Viele Multivitamintabletten enthalten 2 Milligramm Kupfer – mehr als das Doppelte der täglich empfohlenen Menge. Sie überschreitet außerdem auch die täglich empfohlene Menge für Zink. Unabhängig von der Marke finden Sie in den meisten aller Multivitaminpräparate Kupfer, Zink und Eisen.

Viele von uns glauben, es sei eine gute Idee, täglich Multivitaminpräparate einzunehmen. In gewisser Weise ist es das auch. Diese Präparate sind eine exzellente Quelle von Vitamin B_{12} und Vitamin D, die beide wichtig für die Gesundheit sind. Die darin enthaltenen Metalle sind allerdings meistens überflüssig, weil Sie diese bereits über Ihr Essen aufnehmen. Eine bessere Wahl wäre daher ein Präparat, das ausschließlich Vitamine enthält und kein zusätzliches Kupfer, Zink, Eisen oder andere Mineralien. Oder Sie entscheiden sich für ein Vitamin-B-Präparat, das nur B-Vitamine enthält. Auf Vitamine gehe ich in Kapitel 4 noch genauer ein.

In den 1950er-Jahren wurde im US-amerikanischen Fernsehen stark für Geritol Werbung gemacht, »die Antwort auf eisenarmes, müdes Blut«. Das Tonikum enthielt »doppelt so viel Eisen wie ein halbes Pfund Kalbsleber«. Auch Ärzte empfahlen Eisenpräparate als energiesteigernde Mittel, da sie davon ausgingen, dass Antriebslosigkeit ein Zeichen von Anämie war. Eine besondere Wirkung zeigten diese Präparate allerdings nicht. Erschöpfung kann viele Ursachen haben, und ein Eisenmangel gehört auf keinen Fall zu den häufigsten.

Werfen Sie einen Blick auf Ihre Frühstückscerealien. Zweifellos glauben die Wissenschaftler, die für einige Hersteller arbeiten, dass Sie all das zusätzliche Zink und Eisen, das einigen Cerealien zugesetzt wird, tatsächlich wollen – pro Portion gleich eine ganze Tagesdosis von allem. Aber Sie brauchen diese zugesetzten Metalle nicht, es geht Ihnen ohne sogar besser. Zu viel des Guten kann schädlich sein. Aus diesem Grund habe ich mich an General Mills und andere Hersteller von Frühstückscerealien in den USA gewandt und diese gebeten, die Supplementierung auf Vitamine zu beschränken und auf die Mineralien zu verzichten, von denen die Verbraucher bereits reichlich bekommen.

Rohre und Leitungen, Kochgeschirr, Nahrungsergänzungsmittel und mit Mineralien angereicherte Lebensmittel tragen alle zu einer Überdosis an Metallen bei, die Ihrem Gehirn nicht guttun. Doch nichts davon ist die Hauptquelle.

METALLE IN HÄUFIGEN LEBENSMITTELN

Um die Hauptquelle der Metalle ausfindig zu machen, gehen Sie in ein Restaurant und bestellen Sie Leber mit Zwiebeln. Nein, nicht essen! Schicken Sie sie in ein Labor. Die Ergebnisse würden Sie sprachlos machen.

Nur zum Vergleich: Die empfohlene Tagesmenge für Kupfer liegt, wie wir oben gesehen haben, bei 0,9 Milligramm. Eine durchschnittliche Portion Leber (etwa 100 Gramm) enthält über 14 Milligramm Kupfer. Dazu kommen noch 7 Milligramm Eisen und 5 Milligramm Zink, ganz zu schweigen von den fast 400 Milligramm Cholesterin.

Nun gibt es bereits viele Leute, die wegen des extrem hohen Cholesteringehalts und anderer Probleme auf Leber verzichten. An Rind und anderem Fleisch tun sie sich aber umso mehr gütlich. Als jemand, der in North Dakota aufwuchs, tat ich das ebenfalls zur Genüge, genau wie meine Eltern und die meisten Menschen, die wir kannten. Damals wussten wir nicht, dass eine fleischreiche Ernährung die Hauptursache überschüssiger Metalle ist.

Das ist auch der größte Unterschied zwischen meiner damaligen Ernährungsweise in North Dakota und einer pflanzenbasierten Ernährungsweise. Nehmen wir z.B. Eisen. Grünes Gemüse und Bohnen enthalten Eisen. Dieses Eisen aber ist eine spezielle Form, das sogenannte nicht-hämische Eisen, das unser Körper besser regulieren kann. Nicht-hämisches Eisen wird vom Körper besser aufgenommen, wenn Sie einen niedrigen Eisenwert haben, und schlechter, wenn Sie bereits reichlich Eisen im Blut haben. Welch großartige Fähigkeit unseres Körpers, wenn wir einmal genauer darüber nachdenken. Die Eisenmenge in einem Blatt Spinat oder einem Röschen Brokkoli ändert sich nicht von Minute zu Minute, wohl aber die Menge, die Ihr Körper absorbiert – je nachdem, wie viel Sie brauchen. Wenn Sie bereits reichlich Eisen im Blut haben, kann Ihr Körper die Absorption von nicht-hämischem Eisen aus grünem Gemüse drosseln. Wenn Sie zu wenig Eisen im Blut haben, zieht er sich mehr davon aus dem Gemüse in die Blutbahn.

Fleisch enthält etwas von dieser Eisenart, doch vor allem auch jede Menge einer anderen Art, nämlich des hämischen Eisens. Die Absorption von hämischem Eisen kann unser Körper nicht so gut regulieren. Auch wenn Sie noch reichlich Eisen in Ihrem Körper haben, bleibt hämisches Eisen im Vergleich zu nicht-hämischem Eisen sehr leicht absorbierbar. Es verhält sich ein bisschen so wie ein ungebetener Gast, der Ihre Party sprengt. Es kann das Gleichgewicht aus dem Lot bringen und einen Eisenüberschuss verursachen.

Kühe nehmen ihr Eisen über das Gras auf und konzentrieren es in ihren Blutzellen und ihrem Muskelgewebe. Wenn wir Fleisch essen, nehmen wir das konzentrierte Eisen auf, das Tiere in ihrem Körper gespeichert haben. Dies ist dadurch letztendlich mehr als wir brauchen. Würden wir stattdessen Pflanzen essen, nähmen wir ebenfalls Eisen auf, allerdings ohne das Risiko einer Überdosis.

Wir sind wie der große Fisch im Ozean: Ein kleiner Fisch nimmt ein bisschen Quecksilber aus den Schadstoffen im Wasser auf. Ein größerer Fisch frisst den kleinen Fisch und damit das bereits konzentriertere Quecksilber im Körper des kleinen Fisches. Dieser größere Fisch wird von einem noch größeren Fisch gefressen, der wiederum das gesamte bisher in der Nahrungskette konzentrierte Quecksilber aufnimmt. Und das sind wir: Der größere Fisch im Ozean, der all das aufnimmt, was die anderen Fische, die er frisst, im Laufe des Lebens in ihrem Körper konzentriert haben.

Es ist eine gute Idee, einmal aus dieser Nahrungskette auszubrechen und stattdessen von einer pflanzenbasierten Ernährung zu profitieren, die uns unsere Nährstoffe auf direktem Weg liefert. Bei Forschungsstudien haben wir genau das getan: Wir haben die Probanden gebeten, auf Fleisch und andere Tierprodukte zu verzichten. Ein Frühstück bestand daher z.B. aus Blaubeerpfannkuchen oder Haferbrei mit Bananenscheiben. Mittags gab es bspw. eine Linsensuppe mit einer Scheibe Krustenbrot, einen Bohnen-Burrito mit spanischem Reis, einen Veggie-Burger oder einen Spinatsalat. Das Abendessen war z.B. eine Gemüsepfanne, Pilze Stroganoff mit gedünstetem Brokkoli oder Pasta mit Artischockenherzen, gebratenen Pilzen und Roma-Tomaten. Beim Analysieren des Eisengehalts dieser Lebensmittel ergab sich, dass dieser gewöhnlich genauso hoch oder sogar höher war als der der Fleischgerichte, die zuvor verzehrt wurden. Wenn aber diese Gerichte Ihre Lippen passieren, hat Ihr Verdauungstrakt die erstaunliche Fähigkeit, zu entscheiden, wie viel Eisen er daraus absorbieren will. Wenn Sie bereits einen hohen Eisenwert haben, wird Ihre Eisenabsorption automatisch gedrosselt. Wenn Sie zu wenig Eisen im Blut haben, wird die Aufnahme gesteigert. Das ist deshalb möglich, weil es sich bei dem aufgenommenen Eisen um nicht-hämisches Eisen handelt. Dank nicht-hämischem Eisen bekommen Sie die Menge, die brauchen, und nicht zu viel.

Eine pflanzenbasierte Ernährungsweise kann Ihnen auch dabei helfen, einer Überdosis Zink und Kupfer vorzubeugen. Es gibt ausreichende Mengen dieser Mineralien in Gemüse, Bohnen und Vollkorngetreide. Tatsächlich ist es so, dass in diesen Lebensmitteln mitunter mehr Kupfer enthalten sein kann als in Fleisch. Wenn Sie aber das Blut der Menschen, die auf Fleisch verzichten, untersuchen, haben diese in der Regel etwas geringere Eisen-, Kupfer- und Zinkwerte, was gut ist.[14, 15] Die Gründe dafür sind nicht ganz klar. Abgesehen von der Fähigkeit unseres Körpers, die Aufnahme von nicht-hämischem Eisen zu blockieren, gibt es einen weiteren natürlichen Inhaltsstoff in Pflanzen, die Phytinsäure, die die Absorption von Kupfer und Zink einzuschränken scheint.[14, 15]

Vor vielen Jahren ließen sich Ernährungsexperten davon noch einschüchtern. Schließlich brauchen wir Spuren dieser Mineralien, also empfahlen viele Ernährungsberater Vegetariern, besonders darauf zu achten, genügend Eisen und Zink aufzunehmen. Außerdem versicherten sie Fleischessern, dass diese keinen Grund zur Sorge hätten.[16]

Heute aber sieht es anders aus: Ernährungsexperten sind erstaunt über die Erkenntnis, dass Menschen, die sich pflanzenbasiert ernähren, ihren Eisenwert auf einem gesunden Niveau halten. Sie haben kein größeres Risiko als Fleischesser, an einer Anämie zu erkranken, im Gegensatz zu Fleischessern aber ein erheblich geringeres Risiko, zu viel Eisen zu speichern.[14] Vegetarier haben auch keine Probleme mit zu viel Kupfer oder Zink.

Ich betone dennoch, dass es wichtig ist, diese Mineralien über das Essen aufzunehmen. Unser Körper braucht sie, und wir wollen keinen Mangel provozieren. Ebenso wichtig ist es aber, darauf zu achten, sich nicht mit einer übergroßen Menge davon zu vergiften. Eine pflanzenbasierte Ernährung ist der leichteste Weg, in einem gesunden Bereich zu bleiben.

Während meiner Kindheit und Jugend in North Dakota gehörten Gemüse und Bohnen nicht gerade zu unseren Grundnahrungsmitteln. Dafür fand sich 365 Tage im Jahr immer ein Stück Fleisch in unserer Tellermitte wieder. Damals glaubten wir, es würde uns guttun. Heute aber wissen wir es besser.

WIE VIEL BRAUCHEN WIR WIRKLICH?
Hier finden Sie die täglich empfohlenen Mengen an Kupfer, Eisen und Zink, die Ihr Körper wirklich benötigt. Diese Mineralien sollten auf jeden Fall ein Teil Ihrer Ernährung sein, doch ist es ebenfalls sehr wichtig, nicht zu viel davon aufzunehmen.

Kupfer: 0,9 Milligramm pro Tag für Männer und Frauen. Gesunde Kupferquellen sind z. B. Bohnen, grünes Blattgemüse, Nüsse, Vollkorngetreide und Pilze.

Eisen: 8 Milligramm pro Tag für erwachsene Männer und Frauen über fünfzig Jahre, 18 Milligramm am Tag für Frauen zwischen neunzehn und fünfzig Jahren. Gesunde Eisenquellen sind u. a. grünes Blattgemüse, Bohnen, Vollkorngetreide und Trockenobst.

Zink: 11 Milligramm pro Tag für Männer, 8 Milligramm pro Tag für Frauen. Gesunde Zinkquellen sind z. B. Haferbrei, Vollkornbrot, brauner Reis, Erdnüsse, Bohnen, Nüsse, Erbsen und Sesamsamen.

IST ALUMINIUM SCHÄDLICH FÜRS GEHIRN?

In der Welt der Alzheimerforschung ist das am stärksten diskutierte Metall nicht eines der oben erörterten, sondern Aluminium.

In den 1970er-Jahren untersuchten Wissenschaftler die Gehirne von Menschen, die auf verschiedene Arten gestorben waren. In den Gehirnen von Menschen, die nicht an Alzheimer litten, fanden sie nur sehr wenig Aluminium. Bei den Alzheimerbetroffenen aber fanden sie eine beträchtliche Menge davon – in einem Fall sogar ganze 107 Mikrogramm pro Gramm Gehirngewebe.[17, 18] Ja, es handelt sich um genau dasselbe, woraus auch Getränkedosen und Aluminiumfolie bestehen, und Partikel davon wurden in diesen Gehirnen gefunden.

Was hatte es da zu suchen? Unser Aluminiumbedarf liegt bei exakt null. Aluminium spielt keinerlei Rolle für die Gehirnfunktion oder für irgendeinen anderen Aspekt der menschlichen Biologie.

Gesundheitsexperten wissen bereits seit vielen Jahren, dass große Mengen Aluminium schädlich sind. Menschen, die bei ihrer Arbeit ungewöhnlich hohen Mengen Aluminium ausgesetzt sind oder Aluminium über Dialyselösungen zugeführt bekamen, haben mitunter ernste Hirnschädigungen davongetragen und benötigten eine Behandlung namens Chelation, um das Metall aus ihren Körpern zu entfernen.

Ein Ergebnis dessen war, dass Aluminium zum Hauptschuldigen der Alzheimer-Epidemie erklärt wurde.[19, 20] Wissenschaftler begannen darüber zu streiten, ob die Spuren von Aluminium, denen wir tagtäglich ausgesetzt sind, bspw. durch Töpfe und Pfannen oder Lebensmittelzusatzstoffe, ein Risiko bedeuten.

Bis zum heutigen Tag ist diese Frage noch nicht geklärt. Einige beunruhigende Beweise kamen von britischen Wissenschaftlern, die Aluminium im Trinkwasser vorfanden. Normalerweise enthält Wasser fast überhaupt kein Aluminium, da es aus Brunnen oder Wasserläufen stammt. Doch wird in kommunalen Wasseraufbereitungswerken bei einem Prozess namens Flockung Aluminium eingesetzt, um Schwebstoffe aus dem Wasser zu filtern. Dadurch bleiben Aluminiumspuren im Wasser zurück, die im Trinkwasser aus dem Wasserhahn in Ihr Glas fließen.

Bei der Untersuchung des Trinkwassers in achtundachtzig verschiedenen Bezirken fanden die Wissenschaftler heraus, dass der Aluminiumgehalt sehr unterschiedlich war. Bei einigen wurde ein Wert von 0,11 Milligramm pro Liter überschritten, bei anderen war es weniger als ein Zehntel dieser Menge. Danach glichen sie die dokumentierten Alzheimerfälle mit diesen Werten ab und fanden heraus, dass die Alzheimerrate in den Bezirken mit der höchsten Aluminiumbelastung 50 Prozent höher war.[21]

Eine französische Studie kam zu einem sehr ähnlichen Ergebnis.[22] Bei einer Gruppe von 1.925 Probanden wurde bei denjenigen, deren Trinkwasser mehr Aluminium enthielt, ein schnellerer kognitiver Verfall beobachtet und auch ein größeres Risiko, später Alzheimer zu entwickeln.

Kanadische Untersuchungen untermauerten diese Beweise noch weiter. Eine hohe Alzheimerrate in einem kleinen Gebiet in Neufundland ließ sich nur schwer erklären – außer mit der Tatsache, dass das Trinkwasser vor Ort besonders hohe Aluminiumwerte vorwies.[23]

Eine Studie in Quebec brachte Aluminium im Trinkwasser mit einem fast dreifach erhöhten Alzheimer-Risiko in Zusammenhang.[24] Eine Untersuchung aus Newcastle in Großbritannien hingegen schien diese Hypothese zu widerlegen, da sie keinen auffälligen Zusammenhang zwischen Aluminium und Alzheimer finden konnte,[25, 26] bis sich herausstellte, dass in dieser Gegend nicht so viel Aluminium im Trinkwasser enthalten war wie in den Gegenden, wo der Zusammenhang deutlicher zutage trat.[27]

Seitdem debattieren Wissenschaftler darüber, ob es nun am Aluminium liegt oder nicht.[19, 28] Viele sind der Meinung, dass die Beweise, die auf Aluminium als Ursache hindeuten, nicht aussagekräftig genug sind. Die Alzheimer's Association nennt den Zusammenhang zwischen Aluminium und Alzheimer einen »Mythos« und erklärt Folgendes auf ihrer Webseite:

» In den 1960er und 1970er Jahren wurde Aluminium zum möglichen Verdächtigen unter den Alzheimer-Ursachen. Dieser Verdacht führte dazu, dass Bedenken laut wurden, wie sich der alltägliche Kontakt mit Aluminium in typischen Gebrauchsgegenständen wie bspw. Pfannen und Töpfen, Getränkedosen, Antazida und Deodorants auswirken könne. Seitdem ist es jedoch noch keiner wissenschaftlichen Untersuchung gelungen, nachzuweisen, dass Aluminium tatsächlich Alzheimer auslösen kann. Heutzutage richten Experten ihren Fokus auf andere Forschungsgebiete, und es gibt nur noch wenige Wissenschaftler, die glauben, dass alltäglich genutzte Aluminiumquellen eine Gefahr darstellen.« [29]

Viele Behörden stimmen mit dieser Sicht überein. Sie vertreten die Ansicht, dass kleine Aluminiummengen keinen großen Schaden anrichten und unsere Nieren in der Lage sein müssten, die Aluminiumspuren, die wir über das Trinkwasser oder durch den Gebrauch alltäglicher Gegenstände aufnehmen, herauszufiltern. Vielleicht sind die Aluminiumablagerungen in den Gehirnen von Alzheimerpatienten auch nur ein Zeichen dafür, dass ein bereits erkranktes Gehirn Giftstoffe nicht länger abwehren kann.

Andere jedoch meinten, dass die Beweise für die Auswirkung von Aluminium zu erdrückend sind, um ignoriert zu werden.[19] 2011 veröffentlichte eine Gruppe von Alzheimerpatienten den folgenden Kommentar im International Journal of Alzheimer's Disease:

» Es gibt zunehmende Beweise dafür, dass ein Zusammenhang zwischen Aluminium und Alzheimer sowie weiteren Metallen und Alzheimer besteht. Da der genaue Mechanismus der Krankheitsentstehung von Alzheimer aber noch unbekannt ist, bleibt dies ein kontroverses Thema. Es ist allerdings weithin anerkannt, dass Aluminium ein Neurotoxin ist, das, wenn es ins Gehirn übergeht, zu kognitiven Defiziten und Demenz führen und verschiedene schädliche Auswirkungen auf das zentrale Nervensystem haben kann.« [30]

Welchen Schluss können wir daraus ziehen? Ist Aluminium nun gefährlich oder nicht? Wenn es nach mir geht, müssen Sie sich in dieser Debatte auf keinen der beiden Standpunkte festlegen. Statt Ihr Gehirn irgendwelchen Gefahren auszusetzen, ist es wohl klüger, Vorsicht walten zu lassen. Da unser Körper kein Aluminium braucht, ist es sinnvoll, diesem so weit wie möglich aus dem Weg zu gehen. Gänzlich können Sie einem Kontakt mit Aluminium nicht aus dem Weg gehen, doch können Sie ihn weitestgehend eingrenzen, wenn Sie aluminiumfreie Produkte verwenden.

Aluminium ist in überraschend vielen Produkten enthalten. An der University of Kentucky in Lexington fand Dr. Robert Yokel hohe Mengen Aluminium in häufigen Lebensmitteln – wesentlich höher, als sie im Trinkwasser der britischen, französischen oder kanadischen Untersuchungen festgestellt wurden.

Wie ist das möglich? Die US-amerikanische Gesundheitsbehörde FDA sieht einige aluminiumhaltige Lebensmittelzusatzstoffe als »GRAS« an, kurz für »generally recognized as safe«, »generell als sicher einzuordnen«. Lebensmittelhersteller können diese also nach Gutdünken verwenden. Aluminiumbestandteile werden als Emulgatoren in Käse eingesetzt, insbesondere bei Tiefkühlpizzen. Aluminium ist außerdem oftmals in Backpulver und in mit Backpulver hergestellten Produkten enthalten. Es steckt in Folie und Kochgerätschaften, und ja, es stimmt: Ihre Spaghetti werden, sofern Sie sie in einem Aluminiumtopf kochen, eine beträchtliche Menge davon aufnehmen. Aluminium ist außerdem auch in Getränkedosen enthalten und kann in die darin enthaltenen Getränke übergehen.[31]

Glücklicherweise gibt es bestens geeignete Alternativen für fast jedes aluminiumhaltige Produkt. Dies wiederum führt uns zu der Frage, wie wir uns selbst vor giftigen Metallen schützen können.

WIE WIR UNS SCHÜTZEN KÖNNEN

Wie bereits erwähnt sind die Forschungen zu giftigen Metallen und deren Rolle bei Alzheimer noch voll im Gange. Einige Dinge aber sind bereits bekannt: Eine Überversorgung mit Kupfer, Eisen und Zink bringt keinerlei Vorteile, und unser Körper braucht kein Aluminium, nicht einmal geringste Spuren davon. Vernünftige Schritte, um sich selbst vor giftigen Metallen zu schützen, sind daher die folgenden:

Kontrollieren Sie Ihre Lebensmittel

- Holen Sie sich Ihr Eiweiß lieber aus pflanzlichen Quellen statt aus Fleisch.
  Innereien (wie z.B. Leber) und Meeresfrüchte (wie z.B. Hummer und Krabben) stecken voller Metalle, von Cholesterin einmal ganz zu schweigen. Generell enthält Fleisch, also nicht nur Leber, mehr Eisen und andere Metalle, als unser Körper noch gut vertragen kann. Bohnen und grünes Blattgemüse hingegen liefern Eisen in einer sichereren nicht-hämischen Form, die sich, wenn der Köper Eisen braucht, leichter absorbieren lässt, und schwerer zu absorbieren ist, wenn bereits genug Eisen im Blut ist.

- Sehen Sie sich die Zutatenlisten auf den Etiketten verarbeiteter Lebensmittel an. Um Tiefkühlpizza sollten Sie sowieso einen Bogen machen, da der Käse und der Belag randvoll mit Fett und Cholesterin sind. Viele Tiefkühlpizzamarken enthalten auch Aluminium im Käse und/oder im Teig, was Sie beim Lesen der Zutaten erkennen können. Eine gute Faustregel ist außerdem folgende: Je einfacher die Lebensmittel sind, umso mehr Vertrauen können Sie in die Zutaten haben. Alles, was Sie in der Obst- und Gemüseabteilung finden, hat z.B. nur eine einzige Zutat.

- Verwenden Sie aluminiumfreies Backpulver. Aluminiumfreie Marken sind im Handel relativ problemlos erhältlich. Leider werden Sie in Cafés und Restaurants aber nicht erfahren, welche Art von Backpulver dort zum Einsatz kommt. Ihre Waffeln könnten also beträchtliche Mengen an Aluminium enthalten, ohne dass Sie es wissen.

- Verzichten Sie auf kleine Salz- und Trockenmilchtütchen. Diese enthalten oft Natriumaluminiumsilikat, ein Trennmittel, durch das sie rieselfähig bleiben.[32]

Überprüfen Sie Ihre Kochgerätschaften und Küchenbehälter

- Verwenden Sie sichere Kochutensilien. Alle Küchenfachmärkte verkaufen Kochgeschirr und -utensilien, die kupfer- und eisenfreie Kochflächen haben. Sollten Sie Aluminiumfolie verwenden, achten Sie darauf, dass diese nicht in Kontakt mit sauren Lebensmitteln kommt.

- Verzichten Sie auf Aluminiumdosen. Getränkedosen aus Aluminium haben eine Innenbeschichtung, die verhindern soll, dass Aluminium in den Doseninhalt übergeht. Diese Barriere ist aber nicht hundertprozentig effektiv. Je länger ein kohlensäurehaltiges Getränk in der Dose ist, umso mehr Aluminium kann sich lösen und ins Getränk übergehen. Flaschen sind die sicherere Alternative. Am gesündesten aber ist es ohne Zweifel, ganz auf zuckerhaltige Softdrinks zu verzichten.

Sortieren Sie Ihr Medizinschränkchen aus

- Seien Sie vorsichtig bei der Wahl von Vitaminpräparaten. Die meisten Vitamin- und Mineralienpräparate für ältere Menschen enthalten mittlerweile kein Eisen mehr, aber immer noch Kupfer und Zink. Es ist sinnvoller, ein Präparat zu kaufen, das nur Vitamine und keine Mineralien enthält. Sollten Sie Antazida einnehmen, entscheiden Sie sich nur für solche, die kein Aluminium enthalten. Maalox hat seinen Namen von dem in ihm enthaltenen MAgnesium und ALuminiumhydrOXid. Damit können Sie leicht das Tausendfache an Aluminium aufnehmen, was in einer ganzen Tagesration Lebensmittel steckt. Aluminium ist ebenso in Mylanta und Gaviscon enthalten. Die Marken Tums, Rolaids und viele andere hingegen enthalten kein Aluminium und werden stattdessen mit Kalziumkarbonat hergestellt. Übrigens: Sollten Sie ein Magengeschwür haben, ist es besser, dieses mit einem Antibiotikum statt mit einem Antazidum zu behandeln. Geschwüre werden typischerweise durch das Bakterium Helicobacter pylori verursacht, das mit einer kurzen Antibiotikabehandlung abgetötet werden kann.

- Lesen Sie die Etiketten frei verkäuflicher Medikamente. Bei einigen findet sich Aluminium als Farbstoff wieder.

- Verwenden Sie ein Deo und kein Antitranspirant, da dieses in der Regel Aluminium enthält, das die Haut passiert und in die Blutbahn übergeht. Deodorants hingegen enthalten normalerweise kein Aluminium. Wenn Sie jetzt befürchten, dass der Verzicht auf aluminiumhaltige Produkte bedeutet, dass Sie dazu verdammt sind, natürliche Deos zu benutzen, die nach Patchouli riechen und außerdem wirkungslos sind, werden Sie sich darüber freuen, dass Sie trotzdem noch andere Produkte derselben Chemieriesen kaufen können, die auch die aluminiumhaltigen Marken herstellen. Lesen Sie sich im Drogeriemarkt einfach nur die Etiketten durch, und schon werden Sie fündig werden. Sie werden dabei wahrscheinlich auch auf viele natürliche Marken stoßen, die tatsächlich wirken. Lassen Sie aber die Finger von denen, die Alaun enthalten – das ist nichts anderes als ein Bestandteil von Aluminium.

Schauen Sie sich Ihre Getränke an

- Überprüfen Sie Ihr Leitungswasser oder trinken Sie in Flaschen abgefülltes Quellwasser. Auf der Website des Bundesumweltamts finden Sie weitere Informationen zur Trinkwasserqualität und -beschaffenheit in Deutschland (http://www.umweltbundesamt.de/themen/wasser/trinkwasser/trinkwasserqualitaet/daten-zur-trinkwasserqualitaet). Wenn Sie Zweifel an der Qualität Ihres Leitungswassers haben, ist abgefülltes Quellwasser wahrscheinlich die bessere Alternative. Einige Wasserfiltersysteme für den Hausgebrauch, z.B. solche mit Umkehrosmose, entfernen Aluminium auf sehr effektive Weise. Sollten Sie Wasserleitungen aus Kupfer haben, verwenden Sie das Leitungswasser zum alltäglichen Hausgebrauch, nicht aber zum Trinken und Kochen.

- Schränken Sie Ihren Teekonsum ein. Die Teepflanze (Camellia sinensis) entzieht dem Boden Mineralien, und Aluminium tendiert dazu, sich in den Blättern zu konzentrieren. Zwar ist der Aluminiumgehalt in schwarzem, grünem und weißem Tee geringer als der von bestimmten Lebensmitteln, aber immer noch beträchtlich.

Bonuspunkte

- Sport hilft unserem Körper dabei, überschüssiges Eisen loszuwerden. In Kapitel 6 sehen wir uns genauer an, wie wir das erreichen können.

- Es mag sich überraschend anhören, doch ist das Blutspenden der schnellste Weg, um den Körper von überschüssigem Eisen zu befreien. Darüber hinaus helfen sie damit gleich jemandem, der Ihr Blut und das Eisen darin tatsächlich gebrauchen kann.

WAS IST MIT QUECKSILBER?

Jetzt denken Sie sich wahrscheinlich: »Moment! Ich habe Quecksilber in meinen Zahnfüllungen! Ist das ein Problem?« Ich wünschte, ich könnte Ihnen diese Frage so einfach beantworten. Es besteht kein Zweifel daran, dass Quecksilber das Gehirn schädigen kann. Dies ist einer der Gründe dafür, dass Gesundheitsbehörden schwangere Frauen und Kinder vor Thunfisch und bestimmten anderen Fischarten warnen. Einige Wissenschaftler wiesen darauf hin, dass sich durch Quecksilber-Amalgam-Füllungen die Menge des Quecksilbers, die das Gehirn erreicht, um das Doppelte bis das Zehnfache erhöht.[33] Andere erkannten einen Zusammenhang mit multipler Sklerose.[34] Dennoch gibt es noch zu wenige wissenschaftliche Untersuchungen, um hieb- und stichfeste Schlüsse daraus zu ziehen. Eine groß angelegte Studie aus Minnesota fand keinen Zusammenhang zwischen Quecksilber-Amalgam-Füllungen und Alzheimer.[35]

Ich schätze, es ist am klügsten, alte Quecksilber-Füllungen gegen neue Füllungen aus sichererem Material auszutauschen und sich keine neuen Quecksilber-Füllungen mehr machen zu lassen. Ich gehe aber nicht davon aus, dass diese Frage in der nächsten Zukunft von Forschungsergebnissen beantwortet wird.

DAS FAZIT ZU METALLEN

Die Entdeckung, dass sich Metalle in Beta-Amyloid-Plaques verstecken und dass diese Metalle zu vielen Problemen, von harmloser täglicher geistiger Zerstreutheit bis hin zu Alzheimer, beitragen können, war ein großer medizinischer Durchbruch.

Während weiterhin geforscht wird, sollten Sie daran denken, dass Ihr Körper zwar etwas Kupfer, Eisen und Zink benötigt, ein Zuviel davon aber giftig für Sie ist. Aluminium brauchen Sie überhaupt nicht. Schon ein paar einfache Schritte helfen Ihnen dabei, potenzielle Risiken auszuschließen.

Es gibt aber noch weitaus mehr, was Sie für den Schutz Ihres Gedächtnisses und das Aufrechterhalten Ihrer kognitiven Fähigkeiten tun können. Das nächste Kapitel widmet sich einer der häufigsten und entscheidendsten Problematiken der Hirnfunktion: den Fetten, die erst auf unserem Teller und dann in unserem Körper landen.

KAPITEL 3

LEBENSMITTEL, DIE SIE VOR SCHÄDLICHEN FETTEN UND CHOLESTERIN SCHÜTZEN

Der nächste Anhaltspunkt kommt nicht aus einem Labor, sondern aus einem Garten, in dem eine Frau namens Masu arbeitet. Sie hat den Morgen damit verbracht, im Haus sauber zu machen, den Haushalt zu besorgen und sich um ihre Pflanzen zu kümmern. Jetzt erntet sie Salat, Spinat und Frühlingszwiebeln für ihr Mittagessen. Die Tatsache, dass sie letztes Jahr 100 Jahre alt wurde, immer noch aktiv ist und sich bester Gesundheit erfreut, ist dabei nicht das Erstaunliche. Viele Menschen in Okinawa erreichen ein sehr hohes Alter. Masus Cousins sind 105 und 106 Jahre alt.

Sie hat in ihrem Leben viel durchmachen müssen – auch den Zweiten Weltkrieg, als ein Viertel der Zivilbevölkerung Okinawas starb und die Überlebenden ein prekäres Dasein fristeten. Die Früchte des Familiengartens halfen ihnen dabei, diese Zeit zu überstehen, und ernähren sie noch heute.

In der Nachkriegszeit brachten die Amerikaner ihre eigenen Essgewohnheiten mit, und irgendwann gab es auch McDonald's und KFC auf der Insel. Masu war noch nie dort, in keinem der beiden Fast-Food-Restaurants. Ihr Grundnahrungsmittel Nummer 1 ist Süßkartoffel, dicht gefolgt von Reis. Darüber hinaus isst sie jede Menge grünes Blattgemüse, Daikonrettich, Meeresalgen und Nigari (Bittermelone). Selten findet auch einmal ein Stückchen Fisch oder Schweinefleisch den Weg auf ihren Teller, doch ist das die Ausnahme.

Ihre Tochter zog in die USA und machte dort ein japanisches Restaurant auf, wo sie viele der Gerichte anbietet, die ihre Familie über Jahre gesund gehalten haben. Haben die Menschen in Okinawa schon einmal etwas von Alzheimer gehört? Ja, aber es kommt nicht sehr oft vor, und es betrifft, wie mir Masus Tochter erzählte, »nur wirklich alte Leute«.

Masu wusste nichts davon, doch befand sich während des Zweiten Weltkriegs ein junger Militärarzt auf einem amerikanischen Zerstörer in den Gewässern vor Japan, mit dem sie einiges gemeinsam hatte. Dr. Ellsworth Wareham kam ursprünglich aus Alberta in Kanada. Er zog nach Loma Linda in Kalifornien, etwa eine Stunde östlich von Los Angeles, um dort Medizin zu studieren. Nachdem Pearl Harbor plötzlich alles veränderte, fand er sich auf einem Zerstörer wieder, der an Okinawa vorbeifuhr. Zu der Zeit aß er ähnliche Gerichte wie die, die Masu sich typischerweise zum Mittagessen zubereitet. Als die Kriegshandlungen beendet waren, spezialisierte er sich auf Herz-Thorax-Chirurgie und kam so schließlich nach Loma Linda zurück, wo er Chefarzt der Abteilung für Herz-Thorax-Chirurgie wurde.

Ich erzähle Ihnen diese Geschichte, weil es neben dem, was die Menschen aus Okinawa im Vergleich zu den Menschen aus den meisten anderen Ländern zu etwas Besonderem machte – ihre unglaubliche Gesundheit und Langlebigkeit – auch etwas gab, das Ellsworth von anderen Chirurgen unterschied. Er hatte mehr Energie als andere. Als seine Kollegen in Rente gingen, arbeitete er weiter. Die 65 war nur eine Zahl für ihn. Er wurde siebzig Jahre alt, fünfundsiebzig, achtzig ... und zog sich noch immer jeden Tag die OP-Handschuhe an und den OP-Kittel über, so wie er es immer getan hatte.

Das wird nicht ewig so weitergehen, sagte er sich. Er beschloss also willkürlich, dass 95 Jahre das Alter sei, mit dem er in Rente gehen würde. Und als dieser Tag schließlich kam, tat er es auch. Auch als seine Kollegen ihn dazu überreden wollten, zu bleiben – sie wollten seine Erfahrung, seine ruhigen Hände und seinen klaren Verstand am OP-Tisch und boten ihm sogar an, die Beiträge für eine Versicherung gegen Behandlungsfehler zu übernehmen, wenn er nur bliebe – fand er, dass es an der Zeit war, zu gehen. Er entschloss sich, das Skalpell an den Nagel zu hängen – größtenteils jedenfalls. Heute operiert er an seinen Büschen und seinem Rasen herum. Mit einer Größe von 1,83 m und 78 kg fühlt er sich großartig. »Ich habe keine Schmerzen oder Zipperlein und erkälte mich nur sehr selten.«

Was isst er? Als er aufwuchs, hatte seine Familie einen Viehzuchtbetrieb mit Rindern für Rindfleisch und Milch und Hühnern für Eier. All das fand er nicht wirklich appetitlich.

»Beim Versorgen der Tiere fand ich Milch eher unhygienisch, wenn man sieht, wo sie herkommt. Die Hühner waren auch nicht sauber, also mochte ich die Eier nicht. Ich aß ab und zu mal welche, aber nicht oft. Fleisch- und Milchprodukte waren nie mein Ding.« Als er in Linda Loma ankam, veränderte er seine Ernährung weiter: »Ich fand heraus, dass ich überhaupt keine tierischen Produkte brauchte. Es ging mir ohne sogar besser. Und das war es schon. In den letzten vier Jahrzehnten habe ich auf ziemlich alles verzichtet, was tierischen Ursprungs ist.«

Überall sonst mag dies eine persönliche Entscheidung sein. Doch in Loma Linda leben sehr viele Siebenten-Tags-Adventisten, in deren religiöser Lehre ein sauberes Leben einen sehr hohen Stellenwert einnimmt. Tabak, Alkohol und sogar Koffein sind verpönt, und das Essen von Fleisch ebenso. Ganz auf tierische Produkte zu verzichten war in dieser Gemeinschaft also keine sehr ungewöhnliche Entscheidung.

Als Ellsworth an Okinawa vorbeisegelte, hätte er bestimmt liebend gern eine Portion von Masus Süßkartoffeln und Gemüse probiert. Seine eigenen Mahlzeiten waren genauso einfach. Frisches Obst, Vollkorncerealien und Sojamilch zum Frühstück, gebackene Bohnen, Gemüse, Maiskolben, Sojajoghurt und ab und zu Fleischersatz später am Tag, und zwischendurch als Snack ein paar Mandeln oder Erdnüsse. Er genießt seine einfachen Gerichte und die Gesundheit und das lange Leben, das sie ihm eingebracht haben. Er erinnert sich an einen Artikel des Wall Street Journal, in dem stand, dass alle Geschmacksvorlieben, abgesehen von Muttermilch, antrainiert sind. »Mit anderen Worten passt sich Ihr Geschmack dem an, was Sie essen. Wenn Sie viel Salziges und Fettiges essen, ist es das, wonach sie Verlangen haben. Wenn Sie sich davon lösen können, werden Sie bald mehr Appetit auf gesündere Lebensmittel bekommen.«

VON DEN »BLAUEN ZONEN« LERNEN

Okinawa und Loma Linda sind Orte, an denen Menschen erstaunlich gesund sind – eine gesunde Gehirnfunktion eingeschlossen – und zwar bis ins hohe Alter. Im Jahr 2005 wurden diese bemerkenswerten »blauen Zonen« von Dan Buettner in einer National Geographic Bilddokumentation beschrieben. Andere »blaue Zonen« sind z. B. Sardinien in Italien, Ikaria in Griechenland und die Nicoya-Halbinsel in Costa Rica.

Die Essgewohnheiten der Menschen aus all diesen Regionen haben eines gemeinsam: Sie basieren hauptsächlich auf pflanzlichen Quellen. Das heißt Süßkartoffeln, Reis und Gemüse in Okinawa, Gemüse, Bohnen und Obst in Loma Linda, Vollkornbrot, Favabohnen und Nüsse in Sardinien, Mais und Bohnen in Costa Rica und Brot, Oliven, grünes Blattgemüse und Bohnen in Ikaria.

Fargo in North Dakota ist keine blaue Zone. Als ich dort aufwuchs, waren die Sommer grün, die Winter sehr weiß, und man konnte, wenn der Wind richtig stand, immer die Zuckerrübenfabrik riechen. Mein Großvater väterlicherseits war ein typischer Rancher des mittleren Westens – genau wie mein Urgroßvater und alle Generationen zuvor, soweit ich es zurückverfolgen kann. Was auf vier Beinen lief, landete eines Tages ziemlich unweigerlich auf unseren Tellern.

Zweibeiner auch. Wilde Enten und Gänse zogen über die Sumpfgebiete North Dakotas, und jeden Herbst nahm unser Vater seine Söhne mit auf die Jagd. So wie wir die stinkenden Kadaver auf dem Zementboden unseres Kellers ausnahmen, hätten wir es wahrlich nicht zu Chefköchen gebracht. Unsere Wertschätzung für Obst und Gemüse hielt sich extrem in Grenzen.

Meine eigene fleischlastige Ernährung wurde durch meinen Sommerjob noch schlechter, als ich bei McDonald's an der Fritteuse arbeitete. Am Ende meiner Schicht hatte meine Kleidung vermutlich mehr Öl aufgesogen als Masu in einem ganzen Monat aß.

Unsere Essgewohnheiten waren nicht gerade sehr hilfreich. Wie ich bereits in Kapitel 1 erwähnte, entwickelten meine beiden Großeltern eine schwere Demenz. Ihre letzten Lebensjahre waren furchtbar. Worin unterscheidet sich Okinawa von Fargo? Oder Illinois, Iowa und Kentucky sich von Loma Linda, Ikaria und Costa Rica? Ist es nur das Essen? Die Essgewohnheiten sind sicher sehr unterschiedlich. Doch könnte man sich fragen, ob dies auch teilweise an der frischeren Luft in diesen Regionen oder besseren Erbanlagen der Menschen dort liegt.

Einige Wissenschaftler der Loma Linda University beschlossen, dies genauer zu untersuchen. Sie luden Probanden zu einer Teststudie ein und bildeten Gruppen mit jeweils vier Personen. Alle lebten mehr oder weniger im selben Gebiet, doch waren in jeder Gruppe eine vegetarisch lebende und eine vegan lebende Person (gänzlich ohne Tierprodukte) und zwei Personen mit einer typisch US-amerikanischen Ernährungsweise vertreten. Insgesamt nahmen 272 Probanden an der Studie teil. Dann lehnten sich die Wissenschaftler zurück und warteten ab.

Was dann passierte, war erstaunlich – und hatte nicht viel mit der kalifornischen Luft zu tun. Obwohl alle Probanden in derselben Gemeinde lebten, dieselbe Luft atmeten und mehr oder weniger dieselben genetischen Risikofaktoren aufwiesen, hatten die, die sich ohne Fleisch ernährten, im Vergleich zu denen, die regelmäßig Fleisch aßen, ein dreimal geringeres Risiko, an Alzheimer zu erkranken.[1] Also lässt sich das tatsächlich dem Essen ankreiden. Zwar sind auch andere Lebensgewohnheiten von Bedeutung, wie wir bald sehen werden, doch sieht es so aus, als ob dem Essen eine besondere Rolle zukommt.

WEITERE ANHALTSPUNKTE AUS CHICAGO

Im letzten Kapitel haben wir gesehen, wie Wissenschaftler aus Chicago Kupfer als einen der Schuldigen für einen kognitiven Verfall ausfindig machen konnten. Das Problem mit Kupfer besteht in dessen Tendenz, sich in Plaques anzusammeln und die Bildung freier Radikale zu provozieren, die die Zellen schädigen können. Die Auswirkung von Kupfer aber scheint seltsamerweise damit zusammenzuhängen, wie viel Fett verzehrt wird. Die Menschen, die über ihre Nahrung viel Kupfer und eine ordentliche Portion gesättigte Fette oder teilweise gehärtete Öle aufnahmen, hatten ein weitaus höheres Risiko, mit der Zeit ihre geistigen Fähigkeiten zu verlieren. Diejenigen aber, die in der Regel auf diese Fette verzichteten, hatten eine größere Chance, geistig fit zu bleiben – unabhängig davon, wie viel Kupfer ihr Essen enthielt. Kupfer schien also nur dann gefährlich zu sein, wenn das Essen auch eine große Menge gesättigter Fette enthielt.

Sie wissen, wie gesättigtes Fett aussieht. Es sind die weißen Linien und Streifen, die in Fleisch oder Speck für die Marmorierung sorgen. Es macht die Vollmilch cremig und den Käse geschmeidig. Der Name hat damit zu tun, dass das Fettmolekül – wenn

ALZHEIMER-RISIKO DURCH GESÄTTIGTES FETT

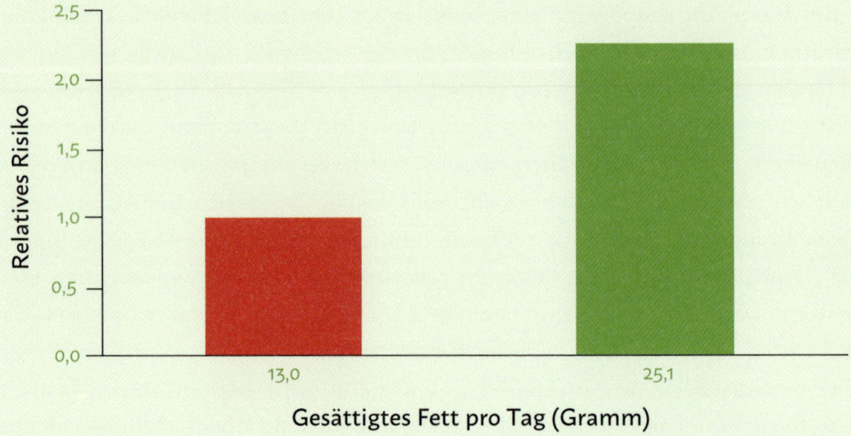

Quelle: Chicago Health and Aging Project

Sie es unter einem starken Mikroskop betrachten würden – vollständig mit Wasserstoffatomen bedeckt bzw. vollständig damit gesättigt ist.

Sie müssen aber kein Chemiker sein, um gesättigte Fette zu entdecken. Bei Raumtemperatur sind sie fest. Schmalz und Käse sind daher logischerweise voll davon, Maiskern- und Olivenöl, die flüssig sind, aber nicht.

Die größte Quelle gesättigter Fette bei der typischen US-amerikanischen und auch westlichen Ernährungsweise sind Milchprodukte: Käse, Eiscreme, Butter und Milch. Fleisch, d. h. Hühnchen, Wurst, Burger und Braten, liegt knapp auf Platz 2.[2]

Kupfer plus schlechte Fette ist also gleich Gehirnprobleme. Die Wissenschaftler aus Chicago fanden jedoch heraus, dass gesättigtes Fett allein auch schädlich ist. Menschen, die über einen Zeitraum von vier Jahren täglich etwa 25 Gramm gesättigte Fette aufnahmen, hatten im Vergleich zu denen, die nur circa die Hälfte davon zu sich nahmen, ein mindestens doppelt so hohes Alzheimer-Risiko.[3] Typische pflanzliche Öle hatten einen gegenteiligen Effekt und verringerten das Alzheimer-Risiko.

Das andere »böse« Fett sind teilweise gehärtete Öle, auch Transfette genannt. Sie entstehen bei einem Prozess namens Hydrierung, den Lebensmittelhersteller anwenden, um flüssige Öle in feste Fette zu verwandeln. Diese künstlichen Fette erzeugen ein buttriges Mundgefühl, halten sich sehr lange und stecken in Gebäck, Snackwaren und Pommes frites. Leider verlängern sie aber nicht Ihre Haltbarkeit. Das Wissenschaftlerteam aus Chicago fand heraus, dass die Leute, die die meisten teilweise gehärteten Öle zu sich nahmen, im Vergleich zu denen, die so weit wie möglich darauf verzichteten, ein doppelt so hohes Alzheimer-Risiko hatten.[3]

VERGLEICH DES GEHALTS AN GESÄTTIGTEN FETTEN

Es ist sinnvoll, von den Vorteilen pflanzlicher Lebensmittel zu profitieren. Mit sehr wenigen Ausnahmen haben Lebensmittel pflanzlichen Ursprungs einen sehr geringen Gehalt an gesättigten Fetten.

Hoher Fettanteil (in Gramm)		Geringer Fettanteil (in Gramm)	
Rinderhack (85 g)	5,6	Apfel (1 mittelgroßer)	0,1
Cashews (28 g)	2,2	Banane (1 mittelgroße)	0,1
Käse, Cheddar (28 g)	6,0	Bohnen, Pinto- (½ Tasse)	0,2
Käse, Mozzarella (28 g)	3,7	Brokkoli (1 Tasse)	0,1
Hühnerbrust (½ Brust, gebraten)	2,1	Kichererbsen (½ Tasse)	0,1
		Orange (1 große)	0,0
Ei (1 großes)	1,6	Kartoffel (1 mittelgroße)	0,1
Milch, Voll- (1 Tasse)	4,6	Reis, brauner (1 Tasse)	0,3
Lachs, Atlantik- (28 g)	2,1		

Zu ähnlichen Ergebnissen gelangten Wissenschaftler der Columbia University in New York, die 908 ältere New Yorker untersuchten. Zu Beginn dieser Studie litt keiner der Probanden an Alzheimer. Im Verlauf der nächsten vier Jahre aber hatten die mit den meisten Kalorien und Fetten ein mehr als doppelt so hohes Alzheimer-Risiko wie diejenigen, die moderat aßen.[4] Das Wissenschaftler-Team erweiterte die Studie daraufhin auf weitere Probanden, und das Muster bestätigte sich: Diejenigen, die Fleisch- und Milchprodukte bevorzugten, hatten im Vergleich zu denen, die eine von den Wissenschaftlern als »mediterran« bezeichnete Ernährungsweise mit gesünderen Lebensmitteln befolgten, ein höheres Risiko, Alzheimer zu entwickeln.[5] Sowohl in der in Chicago wie auch in der in New York durchgeführten Studie hatten die Probanden mit weniger »bösen« Fetten in ihrer Nahrung ein geringeres Risiko; sogar dann, wenn sie Träger des APOE-e4-Allels waren.

Eine Studie aus Finnland kam weitestgehend zum selben Ergebnis: Gesättigte Fette erhöhen das Demenzrisiko bei Menschen, die Träger des APOE-e4-Allels sind.[6] Eine niederländische Studie allerdings widersprach diesem Muster und wies darauf hin, dass die Ernährungsweise nur in den ersten Jahren der Beobachtung eine Auswirkung hatte, nicht aber später, aus unbekannten Gründen.[7] Insgesamt sieht es so aus, als ob etwas im Fett, das in Fleisch- und Milchprodukten steckt, zu Problemen im Gehirn führen kann.

Es scheint, dass diese »bösen« Fette mit Alzheimer in Zusammenhang stehen, und in Verbindung mit Kupfer alles nur noch schlimmer machen.

SCHLECHT FÜRS HERZ, SCHLECHT FÜRS GEHIRN

Gesättigte Fette, Transfette – kommt Ihnen das bekannt vor? Wahrscheinlich deshalb, weil genau diese »bösen« Fette auch das Herz angreifen. Gesättigte und insbesondere teilweise gehärtete Öle bzw. Transfette führen dazu, dass unser Körper mehr Cholesterin produziert, das wiederum zur Bildung von Plaques in den Arterien führen kann, die zu unserem Herz und unserem Gehirn führen – Plaques, die nach und nach den Blutfluss eindämmen.

Wenn diese »bösen« Fette Teil Ihrer täglichen Ernährung sind, wird sich Ihr Cholesterinspiegel sehr wahrscheinlich bald erhöhen. Und Untersuchungen zeigen, dass Menschen mit einem hohen Cholesterinspiegel eher dazu tendieren, Alzheimer zu entwickeln. Im Vergleich zu einer Person, deren Cholesterinwert unter 200 mg/dl liegt, riskieren Sie, wenn Ihrer bei etwa 220 mg/dl liegt, nicht nur einen Herzinfarkt. Auch Ihr Alzheimer-Risiko ist höher – etwa 25 Prozent. Wenn Sie einen Cholesterinwert von 250 mg/dl oder sogar höher haben, ist Ihr Risiko, Alzheimer zu entwickeln, schon um 50 Prozent höher.[8] Diese Zahlen entstammen einer Untersuchung von 9.844 Permanente-Kaiser-Versicherten aus Kalifornien, die ihren Cholesterinwert ermitteln ließen, als sie Anfang vierzig waren. Ein hoher Cholesterinwert im mittleren Alter sagte ihr Alzheimer-Risiko zwanzig bis dreißig Jahre später voraus.

Früher war man der Ansicht, dass das Cholesterin im Blut nichts mit dem Cholesterin im Gehirn zu tun hat[9] und das Gehirn sein eigenes Cholesterin produziert. Wissenschaftler glauben aber mittlerweile, dass die Sache nicht ganz so einfach ist. Sie versuchen genau herauszufinden, warum Fett und Cholesterin, die beide Herzprobleme verursachen, auch im Zusammenhang mit Gehirnproblemen stehen.

DIE ROLLE VON CHOLESTERIN

Das Feld der Alzheimer-Forschung fühlt sich manchmal wie ein riesiges Puzzle an, in dem die einzelnen Teile langsam anfangen, zusammenzupassen, auch wenn dazwischen noch viele Lücken sind. Die folgenden Puzzleteile konnten Wissenschaftler mittlerweile einander zuordnen:

- Menschen, die mehr gesättigte Fette und teilweise gehärtete Öle verzehren, haben ein höheres Risiko, Alzheimer zu entwickeln. Beide dieser »bösen« Fette führen zu einer erhöhten Cholesterinproduktion im Körper – und ein hoher Cholesterinwert wird ebenfalls mit Alzheimer in Zusammenhang gebracht.

- Das APOE-Gen bildet ein Eiweiß, das Cholesterin transportieren kann. Dieses Eiweiß ist das Haupttransportmittel für Cholesterin im Gehirn. Menschen mit einer

DEN EIGENEN CHOLESTERIN-TEST VERSTEHEN

Ein hoher Cholesterinwert wird mit einem erhöhten Alzheimer-Risiko in Verbindung gebracht. So können Sie Ihre eigenen Testergebnisse entschlüsseln:

- Das Gesamt-Cholesterin ist die Zusammenfassung aller verschiedenen Cholesterinarten. Den meisten offiziellen Stellen zufolge sollte dieser Wert unter 200 mg/dl (5,2 Millimol pro Liter) liegen. Einige Ärzte, so wie ich z. B., empfehlen für eine noch größere Sicherheit aber eine Obergrenze von 150 mg/dl (3,9 Millimol pro Liter) oder weniger.
- LDL-Cholesterin (Lipo-Protein mit niedriger Dichte) wird auch »böses« Cholesterin genannt, weil es das Risiko einer Plaqueentstehung erhöht. Es sollte unter 100 mg/dl (2,6 Millimol pro Liter) liegen, und einige Experten empfehlen einen sogar noch niedrigeren Wert von 80 mg/dl (2,1 Millimol pro Liter).
- HDL-Cholesterin (Lipo-Protein mit hoher Dichte) wird als »gutes« Cholesterin bezeichnet, weil es das Cholesterin abtransportiert. Es sollte über 45 mg/dl (1,2 Millimol pro Liter) bei Männern und über 55 mg/dl (1,4 Millimol pro Liter) bei Frauen liegen. Sollte Ihr Gesamt-Cholesterin aufgrund einer sehr gesunden Ernährung allerdings sehr niedrig sein (unter 150 mg/dl), ist ein niedriger HDL-Wert wahrscheinlich kein Problem. Merken Sie sich, dass die Funktion von HDL darin besteht, Cholesterin abzutransportieren. Wenn Sie nur sehr wenig Cholesterin in Ihrem Blut haben, brauchen Sie vermutlich auch weniger HDL.
- Ihr Triglyceridwert sollte unter 150 mg/dl (1,7 Millimol pro Liter) liegen. Triglyceride sind Fettpartikel im Blut, die stark durch Ihre Mahlzeiten beeinflusst werden. Aus diesem Grund sollten Sie Ihr Blut am besten dann testen lassen, wenn Sie nüchtern sind, d. h. mit leerem Magen.

e4-Version (Allel) dieses Gens – der Version, die mit Alzheimer in Zusammenhang steht – absorbieren im Vergleich zu denjenigen, die dieses Allel nicht haben, Cholesterin schneller aus in ihrem Verdauungstrakt. Sie tendieren zu höheren Cholesterinwerten und einem höheren Herzinfarkt- und Schlaganfallrisiko.[10]

- Durch Cholesterin erhöht sich die Produktion von Beta-Amyloid, das bei der Entstehung von Beta-Amyloid-Plaques eine Rolle spielt, die wiederum zu Alzheimer führen können.[9]

Plötzlich ergibt das Puzzle mehr Sinn. Giftige Fette führen dazu, dass unser Körper mehr Cholesterin produziert. Cholesterin, das von dem apoE-Eiweiß transportiert wird, fördert die Entstehung von Beta-Amyloid, das Ihre Hirnzellen angreifen kann. Metalle intensivieren diesen Prozess, wie wir im letzten Kapitel gesehen haben: Zink sorgt z. B. dafür, dass das Beta-Amyloid zusammenklumpt, während Kupfer und

Eisen zur Entstehung freier Radikale führen, die Ihre Hirnzellen zerstören. Dadurch spielen nach und nach die neuronalen Verbindungen verrückt, die die Namen Ihrer Enkelkinder, das, was Sie gestern gemacht haben und das, was Sie zum Frühstück gegessen haben, speichern.

Während biologische Erklärungen wie diese langsam Form annehmen, wenden Wissenschaftler aber gleichzeitig ein, dass das Puzzle noch lange nicht vollständig ist. Und damit haben sie recht. Dennoch lässt die Botschaft, die sich herauskristallisiert, einiges an Optimismus zu. Nehmen wir an, Sie sind Träger des APOE-e4-Gens, das fleißig daran arbeitet, Eiweiße zu bilden, die das Cholesterin durch Ihren Körper transportieren, ungefähr so wie die vielen Einkaufswagen, die immer an der Fleischtheke warten. Theoretisch haben Sie ein höheres Risiko. Was aber, wenn Sie Ihre Ernährung ändern, die Fleischtheke links liegen lassen und stattdessen Gemüse, Obst, Vollkornprodukte und Bohnen in Ihren Einkaufswagen packen? Ihr Körper würde weniger Cholesterin produzieren, die Absorption von Metallen würde nachlassen, und das Risiko würde sich verkleinern. Es wird immer deutlicher erkennbar, wie wir uns schützen können, sogar wenn unsere Gene gegen uns arbeiten.[3, 4, 11]

DIE SUMME MACHT'S

Ist es wirklich so einfach? Sind es die giftigen Fette, die ein Entstehen von Alzheimer provozieren, und ändert es tatsächlich etwas, wenn wir darauf verzichten? Schauen wir uns zunächst die Zahlen genauer an. Wie viel dieser Fette braucht es, bis die Menge erreicht ist, die sich in der Chicago-Studie als besonders gefährlich herausgestellt hat, sprich 25 Gramm gesättigter Fette?

Diese Menge ist überraschend schnell erreicht. Milchprodukte, Fleisch und Eier sind voll davon. Wenn Sie z. B. nur ein Ei mit Speck zum Frühstück, ein Käsesandwich zum Mittagessen und ein kleines Stück Fleisch zum Abendessen verzehren, sind die 25 Gramm »böser« Fette schon erreicht.

Oder Sie trinken ein Glas Milch zum Frühstück, essen mittags eine Portion Lachs und abends eine halbe Käsepizza. Bingo – schon haben Sie 25 Gramm gesättigte Fette eingefahren.

»Oha!«, höre ich Sie sagen. »Aber so essen doch die meisten Leute!« Wohl wahr. Das typische Frühstück, das es früher bei uns in North Dakota gab, sah auch nicht viel besser aus. Wir aßen jeden Morgen ein Ei oder zwei, manchmal auch mit Speck oder Würstchen. Wir verwendeten keine Butter, bestrichen unseren Toast aber mit Margarine aus teilweise gehärteten Fetten. Wir gossen Milch über unsere Frühstückscerealien und tranken dazu noch ein Extraglas Milch. Meine Eltern glaubten, sich und uns Kinder auf diese Art mit sehr nahrhaften Mahlzeiten zu versorgen.

ERNÄHRUNG ODER MEDIKAMENTE?

Wie wir gesehen haben, gibt es einen Zusammenhang zwischen einem hohen Cholesterinwert und Demenz. Sie sollten daher einen gesunden, niedrigen Cholesterinwert anstreben. Um dies zu erreichen, rate ich Ihnen, es zuallererst mit einer gesunden Ernährung auszuprobieren, und die cholesterinsenkenden Medikamente für den Fall aufzuheben, wenn sich Ihr Cholesterinwert mit einer gesunden Ernährung nicht senken lässt. Bisher scheinen Medikamente nicht in der Lage zu sein, sich ebenso effektiv auszuwirken wie gesunde Essgewohnheiten.

Zwei Untersuchungen, bei denen Probanden im Alter von über siebzig Jahren cholesterinsenkende Mittel verabreicht wurden, zeigten keinerlei Verringerung des Alzheimer-Risikos.[12] Es könnte natürlich daran liegen, dass die Untersuchungen über einen zu kurzen Zeitraum liefen (drei bzw. fünf Jahre) oder dass zu spät interveniert wurde. Dennoch bleibt es ein Fakt, dass cholesterinsenkende Medikamente nicht so viel bewirken können wie gesunde Lebensmittel. Sie helfen Ihnen nicht dabei, eine schlankere Taille oder einen niedrigeren Blutdruck zu bekommen. Sie enthalten keine Ballaststoffe oder gesunde Vitamine. Und auch wenn sie in manchen Fällen hilfreich sein mögen, füllen sie Ihren Kühlschrank nicht. In Kapitel 9 sehen wir uns genauer an, was eine gesunde Ernährung ausmacht.

Manchmal frage ich mich, was wohl gewesen wäre, wenn mein Großvater seinen Lebensunterhalt nicht als Rinderzüchter verdient hätte. Es klingt albern, diese Frage überhaupt zu stellen, doch was, wenn die Grundnahrungsmittel unserer Familie statt aus Rindfleisch, Hühnchen und Milch die aus Loma Linda, Okinawa, Sardinien oder all den anderen Regionen gewesen wären, wo die Menschen ein langes und gesundes Leben führen? Hätte sich so der lang andauernde langsame geistige Verfall, der dem Tod meiner Großeltern vorausging, verhindern lassen können?

Ganz sicher werden wir es wohl nie sagen können. Die gute Nachricht aber ist, dass es eine Unmenge gesunder Lebensmittel gibt, von deren Vorteilen wir sofort profitieren können. Gemüse, Obst, Bohnen und Vollkorngetreide enthalten praktisch überhaupt keine »bösen« Fette. Vielleicht wollen Sie also gern einmal Masus Süßkartoffeln mit Reis und grünem Blattgemüse oder Ellsworths gebackene Bohnen, Maiskolben und Sojajoghurt probieren. Oder Sie blättern einfach den Rezeptteil dieses Buches durch, wo Sie Köstlichkeiten wie Gewürz-Kürbiskuchen und Heidelbeer-Buchweizen-Pfannkuchen als Frühstück, Kürbiscremesuppe, einfachen bunten Pasta-Salat, Süßkartoffel-Burritos oder Weiße-Bohnen-Chili als Mittag- und Rote-Linsen- oder Kartoffel-Lauch-Suppe, gebackene Ziti-Makkaroni oder Risotto Primavera als Abendessen finden. Lust auf warmes Apfel-Kirsch-Kompott, gebackene Äpfel oder Schokoladenpudding als Dessert? Die Möglichkeiten sind unbegrenzt.

BRAUCHEN WIR FLEISCH- ODER MILCHPRODUKTE?

Wenn die Hauptquelle gesättigter Fette Milchprodukte und Fleisch sind, dann fragen Sie sich vielleicht, wie viel Fleisch- und Milchprodukte wir eigentlich brauchen.

Die Antwort lautet: gar keine. Die gesündesten Ernährungsweisen enthalten überhaupt keine tierischen Produkte. Ich gestehe, dass ich selbst erst recht spät zu dieser Einsicht kam, was ich an dieser Stelle einfach auf mein Aufwachsen im mittleren Westen der USA schiebe. Untersuchungen haben jedoch bewiesen, dass diejenigen, die statt Fleisch- Veggie-Burger essen und ihre Spaghetti mit einer frischen Tomatensoße mit Basilikum und Spargelspitzen statt mit Fleisch und Käse krönen, eine wesentlich klügere Entscheidung für ihre eigene Zukunft treffen. Sie sind gesünder. Menschen, die ihre Ernährung umstellen, auch noch zu einem späten Zeitpunkt in ihrem Leben, bemerken, dass sie überschüssiges Gewicht verlieren, ihre verstopften Arterien sich langsam wieder öffnen, ihr Diabetes sich verbessert und manchmal sogar ganz verschwindet, der Blutdruck sinkt und einen normalen Wert erreicht und ihre Gehirnzellen erleichtert aufatmen.

Viele Leute empfinden so eine Umstellung als große Herausforderung. Wir haben aber eine Ernährungsweise gefunden, die zu 100 % gesund ist und keinerlei Risiken mit sich bringt. Schauen Sie in Kapitel 9 nach.

»GUTE« FETTE

Wie wir gesehen haben, sind uns gesättigte und teilweise gehärtete Fette keine große Hilfe. Doch nicht alle Fette sind so heimtückisch. Einige sind tatsächlich gut für uns. Das ist der Grund:

Jede Zelle unseres Körpers ist von einer Membran umhüllt. Diese Membran besteht aus drei Schichten: zwei Eiweißschichten und einer Fettschicht in der Mitte.

Wenn Sie sich diese Membran genauer ansehen würden, sähe diese mittlere Schicht aus Fett eher unscheinbar aus. Sie bestimmt aber zu einem großen Teil mit, wie die Zelle funktioniert. Stellen Sie sich vor, durch die beweglichen Motorteile Ihres Autos läuft frisches, hochwertiges Öl. Alles läuft sprichwörtlich wie am Schnürchen. Und wenn Sie dieses wunderbare Motoröl durch dünnen schwarzen Teer ersetzen würden? Würde nichts mehr gehen. Die Art von Fett, die sich in Ihren Zellmembranen befindet, bestimmt in ähnlicher Weise, wie die Membranen funktionieren. Wenn Ihre Zellmembranen »gute« Fette enthalten, bleiben sie länger gesund.

2003 testeten französische Wissenschaftler die roten Blutkörperchen von 246 älteren Probanden und fanden heraus, dass diejenigen, deren Zellmembranen besonders reich an einem bestimmtem Typ Fett, nämlich Omega-3-Fetten, waren, im Vergleich zu den anderen Probanden ihre kognitiven Fähigkeiten länger behalten konnten.[13] Eine frühere Untersuchung kam zu einem ähnlichen Ergebnis: Ein hoher Omega-3-Wert im Blut schien, zumindest bis zu einem bestimmten Grad, vor kognitivem Verfall und Alzheimer zu schützen.[14] Nicht alle Studien wiesen diesen Vorteil nach[15], doch zeigen die Belege generell, dass »gute« Fette in den Zellmembranen durchaus hilfreich sein können. Doch was sind diese Fette genau, und wie bekommen wir sie in unsere Zellmembranen?

Schauen wir uns zu Beginn ein Brokkoliröschen an. Wenn Sie es so betrachten, wird Ihnen auffallen, dass es natürlich nicht viel Fett enthält. Etwas Fett, so überraschend es klingen mag, versteckt sich aber doch darin – vor allem ein ganz bestimmtes Fett, nämlich das, welches Ihr Körper braucht. Es handelt sich dabei um eine Omega-3-Fettsäure namens ALA, Alpha-Linolensäure.

Wenn wir dieses ALA-Molekül unter ein starkes Mikroskop legen, können wir eine Kette aus achtzehn miteinander verbundenen Kohlenstoffatomen erkennen.

Wenn Sie nun einen Bissen dieses Brokkoliröschens hinunterschlucken, gelangen diese gesunden Fettmoleküle in Ihre Blutbahn. Ihr Körper verlängert die Molekülkette von achtzehn Kohlenstoffatomen auf zwanzig und bildet so eine neue Fettsäure namens EPA (Eicosapentaensäure). Dann knipst Ihr Körper noch zwei weitere Kohlenstoffatome an diese Kette, sodass nun insgesamt 22-Kohlenstoffatome daran hängen und DHA (Docosahexaensäure) daraus wird. DHA ist die Fettsäure, die unser Gehirn braucht. Es fängt also alles mit ALA an, dem anfänglichen »guten« Fett in unseren Lebensmitteln, das am Ende zu DHA wird und unser Gehirn versorgt.

Brokkoli ist nur ein Beispiel. ALA-Spuren gibt es in vielen Gemüse- und Obstsorten und auch Bohnen, und in viel höherer Menge in anderen Lebensmitteln wie z. B. Walnüssen, Samen, Leinsamen und Rapsöl. Wenn diese Lebensmittel Teil Ihres Speiseplans sind, versorgen Sie sich mit genau den Rohstoffen, die das Gehirn später weiterverwenden kann.

Es gibt allerdings einen kleinen Haken. Um ALA von einer Kette mit 18 Kohlenstoffatomen in eine Kette mit 22 Kohlenstoffatomen umzuwandeln, damit die Fettsäure entsteht, die unser Gehirn nutzen kann, braucht unser Körper Enzyme. Stellen Sie sich die Enzyme wie kleine Fabrikarbeiter vor, die die zusätzlichen Kohlenstoffatome an die ALA-Fettsäure montieren, damit daraus DHA wird. Genau wie bei richtigen Fabrikarbeitern ist auch die Leistungsfähigkeit der Enzyme begrenzt.

Es gibt noch bestimmte andere Fettsäuren – die Omega-6 – die ebenfalls nur darauf warten, noch ein paar Kohlenstoffatome angeschraubt zu bekommen. Diese belegen die Enzyme mit Beschlag, die Sie eigentlich für Ihre Omega-3-Fettsäuren brauchen. Omega-6-Fettsäuren sind in einigen Speiseölen enthalten, z. B. in Distelöl, Sonnenblumenöl, Maiskernöl, Baumwollsamenöl, Sojaöl und Traubenkernöl. Natürlich ist in einer Flasche jedes dieser Öle eine weitaus höhere Menge an Omega-6-Fettsäure enthalten als es Omega-3-Fettsäuren in Brokkoli oder irgendeinem anderen grünen Gemüse gibt. Wenn Sie diese Öle also sehr großzügig verwenden, gehen diese in Ihre Blutbahn über und blockieren die Enzyme, die eigentlich mit den ALA beschäftigt sein sollten.[16] Ihr Gehirn fragt sich währenddessen, was eigentlich mit den »guten« Fetten passiert ist, auf deren Lieferung es noch wartet.

Eine kleine Menge Omega-6-Fettsäuren braucht Ihr Körper auch. Allerdings enthält die Nahrung der meisten Leute so viel von diesen Ölen, dass alles andere davon überrollt wird. Die Enzyme sind allein damit beschäftigt, und nur ein winziger Anteil der ALA-Fettsäuren wird irgendwann in längere Ketten umgewandelt.

Also sind Omega-3-Fettsäuren gut, doch führt ein zu hoher Anteil an Omega-6-Säuren dazu, dass die Omega-3s verdrängt werden. Was können wir tun?

Der erste Schritt besteht darin, ALA-reiche Lebensmittel zu essen, also viel Gemüse, Obst und Bohnen, und, wenn Sie mögen, ein paar Walnüsse oder gemahlene Leinsamen auf Ihren Salaten.

Der zweite Schritt wäre, Ihren Verzehr von »Konkurrenzfetten« stark einzuschränken. Schauen Sie sich einmal die fettarmen Zubereitungsweisen an, die in Kapitel 9 und im Rezeptteil dieses Buches beschrieben sind. Sie können Zwiebeln und Knoblauch anbraten, ohne gleich alles in Fett zu ertränken. Und Sie können Ihre Salate mit leichteren und gesünderen Dressings verfeinern.

Auf tierische und teilweise gehärtete Fette sollten Sie wegen deren schädlicher Wirkung sowieso verzichten. Ein Verzicht auf oder ein eingeschränktes Verwenden von Speiseölen ist ebenfalls eine gute Idee.

Es ist alles eine Frage des Gleichgewichts, d. h. genügend ALA aufzunehmen und gleichzeitig den Verzehr konkurrierender Fette einzuschränken. Das Gleichgewicht, das unser Körper anstrebt, liegt zwischen 2:1 und 4:1, d. h. täglich pro Gramm Omega-3 etwa 2 bis 4 Gramm Omega-6.[16] Das ist das Verhältnis, das die Fähigkeit unseres Körpers maximiert, die Omega-3-Fettsäuren zu nutzen, um daraus längerkettige Fettsäuren zu generieren, die unser Gehirn gebrauchen kann. Wenn Ihr Speiseplan vor allem Gemüse, Obst und Bohnen enthält, bekommt Ihr Körper so bereits auf natürliche Weise ein gut ausgewogenes Verhältnis von Fetten. Zwar enthalten diese Lebensmittel keine nennenswerten Fettmengen, sind aber im Gegensatz zu anderen Fetten überproportional reich an Omega-3-Fettsäuren.

Manche Leute gehen noch einen Schritt weiter, um sicherzustellen, dass sie genug DHA über ihre Nahrung aufnehmen. Sie begründen das damit, dass bei den meisten Menschen nur sehr wenig ALA in EPA und später in DHA umgewandelt wird, also möchten sie DHA lieber gleich direkt aufnehmen. Das Problem liegt aber eher darin, dass sie vielleicht zu viel Omega-6-Fettsäuren aufnehmen, die die Umwandlungsenzyme blockieren. Deshalb ist es wichtig, weniger konkurrierende Öle zu konsumieren. Wenn Sie sich dennoch dazu entscheiden, DHA direkt aufzunehmen, ist die gesündeste Variante dafür ein DHA-Präparat, das Sie in fast jeder Drogerie finden können. Bevorzugen Sie vegane Marken, da deren DHA aus Algen und nicht aus Fisch gewonnen wird und diese außerdem keine tierischen Bestandteile enthalten.

Was die Prävention von Demenz anbelangt, haben Omega-3-Präparate bisher jedoch noch keine Wirkung gezeigt. Bei einer zweijährigen englischen Studie wurde 867 älteren Probanden jeweils eine Kapsel verabreicht, die zwei unterschiedliche

Omega-3-Fettsäuren enthielt: 200 Milligramm EPA plus 500 Milligramm DHA. Diese halfen aber nicht dabei, einem Gedächtnisverlust vorzubeugen. Die Reaktionszeit, das räumliche Gedächtnis und die Verarbeitungsgeschwindigkeit des Gehirns der Probanden waren nicht besser als die derjenigen, die ein Placebo erhalten hatten.[17] Eine holländische Studie kam zu demselben Ergebnis.[18] Es kann allerdings sein, dass Omega-3-Präparate eine vorteilhafte Wirkung bei den Menschen zeigen, die generell nur sehr wenig Omega-3-Fettsäuren aufnehmen.

Bei Alzheimer-Patienten wurden auch Fischölpräparate getestet, um herauszufinden, ob diese den Krankheitsverlauf verlangsamen. Bisher sind die Ergebnisse enttäuschend. Eine achtzehnmonatige Studie mit Fischöl (2 Gramm DHA) bei Alzheimer-Patienten zeigte keinerlei positive Wirkung.[19]

Die Schlussfolgerung lautet daher, dass Sie sich nicht auf Pillen verlassen sollten. Setzen Sie stattdessen omega-3-reiche Lebensmittel auf Ihren täglichen Speiseplan.

VERZICHTEN SIE AUF FISCH

Manche Leute entscheiden sich für einen anderen Weg und essen Lebensmittel mit mehr Pflanzenöl, als ich empfehle, und darüber hinaus auch Fisch. Im Vergleich zu Rinder- oder Hühnchenfett sind Pflanzen- und Fischöle natürlich weniger gesättigt, und Fisch enthält außerdem mehr Omega-3-Fettsäuren. Die Studie aus Chicago zeigte, dass die Menschen, die im Vergleich zu denen, die relativ fleischlastig aßen, Pflanzenöle und Fisch bevorzugten, ein geringeres Demenzrisiko hatten. Mehrere andere Studien bestätigten dieses Ergebnis.[20, 21]

Dennoch ähnelt eine Portion Fisch wesentlich stärker einer Portion Rindfleisch als einer Portion Brokkoli. Als Gruppe gesehen haben die Fischesser mehr Gewichtsprobleme und ein höheres Diabetes-Risiko als diejenigen, die ganz auf tierische Produkte verzichten.[22] Übergewicht und Diabetes können zudem auch zu einem höheren Alzheimer-Risiko führen. Wenn Sie sich also bereits gesund und pflanzenbasiert ernähren, wäre Fisch tatsächlich wieder ein Schritt in die falsche Richtung.

Ein Teil des Problems besteht darin, dass viele Fischarten fettreich sind. Atlantischer Lachs enthält z. B. etwa 40 Prozent Fett. Pazifischer oder Königslachs bringt es sogar auf etwa 50 Prozent.

»Das ist doch aber gutes Fett«, denken Sie jetzt wahrscheinlich. Ja, ein Teil davon schon. Fischfett ist jedoch immer eine Mischung verschiedener Fette. Abhängig von der Fischart, die Sie kaufen, sind etwa 15 bis 30 Prozent des darin enthaltenen Fetts Omega-3-Fettsäuren. Die restlichen 70 bis 85 Prozent sind keine »guten« Fette, sondern nur eine Mischung aus gesättigten und mehreren ungesättigten Fetten. Dabei enthält jedes Gramm Fett 9 Kalorien, was dazu führen kann, dass fettiger Fisch sich schnell an Ihrer Hüfte bemerkbar macht.

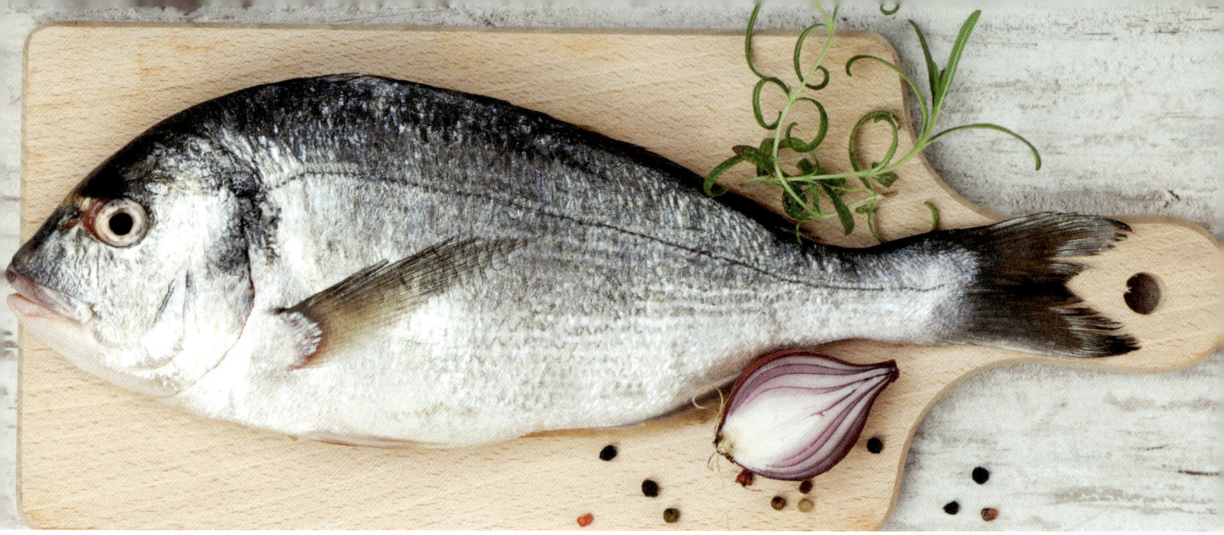

Fisch und Krustentiere enthalten zudem auch Cholesterin, so wie alle anderen Tiere. Einige, vor allem Krabben und Hummer, haben sogar mehr Cholesterin als rotes Fleisch. Das und die Tatsache, dass sich darin oft auch Methylquecksilber und andere Giftstoffe wiederfinden, machen Fisch und Meeresfrüchte zu einer weniger attraktiven Wahl. Es gibt andere Omega-3-Quellen, die wesentlich gesünder sind.

Es mag sein, dass die »Vorteile« von Fisch, die einige Studien nennen, einfach nur eine Kompensation für den Schaden sind, den rotes Fleisch anrichten kann. Mit anderen Worten scheinen die entzündungs- oder gerinnungshemmenden Eigenschaften von Fisch die gegensätzlich wirkenden Eigenschaften von anderen Fleischarten teilweise auszugleichen.[23]

Wenig überraschend gehört Fisch in den blauen Zonen nicht zu den Grundnahrungsmitteln – nicht einmal in Okinawa oder Sardinien. Die wichtigsten Lebensmittel dort sind pflanzlicher Natur.

MEHR ALS NUR »MEDITERRAN«

Einige Leute empfehlen eine »mediterrane Ernährungsweise« und meinen damit eine, die viel Gemüse, Obst, Bohnen, Fisch statt rotem Fleisch, Olivenöl statt Butter und vielleicht Wein enthält. Eine wunderbare Verkaufsstrategie. Bei US-Amerikanern lässt das Wort »mediterran« sofort Bilder südlicher Gefilde im Kopf entstehen, in denen sie viel lieber leben würden.

Weiter oben habe ich eine Studie der Columbia University erwähnt, bei der die Wissenschaftler die Ernährungsweisen von New Yorkern untersuchten. Diejenigen, die sich vor allem von Gemüse, Obst, Hülsenfrüchten, Getreide und Fisch ernährten, nur wenig Fleisch und Milchprodukte verzehrten und nur moderat Alkohol tranken, konnten ihr Alzheimer-Risiko in den folgenden fünf Jahren um 32 bis 40 Prozent verringern.[5]

Dieselbe Ernährungsweise aber ergab bei einer französischen Studie einen geringeren Unterschied.[24] Die Wissenschaftler dokumentierten den Gesundheitszustand von 1.410 Menschen in Bordeaux und fanden dabei heraus, dass diese Art der Ernährung im Laufe der fünfjährigen Untersuchung das Risiko von Alzheimer oder irgendeiner anderen Art von Demenz nicht verringerte, auch wenn sie den geistigen Verfall bei einigen kognitiven Tests zu verlangsamen schien.

Für die meisten von uns ist ein Wechsel zu einer »mediterranen« Ernährungsweise schon ein Schritt in die richtige Richtung, und auf jeden Fall wesentlich gesünder als die Ernährungsweise, mit der ich aufgewachsen bin – und wahrscheinlich auch die, mit der Sie aufgewachsen sind. Ich bin aber der festen Überzeugung, dass wir es noch besser machen können. So wie es den Menschen, die Hühnchen oder Fisch essen, in Bezug auf ihr Gewicht, ihr Diabetes-Risiko oder ihre Herzgesundheit nicht so gut geht wie denen, die ganz auf Fleisch verzichten, trifft dies auch auf die Gesundheit ihres Gehirns zu.

Ich schlage daher vor, dass Sie sich das Beste aus der mediterranen Ernährungsweise herauspicken – das Gemüse, das Obst, die Bohnen und die Vollkornprodukte – und den Fisch und das Öl dafür weglassen. Über Alkohol unterhalten wir uns im nächsten Kapitel.

ZUSÄTZLICHE BONUSPUNKTE

Der Verzicht auf fettige Speisen und der Schwerpunkt auf gesunden, pflanzenbasierten Mahlzeiten bringt Ihnen einige zusätzliche Vorteile ein:

EINE SCHMALERE TAILLE. Menschen, die sich pflanzenbasiert ernähren, sind als Gruppe betrachtet in der Regel wesentlich schlanker als diejenigen, die Tierprodukte, einschließlich Fisch, essen. Das ist zum Teil den Ballaststoffen zu verdanken, die in Gemüse, Obst, Bohnen und Vollkorn stecken. Ballaststoffe stillen den Appetit und haben faktisch keine Kalorien. Darüber hinaus erhöht eine pflanzenbasierte Ernährung den Stoffwechsel nach einer Mahlzeit leicht.[25] Als Ergebnis werden Sie feststellen, dass Sie, auch wenn Sie gar keine Kalorien zählen, Ihren Kohlenhydratverzehr einschränken oder mehr Sport treiben, mit einer pflanzenbasierten Ernährung wieder viel einfacher in Ihre Jeans passen.[25, 26, 27]

Diese schlankere Taille wiederum bedeutet, dass Sie ein geringeres Risiko haben, Diabetes, Herzprobleme oder Bluthochdruck zu entwickeln. Schlankere Menschen haben zudem auch ein geringeres Alzheimer-Risiko.[28] Wenn Sie sich nun fragen, ob Ihr Gewicht sich im gesunden Bereich befindet, sollten Sie Ihren Body Mass Index überprüfen. Der BMI prüft Ihr Gewicht im Verhältnis zu Ihrer Körpergröße. Das ist deshalb wichtig, weil 65 kg ein gesundes Gewicht sind, wenn Sie 1,75 m, nicht aber, wenn Sie 1,95 m groß sind. Sie finden BMI-Rechner ganz einfach online. Ein gesunder BMI liegt zwischen 18,5 und 25 kg/m^2.

Wenn Sie abnehmen müssen, sollten Sie sich nicht mit einer kalorienreduzierten Diät herumschlagen. Essen Sie sich stattdessen an Gemüse, Obst, Vollkorn und Hülsenfrüchten satt, und verzichten Sie auf tierische und ölige Lebensmittel. Ihr Gewicht wird sich so viel leichter normalisieren (siehe Kapitel 9).

EIN NIEDRIGERER BLUTDRUCK. Wie Sie bereits wissen, kann eine Ernährungsumstellung den Blutdruck senken. Der erste Schritt, den die meisten Menschen dafür unternehmen, ist eine Reduzierung ihres Salzkonsums. Dies ist oftmals aber nur wenig wirkungsvoll. Eine wesentlich effektivere Strategie besteht darin, auf fettige Speisen zu verzichten, vor allem aber auf Tierprodukte.[29] Das reduziert die Viskosität (Dicke) Ihres Blutes, sodass es weniger Fett und mehr Wasser enthält. Das bedeutet, dass Ihr Blut einfacher durch Ihre Gefäße fließen kann und Ihr Herz nicht so stark arbeiten muss, um es durch Ihren Körper zu pumpen. Und prompt wird auch Ihr Blutdruck sinken.

Und es gibt noch mehr Vorteile: Obst und Gemüse ist reich an Kalium, das ebenfalls dazu führt, dass der Blutdruck sinkt. Zudem wird die Gewichtsabnahme, die sich bei Ihnen einstellen wird, sich auch noch positiv auf Ihren Blutdruck auswirken.

Zusammen haben diese Schritte eine enorme Wirkung. In Kapitel 9 zeige ich Ihnen, wie Sie sie am besten kombinieren. Es ist einfacher, als Sie wahrscheinlich vermuten.

DEN EIGENEN BLUTDRUCK VERSTEHEN

Beim Messen Ihres Blutdrucks nennt Ihr Arzt Ihnen immer zwei Zahlen (z.B. 120/80). Diese bedeuten Folgendes:

- Die erste Zahl ist Ihr systolischer Wert. Das ist die Druckwelle, die bei jedem Herzschlag entsteht.

- Die zweite Zahl ist der diastolische Wert und misst die Entspannung zwischen den Herzschlägen.

Ein Blutdruck unter 120/80 wird als normal angesehen. Ein Blutdruck zwischen 120/80 und 140/90 wird als Prähypertonie bezeichnet, und höhere Werte als Hypertonie oder Bluthochdruck.

Bisher haben wir uns vor allem die Dinge angesehen, die Sie vermeiden sollten, d.h. giftige Metalle und vor allem »böse« Fette. Es gibt aber bestimmte Nährstoffe, die unbedingt ein fester Bestandteil Ihrer Ernährung sein sollten – die vier Vitamine, die Ihre Gesundheit und auch Ihre Gehirnfunktion schützen. Im folgenden Kapitel werden wir sehen, wie diese Vitamine wirken und wo Sie sie finden.

KAPITEL 4

LEBENSMITTEL, DIE IHR VITAMINSCHUTZSCHILD AUFBAUEN

Auf giftige Metalle und »böse« Fette verzichten – das hört sich bisher ganz einfach an. Doch das ist erst der Anfang. Es gibt noch viel mehr, was Sie tun können, um sich zu schützen.

Es gibt bestimmte, unverzichtbar wichtige Vitamine – Nährstoffe, die oft vernachlässigt werden – die eine wesentliche Rolle beim Schutz Ihres Gehirns spielen. Schauen wir uns vier von ihnen genauer an: Vitamin E, Folate, Vitamin B_6 und Vitamin B_{12}.

VITAMIN E ZUM SCHUTZ VOR FREIEN RADIKALEN

Vitamin E schützt unsere Zellen. Genauer gesagt macht es freie Radikale unschädlich, diese gnadenlosen Torpedos, die sich teilweise auch mithilfe von Kupfer und Eisen bilden, wie wir in Kapitel 2 gelernt haben. Vitamin E ist ein Antioxidans. Es neutralisiert freie Radikale, sobald sie entstehen.

Das ist in für jeden Teil unseres Körpers wichtig, besonders aber für unser Gehirn. Haut- und Muskelzellen können ersetzt werden, und rote und weiße Blutkörperchen werden so schnell ausgetauscht, dass sie quasi mit Verfallsdatum geliefert werden. Unsere Gehirnzellen aber bleiben. Unsere Fähigkeit, neue zu bilden, ist sehr begrenzt, und es ist leider nicht so, dass jede Menge nagelneue und glänzende Ersatzteile bereitstünden, um die Gehirnzellen zu ersetzen, die abgestorben sind.

Jede Gehirnzelle, jedes Axon, das ihr entspringt, und jede Synapse, die sie mit anderen Gehirnzellen verbindet, ist sehr zerbrechlich. So wie alte Sandsteinstatuen auf einem Platz in der Stadt tagtäglich von Schadstoffen und saurem Regen angegriffen werden, ist auch jede Gehirnzelle mikroskopischen Attacken freier Radikale ausgesetzt. Vitamin E aber ist ein wichtiger Teil unseres Antioxidantienschutzschilds.

Funktioniert das denn? Kann Vitamin E wirklich unsere Gehirnzellen schützen? Holländische Wissenschaftler analysierten die Ernährungsweisen von 5.395 Menschen, die zu Beginn der Untersuchung alle fünfundfünfzig Jahre oder älter waren. Sie ermittelten, wie viel Vitamin E ihr Essen enthielt und beobachteten sie dann über einen Zeitraum von zehn Jahren. Es stellte sich heraus, dass diejenigen, die am meisten Vitamin E aufnahmen, ihr Risiko, Alzheimer oder andere Arten von Demenz zu entwickeln, um etwa 25 Prozent senken konnten.[1]

Zu ähnlichen Ergebnissen gelangten Wissenschaftler aus Chicago, die ältere Menschen über einen Zeitraum von vier Jahren begleiteten: 14,3 Prozent derjenigen, die relativ wenig Vitamin E über ihre Nahrung aufnahmen, erkrankten an Alzheimer, während es bei denen, die am meisten Vitamin E aufnahmen, nur 5,9 Prozent waren.[2] Das sagen die Zahlen: Mit je 5 Milligramm Vitamin E im Essen pro Tag ließ sich das Alzheimer-Risiko um 26 Prozent senken.[3]

In der holländischen Untersuchung war es unerheblich, ob die Probanden Träger des APOE-e4-Allels waren oder nicht – das Vitamin E half trotzdem. In der Studie aus Chicago aber schien es sich aus bisher unklaren Gründen nur bei den Probanden positiv auszuwirken, die nicht Träger des APOE-e4-Allels waren.

Doch gibt es zwei Vorbehalte: Erstens haben nicht alle Forscherteams eine schützende Wirkung von Vitamin E auf das Gehirn nachgewiesen. Zweitens sollten Sie jetzt nicht postwendend in den nächsten Drogeriemarkt stürmen, um sich Vitamin-E-Präparate zu besorgen. Holen Sie sich Ihr Vitamin E stattdessen aus Ihrer Nahrung. Die Gründe sind die folgenden: Die meisten Vitamin-E-Präparate enthalten nur eine bestimmte Form des Vitamins, nämlich Alpha-Tocopherol. Das ist auch in Lebensmitteln enthalten, allerdings in einer anderen Form, dem sogenannten Gamma-Tocopherol, und noch weiteren Formen. Diese verschiedenen Formen von Vitamin E arbeiten als Team zusammen. Es gibt keinen Grund, sich die Mühe mit Pillen zu machen, und darüber hinaus gibt es mittlerweile einige Beweise dafür, dass Vitamin-E-Tabletten keine Wirkung gegen Demenz zeigen.[4]

Doch was, wenn Sie bereits Alzheimer haben? Kann Ihnen Vitamin E dann helfen? Im Jahr 1997 fand ein groß angelegtes Forschungsprojekt heraus, dass Vitamin E den geistigen Verfall durch Alzheimer verlangsamt. Dieses Projekt namens Alzheimer's Disease Cooperative Study konzentrierte sich nur auf Probanden, die bereits relativ schwerwiegende Symptome zeigten.[5] Sie waren durchschnittlich dreiundsiebzig Jahre alt und litten schon etwa fünf Jahre an Alzheimer. Durch die Einnahme von 1.000 IE (internationale Einheiten) von Vitamin E (Alpha-Tocopherol) zweimal täglich konnten sie einen weiteren Verfall um fast zwei Jahre hinauszögern. »Verfall« bedeutete in diesem Fall das Verlieren der Fähigkeit, bestimmte Aktivitäten des täglichen Lebens durchzuführen, eine schwerwiegende Demenz, eine Einlieferung ins Krankenhaus oder Tod.

Leider wurde dieses optimistische Ergebnis von späteren Studien nicht bestätigt, und die Rolle von Vitamin E bei der Behandlung von Alzheimer bleibt weiterhin umstritten. Als Präventionsmaßnahme scheinen Vitamin-E-reiche Lebensmittel eine effektive

Wirkung zu zeigen, doch ab Einsetzen der Krankheit sind die Vorteile nicht mehr klar nachweisbar.

Die empfohlene Vitamin-E-Tagesmenge für Erwachsene liegt bei 15 Milligramm (22,4 IE) pro Tag. Die Menge, die in der holländischen Studie hilfreich war, lag bei ungefähr 18,5 Milligramm (27,6 IE) pro Tag. Die Menge, die sich in der Studie aus Chicago positiv auswirkte, lag bei nur 7,6 Milligramm (11,4 IE) pro Tag.

WO VERSTECKT SICH VITAMIN E?

Spuren von Vitamin E finden Sie in Brokkoli, Spinat, Süßkartoffeln, Mangos und Avocados. Nüsse und Samen, vor allem Mandeln, Walnüsse, Haselnüsse, Pinienkerne, Pekannüsse, Pistazien, Sonnenblumenkerne, Sesamsamen und Leinsamen, enthalten aber viel mehr davon.

28 Gramm Nüsse oder Samen enthalten ungefähr 5 Milligramm Vitamin E. Doch wie viel sind 28 Gramm? Eine knappe Handvoll: Schütten Sie ein paar Nüsse oder Samen in Ihre geöffnete Hand und hören Sie auf, bevor diese Ihre Finger erreichen. Wenn Sie routinemäßig etwa eine Handvoll Nüsse am Tag essen, kann dies Ihr Alzheimer-Risiko gemäß der Chicago-Studie um bis zu ein Viertel senken.

Nun sind Nüsse und Samen zwar reich an Vitamin E, aber auch an Fett. Das heißt, dass sie jede Menge Kalorien enthalten, ganz zu schweigen von dem Anteil gesättigter Fette. Ich empfehle daher, sie nur in Maßen zu essen und dabei besonders die oben genannten Sorten auszuwählen, die besonders viel Vitamin E enthalten, und eher auf Erdnüsse oder Cashewkerne zu verzichten, die weniger Vitamin E und mehr gesättigte Fette enthalten.

Wenn Sie bei Nüssen gern einmal über die Stränge schlagen und nach dem Öffnen einer Packung immer gleich alles aufessen müssen, probieren Sie es auf diese Weise: Verwenden Sie sie als Zutat und essen Sie sie nicht als Snack. Streuen Sie sie über Ihren Salat oder verwenden Sie sie in Ihren Soßen. Auf diese Weise ist die Versuchung nicht ganz so groß.

B-VITAMINE SCHÜTZEN GEGEN HOMOCYSTEIN

Vitamin E ist nicht der einzige wichtige Nährstoff. Drei weitere Vitamine werden ebenfalls daraufhin untersucht, wie sie unser Gehirn schützen. Sie wirken auf folgende Weise:

In unserer Blutbahn zirkuliert ein kleines, zerstörerisches Molekül namens Homocystein. In hoher Konzentration wird es mit Herzinfarkten und Schlaganfällen in Verbindung gebracht. Es wirkt sich außerdem auch auf unsere Gehirnfunktion aus. Wie genau es unser Gehirn schädigt, ist noch nicht vollständig geklärt. Einige Wis-

VITAMIN-E-REICHE LEBENSMITTEL[6]

Es ist sinnvoll, von den Vorteilen pflanzlicher Lebensmittel zu profitieren. Mit sehr wenigen Ausnahmen haben Lebensmittel pflanzlichen Ursprungs einen sehr geringen Gehalt an gesättigten Fetten.

GAMMA-TOCOPHEROL		ALPHA-TOCOPHEROL	
Schwarznüsse	8,1	Sonnenblumenkerne	7,4
Sesamsamen	8,0	Mandeln	7,3
Pekannüsse	6,9	Mandelbutter	6,9
Pistazien	6,4	Haselnüsse	4,3
Walnüsse	5,9	Pinienkerne	2,6
Leinsamen	5,7	Paranüsse	1,6

Mengen in Milligramm pro 28 Gramm angegeben.

senschaftler vermuten allerdings, dass Homocystein in Kombination mit Kupfer und Cholesterin die Gehirnzellen angreift.[7]

Wo kommt dieser fiese Übeltäter her? Wir inhalieren ihn nicht, wir trinken ihn nicht, und wir essen ihn auch nicht. Unser Körper stellt ihn selbst her. Beim Bilden von Eiweißen entsteht Homocystein als vorübergehendes Nebenprodukt. Hier kommen die Vitamine ins Spiel. Sie helfen dabei, Homocystein abzubauen. Vor allem drei B-Vitamine – Vitamin B_6, Vitamin B_{12} und Folat – arbeiten als Team zusammen, um das Homocystein loszuwerden. Wenn Sie nicht genug von einem dieser drei Vitamine haben, kann sich die Konzentration von Homocystein in Ihrem Blut erhöhen.

In den Niederlanden haben Wissenschaftler eine Studie durchgeführt, um zu untersuchen, welche Folatpräparate das Gedächtnis und die kognitive Leistungsfähigkeit insgesamt verbessern können.[8] Sie luden eine Gruppe Freiwilliger ein, an der Untersuchung teilzunehmen. Diese waren alle gesund, zwischen fünfzig und siebzig Jahre alt und hatten keine größeren Gedächtnisprobleme, wiesen bei Bluttests allerdings alle hohe Homocysteinwerte auf. Jeder von ihnen wurde gebeten, einige grundlegende kognitive Tests durchzuführen. So wurde ihnen z.B. eine Liste mit fünfzehn Wörtern vorgelegt, von denen sie zwanzig Minuten später so viele wie möglich wiederholen sollte. Sie wurden gebeten, so viele Tiere wie möglich zu nennen, die ihnen innerhalb einer Minute einfielen. Die Wissenschaftler maßen währenddessen ihre Reaktionszeit.

Danach wurden der Hälfte der Probanden täglich Präparate mit 800 Mikrogramm Folat verabreicht, während die andere Hälfte ein Placebo erhielt – eine Pille, in der überhaupt kein Folat enthalten war. In einem Zeitraum von insgesamt drei Jahren wurden sie jedes Jahr erneut getestet.

FOLATE UND HÖRKRAFT

Die niederländischen Wissenschaftler, die herausgefunden hatten, dass Folate dem Gedächtnis und der kognitiven Leistung auf die Sprünge helfen können, untersuchten ebenfalls, wie sich diese auf das Hören auswirkten.[10] Schließlich ist ein gradueller Hörverlust etwas, womit viele Menschen in fortgeschrittenem Alter zu kämpfen haben. Im Rahmen der dreijährigen Untersuchung wurde bei der Placebo-Gruppe ein typischer gradueller Hörverlust beobachtet, was nicht weiter überraschend war. Die Gruppe aber, die Folat einnahm, hatte einen deutlich geringeren Hörverlust bei der Frequenz, in der Sprache wahrgenommen wird. Bei höheren Frequenzen wurde hingegen kein Vorteil festgestellt.

Das bedeutet nicht, dass Folat einen Hörschaden beseitigen kann, aber schon, dass es dabei hilft, die Hörkraft, über die Sie verfügen, zu erhalten.

Bei der Placebo-Gruppe wurde natürlich keinerlei positive Wirkung beobachtet. Bei der Folatgruppe aber fielen die Homocystein-Werte schnell, von etwa 13 Mikromol pro Liter auf etwa 10. Die Gedächtnisleistung der Probanden verbesserte sich und sie konnten im Vergleich zu der Gruppe, die kein Folat erhalten hatte, messbar schneller denken.

Die Freiwilligen bei dieser Studie befanden sich alle in einem Bereich, den wir als normale geistige Funktion ansehen. Dennoch zeigte das Folat eine deutliche Wirkung.

Wissenschaftler der Oxford University gingen noch einen Schritt weiter und testeten die Wirkung von Folat, Vitamin B_6 und Vitamin B_{12} bei älteren Menschen, die solche Gedächtnisprobleme hatten, dass diese bereits für die Diagnose »leichte kognitive Beeinträchtigung« ausreichten.[9] Das bedeutet, wenn Sie sich erinnern, dass sie recht vergesslich waren, abgesehen davon aber keine größeren Probleme hatten. Die Wissenschaftler führten mit den Probanden eine Reihe kognitiver Tests durch. Im Anschluss daran begannen die Probanden mit einer täglichen Diät, die 800 Mikrogramm Folat, 500 Mikrogramm Vitamin B_{12} und 20 Milligramm Vitamin B_6 enthielt – Mengen, die alle weit über dem täglich empfohlenen Wert liegen, und in dieser Höhe typischerweise auch nicht über Lebensmittel aufgenommen werden können.

Die Wirkung war bemerkenswert. Hohe Homocystein-Werte fielen drastisch, und viele der Probanden hatten das Gefühl, dass sich ihre Gedächtnisleistung erheblich verbesserte. Die Fehlerfreiheit bei den Tests verbesserte sich um bis zu 70 Prozent. Gehirnscans zeigten, dass die B-Vitamine außerdem auch dabei helfen, sich vor einem mit der Zeit einsetzenden Gehirnschwund zu schützen.

Können diese Vitamine auch das Entstehen von Alzheimer verhindern? Das ist nicht so klar. Untersuchungen mit Alzheimer-Patienten zeigten jedoch, dass viele sehr hohe Homocysteinwerte haben, was es daher umso wichtiger macht, die Vitamine aufzunehmen, die beim Abbau von Homocystein helfen.[11, 12]

Sobald die Diagnose Alzheimer gestellt wurde, stellte sich eine Nahrungsergänzung mit Vitaminen als enttäuschend heraus. In einer kürzlich durchgeführten Untersuchung in den USA mit 409 Probanden mit leichtem bis moderatem Alzheimer zeigten B_6-, B_{12}- und Folatpräparate für die Gruppe als Ganzes keine positive Wirkung. Bei denen jedoch, bei denen Alzheimer noch am geringsten ausgeprägt war, schienen die Vitamine im Vergleich zu denjenigen, die nur ein Placebo erhielten, einen weiteren kognitiven Verfall im Verlauf der nächsten achtzehn Monate zu verlangsamen.[13]

BEVOR SIE SICH DEM PRÄPARAT-KAUFRAUSCH HINGEBEN

Insgesamt gesehen legen alle diese Untersuchungen nahe, dass Folate, B_6 und B_{12} dabei helfen, den Homocysteinwert zu senken, was wiederum dem Schutz des Gedächtnisses hilft. Bevor Sie sich aber in der nächsten Drogerie den Einkaufskorb mit Präparaten vollladen, lassen Sie mich kurz noch einige wichtige Vorsichtshinweise loswerden:

Erstens werden sich die Vitaminpräparate wahrscheinlich bei den Leuten positiv auswirken, deren Homocysteinwerte im Vergleich zu Menschen mit normalen Werten zu hoch sind.[8, 14]

Ärzte können Ihren Homocysteinwert leicht herausfinden. Ein Wert von über 15 Mikromol pro Liter ist zu hoch, und einige Mediziner würden bereits ab einem geringeren Wert von 13 Mikromol pro Liter die Reißleine ziehen. Wenn Ihr Homocysteinwert sich im normalen Bereich befindet, ist es nicht nötig, dass Sie zusätzlich zu Ihrer Ernährung horrende Vitaminmengen einnehmen. Sie sollten stattdessen darauf achten, dass Sie genug davon über Ihre Nahrung aufnehmen.

Zweitens wird zumindest in den USA vielen Lebensmitteln bereits Folat zugesetzt. Sollten Sie bereits genug Folat aufnehmen, ist mehr davon nicht unbedingt besser. Eine Überdosis an Folaten kann tatsächlich sogar schädlich sein. In der Studie aus Chicago stellte sich eine zu hohe Dosis von Folat als nicht nur als nicht hilfreich heraus, sondern erhöhte das Alzheimer-Risiko im Laufe der Zeit sogar.[15] In ähnlicher Weise wurden bei einer norwegischen Untersuchung Menschen B-Vitamine verabreicht, die zuvor Herzinfarkte erlitten hatten, um herauszufinden, ob diese erneute Infarkte verhindern könnten. Die Studienteilnehmer hatten aber nicht unbedingt alle höhere Homocysteinwerte, und die B-Vitamine schadeten am Ende mehr als sie nützten, da sie das Risiko zukünftiger Herzprobleme um etwa 20 Prozent erhöhten.[16]

Was ist denn dann der klügste und sicherste Weg, die Vitamine aufzunehmen, die wir brauchen? Gehen wir sie kurz nacheinander durch:

DIE BESTEN FOLATQUELLEN: Folat findet sich in Lebensmitteln mit Laub oder Blattwerk wieder, d.h. in Gemüse wie Brokkoli, Spinat und anderem grünen Blattgemüse.

Es ist außerdem auch in Bohnen, Erbsen, Zitrusfrüchten und Cantaloupe-Melonen enthalten. Folat ist Teil der meisten Multivitaminpräparate und in den USA per Gesetz ein Zusatzstoff in vielen Getreideprodukten, die damit angereichert werden, wie bspw. Brot, Frühstückscerealien, Mehl, Pasta und Reis. Die empfohlene Tagesmenge für Erwachsene liegt bei 400 Mikrogramm pro Tag.

Folat ist sehr empfindlich. Durch die Verarbeitung und die längere Lagerung verschwindet das Folat nach und nach aus den Lebensmitteln. Frische Produkte und solche, die kurz nach der Ernte eingefroren werden, sind daher eine gute Wahl.

DIE BESTEN VITAMIN-B_6-QUELLEN: Vollkorn, grünes Gemüse, Bohnen, Süßkartoffeln, Bananen und Nüsse sind reich an Vitamin B_6. Wenn diese Lebensmittel bereits regelmäßig auf Ihrem Speiseplan stehen, werden Sie kein Problem damit haben, die täglich empfohlene Menge aufzunehmen. Die empfohlene Tagesmenge für B_6 für Erwachsene bis zu fünfzig Jahre liegt bei 1,3 Milligramm. Wenn Sie über fünfzig Jahre alt sind, liegt die empfohlene Tagesmenge bei 1,5 Milligramm für Frauen und 1,7 Milligramm für Männer.

Wie Sie bestimmt bemerkt haben, enthalten grünes Gemüse und Bohnen sowohl Folat wie auch B_6, also stellen Sie sicher, dass diese immer auf Ihrer Einkaufsliste und Ihrem Speiseplan stehen.

DIE BESTEN VITAMIN-B_{12}-QUELLEN: B_{12} ist in damit angereicherten Produkten wie z. B. Frühstückscerealien oder Sojamilch, in allen üblichen Multivitaminpräparaten und in B_{12}-Präparaten enthalten. B_{12} kommt auch in tierischen Produkten vor, doch ist es weitaus besser, es über Präparate oder damit angereicherte Lebensmittel aufzunehmen.

Die für Erwachsene empfohlene Tagesmenge liegt bei 2,4 Mikrogramm. Die meisten Präparate enthalten mehr als das, bisweilen weitaus mehr, doch ist eine höhere Dosis nicht schädlich. Die US-Regierung empfiehlt, dass alle Menschen über fünfzig Jahre B_{12}-Präparate einnehmen oder damit angereicherte Lebensmittel verzehren sollten. Ich rate Ihnen allerdings, damit nicht zu warten, bis Sie fünfzig Jahre alt sind. B_{12}-Präparate sind für alle, die auf tierische Produkte verzichten, unentbehrlich, und für alle anderen ebenfalls eine ausgezeichnete Idee.

Im Jahr 2009 berichtete eine Forscherteam aus Singapur, dass Menschen, in deren Blut höhere Vitamin-B_{12}-Mengen zirkulierten, eine bessere Gedächtnisfunktion und eine größere Konzentrations- und Aufmerksamkeitsfähigkeit hatten. Sie fanden außerdem heraus, dass B_{12} besonders für diejenigen besonders wichtig ist, die Träger des APOE-e4-Allels sind.[17] Die Probanden mit dem APOE-e4-Gen, die niedrige B_{12}-Werte hatten, schnitten bei den Gedächtnistests schlecht ab, während die Probanden mit dem APOE-e4-Gen, die höhere B_{12}-Werte hatten, deutlich bessere Ergebnisse erzielten.

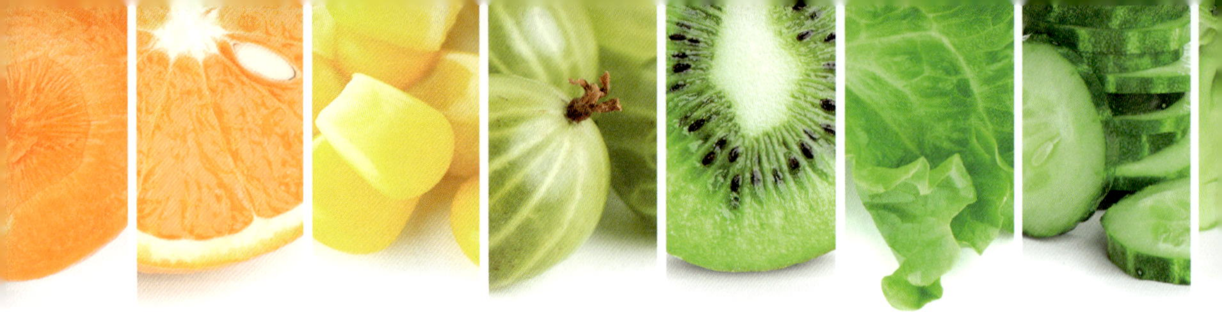

Warum kann der Vitamin-B_{12}-Wert überhaupt zu stark sinken? Aus zwei Gründen:

Erstens: eine ungenügende Absorption. Das Vitamin B_{12}, das in tierischen Produkten vorkommt, ist an ein Eiweiß gebunden. Viele Menschen, vor allem aber ältere, produzieren nicht genug Magensäure, um das B_{12} aus den Lebensmitteln herauszulösen, die es enthalten. Säurehemmende Medikamente, Metformin (ein häufiges Diabetesmedikament), und Magenbeschwerden können die Absorption von B_{12} noch weiter stören.

Zweitens: die Ernährung. Wenn Sie auf tierische Produkte verzichten (was eine sehr gute Idee ist), ist es unverzichtbar, dass Sie B_{12}-Präparate einnehmen, da pflanzliche Lebensmittel kein B_{12} enthalten, es sei denn, sie sind damit angereichert. Aus diesem Grund sollten Sie B_{12}-Präparate einnehmen oder mit B_{12} angereicherte pflanzliche Lebensmittel essen.

Fazit: Stellen Sie sicher, dass Sie regelmäßig Folat, B_6 und B_{12} über Ihre Ernährung aufnehmen. Ich schlage vor, dass Sie dafür besonders grünes Blattgemüse, Bohnen und Vollkornprodukte essen und zusätzlich ein Vitamin-B_{12}-Präparat einnehmen. Diese Kombination hilft Ihnen dabei, einen zu hohen Homocysteinwert zu vermeiden, und schützt dadurch Ihr Herz und Ihr Gehirn.

DIE MAGIE VON OBST UND GEMÜSE

Mittlerweile haben Sie bestimmt schon gemerkt, dass Wissenschaftler besonders verrückt nach Obst und Gemüse sind. Diese gesunden Lebensmittel stecken voller wichtiger Vitamine und anderer Nährstoffe und enthalten darüber hinaus auffallend wenig »böse« Fette.

Glücklicherweise gibt es viele Menschen, die den Enthusiasmus der Wissenschaftler teilen. Die Teilnehmer der Chicago-Studie, die täglich drei bis vier Portionen Gemüse aßen, verlangsamten die Geschwindigkeit ihres kognitiven Verfalls im Vergleich zu denen, die nur eine Portion Gemüse am Tag aßen, um 40 Prozent.[18] Obst und Gemüse helfen ebenfalls dabei, Schlaganfällen vorzubeugen.[19, 20]

Gibt es bestimmte Obst- und Gemüsesorten, die besser sind als andere? Was hilft mehr, ein Apfel oder eine Portion Spinat? Ein Team niederländischer Wissenschaftler widmete sich dieser Frage, indem sie die Ernährungsweise von 20.069 gesunden Menschen analysierten und diese dann zehn Jahre lang beobachteten, um herauszufinden, welche Lebensmittel sich am gesündesten auswirkten. Es stellte sich heraus, dass orangefarbenes Obst und Gemüse das Herz am besten schützt. Die Menschen, die am meisten Karotten,

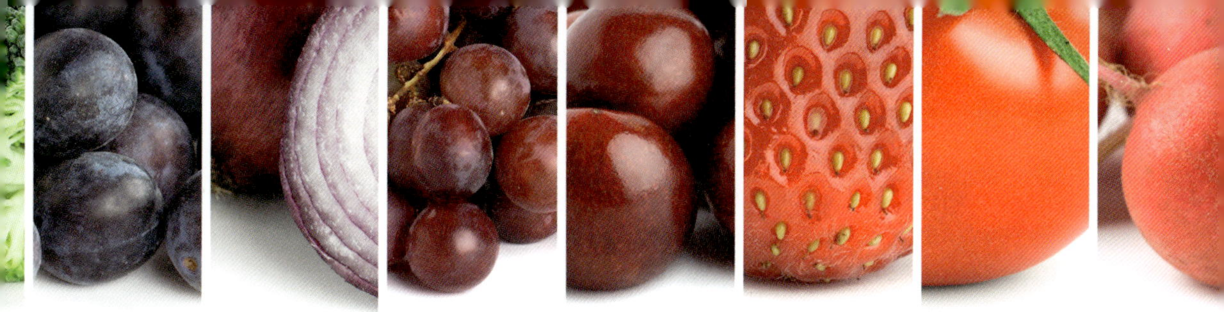

Süßkartoffeln, Cantaloupe-Melonen, Butternusskürbis und deren botanische Verwandte aßen, konnten ihr Risiko, Herzprobleme zu entwickeln, um 26 Prozent verringern – vermutlich wegen des Beta-Carotins und anderer Nährstoffe, die in diesen Lebensmitteln enthalten sind.[21]

Wenn es um das Vermeiden von Schlaganfällen ging, waren Äpfel und Birnen die klaren Gewinner.[22] Die Menschen, die im Schnitt etwa einen Apfel pro Tag aßen, konnten ihr Schlaganfallrisiko um 50 Prozent oder sogar mehr verringern.

Beschränken Sie sich aber deshalb bitte nicht nur auf Äpfel und Karotten. Genießen Sie die Vielfalt, die Ihnen Mutter Natur bietet. Wenn Sie durch die Obst- und Gemüseabteilung laufen, werden Ihnen die intensiv leuchtenden Farben nicht entgehen. Das orangefarbene Beta-Carotin in Karotten und Süßkartoffeln ist ein kraftvolles Antioxidans. Die rote Farbe in Tomaten ist Lycopin, ein Cousin von Beta-Carotin und ebenfalls ein wirkungsstarkes Antioxidans. Und es gibt noch viele weitere.

Also essen Sie unbedingt Äpfel und Karotten, aber auch jede Menge anderer Obst- und Gemüsesorten. Es ist die Vielfalt verschiedener Obst- und Gemüsesorten, die Sie gesund hält und schützt.

FRUCHTSÄFTE UND -EXTRAKTE

Wenn Sie gerade in der Obst- und Gemüseabteilung sind, nehmen Sie auch gleich ein paar Beeren mit. Ja, Cranberry-Saft hilft wirklich dabei, Harnwegsinfektionen vorzubeugen, und Heidelbeeren scheinen eine ähnliche Wirkung zu haben. Viele Beerensorten stecken voller Antioxidantien und anderer Bestandteile, die Entzündungen bekämpfen. Wissenschaftler haben zudem auch untersucht, welche Wirkung Beeren auf das menschliche Gehirn haben. Im Rahmen einer kleinen Studie an der University of Cincinnati gaben Wissenschaftler Menschen mit einer leichten kognitiven Beeinträchtigungen Concord-Traubensaft zu trinken und fanden heraus, dass dieser deren Lernfähigkeit und in geringem Maße auch deren Kurzzeitgedächtnis verbesserte. Die Menge lag bei etwa 480 ml Saft pro Tag über einen Zeitraum von zwölf Wochen.[23] Die Probanden mussten den Saft nicht auf einmal trinken, sondern konnten ihn auch auf kleinere Mengen über den Tag verteilt zu sich nehmen.

Das Team aus Cincinnati beobachtete auch bei Heidelbeersaft eine positive Wirkung.[24] Diese Studien waren jedoch klein, und es ist nicht sicher, dass die Forschungsergebnisse von anderen Studien bestätigt werden können. Nichtsdestotrotz sind Beeren und Trauben gesunde Lebensmittel, die sehr reich an Antioxidantien sind und keine schädlichen Nebenwirkungen haben.

GEHÖRT WEIN ZUR KATEGORIE »OBST«?

Der Fluss Garonne im südwestlichen Frankreich ist links und rechts von Weinbergen umschlossen, aus deren Trauben jedes Jahr fast eine Milliarde Flaschen Wein erzeugt werden. Es ist die Weinhauptstadt der Welt. Im Jahr 2004 fanden Wissenschaftler aus Bordeaux heraus, dass Menschen, die ein bis zwei Gläser Wein am Tag tranken, im Vergleich zu Abstinenzlern ein nur halb so hohes Risiko hatten, an Alzheimer zu erkranken.[25] Darüber hinaus hatten sie auch ein geringeres Risiko, andere Arten von Demenz zu entwickeln, wie bspw. solche, die durch Schlaganfälle ausgelöst werden.

Nun kommt man natürlich in Versuchung, diese Erkenntnisse einer lokalen Produktwerbung zuzuschreiben. Studien aus den Niederlanden und New York aber wiesen dieselben Vorteile nach – ein moderates Trinken von Wein verringert das Alzheimer-Risiko um etwa die Hälfte.

Rotwein ist ein ungewöhnlicher Fall, da der lange Kontakt der Traubenschalen mit dem Traubensaft während der Fermentation dem Wein nicht nur eine tiefrote Farbe verleiht, sondern ihn auch mit bioaktiven Bestandteilen anreichert.

Einer dieser Bestandteile namens Resveratrol wird zurzeit auf seine alternsverzögernde und herzschützende Wirkung hin untersucht. Bei Alzheimer aber schien jede Art von Alkohol dieselbe vorteilhafte Wirkung zu haben. Es muss nicht unbedingt Wein sein. Ein moderater Alkoholgenuss schützt bekannterweise das Herz und scheint sich ebenso schützend auf das Gehirn auszuwirken.

Bevor Sie aber Ihr Glas auf die Gesundheit und ein langes Leben erheben, lassen Sie mich noch ein paar Einwände loswerden.

Erstens ist Alkohol für die Gesundheit nicht unerlässlich. Die Menschen in Loma Linda verzichten generell auf Alkohol, da dessen Konsum von der Kirche der Siebenten-Tag-Adventisten nicht gern gesehen wird. Trotzdem geht es ihnen blendend. Es scheint vielmehr so zu sein, dass die Rolle von Alkohol in anderen Kulturen darin besteht, den negativen Auswirkungen einer weniger gesunden Ernährung entgegenzuwirken. Wenn Sie sich gesund ernähren, scheint Alkohol Ihnen keine Vorteile einzubringen.

Zweitens birgt der Genuss von Alkohol Risiken. Wenn Sie sich mehr als zwei Drinks pro Tag gönnen, riskieren Sie das Entstehen von Leberkrankheiten, Unfälle, soziale Probleme und verschiedene Formen von Krebs. Die französische Regierung versucht seit Jahren verstärkt, der Epidemie von Leberzirrhose und tödlich endenden Autounfällen, die durch Alkohol verursacht wird, Herr zu werden.

Auch nur ein Drink am Tag, wenn es wirklich jeden Tag der Fall ist, kann das Brustkrebsrisiko bei Frauen erhöhen. Die Erklärung mag damit zusammenhängen, dass Alkohol dem Folat in die Quere kommt. Das B-Vitamin, das so wichtig für den Abbau von Homocystein ist, ist ebenfalls Teil der Krebsabwehr unseres Körpers. Alkohol kann seine Wirksamkeit verringern.

Darüber hinaus erhöht Alkohol die Eisenabsorption. Das mag sich zwar hilfreich anhören, kann aber zu einem Eisenüberschuss führen, vor allem dann, wenn Sie mehr als zwei alkoholische Getränke am Tag trinken.[26]

Wie Sie sehen, ist die Wirkung von Alkohol komplex und weder durchweg positiv noch negativ. Wenn Sie Alkohol trinken, sollten Sie es moderat und nur mit Unterbrechungen anstatt täglich tun. Achten Sie außerdem darauf, dass Sie jede Menge grünes Blattgemüse und Bohnen auf Ihrem Speiseplan stehen haben, damit Sie genug Folat aufnehmen.

GEHÖRT KAFFEE ZUR KATEGORIE »BOHNEN«?

Im Jahr 2010 entdeckten finnische Wissenschaftler einen ungewöhnlichen Verbündeten im Kampf gegen Alzheimer: Kaffee. Über einen Zeitraum von einundzwanzig Jahren verfolgten sie die Kaffeetrinkgewohnheiten einer Gruppe von 1.409 Testpersonen. Einige liebten Kaffee, andere verzichteten ganz darauf, so wie es überall der Fall ist. Die Kaffeeliebhaber aber waren die Gewinner dieser Studie: Sie hatten ein um 64 Prozent geringeres Risiko, an Alzheimer zu erkranken. Sogar bei den Personen, die Träger des APOE-e4-Allels waren, zeigte sich die Wirkung von Kaffee deutlich: Er senkte ihr Risiko um fast zwei Drittel.[27]

Das sind natürlich großartige Neuigkeiten für alle leidenschaftlichen Kaffeetrinker. Doch gibt es da zwei Haken. Erstens bestätigt nicht jede Studie diese Ergebnisse, auch wenn mehrere vorangegangene Untersuchungen Kaffee ebenfalls eine positive Wirkung zuschrieben. Zweitens wurde diese positive Wirkung nur bei denjenigen beobachtet, die viel Kaffee tranken – drei bis fünf Tassen pro Tag. Entkoffeinierter Kaffee scheint zudem nichts zu bringen.

Warum genau Kaffee dabei helfen könnte, Alzheimer vorzubeugen, ist noch nicht klar. Koffein ist ein Stimulans, ganz klar, und enthält außerdem Antioxidantien und Dutzende anderer chemischer Inhaltsstoffe, die dafür verantwortlich sein könnten.

Bisher sind die Beweise, dass auch andere koffeinhaltige Getränke wie bspw. Tee eine positive Wirkung gegen Alzheimer haben, wesentlich schwächer. Wie wir bereits besprochen haben, enthält Tee Spuren von Aluminium, was Sie im Hinterkopf behalten sollten.

Natürlich hat Koffein auch einen Nachteil: Es kann Ihren Schlaf stören und sich dadurch negativ auf Ihr Erinnerungsvermögen auswirken. Es kann Sie zudem reizbar machen und Probleme mit Ihrem Herzrhythmus verstärken. Die Wirkung von Koffein ist von Mensch zu Mensch unterschiedlich, also schlage ich vor, dass Sie beobachten, wie es Ihnen damit geht.

EIN MENÜ FÜR EIN LEISTUNGSFÄHIGES GEDÄCHTNIS

Wie wir in den letzten drei Kapiteln gesehen haben, beginnt der Schutz Ihres Gedächtnisses mit drei Verbesserungen Ihrer Ernährungsweise:

1. SCHÜTZEN SIE SICH VOR GIFTIGEN METALLEN

Schränken Sie Ihren Kontakt mit Kupfer, Eisen und Zink so weit wie möglich ein, und halten Sie sich komplett von Aluminium fern. Mit ein paar vernünftigen Entscheidungen hinsichtlich Ihrer Lebensmittel, Kochutensilien, Multivitaminpräparate, Antazida usw. haben Sie eine enorme Kontrolle über diese potenziellen Giftstoffe.

2. GÖNNEN SIE IHREM GEHIRN EINEN ÖLWECHSEL

Stoppen Sie die Angriffe giftiger Fette und geben Sie Ihrem Gehirn kleine Mengen der gesunden Fette, die es braucht. Das bedeutet einen Wechsel von einer Ernährung, die auf Fleisch, Käse und tierischen Produkten basiert, hin zu einer pflanzenbasierten Ernährung, bei der Sie auf teilweise gehärtete Öle verzichten, die vor allem in Snacks, verarbeiteten Lebensmitteln und gebratenen Speisen vorkommen. Bei der Auswahl Ihrer Lebensmittel sollten Sie besonders großzügig mit Gemüse, vor allem grünem Blattgemüse, aber auch Obst, Hülsenfrüchten und Vollkornprodukten sein.

Verzichten Sie auf Speiseöle. In Kapitel 9 zeige ich Ihnen einfache Methoden, mit denen Sie ein ölbasiertes Kochen umgehen können.

3. BAUEN SIE EIN VITAMINSCHUTZSCHILD AUF

Hierfür sind vor allem vier Vitamine wichtig: Vitamin E und die drei B-Vitamine.

- Vitamin E ist in Brokkoli, Spinat, Süßkartoffeln, Mangos oder Avocados enthalten. Noch mehr davon finden Sie in Mandeln, Walnüssen, Haselnüssen, Pinienkernen, Pekannüssen, Pistazien, Sonnenblumenkernen, Sesam- oder Leinsamen. Eine kleine Handvoll Nüsse oder Samen (etwa 30 Gramm) über Ihren Salat gestreut ist eine gute Idee.

Als Nächstes die B-Vitamine:

- Folat ist in grünem Blattgemüse, Bohnen, Erbsen, Zitrusfrüchten, Cantaloupe-Melonen und damit angereicherten Getreideprodukten enthalten.

- Vitamin B_6 steckt in Bohnen, grünem Gemüse, Bananen, Nüssen, Süßkartoffeln, vielen weiteren Gemüsesorten und ebenfalls in Vollkornprodukten.

- Vitamin B_{12} bekommen Sie in Form von Präparaten oder damit angereicherten Lebensmitteln.

Die gute Nachricht ist, dass die Ernährungsumstellung, die Ihnen dabei hilft, Ihr Gehirn zu schützen, gleichzeitig auch gut für Ihr Herz ist. Darüber hinaus können Sie als Extrabonus damit auch überschüssiges Gewicht loswerden. Sollten Sie einen hohen Blutdruck, Diabetes oder Cholesterinprobleme haben, kann Ihnen eine gesunde pflanzenbasierte Ernährung ebenfalls enorm weiterhelfen. Ein paar einfache Änderungen der Ernährungsweise können all das auf einmal in Angriff nehmen. In Kapitel 9 finden Sie einen einfach zu befolgenden Ernährungsplan mit vielen Rezepten, um Ihnen den Anfang zu erleichtern.

FALLS SIE GLAUBEN, IHR ZUG SEI SCHON ABGEFAHREN …

Jetzt glauben Sie vielleicht: »Eine gesündere Ernährung wäre bestimmt richtig gut für mich gewesen. Aber jetzt ist es zu spät. Der Schaden ist bereits angerichtet.« Dann lassen Sie mich Ihnen die Geschichte eines Menschen erzählen, der sich entschloss, nicht so zu denken.

Benjamin Spock, MD, war der wohl bekannteste Kinderarzt der Welt. Sein Buch »Säuglings- und Kinderpflege« revolutionierte die Art, in der Eltern über die Erziehung von Kindern dachten, und ist bis heute eines der am besten verkauften Bücher aller Zeiten.

Er war ein großer Mann, stark und sportlich, und gewann bei den Olympischen Spielen 1924 mit der Yale Rudermannschaft eine Goldmedaille. Er schloss sein Studium am Columbia University's College of Physicians and Surgeons als einer der Besten seines Jahrgangs ab, spezialisierte sich dann auf Kinderheilkunde und studierte weitere sieben Jahre Psychoanalyse.

In seinem späteren Leben aber begann seine Gesundheit ihn im Stich zu lassen. 1991 begann er an chronischen Lungenproblemen zu leiden – einer ständig wiederkehrenden Lungenentzündung, die er einfach nicht loswurde. Er war früher mit Tuberkulose in Kontakt gekommen und litt an Flüssigkeitsansammlungen um das Herz herum und in den Lungen, wodurch er chronischen Infektionen gegenüber anfällig wurde, die sich nicht erfolgreich mit Antibiotika bekämpfen ließen. Ungefähr zur selben Zeit führte eine Lebensmittelvergiftung bei ihm zu einer Neuropathie, die seine Beine schwächte. Seine Energie war am Boden.

Seine Ärzte am Bostoner New England Medical Center fanden keine effektive Behandlung für seine immer gravierender werdenden gesundheitlichen Probleme.

Irgendwann gaben sie auf. Ben war schließlich schon über achtzig Jahre alt und sollte daher keine Wunder erwarten. Bleiben Sie zu Hause, kaufen Sie sich einen Rollstuhl, installieren Sie einen Treppenlift, rieten ihm die Ärzte. Sie hatten ein gutes Leben.

Das passte Ben überhaupt nicht. Es war nicht die Tatsache, dass er einfach zu Hause warten sollte, bis er starb, die ihm am meisten zusetzte. Was ihn richtig auf die Palme brachte, war der Kostenvoranschlag für die Installation eines Treppenlifts.

Mit der Unterstützung seiner Frau Mary probierte er eine andere Strategie aus, die neben anderen größeren Veränderungen auch die Umstellung seiner Ernährung beinhaltete. Er ließ sich von einem sachkundigen Ernährungsexperten beraten, der sich sicher war, dass es noch nicht zu spät dafür war, etwas Neues auszuprobieren. Weg mit dem fleischlastigen, käsereichen Junkfood und her mit Gemüse und Vollkorn. Mary hielt Ben bei der Stange und kochte ihm Suppen, Reis, Gemüsepfannen und viele andere gesunde Gerichte.

Schon innerhalb von Tagen schlief er besser. Nach drei Wochen hatte er wieder zu seiner alten Stärke und Energie gefunden. Nach sechs Wochen hatte er fünfzig Pfund Flüssigkeit verloren und fühlte sich wie ein neuer Mensch.

Es war trotzdem kein völlig reibungsloser Prozess. Eines Abends ließ er sich in einem Restaurant von der Speisekarte verführen und »gönnte« sich ein Steak. Fast unmittelbar danach fühlte er sich wieder schlecht. Er hatte keine Energie mehr und litt an Schlafstörungen. Das war für ihn der Beweis, dass es wirklich das gesunde Essen war, das sich so auf seine Gesundheit ausgewirkt hatte. Er kehrte zu seiner gesunden Ernährungsweise zurück und fühlte sich wieder gut.

Kurz danach ging er wieder zum New England Medical Center, aber nicht, um sich behandeln zu lassen, sondern um einen Vortrag zu halten. Er traf die Ärzte wieder, die ihn früher behandelt hatten. Sie waren fassungslos, als sie sahen, wie viel besser es ihm jetzt ging.

Nach dieser lebensverändernden Erfahrung begann Dr. Spock, sich vehement für eine gesunde Ernährungsweise einzusetzen. Er überarbeitete sein Buch »Säuglings- und Kinderpflege« und erweiterte es um Informationen, die die Vorteile einer pflanzenbasierten Ernährung erläuterten und über die Nachteile von Fleisch und Milch aufklärten – den Lebensmitteln, die er früher als unerlässlich für eine gesunde Ernährung von Kindern betrachtete. Er arbeitete mit meiner Organisation, dem Physicians Committee for Responsible Medicine, zusammen, und kämpfte dafür, die US-Regierung dazu zu bringen, ihre Ernährungsrichtlinien zu überarbeiten.

Ein Gespräch mit dem über neunzigjährigen Dr. Spock war wie ein Gespräch mit einem jungen Mann, der zu neuen Abenteuern aufbrach. Er hatte ein enormes Wissen, war sehr großzügig und von einer großen Zielstrebigkeit gelenkt, die ihn sein ganzes Leben über antrieb. Er blieb bis zum Ende seines Lebens geistig fit und starb erst kurz vor seinem fünfundneunzigsten Geburtstag.

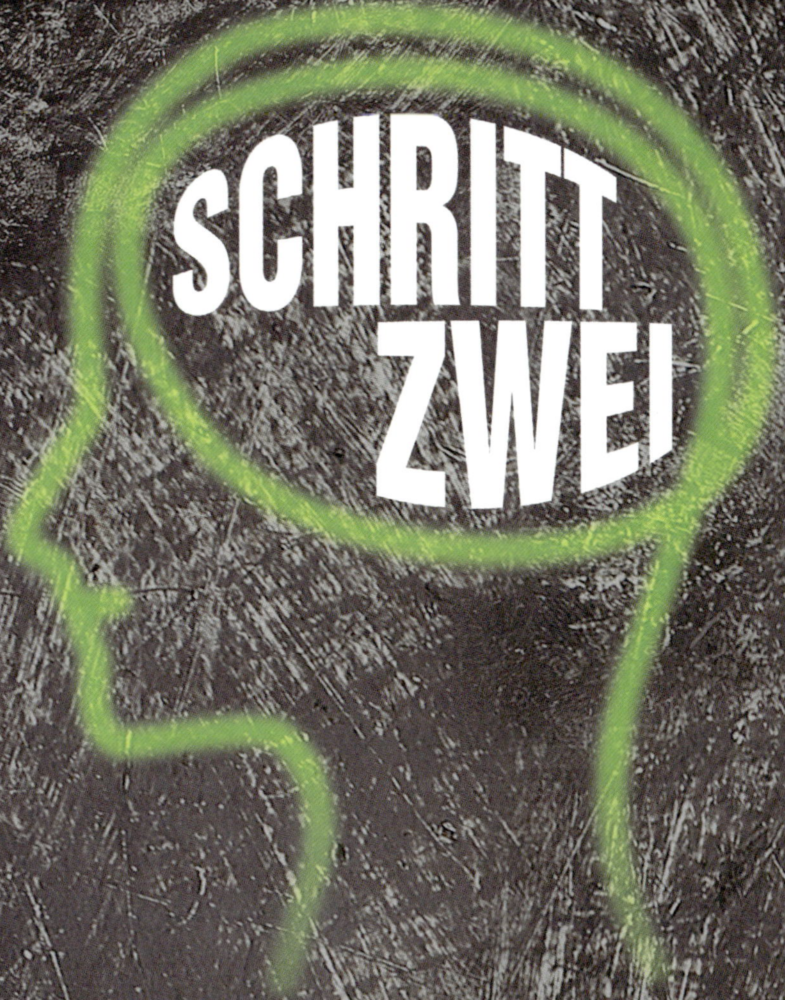

SCHRITT ZWEI

DAS GEHIRN STÄRKEN

Genauso, wie sich durch Training Ihre eigene Muskelkraft und Ausdauer verbessern, können Sie auch Ihr Gehirn stärken.

Kognitive Übungen können die Synapsen stärken – die Brücken, die Ihre Gehirnzellen miteinander verbinden. Je solider diese Verbindungen sind, umso besser geht es Ihnen damit.

Durch Sport wird die Durchblutung des Gehirns erhöht, was bewiesenermaßen tatsächlich einen altersbedingten Gehirnschwund umkehren kann. Auch wenn Sie schon längere Zeit nicht mehr Sport getrieben haben, gibt es ein paar neue Strategien, die mehr körperliche Aktivität erstaunlich einfach machen. Wir gehen es langsam und schonend an, und Sie werden die ganze Zeit über jeden Schritt selbst kontrollieren können.

Sie werden sehen, dass die gesunden Ernährungsgewohnheiten, über die Sie in Schritt I gelesen haben, mit den einfachen Übungen aus Schritt II Hand in Hand gehen. Die Vorteile dieser Kombination für die Gehirnfunktion wurden in kontrollierten Tests und bei Gehirnstrukturscans nachgewiesen.

KAPITEL 5

GEHIRNTRAINING ZUM AUFBAU IHRER KOGNITIVEN RESERVE

In einem riesigen Loft in der Kearny Street mitten in San Francisco sitzt ein junger Mann und beugt sich tief über seinen Computerbildschirm. Nahe der oberen Bildschirmkante taucht ein digitaler Regentropfen auf und läuft langsam nach unten. Auf dem Regentropfen steht eine kleine mathematische Gleichung: 9 + 2. Der junge Mann haut schnell die Zahl 11 in die Tasten, und der Regentropfen zerstiebt in viele winzig kleine Teilchen.

Ein neuer Tropfen erscheint. Auf diesem steht 6 x 1. Der Mann gibt schnell die Zahl 6 ein, und auch dieser Tropfen explodiert. Die nächste Regentropfenaufgabe lautet 34 + 10, und er gibt 44 ein. So geht es immer weiter. Die Tropfen tauchen immer schneller auf, einige jetzt auf der linken, andere auf der rechten Bildschirmseite. Hoch konzentriert reagiert der junge Mann, so schnell er kann, und sammelt dabei Punkte für jede richtige Antwort.

Neben ihm schaut eine junge Frau ebenfalls auf einen Bildschirm. Ihrer aber zeigt animierte menschliche Avatare. Sie scheinen Kunden eines Fast-Food-Restaurants zu sein und schauen sie erwartungsvoll an. Sie muss sich ihre Namen und ihre Bestellung merken. Wenn sie richtig liegt, bekommt sie Trinkgeld.

Auf der anderen Seite des Raumes sitzt eine weitere Frau an einem Bildschirm, auf dem drei Buchstaben auftauchen: CAP. Sie tippt »cape«, »caps«, »captain«, »capsize« und »capture« ein und macht dann eine kurze Pause, um zu überlegen, welche englischen Wörter noch mit diesen drei Buchstaben beginnen. Je mehr Wörter sie in einer bestimmten Zeit eintippt, umso mehr Punkte sammelt sie.

Diese Leute spielen keine Videospiele. Sie sind Mitglieder eines Teams von Computerexperten und Grafikdesignern und arbeiten an einem Trainingsprogramm, das das stärkt, was Wissenschaftler die kognitive Reserve nennen. Dabei handelt es sich um eine neues Konzept in der Neurologie, das uns dabei helfen kann, unsere Erinnerungen wesentlich länger zu speichern.

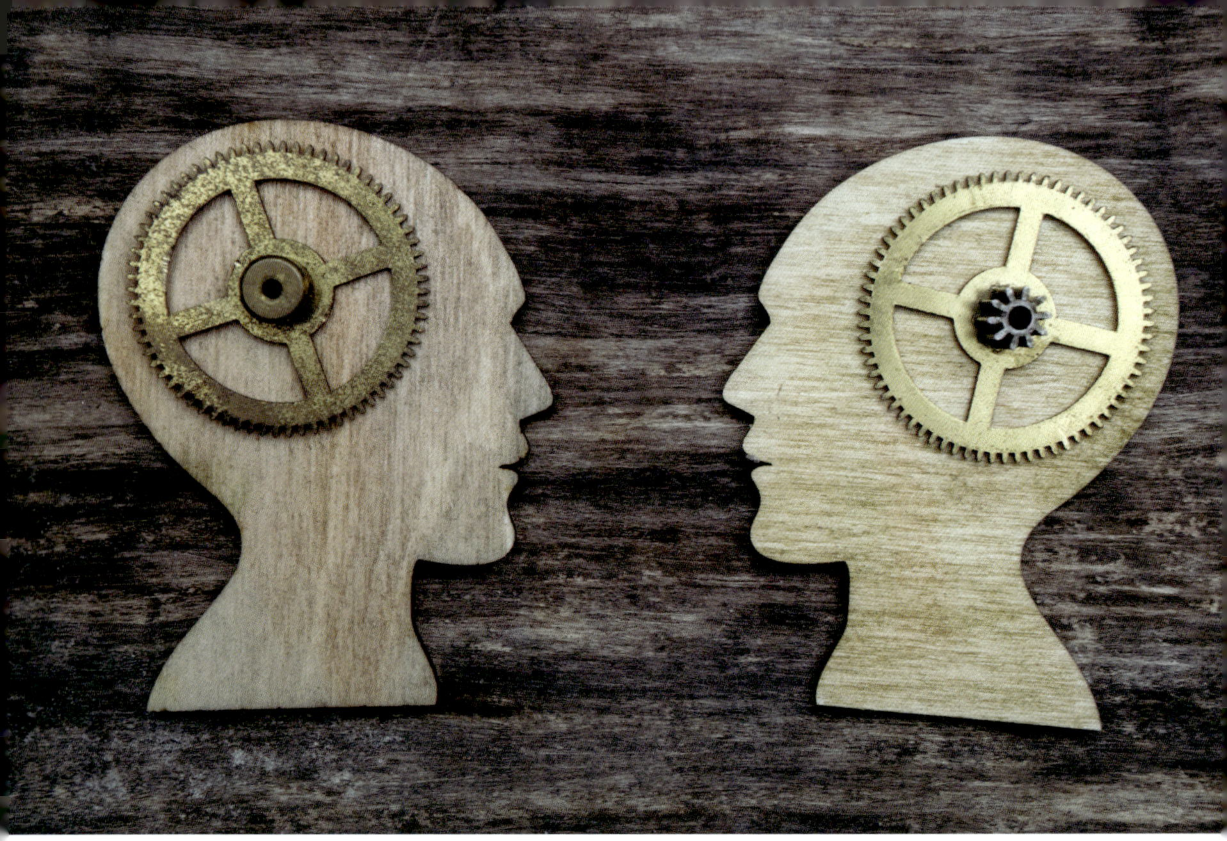

DIE SCHALTSTELLEN DES GEHIRNS AUFBAUEN

Vor relativ kurzer Zeit machten Wissenschaftler eine überraschende Entdeckung: Mittels spezieller Neuroimaging-Techniken schauten sie in die Gehirne lebender Menschen hinein und fanden heraus, dass viele von diesen bereits beträchtliche Mengen amyloider Plaques aufwiesen, sprich: jene mikroskopisch kleinen Ablagerungen, die zu Alzheimer führen. Doch trotz dieser bedrohlich aussehenden Scanergebnisse zeigten einige der betroffenen Probanden, jedenfalls soweit es ersichtlich war, keinerlei kognitive Probleme. Sie hatten ihre Finanzen im Griff, bezahlten alle ihre Rechnungen und erinnerten sich wunderbar an die Namen all ihrer Enkelkinder.[1] Trotz der Veränderungen in ihrem Gehirn schafften sie es irgendwie, ihr Gedächtnis mehr oder weniger intakt und funktionsfähig zu halten.

Wie genau taten sie das? Der Grund, so spekulieren Wissenschaftler, ist eine intellektuelle Stimulation. Indem sie ihr Gehirn über Jahre hinweg mit Input versorgten, hatten sie zwischen den Gehirnzellen so viele Verbindungen aufgebaut, dass sie damit spätere Verluste ausgleichen konnten. Das ist die kognitive Reserve.

Stellen Sie sich das Ganze wie eine Autobahn vor. Sie haben Ihre Stammstrecke, die Sie zu Ihrem Ziel bringt. Was aber, wenn die Autobahn dicht ist? Dann hilft es Ihnen, einen Umweg parat zu haben, oder vielleicht sogar mehrere andere Schleichwege, auf die Sie ausweichen können. So ähnlich funktioniert es auch in Ihrem Gehirn. Wenn Sie ein paar Gehirnzellen oder Synapsen verlieren, ist es großartig, wenn andere Gehirnzellen oder Verbindungen einfach für die verlorenen einspringen und die Nachrichten trotzdem überbringen können. Laut Theorie haben Sie, je mehr Verbindungen zwischen Ihren Gehirnzellen bestehen, umso mehr Optionen, Funktionsstörungen auszugleichen.

Wie genau bauen Sie Ihre kognitive Reserve auf? Am offensichtlichsten während Ihrer Schulzeit. Genau – all die Jahre, die Sie damit verbracht haben, sich durch Lehrbücher zu ackern, an der Tafel Aufgaben zu lösen, Aufsätze zu schreiben, mathematische Gleichungen zu lösen und für Klausuren zu lernen, haben tatsächlich dazu geführt, dass die Verbindungen zwischen Ihren Gehirnzellen gestärkt wurden. Eine groß angelegte Studie mit älteren Erwachsenen aus Memphis im US-Bundesstaat Tennessee und Pittsburgh im US-Bundesstaat Pennsylvania zeigte, dass Menschen mit einem höheren Bildungsniveau im Vergleich zu Menschen mit sehr geringer Bildung oder einem sehr niedrigen Alphabetisierungsgrad besser dazu in der Lage waren, sich ihre geistige Klarheit bis ins hohe Alter zu bewahren.[2] Andere Studien kamen zu ganz ähnlichen Ergebnissen. Gut gebildete Menschen haben mehr »Ausweichstrecken«, falls sie im Notfall darauf angewiesen sind.

So sieht das Ganze aus Sicht Ihres Gehirns aus: Sie gehen mit ein paar Freunden aus. Einer fragt plötzlich, wer eigentlich bei »Vom Winde verweht« mitgespielt hat. »Ich habe ihr Gesicht vor mir«, sagen Sie. »Aber wie hieß die gleich noch mal? Es liegt mir auf der Zunge. Sie war eine der berühmtesten Schauspielerinnen dieser Zeit …«

Falls Sie den Film gesehen haben, können Sie sich vielleicht an den Namen der Schauspielerin erinnern – oder auch nicht. Was aber, wenn Ihr Gehirn einige zusätzliche Verbindungen gebastelt hätte? Ihr Gehirn spuckt plötzlich all diese Informationsfetzen aus, die es gespeichert hat und die alle miteinander vernetzt sind. Der Film spielte in den Südstaaten … die Plantage hieß Tara … es war kurz vor dem Ausbruch des amerikanischen Bürgerkriegs … der Film kam kurz vor Ausbruch des Zweiten Weltkriegs in die Kinos … wie war gleich ihr Name … Sie war in Ashley verliebt … Ashley zog in den Krieg … Sie verarmte und heiratete Rhett Butler … Offen gesagt, pfeif' ich drauf … den hat Clark Gable gespielt … Clark Gable und Vivien Leigh … Genau! So hieß sie!

Nicht gerade hübsch und ordentlich, aber aus so einem Ideensalat taucht irgendwann der Name auf, nach dem Sie gesucht haben. Je mehr Verbindungen Sie dazu gespeichert haben, umso wahrscheinlicher ist es, dass Sie sich an bestimmte Dinge erinnern können.

Bildung ist gut. Deshalb brauchen Sie aber nicht gleich einen Doktortitel in Kernphysik. Egal, welche Art von Bildung und Ausbildung Sie in der Vergangenheit hatten oder nicht – die Schritte, die Sie jetzt unternehmen, zählen ebenfalls. In der Studie aus Chicago konnten sogar einfache mentale Übungen, wenn sie oft genug durchgeführt werden, dabei helfen, Alzheimer zu verhindern. Das kann bereits das Lesen einer Zeitung, eines Buchs oder Magazins sein, das Lösen eines Kreuzworträtsels, das

Kartenspielen, Schach oder Dame, der Besuch eines Museums und sogar Fernsehen oder Radiohören – alles, was Ihre Neuronen zum Funken bringt. In Chicago konnten über einen Zeitraum von vier Jahren die meisten derjenigen, die solchen Aktivitäten nachgingen, ihr Risiko, Alzheimer zu entwickeln, im Vergleich zu denjenigen, die nur sehr wenig geistige Stimulation erfuhren, um etwa zwei Drittel senken.[3]

Das war ermutigend. Also entwickelte ein Team verschiedener Wissenschaftler spezielle Übungen zum Training des Gehirns, um herauszufinden, ob sie damit den geistigen Verfall bei älteren Menschen aufhalten könnten. Das Projekt nannte sich die ACTIVE-Studie, kurz für Advanced Cognitive Training for Independent and Vital Elderly.[4] Die Wissenschaftler aus Alabama, Michigan, Massachusetts, Indiana, Maryland und Pennsylvania luden eine Gruppe von 2.832 älteren Erwachsenen ein, an der Studie teilzunehmen.

Alle Teilnehmer erhielten bis zu zehn Trainingseinheiten zum Gedächtnis, Denken und der Verarbeitungsgeschwindigkeit. Einige mussten sich Wörterlisten einprägen oder Gedächtnistests durchführen. Andere wurden gebeten, wiederkehrende Muster in einer Reihe von Buchstaben oder Wörtern zu erkennen (z.B. a . . . c . . . e . . . g . . . i . . .). Und wieder andere wurden gebeten, sich die Lage verschiedener Objekte zu merken, die kurz auf einem Computerbildschirm auftauchten und dann wieder verschwanden. Die Wissenschaftler führten mit den Studienteilnehmern später auch ein Booster-Training durch.

Fünf Jahre später wurden die Studienteilnehmer untersucht. Und siehe da, sie waren geistig deutlich fitter. Wie viel fitter? Sie konnten dem Alterungsprozess ein Schnippchen schlagen – um ganze sieben bis zu vierzehn Jahre!

Ihre mentale Stärke zeigte sich allerdings am meisten in den Bereichen, die sie trainiert hatten. Wer viele Gedächtnisübungen gemacht hatte, erzielte bei Gedächtnistests die besten Ergebnisse. Wenn das Denken trainiert worden war, waren die Ergebnisse bei Problemlösungsaufgaben am besten. Wenn die Reaktionszeit trainiert wurde, waren sie bei Geschwindigkeitstests am erfolgreichsten. Dies sind alles voneinander unabhängige geistige Funktionen, also ist es sinnvoll, eine Vielzahl verschiedener Aktivitäten in petto zu haben, mit der alle geistigen Funktionen trainiert werden können.

Die Wissenschaftler in dem oben erwähnten Loft in San Francisco tun genau das. Sie arbeiten für Lumos Labs, ein Unternehmen, das mit Wissenschaftlern aller größeren US-Universitäten zusammenarbeitet, um ein ausgefeiltes Set webbasierter Lehrmittel zu entwickeln, das das Gedächtnis, die Konzentrations- und Reaktionsfähigkeit sowie die Fähigkeit zur Problembewältigung stärkt.

Wissenschaftler der University of New South Wales in Australien benutzten diese Übungen, um herauszufinden, ob sie die geistige Leistungsfähigkeit von Menschen mit leichter kognitiver Beeinträchtigung damit stärken könnten. In dreißig Übungsrunden über einen Zeitraum von zwölf Wochen trainierten die Studienteilnehmer ihre Konzentration, ihr Gedächtnis und ihre Reaktionsfähigkeit. Und tatsächlich verbesserte sich ihre Leistung in allen Bereichen Woche für Woche merklich.

Viele verschiedene Forscherteams haben bereits ähnliche Programme zur Stärkung nachlassender kognitiver Fähigkeiten getestet. Einige Wissenschaftler führen das Training in Gruppen, andere in Eins-zu-eins-Situationen durch. Im Jahr 2010 gingen Wissenschaftler in Quebec die Ergebnisse durch.[5] Und tatsächlich scheint ein kognitives Training zu helfen. Es stärkt nicht nur die Gedächtnisleistung, sondern verbessert auch die Stimmung und die Lebensqualität im Allgemeinen.

Besuchen Sie, um sich ein erstes Bild dieser Art von Training zu machen, doch einfach einmal die Webseite von Lumosity (lumosity.com) oder die der Vivity Labs (fitbrains.com). Es gibt Dutzende verschiedener Programme. Jedes beginnt sehr einfach und lässt sich dann auf den Schwierigkeitsgrad und die Komplexität erhöhen, die Sie sich aussuchen. Sie können solche Übungsprogramme auch abonnieren, um Ihr Gehirn regelmäßig zu trainieren. Dabei spüren Sie förmlich, wie sich immer mehr neue Synapsen bilden.

DER VORTEIL DER ZWEISPRACHIGKEIT

Eine besondere Art von Stimulation ist besonders faszinierend: die Fähigkeit, mehr als nur eine Sprache zu sprechen. Wissenschaftler aus Toronto fanden heraus, dass bilinguale Erwachsene sich in puncto Demenz etwas Zeit erkaufen können. Sie sind deshalb nicht vor Funktionsstörungen ihres Gehirns gefeit, doch treten Gedächtnisprobleme, welcher Natur sie auch sein mögen, bei ihnen im Vergleich zu den Menschen, die nur eine Sprache sprechen, erst etwa fünf Jahre später auf.[6]

Zu ähnlichen Ergebnissen kamen weitere Studien, die andere Sprachen untersuchten.[7, 8] Wenn es darum geht, das Entstehen von Alzheimer hinauszuzögern, ist das Sprechen von drei Sprachen besser als das Sprechen von zwei, und das Sprechen von vier Sprachen sogar noch besser.[7]

Das ergibt Sinn, schließlich ist eines der häufigsten Probleme von Menschen mit Gedächtnisstörungen die Unfähigkeit, sich an Wörter oder Namen zu erinnern. Sie halten inne, oftmals leicht beschämt, und warten darauf, dass ihnen die Wörter wieder einfallen. Wenn Sie aber Ihr ganzes Leben lang nicht nur einen Baukasten mit Wörtern, sondern gleich zwei oder drei benutzen, können Sie sich vielleicht den komplexen Schaltkreis vorstellen, den Sie sich im Laufe der Jahre aufgebaut haben.

Leider ist Ihr schon seit Langem vergessenes Schulfranzösisch Ihnen aber in diesem Fall keine Hilfe. Es kommt darauf an, dass Sie die Sprachen tatsächlich anwenden, denn das ist es, was Ihr Gehirn agil hält. Wir wissen noch nicht, ob der Erwerb einer zweiten Fremdsprache später im Leben sich genauso positiv auswirkt, wie bilingual aufzuwachsen. Ich empfehle Ihnen aber trotzdem, Einsatz zu zeigen und ein paar

Sprachkurs-CDs zu bestellen, einen Volkshochschulkurs zu buchen oder eine Woche im Ausland in eine fremde Kultur und Sprache einzutauchen.

Das Erlernen einer neuen Sprache und der Kontakt zu einer anderen Kultur sind in jeder Hinsicht eine bewusstseinserweiternde Erfahrung, und heutzutage ist so etwas leichter als jemals zuvor. Sie können fremdsprachiges TV oder fremdsprachige Filme sehen. Sie können Französisch mit ihrem Handy, Spanisch oder Chinesisch mit Liedtexten lernen. Außerdem finden Sie Blogs in allen möglichen Sprachen sowie Podcasts und Streams im Internet und CDs in jeder Buchhandlung.

Ich persönlich hoffe ja, dass es einen Vorteil für mich hat, in North Dakota aufgewachsen zu sein, wo nahezu alle Leute dank einer großen Anzahl von Menschen norwegischer Abstammung zweisprachig sind. In Fargo zweisprachig zu sein, war eigentlich ganz einfach, weil es für alles im Großen und Ganzen denselben Ausdruck gab: »Mann, ist es kalt!« wurde kurz zu »Uffda!« Wenn es draußen heiß war, wischten wir uns den Schweiß von der Stirn und seufzten: »Uffda!« Und wenn Leute auf Englisch stöhnten: »Himmel, das nenn' ich mal einen saftigen Preis!«, tauschten wir nur ein sehr beredtes »Uffda!« aus. Wie Sie sehen, konnten wir schon von klein auf in bilingualen Konzepten denken. Immerhin erweiterte sich unser Vokabular mit der Zeit etwas mehr. Wir aßen Lefse, eine Art Kartoffelfladenbrot, das wir mit Butter und Zucker verzehrten, Krumkake, die dem deutschen Hippengebäck ähneln, und wer mutig genug war auch Lutefisk, »Laugenfisch«, d.h. Kabeljau, der bei einem langwierigen Prozess, der vor mehreren Jahrhunderten von irgendjemandem erfunden wurde, dessen Nachkommen sich zweifellos in einem kleinen Winkel der Welt vor der Öffentlichkeit verstecken, in Lauge geliert wird. Das Essen solcher Speisen sorgt bestimmt dafür, dass Sie sich ziemlich interkulturell fühlen. Deren Auswirkung auf Ihr Gehirn aber macht sehr wahrscheinlich all das Positive zunichte, was Ihnen die Zweisprachigkeit eingebracht hat.

EINE EINFACHE GEDÄCHTNISSTÜTZE: VERKNÜPFUNGEN BILDEN

Es ist 4 Uhr morgens und Sie werden unsanft aus dem Traumland gerissen, weil Ihnen plötzlich einfällt, dass Sie vergessen haben, Ihre Steuererklärung fristgerecht abzugeben. »Ups!«, denken Sie, »Gut, dass es mir noch eingefallen ist«. Doch während Sie so da liegen, dämmert es Ihnen auch, dass Sie Ihre Hemden noch von der Reinigung abholen und das Auto zur Durchsicht bringen müssen, bevor Sie in den Urlaub fahren. Es gibt viel, woran man sich mitten in der Nacht erinnern kann. Ihnen ist ganz und gar nicht danach, das Licht anzuknipsen und nach Papier und Stift zu suchen, weil Sie dann garantiert nicht mehr einschlafen können. Sie haben aber auch Angst davor, alles wieder zu vergessen.

Solche Situationen sind keinem von uns fremd. Wir müssen uns an etwas Wichtiges erinnern, können es aber gerade nicht sofort erledigen oder aufschreiben. Ich verrate Ihnen daher einen einfachen Trick.

Am meisten können wir dabei von Ben Pridmore lernen. Ben lebt in Derby, Nordengland, und ist Gedächtnisweltmeister. Ben kann sich in weniger als dreißig Sekunden einen Stapel von zweiundfünfzig Karten merken. Sie können sie mischen, wie Sie wollen, und ihm dann den Stapel zurückgeben. Er schaut ihn sich kurz an, dann schaut er Ihnen in die Augen und zählt auf: »Kreuz zwei, Herzdame, Karo zehn« usw., bis er den gesamten Stapel in der richtigen Reihenfolge heruntergerattert hat.

Sie können den Stapel neu mischen, und Ben macht das Ganze noch einmal für Sie, wieder in der richtigen Reihenfolge. Wie macht er das? Ben verrät sein Geheimnis gern: Er verknüpft geistige Bilder miteinander.

Ein einfaches Beispiel: Beginnen Sie mit einem geistigen Bild. Es könnte jedes Objekt sein, dass Sie sich leicht merken können und das Sie mit Dingen verbinden, die Sie noch erledigen müssen. Bei mir ist das mein kleiner schwarzer Terminkalender, in dem ich meine wöchentlichen Termine, Telefonnummern usw. festhalte. Falls ich mitten in der Nacht aufwache und mich an irgendetwas erinnern muss, stelle ich mir zuerst meinen Terminkalender vor. Dann stelle ich mir ein Bild von der Sache oder dem Termin vor, den ich mir merken muss, und verknüpfe es gedanklich mit dem Terminkalender. Die Steuererklärung stellte ich mir z. B. als Reißzwecke vor, die ich in meinen schwarzen Terminkalender drücke. Damit ich es mir besonders gut merken kann, bekommt die Reißzwecke eine grelle Farbe – z. B. neonpink oder -orange. Wenn ich später aufwache, frage ich mich kurz: »Was wollte ich mir eigentlich merken?« Ich blättere meinen gedanklichen Terminkalender durch, sehe die merkwürdige neonpinke Reißzwecke und erinnere mich schnell daran, dass ich meine Steuererklärung noch abgeben muss.

Gehen wir einen Schritt weiter. Sie können solche geistigen Bilder in Ketten miteinander verknüpfen. Wenn ich mir z. B. meine Steuererklärung, die Hemden in der Reinigung und die Autodurchsicht merken muss, fängt mein mentales Bild wieder mit meinem schwarzen Terminkalender an, den ich jedes Mal als meinen Anker einsetze. Dann klebe ich kleine gedankliche Aufkleber hinein und befestige alle extra mit Reißzwecken in leuchtenden Farben, die ich mir gut merken kann. Einer dieser Aufkleber ist z. B. ein Hemd. Das Hemd bekommt auch eine auffällige Farbe. In meinem Terminkalender klebt dann also ein grünes Hemd, das zusätzlich mit einer orangefarbenen Reißzwecke befestigt ist. Dann kommt noch ein Auto dazu, das in einer großen Rauchwolke aus einem der Hemdsärmel fährt. Die Bilder sollten nicht logisch oder banal sein. Je unsinniger und bildhafter sie sind, umso besser werden Sie sich daran erinnern können.

All das dauert nur ein paar Sekunden. Wenn die mentalen Bilder ausgefallen genug sind und miteinander verknüpft werden, können Sie einfach wieder wegdämmern und sich später leicht daran erinnern. Versuchen Sie es, es funktioniert!

Und was macht Ben Pridmore? Sein System zum Kreieren mentaler Bilder ist deutlich komplexer als mein Reißzwecken-Prinzip, und es braucht etwas Übung, um es zu lernen. An sich basiert es aber auf derselben Idee. Statt einen schwarzen Terminkalender zu verwenden, »platziert« er die Bilder im Haus seiner Großmutter, immer eins gefolgt vom nächsten.

Die Bilder selbst stammen von einer Art Sprache, die er selbst entwickelt hat, in der die Kartenfarbe und der Kartenwert Namen für bestimmte Objekte bilden. Diese Objekte platziert Ben gedanklich an verschiedenen Stellen im Haus seiner Großmutter. Wenn Sie Bens »Sprache« gern lernen möchten, können Sie mehr darüber im Internet unter memoryconsulting.com/prid more.htm erfahren.

Diese Strategie ist zweifellos wesentlich herausfordernder als das Erinnern einiger weniger Besorgungen. Aber sie funktioniert. Unter Zuhilfenahme ähnlicher Methoden hat Ben sich auch den Wert von Pi eingeprägt – der mathematischen Zahl, die unsere Mathelehrer für so wichtig hielten – und zwar bis hin zur Stelle Nummer 50.000. Er fängt mit 3,14159 an und hört erst Stunden später wieder mit dem Aufsagen auf.

Sie müssen natürlich nicht ganz so weit gehen. Ich erwähne dies nur, um etwas deutlich zu machen: Ihr Gedächtnis ist kein heilloses Durcheinander, so wie ein Korb mit Schmutzwäsche oder die Sockenschublade. Wenn Ihr Gehirn Dinge abspeichert, verknüpft es sie zu einer Kette. Das Erinnern hängt von solchen Verknüpfungen ab. Ben könnte sich an keine einzige Karte erinnern, wenn er sie nicht mit irgendetwas verknüpfen würde – einer Art geistigem Bild. Indem Sie eine neue Erinnerung mit einer bereits existierenden verknüpfen, kann dieser Prozess immer weiterlaufen, mehr oder weniger bis zur Unendlichkeit.

Warum das von Bedeutung ist? Sind Sie schon einmal jemandem vorgestellt worden und haben später schnell gemerkt, dass Sie den Namen der Person vergessen haben, kurz nachdem Sie ihn zum ersten Mal gehört haben? Das ist passiert, weil Sie den Namen in Ihren mentalen Wäschekorb geworfen und dabei gehofft haben, dass Sie ihn später schon finden. So funktioniert Ihr Gehirn aber nicht. Jeder neue Name, Fakt, jedes Datum, jede Telefonnummer und alles andere, was nicht mit einer bereits existenten Markierung in Ihrem Gehirn verknüpft wird, fällt sofort durchs Raster.

Während Sie also sagen: »Schön, dich kennenzulernen, Sidney«, müssen Sie den Namen Ihres neuen Freundes mit irgendetwas verknüpfen. Stellen Sie sich das Opernhaus in Sydney mit seinen berühmten muschelförmigen Dächern vor oder irgendetwas anderes, das Sie auf den Namen Sidney bringt. Lassen Sie ein sehr ausdrucksstarkes Bild entstehen. (Sie müssen es Ihrem neuen Freund ja nicht verraten.)

Professor Fleischmann kann ein blutiges Hackmesser in der Hand und einen blutbespritzten Kittel an haben (nur vor Ihrem geistigen Auge). Noch einmal: Je grafischer bzw. stärker das Bild ist, umso besser. So stehen die Chancen gut, dass Sie sich später an diese Namen erinnern.

Gedächtnisexperten verknüpfen die Namen von Menschen mit bestimmten Aspekten ihrer Gesichter: ihren Nasen, Augen, Ohren oder anderen Körperteilen oder Auffälligkeiten. Vielleicht treffen Sie einen Mann namens Peter, der eine ziemlich lange Nase hat. Das ist überhaupt nichts Ungewöhnliches, aber vielleicht das Erste, was Ihnen an ihm aufgefallen ist. An diesen gedanklichen Nagel hängen Sie nun Ihr geistiges Bild. Für Peter könnten Sie sich z. B. den Struwwelpeter vorstellen, den Sie mit einer langen Nase verknüpfen.

Das Geheimnis besteht darin, wirklich ausgefallene Bilder zu finden, d. h. farbenfrohe, unlogische, reizvolle, aggressive oder in irgendeiner anderen Art Emotionen auslösende Erinnerungshilfen. Stellen Sie sich also eine lange Reihe von Struwwelpetern mit riesigen Haarmatten auf dem Kopf vor, die in ein Nasenloch der großen Nase hinein und aus dem anderen herausrennen. Stellen Sie sich vor, dass diese ganzen Struwwelpeter schmutzige Füße haben und überall auf dem Gesicht des eigentlichen Peter schwarze Spuren hinterlassen. Das nächste Mal, wenn Sie Peter sehen, wird dieses Bild sofort vor Ihrem geistigen Auge auftauchen.

Banale, alltägliche Bilder funktionieren nicht, sondern führen eher dazu, dass Ihr Gehirn gleich auf »Löschen« drückt. Sollte Sie das überraschen, denken Sie doch nur einmal daran, was Ihr Gehirn so in Ihren Träumen verarbeitet. Haben Sie jemals davon geträumt, dass Sie ganz zwischenfallsfrei und routinemäßig Ihren Wocheneinkauf erledigen? Oder zur Arbeit gehen und einfach nur ein paar belanglose Besprechungen haben? Oder entspannt Golf gespielt, ein nettes Abendessen mit Freunden genossen oder einfach nur die Zeitung gelesen haben? Die Antwort lautet wahrscheinlich nein, weil der Drehbuchautor in Ihrem Gehirn entschieden hat, dass all diese Ideen unerträglich langweilig sind, sie in den Reißwolf geworfen und sich stattdessen auf die Alternativen gestürzt hat, die besonders eindringlich, lustig, erotisch, absurd oder in irgendeiner anderen Weise emotional aufgeladen sind. Positive Emotionen sind am besten, weil Sie sich diese automatisch bewahren wollen. Wenn Sie sich an etwas erinnern wollen, dann verleihen Sie dieser Sache eine Farbe, die es besonders auffällig macht.

Zu diesen Techniken gibt es mehrere Bücher. Zu einem der besten gehört Benjamin Levys »Remember Every Name Every Time«. Viele weitere Methoden zum Training Ihres Gedächtnisses finden Sie in den Büchern von Tony Buzan, u. a. in »Nichts vergessen!«.

EINE PRISE DEMUT

So aufregend das Konzept der kognitiven Reserve und so nützlich Gedächtnisübungen auch sein mögen, können sie es nicht wettmachen, wenn Sie nicht auf Ihren Körper aufpassen. Das bedeutet, gesund zu essen und so aktiv und sportlich zu sein, wie Sie es können. Wenn Sie sich nicht gesund ernähren und Ihr Gehirn z. B. mit reichlich »bösen« Fetten und giftigen Metallen überlasten, kann die kognitive Reserve, die Sie sich aufgebaut haben, sehr einfach und schnell zunichtegemacht werden. Ebenso schlecht ist es für Sie, immer nur herumzusitzen, statt Ihr Herz regelmäßig ordentlich zum Pumpen zu bringen.

Mein Vater studierte Medizin an der Universität, schloss seine Facharztausbildung ab, las jede Ausgabe des JAMA (Journal of the American Medical Association) des New England Journal of Medicine und abends immer die Lokalzeitung. Ja, es war die Zeitung aus Fargo, aber auch das zählt. Im Laufe seines Lebens baute er sich eine beachtliche kognitive Reserve auf.

Er wuchs aber auch auf einer Rinderfarm auf und konnte nie den Appetit auf Rindfleisch loswerden, abgesehen von den wenigen Jahren, in denen meine Mutter ihn überzeugte, zusammen gesünder zu essen, bevor der Umzug ins Altersheim dazu führte, dass sie das gesunde Essen gegen das eintauschten, was auch immer das »Goldene-Jahre-Menü« des Tages war. Diese Ernährungsweise brachte meinem Vater eine Überdosis gesättigter Fette und Cholesterin ein, und darüber hinaus auch viel zu viel Eisen, Kupfer und Zink. Die nach dem Essen einsetzenden Magenschmerzen führten dazu, dass er seine gewöhnliche Dosis aluminiumhaltiger Antazida einnehmen musste. Seine kognitive Reserve war wie ein Haus auf Stelzen, das von einem Tsunami erfasst wird. Sein Gedächtnis und seine emotionale Kontrolle begannen sich aufzulösen, und man konnte förmlich dabei zusehen, wie seine Neuronen ihre Verbindung zueinander verloren.

Sie möchten so etwas bestimmt vermeiden. Das bedeutet, dass Sie sich Ihrer Gesundheit zuliebe gut ernähren müssen – so wie in den vorangegangenen Kapiteln beschrieben. Das bedeutet auch, dass Sie jede Gelegenheit nutzen sollten, Ihrem Gehirn die Stimulation zu gönnen, nach der es lechzt, egal, ob es sich nun um das Lesen einer Zeitung, das Lösen eines Kreuzworträtsels, einen Kurs oder ein Nachrichtenprogramm handelt. Warum gehen Sie nicht noch einen Schritt weiter und abonnieren einen herausfordernden Online-Kurs, der Ihnen Spaß macht, oder überlegen, welche Sprache Sie eigentlich schon immer einmal lernen wollten? Egal, wie alt Sie sind und was Ihre bisherigen Lebenserfahrungen sind, Sie finden bestimmt etwas, das Ihnen gefällt.

Übrigens: Ben Pridmore ist nicht in allen Bereichen Gedächtnisweltmeister. Es gibt da jemanden, der Ben schlagen kann. In Kyoto in Japan haben Wissenschaftler einen computergestützten Kurzzeitgedächtnistest entwickelt, bei dem Ben eine deutliche Niederlage einstecken musste. Das Computerprogramm bestand aus Zahlen, die plötzlich an verschiedenen Orten auf dem Monitor auftauchten und dann schnell von weißen Rechtecken ersetzt wurden.[9, 10] Die Aufgabe der Testperson war es, jede Karte so anzutippen, wie sie in einer richtigen Zahlenreihenfolge vorkommen würde, also eins, zwei, drei, vier usw.

Ben setzte sich an den Computer und gab sein Bestes. Er war tatsächlich richtig gut. Trotzdem wurde Ben ganz klar vom Lokalmatador Ayumu geschlagen. Ayumu war zu diesem Zeitpunkt gerade einmal sieben Jahre alt. Seine Genauigkeit war weitaus größer als alles, was Ben je erreichen könnte.

Ayumu ist ein Schimpanse. Im Labor von Dr. Tetsuro Matsuzawa tritt Ayumu gegen Studenten an – und alle anderen, die sich trauen. Dr. Matsuzawa weiß, wie nun mittlerweile alle Neurowissenschaftler, dass Schimpansen bei Gedächtnistests wie diesem viel besser abschneiden als Menschen, und dass niemand Ayumu schlagen kann. So wie Hunde Geräusche und Gerüche wahrnehmen können, die weit außerhalb des Empfindlichkeitsbereichs von Menschen liegen, und Stare ihren Flug von Millisekunde zu Millisekunde koordinieren, haben Schimpansen ganz eigene neuropsychologische Fähigkeiten, die uns Menschen wie blutige Anfänger aussehen lassen.

Wenn Sie probieren möchten, Ayumus durchschnittliche Leistung zu übertreffen, besuchen Sie die Webseite von Lumos Labs, die eine Online-Version genau dieses Tests entwickelt hat, in dem Ayumu unschlagbar ist: http://games.lumosity.com/chimp.html.

Natürlich hat Ayumu mittlerweile auch jede Menge Übung darin, und es hat ihm beim Aufbau einer erstaunlichen kognitiven Reserve außerdem auch geholfen, herauszufinden, was die Menschen um ihn herum tun und sagen. Ganz zu schweigen von seiner Ernährung: All das frische Obst und Gemüse ohne Fleisch, Milchprodukte oder fettige Speisen tun ihm natürlich auch gut.

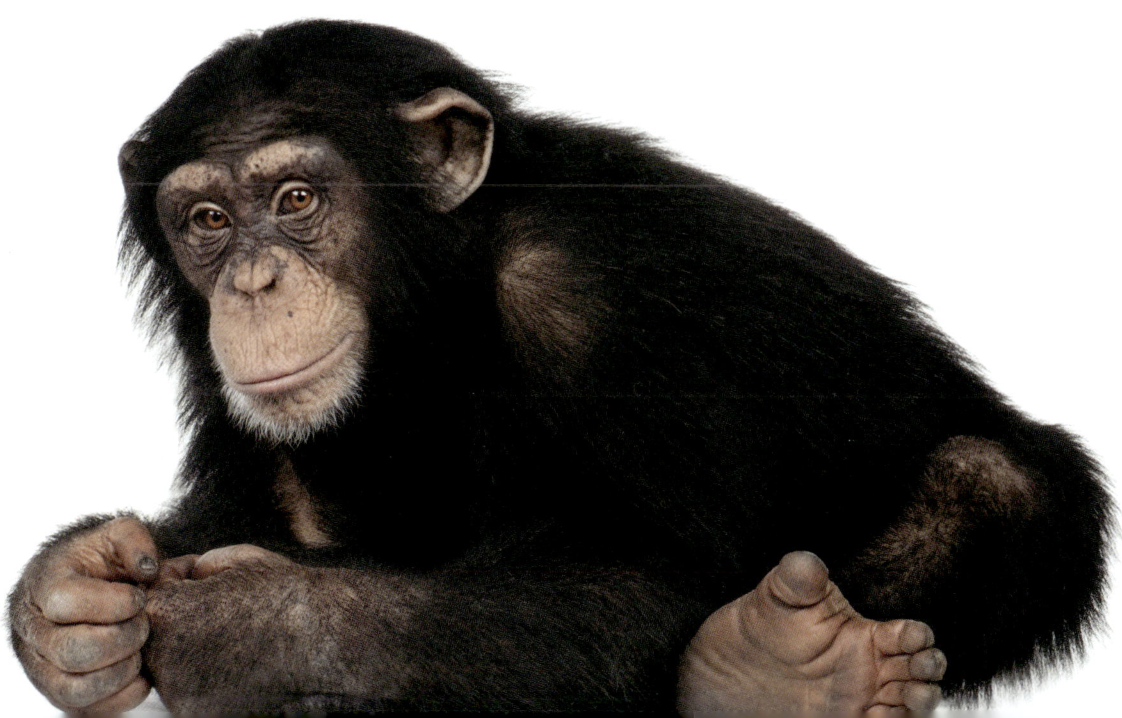

KAPITEL 6

SPORT ZUM SCHUTZ DES GEHIRNS

Sport ist für so vieles gut – auch für unser Gehirn. Wenn Ihr Herz beginnt zu pumpen, können Sie sich vorstellen, wie Ihr Blut und der damit transportierte Sauerstoff Ihr Gehirn durchflutet, dabei alle Winkel von angestaubten Spinnennetzen befreit und Ihre Gehirnzellen verjüngt. Es ist tatsächlich so. Menschen, die regelmäßig Sport treiben, weisen physische Unterschiede in ihren Gehirnen auf, die bei speziellen Gehirnscans sichtbar werden. Der Hippocampus, der Teil des Gehirns, der für das Gedächtnis zuständig ist, wird durch jede Art von körperlicher Betätigung, die Ihr Herz zum Pumpen bringt, gestärkt. Das scheint auch unabhängig von Ihrem Alter der Fall zu sein. Im Laufe der Jahre tendieren diejenigen Menschen, die Sport treiben, wesentlich seltener dazu, Alzheimer zu entwickeln oder Schlaganfälle zu erleiden als die, die es sich nur auf dem Sofa gemütlich machen. So sehr wir auch dazu neigen, in unserer Freizeit träge zu werden und zu entspannen, sollte uns die beeindruckende Wirkung von Sport doch wieder dazu bringen, öfter in Schweiß auszubrechen.

Wenn Sie noch nicht überzeugt sind, lassen Sie mich Ihnen zeigen, was die Wissenschaft herausgefunden hat:

Wissenschaftler der Columbia University luden eine Gruppe junger, untrainierter, nicht fitter Menschen zwischen einundzwanzig und fünfundvierzig Jahren dazu ein, ein Sportprogramm zu beginnen.[1] Jeder von ihnen bekam je nach Vorliebe ein Laufband, ein Heimtrainerrad, einen StairMaster oder einen Crosstrainer und wurde gebeten, darauf in einem Zeitraum von zwölf Wochen viermal die Woche vierzig Minuten zu trainieren. Die Wissenschaftler scannten die Gehirne der Probanden per MRTs (Magnetresonanztomographien). Die Scans zeigten, dass ihre Gehirne tatsächlich neue Blutgefäße und neue Gehirnzellen bildeten, und zwar nicht irgendwo, sondern besonders im Bereich des Hippocampus. Je fitter die Probanden wurden, umso mehr Veränderungen zeigten ihre Gehirne, und umso besser schnitten sie bei kognitiven Tests ab.

»Ich bin aber nicht einundzwanzig!«, sagen Sie jetzt vielleicht. Nun, es sieht so aus, als würde Sport auf dieselbe, wenn nicht sogar bessere Weise bei älteren Menschen wirken. Es scheint sogar so zu sein, dass Sport das altersbedingte Schrumpfen des Gehirns tatsächlich umkehren kann.

Wissenschaftler der University of Illinois stellten für ein Sportprogramm eine Gruppe von neunundfünfzig Erwachsenen zusammen, die allesamt über sechzig Jahre alt und wenig aktiv waren.[2] Dreimal pro Woche kamen die freiwilligen Studienteilnehmer für ein aerobes Training zusammen, d.h. für Aktivitäten, die die Pulsfrequenz nach oben treiben (z.B. Rennen oder Step Aerobic) – im Gegensatz zu anderen Trainingsarten wie z.B. Gewichtheben oder Dehnübungen, die den Puls nicht beschleunigen.

Nach sechs Monaten maßen die Wissenschaftler die Größe der Gehirne der Probanden. Mittels MRT-Aufnahmen maßen sie die graue Substanz, sprich, den Teil des Gehirns, der vor allem aus Gehirnzellen besteht und den Sie sich wie den Businessteil vorstellen können. Sie maßen auch die weiße Substanz, die hauptsächlich aus Axonen – Nervenzellfortsätzen, die von einer Gehirnzelle zur nächsten reichen – besteht. Die weiße Substanz ist eine Ansammlung von Fasern, die die Kommunikation zwischen verschiedenen Teilen des Gehirns und Nervensystems sicherstellen.

Die Wissenschaftler verglichen die Aufnahmen mit denen, die vor Beginn des Sportprogramms aufgenommen wurden. Es stellte sich heraus, dass die graue Substanz der Probanden sechs Monate später größer als vorher war, vor allem im Bereich der Frontallappen, die für das Gedächtnis und die Konzentration unverzichtbar sind. Ihre weiße Substanz hatte sich ebenfalls vergrößert. Der Teil der weißen Substanz, der sich vergrößert hatte, war gleichzeitig der Teil des Gehirns, der die Kommunikation zwischen der rechten und linken Gehirnhälfte ermöglicht.

In einer späteren Untersuchung konzentrierten sich Wissenschaftler auf den Hippocampus, der normalerweise im Zuge des Alterns jährlich um etwa 1 bis 2 Prozent schrumpft.[3] Die Wissenschaftler baten 120 ältere Erwachsene, mit einem einfachen Laufprogramm zu beginnen, und maßen im Laufe der Untersuchung immer wieder die Größe des Hippocampus jeder Testperson.

Die Probanden gingen dreimal in der Woche länger in schnellem Tempo spazieren. In der ersten Woche dauerten die Spaziergänge nur zehn Minuten, mussten aber schnell genug sein, um den Puls der Probanden merklich zu erhöhen. Daraufhin erhöhten sie die Dauer der Spaziergänge wöchentlich um fünf Minuten, bis eine Dauer von insgesamt 40 Minuten pro Lauf erreicht war. Diese wurde beibehalten und nur durch 5 Minuten Dehnübungen jeweils vor und nach dem Laufen ergänzt.

Die MRTs zeigten, dass Sport das allmähliche Schrumpfen des Gehirns mit zunehmendem Alter tatsächlich umkehren bzw. den Hippocampus vergrößern kann. Im Laufe dieses Prozesses verbesserte sich auch die Gedächtnisleistung der Probanden.[3]

Heißt das, dass Sport uns mit zunehmendem Alter tatsächlich davor schützt, Gedächtnisprobleme zu entwickeln? Ja. Wissenschaftler der Seattle's Group Health Cooperative fanden heraus, dass unter Erwachsenen über fünfundsechzig Jahre diejenigen, die dreimal pro Woche Sport trieben, ein etwa 40 Prozent geringeres Risiko hatten, irgendeine Form von Demenz zu entwickeln, als ihre weniger aktiven Freunde.[4]

Eine Fünf-Jahres-Studie in New York kam zu einem ähnlichen Ergebnis. Die Menschen, die Sport trieben und sich gesund ernährten, konnten ihr Alzheimer-Risiko um bis zu 60 Prozent verringern.[5]

Schwedische Wissenschaftler führten eine ganz ähnliche Untersuchung durch, indem sie beobachteten, was passiert, wenn Menschen im Laufe der Jahre altern. Sie fanden heraus, dass die körperlich aktiveren Menschen ein 60 Prozent geringeres Risiko hatten, Alzheimer zu entwickeln.[6] Dieser Vorteil wurde vor allem bei all denen deutlich, die Träger des APOE-e4-Gens waren, was erneut darauf hinweist, dass unsere persönlichen Entscheidungen sich stärker auswirken als unsere genetische Veranlagung.

Mehrere verschiedene Forscherteams haben versucht, das Ausmaß der positiven Wirkung von Sport zur Vorbeugung von Demenz zu einzuschätzen. Auch wenn die Ergebnisse von Studie zu Studie voneinander abwichen, wurde insgesamt deutlich, dass ein regelmäßiges aerobes Training das Risiko einer Demenz um etwa 30 Prozent und das von Alzheimer um grob die Hälfte senkt.[7]

WIE FUNKTIONIERT DAS?

Gut, es funktioniert also. Aber wie genau? Es ergibt Sinn, dass Rennen, Radfahren oder Tennis das Herz stärken. Auf welche Weise wird aber unser Gehirn dadurch trainiert? Nun, zuerst einmal hilft die Kombination aus Sport und einer gesunden Ernährung dabei, die Arterien sauber und offen zu halten und dadurch eine gute Durchblutung sicherzustellen. So können Sauerstoff und Nährstoffe überall hin und Abfallprodukte abtransportiert werden. Sport hilft Ihnen außerdem dabei, Ihren Blutdruck, Ihren Diabetes oder Ihre Gewichtsprobleme unter Kontrolle zu bringen – alles weitere Faktoren, die sich ebenfalls auf Ihr Gehirn auswirken.

Außerdem spielt bei dieser positiven Wirkung auch noch eine Substanz namens BDNF brain-derived neurotrophic factor) eine Rolle, die Ihrem Gehirn dabei hilft, neue Verknüpfungen zwischen den Gehirnzellen zu bilden und zugleich die Zellen und Verknüpfungen schützt, die Sie schon haben. Aerobe Übungen erhöhen die Konzentration von BDNF in Ihrem Gehirn.[3] Das ist wichtig, weil BDNF bei Menschen mit Alzheimer in der Regel nur in geringeren Konzentrationen vorkommt.

Sobald Ihr Herz anfängt zu pumpen, beginnt Ihr Gehirn damit, neue Verknüpfungen zwischen den Gehirnzellen herzustellen. Das scheint auch bei Trägern des APOEe4-Gens der Fall zu sein.[7] Einige Wissenschaftler vermuten auch, dass Sport dem Gehirn dabei hilft, Giftstoffe loszuwerden, die zu einem Verlust von Gehirnzellen führen könnten.[8]

Denken Sie einmal darüber nach. Die meisten Menschen lassen von Jahr zu Jahr immer mehr nach. Die Verknüpfungen zwischen den Zellen beginnen sich aufzulösen, und das Gehirn schrumpft in kleinem Maße. Im Laufe der Jahre haben sie das Gefühl, dass sie geistig merklich weniger fit sind. Wenn Sie es aber zu Ihrer Routine machen, Ihr Herz regelmäßig kräftig zum Pumpen zu bringen, ändert sich alles. Es ist fast so, als würden Sie die Garagentür zu Ihrem zu lange vernachlässigten Ferrari öffnen. Sie stauben Ihr Gehirn ab, pusten alten Rauch heraus und nehmen es auf eine Spritztour mit.

Ihre Gehirnzellen verjüngen sich, und dieses Ergebnis lässt sich deutlich bei Gehirn-Scans, kognitiven Tests und an Ihrem alltäglichen Wohlgefühl erkennen.

WARTEN SIE NICHT LÄNGER AB

Wie ich zuvor bereits erwähnt habe, ist Sport in jedem Alter hilfreich. Auch noch vor der Pubertät erzielen Kinder, die körperlich am fittesten sind, bessere Ergebnisse bei kognitiven Tests.[9] Egal, ob Sie zwölf, zweiundvierzig, zweiundsechzig oder zweiundneunzig Jahre alt sind – Sport, der Ihren Puls in die Höhe treibt, ist gesund für Ihr Gehirn.

BEVOR SIE ANFANGEN

Wenn der Gedanke, ein neues Sportprogramm anzufangen, Sie etwas einschüchtert, lassen Sie mich Ihnen versichern, dass das Programm, was ich gleich beschreiben werde, sehr einfach ist. Folgen Sie Ihrem eigenen Tempo. Beachten Sie aber, bevor Sie damit beginnen, folgende Hinweise:

TREIBEN SIE SPORT *UND* STELLEN SIE IHRE ERNÄHRUNG UM, und tun Sie nicht das eine anstatt des anderen. Eine ungesunde Ernährung kann die positive Wirkung von Sport zunichtemachen, also befolgen Sie auch die zuvor beschriebenen Schritte. Geben Sie Ihrem Ferrari genau den Brennstoff, den er braucht.

Der Vorteil des Kombinierens von Sport mit gesunden Essgewohnheiten wirkt sich nicht nur auf Ihr Gehirn, sondern auf Ihre gesamte körperliche Gesundheit aus. Wenn Menschen probieren, allein mit Sport abzunehmen, ohne ihre Ernährung zu verbessern, sind sie schnell enttäuscht.[10, 11] Um sich die Kalorien von nur sechs Chicken Nuggets abzutrainieren, müssten Sie knapp fünf Kilometer rennen. Wenn

Sie dazu noch einen Softdrink hatten, kommen gleich noch 4 Kilometer dazu. Wenn Sie sich zur nächsten Mahlzeit einen Burger gegönnt haben, sind es noch einmal knapp 5 Kilometer zusätzlich. Theoretisch könnten Sie so lange trainieren, bis Sie alle diese Kalorien verbrannt haben, doch dann hätten Sie nicht mehr viel Zeit für irgendetwas anderes.

Also lassen Sie Sport zum Verbündeten eines gesunden Essverhaltens werden, statt dessen Platz einzunehmen. Eine gesunde Ernährung senkt Ihren Cholesterinspiegel und schützt Sie vor giftigen Metallen und anderen Schadstoffen, während Sport all diese Vorteile noch potenziert.

KONSULTIEREN SIE IHREN ARZT. Wenn Sie über vierzig Jahre alt sind, Gesundheitsprobleme haben oder deutlich übergewichtig sind, sprechen Sie mit Ihrem Arzt, bevor Sie mit einem neuen Sportprogramm beginnen, und stellen Sie sicher, dass Sie dazu in der Lage sind. Ihr Arzt kann sich Ihr Herz, Ihre Gelenke, Ihre Augen und Ihre Füße genauer ansehen.

Er wird auch überprüfen, welche Medikamente Sie eventuell einnehmen. Einige Medikamente könnten Ihre Möglichkeiten einschränken, ein aerobes Training zu absolvieren. Wenn Sie bspw. blutdrucksenkende Mittel einnehmen, wird Ihr Puls nicht so schnell auf das Training ansprechen. In so einem Fall müssen Sie deshalb vorsichtiger sein.

Wenn Sie Diabetes haben, gebe ich Ihnen einen besonderen Rat. Bei Typ-1-Diabetes kann Ihr Blutzucker während des Trainings überraschend schnell abfallen. Dasselbe gilt für Menschen mit Typ-2-Diabetes, die Medikamente einnehmen, vor allem Insulin oder andere Mittel, die die Ausschüttung von Insulin stimulieren, wie bspw. Glipizid, Glibenclamid, Glimepirid, Nateglinid oder Repaglinid. Manchmal fällt der Blutzucker sehr schnell, andere Male erst verspätet nach einigen Stunden. Sie müssen also damit rechnen. Haben Sie für Notfälle immer ein Blutzuckermessgerät und Traubenzucker dabei, und lassen Sie sich von Ihrem Arzt dazu beraten, ob Sie ggf. Ihre Essenszeiten und Medikamente anpassen müssen.

PASSEN SIE GUT AUF SICH AUF. Es ist sehr sinnvoll, einen Trainingspartner zu haben, gute Schuhe, Handgelenkschützer und gut sichtbare Kleidung zu tragen und sich von regem Straßenverkehr fernzuhalten.

LASSEN SIE ES LANGSAM ANGEHEN. Wenn Sie schon lange Zeit wenig aktiv waren, ist Ihr Körper nicht für einen Marathon bereit. Die Arterien zu Ihrem Herz könnten durch eine ungesunde Ernährung verengt sein. Ihre Gelenke sind einer großen Belastung ebenfalls noch nicht gewachsen, und Ihren Körper zu überfordern, ist das Letzte, was Sie tun wollen. Beginnen Sie also gemächlich. Mit der Zeit werden Sie sich immer weiter steigern können. Wenn Sie mit einem neuen Schwimmprogramm beginnen, würden Sie auch nicht gleich den Ärmelkanal durchschwimmen. Jede Art aerobes Training sollte zunächst in Ihrer Komfortzone beginnen.

DAS TRAININGSPROGRAMM STARTEN

Genug der Theorie. Lassen Sie uns anfangen. Das Programm, das ich im Folgenden beschreibe, basiert auf Laufen. Statt die Distanz ins Visier zu nehmen, konzentrieren wir uns auf Ihren Puls. Der Plan besteht darin, innerhalb eines vorher festgelegten Zeitraums Ihren Puls langsam in die Höhe zu treiben und damit die Blutversorgung des Gehirns zu verbessern. Die Konzentration auf den Puls macht das Ganze wirklich einfach. Sie können so lange laufen und sich ausruhen, wie Sie mögen. Sie müssen niemals besonders erschöpft sein.

Wir beginnen damit, dass wir Ihre individuelle Zone finden – die Pulsfrequenz, die gut für Ihr Gehirn und Ihren Körper ist, bei der Sie sich aber immer noch im sicheren Bereich befinden. Dann werden wir vorsichtig Ihren Puls erhöhen, damit mehr Blut in Ihr Gehirn fließen kann. Wir steigern die Intensität Stück für Stück, sodass Sie stets die Kontrolle über alles behalten. Schließlich sorgen wir dafür, dass Sie richtig in Tritt kommen und im Rhythmus bleiben, damit sich das Training auch wirklich auszahlt.

BESTIMMEN SIE IHRE ZIELPULSFREQUENZ. Beim Training wollen Sie Ihr Herz schnell genug zum Schlagen bringen, damit Sie körperlich davon profitieren, aber nicht so stark, dass Sie es überanstrengen. Um diesen sicheren Bereich für Ihre Pulsfrequenz zu finden, würde Ihr Arzt Sie z. B. einem Stresstest unterziehen. Das passiert normalerweise auf einem Laufband, während Sie an ein EKG angeschlossen sind. Das Ziel ist es, herauszufinden, wie stark Sie belastbar sind, ohne dass Ihr Herz davon angegriffen wird und schmerzt oder aber Veränderungen beim EKG auftreten.

Eine einfachere Möglichkeit, die für Sie sichere Zielpulsfrequenz zu berechnen, basiert auf Ihrem Alter. Subtrahieren Sie Ihr Alter zunächst von 220. Wenn Sie z. B. 60 Jahre alt sind, rechnen Sie 220 minus 60. Das ergibt 160 – die maximale Pulsfrequenz, bei der Ihr Herz schlagen sollte. Zu Ihrer eigenen Sicherheit sollten Sie immer deutlich unter diesem Wert bleiben.

Ihr Zielbereich liegt zwischen 60 und 80 Prozent Ihrer maximalen Pulsfrequenz. (Bei einem Sechzigjährigen wären dies 96 Schläge pro Minute.) Wenn Sie in besserer Form sind, können Sie den Bereich auf 70 bis 80 Prozent der maximalen Pulsfrequenz steigern, sprich 112 bis 128 Herzschläge pro Minute. Ein sehr gut trainierter Sportler könnte den Bereich bis auf 85 Prozent der maximalen Pulsfrequenz steigern, doch sollte niemand über diesen Wert hinausgehen. Die folgende Tabelle wird Ihnen dabei helfen, den für Sie richtigen Bereich herauszufinden.

DIE RICHTIGE ZIELPULSFREQUENZ FINDEN

Alter	Maximale Pulsfrequenz	Zielpulsfrequenz (60 bis 80 %)
20	200	120–160
25	195	117–156
30	190	114–152
35	185	111–148
40	180	108–144
45	175	105–140
50	170	102–136
55	165	99–132
60	160	96–128
65	155	93–124
70	150	90–120
75	145	87–116
80	140	84–112
85	135	81–108
90	130	78–104
95	125	75–100
100	120	72–96

Die Idee einer Zielpulsfrequenz spricht vor allem all diejenigen an, denen der bloße Gedanke, einfach nur unendlich lang die Straße entlang zu joggen, ein Graus ist. Stattdessen erhöhen Sie Ihren Puls nur für eine bestimmte Dauer. Wenn Sie sich unwohl fühlen, können Sie immer eine Pause einlegen und dann einfach weitermachen, wenn Sie wieder bereit dafür sind.

Setzen Sie sich nicht unter Druck. Sprechen Sie mit Ihrem Arzt über Ihre Trainingspläne und folgen Sie seinen Empfehlungen. Es ist wichtig, dass Sie sich während des Trainings wohlfühlen, ohne Probleme atmen und sprechen können und dabei keine Schmerzen empfinden.

Wenn Sie bereits in guter Form sind, können Sie damit beginnen, pro Woche dreimal dreißig Minuten in straffem Tempo zu laufen. Wenn Sie an sehr zügiges Laufen nicht gewöhnt sind, beginnen Sie mit einem zehnminütigen Intervall und erhöhen Sie dieses jede Woche um fünf Minuten. Während der ersten Woche laufen Sie zunächst also zehn Minuten. Erweitern Sie das Training ruhig auch auf mehr Tage, aber bleiben Sie bei jedem Trainingsintervall unter Ihrer Grenze. In der zweiten Woche steigern Sie die Intervalle auf fünfzehn Minuten und machen so weiter, bis Sie bei vierzig und fünfundvierzig Minuten angelangt sind. Bleiben Sie dann bei dieser Intervalldauer und trainieren Sie pro Woche dreimal oder häufiger.

Beim Laufen sollte es Ihr Ziel sein, Ihren Puls nach oben zu treiben, es sei denn, Ihr Arzt hat Ihnen aus gesundheitlichen Gründen davon abgeraten. Ihr Puls sollte höher als im Ruhezustand sein und in Ihrem Zielbereich liegen. Er sollte nie so hoch sein, dass Sie nicht mehr sprechen können, Probleme beim Atmen oder Schmerzen in der Brust haben.

Überprüfen Sie Ihren Puls nach ein paar Minuten an Ihrem Handgelenk oder (sanft) an Ihrer Halsschlagader gleich neben Ihrer Luftröhre. Zählen Sie fünfzehn Sekunden lang die Schläge und multiplizieren Sie diese Zahl dann mit vier, um die Schläge pro Minute zu berechnen.

Denken Sie daran, dass Sie Ihr Training nicht an irgendeiner bestimmten Distanz festmachen müssen. Versuchen Sie stattdessen lieber, Ihren Puls für einen bestimmten Zeitraum im Bereich Ihrer Zielpulsfrequenz zu halten, so wie ich es oben beschrieben habe. Das heißt, dass Sie rennen, laufen und pausieren können, so viel Sie können. Das Ziel besteht darin, Ihren Puls in den richtigen Frequenzbereich zu bringen. Nach einiger Zeit werden Sie von allein spüren, wann Sie diesen erreicht haben, und müssen ihn dann nicht mehr kontrollieren.

DREI WICHTIGE PUNKTE, DIE ZUM ERFOLG FÜHREN

Es gibt drei Kernpunkte, die den Erfolg Ihres Trainings garantieren:

SPASS IM TEAM. Manche Leute trainieren nach dem Motto »Nur die Harten komm' in' Garten«. Sie quälen sich um 5.30 Uhr aus dem Bett, um sich dann von einem ehemaligen Feldwebel anschreien zu lassen. Sie gehören wahrscheinlich nicht dazu. Sie werden nur an etwas dranbleiben, wenn es Ihnen wirklich Spaß macht.

Und was macht Sport zum Spaß? Gute Gesellschaft. Gehen Sie mit einem Familienmitglied oder einem Freund oder einer Freundin laufen. Suchen Sie sich einen Ort aus, den Sie besonders mögen, vielleicht in der freien Natur oder aber in der Shoppingmeile – was auch immer Sie am meisten anspricht.

Wenn Sie sich bei einem Fitnessstudio anmelden, tun Sie es am besten zusammen mit einem Freund oder einer Freundin, und wählen Sie Kurse aus, in denen Sie andere Leute treffen. Es ist wesentlich wahrscheinlicher, dass wir an unserer Trainingsroutine festhalten, wenn sie Spaß macht und es Menschen gibt, die uns erwarten.

Nehmen Sie sich also eine Minute Zeit und denken Sie darüber nach, wie Sie es selbst angehen können. Wen könnten Sie für ein gemeinsames Training begeistern? Wo könnten Sie hingehen, wo es auch andere Leute gibt, die ebenfalls ihren Puls nach oben treiben?

Übrigens bedeutet Training nicht automatisch Laufbänder oder Gewichtstemmen. Es kann auch Tanzen, Tennis oder ein Spaziergang im Park sein. Sie können sogar Händchen halten, während Sie laufen. (Dafür sollten Sie sich aber besser kennen.)

MACHEN SIE IHR TRAINING ZU EINEM VERBINDLICHEN TERMIN. Schreiben Sie es sich auf. Dinge, die auf eine Liste geschrieben und zu einem wichtigen Termin erklärt werden, werden auch erledigt. Alles was unverbindlich bleibt, wird in der Regel vernachlässigt. Planen Sie Ihre Trainingseinheiten für die nächsten drei Wochen, und gehen Sie mit diesen wie mit wichtigen Arzt- oder Geschäftsterminen um, die Sie nicht verpassen dürfen.

Nehmen Sie sich die Zeit und organisieren Sie sich. Schreiben Sie es in Ihren Terminkalender, und wenn die Zeit gekommen ist, gehen Sie los!

TRAINIEREN SIE REGELMÄSSIG. Sobald Sie einen guten Trainingsrhythmus gefunden haben, ist es einfacher, dran zu bleiben. Wenn Sie aber immer nur ab und zu trainieren, wird Ihre Motivation nicht wirklich Flügel bekommen. Tun Sie es also regelmäßig. Wenn Sie sich zum festen Ziel setzen, jeden Abend nach dem Abendessen zu einem straffen Spaziergang aufzubrechen, erwarten Sie es bereits und freuen sich darauf. Schieben Sie nicht mehr als zwei aufeinanderfolgende Pausentage ein.

Training ist wie Antibiotika. Eine einzige Dosis hilft nicht viel. Wenn Sie es sich aber regelmäßig verordnen, ist es genau das Heilmittel, nach dem Sie gesucht haben.

Haben Sie Spaß im Team, machen Sie es zu einem festen Termin und lassen Sie eine Routine daraus werden, dann wird es auch funktionieren.

ABWECHSLUNG HINEINBRINGEN

Variieren Sie. Sie können eine Kombination aus Laufen und Rennen ausprobieren. Oder Sie gehen Radfahren, spielen Tennis, tanzen oder gehen einer anderen sportlichen Aktivität nach, auf die Sie Lust haben.

Und machen Sie sich nicht über Golf lustig. Einige Leute mögen Mark Twains Meinung dazu teilen, der es als einen guten Spaziergang ansah, der durch den Sport ruiniert wird. Ich gestehe, dass ich selbst auch kein begeisterter Fan von Golf bin. Aber wenn Sie mit den Demütigungen, die dieser Sport mit sich bringt, gut umgehen können, werden Sie dabei ordentlich zum Laufen kommen. Lassen Sie allerdings die Golfwagen stehen, und ebenso die Finger von den Gerichten, die im Clubhaus serviert werden.

Einige Leute mögen Trainingsvideos. Damit können Sie schweißtreibende Übungen in Ihren sicheren vier Wänden absolvieren. Es gibt eine große Auswahl solcher Videos im Internet und auch in Bibliotheken.

Vielleicht bevorzugen Sie einen Schrittzähler, den Sie an Ihrem Handgelenk oder Gürtel befestigen können. Manche finden, dass dies auf sehr positive Art ein bisschen Wettbewerbsgeist in den Alltag bringt. Wenn Sie gestern fünftausend Schritte gelaufen sind, versuchen Sie es heute vielleicht mit siebentausend. Bei unseren

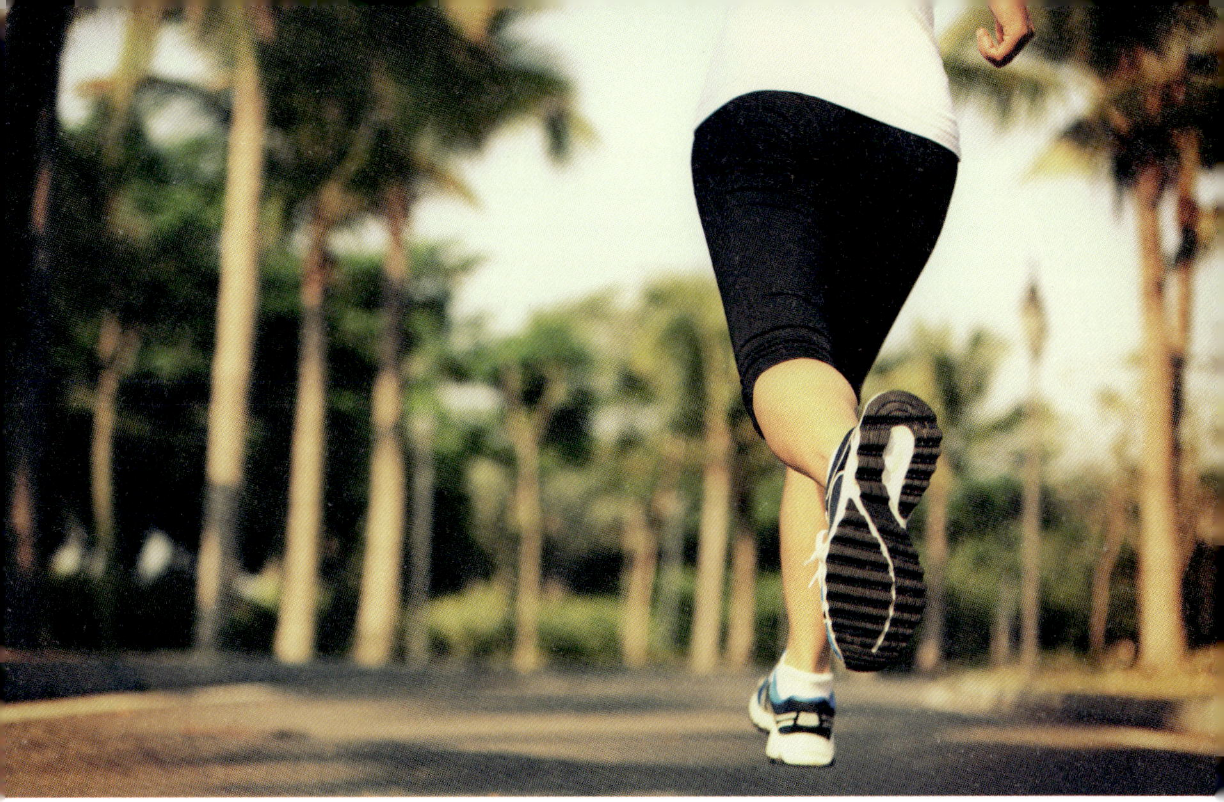

Untersuchungen benutzen wir Schrittzähler der Marke Omron, aber es gibt noch viele weitere Modelle auf dem Markt. Sie können sogar Ihre Schrittweite eingeben, um so zu berechnen, wie viele Kilometer Sie am Tag gelaufen sind und wie viele Kalorien Sie dabei verbrannt haben. Als Bezugspunkt würde eine gesunde, fitte Person an einem sehr dynamischen Tag bis zu 10.000 Schritte laufen. Doch bleiben Sie bitte unter Ihrem Limit.

Was auch immer Sie tun, lassen Sie sich Ihr Training nicht von Schuldgefühlen vermiesen. Einige Menschen gehen hart mit sich ins Gericht, wenn sie einmal keine Zeit für ihr Training gefunden haben. Dabei ist es wirklich nur eine biologische Frage: Sport ist gut für uns, und Sie können dann damit anfangen, wenn Sie bereit dafür sind. Wenn Sie mit Ihrem Training einmal nicht ganz diszipliniert sind, machen Sie sich keine Sorgen. Das passiert uns allen. Klopfen Sie sich einfach den Staub ab und steigen Sie wieder ein. Und haben Sie Spaß daran!

PRAKTIZIEREN SIE ALLE DREI TRAININGSARTEN

Wenn Sie sich einen Trainingsplan ganz auf Ihre Bedürfnisse zuschneiden wollen, sollten Sie drei verschiedene Aktivitätstypen im Kopf behalten, von denen jeder seine ganz eigenen Vorteile mit sich bringt:

WENN SIE NICHT TRAINIEREN KÖNNEN

Auch wenn ich Sport immer ausdrücklich empfehle, gibt es Menschen, die wegen eines schwachen Herzens, Gelenkproblemen oder hohem Übergewicht nicht in höherem Maße sportlich aktiv sein können. Wenn das auch Sie betrifft, wird Sie die Nachricht freuen, dass Sie bereits von einer Ernährungsumstellung extrem profitieren können.

Es wird Sie vielleicht überraschen zu lesen, dass die meisten unserer Untersuchungen überhaupt keine sportliche Aktivität enthalten, da wir herausfinden möchten, was sich allein mit einer bestimmten Ernährung erreichen lässt. Wir untersuchen die Wirkung, die die Ernährung auf das Gewicht, den Cholesterinwert, den Blutzucker und andere Werte hat. Würden unsere Probanden zusätzlich Sport treiben, könnten unsere Testergebnisse dadurch verfälscht werden. Wir haben allerdings herausgefunden, dass Menschen, die ihre sportliche Aktivität nicht erhöhen, schon mit der Ernährung allein enorme gesundheitliche Verbesserungen erzielen. Sie verlieren Gewicht, ihr Cholesterin- und Blutzuckerspiegel sinkt, ihr Diabetes verbessert sich und Schmerzen und Leiden verschwinden.

Sie werden nach einer Ernährungsumstellung wahrscheinlich auch bemerken, dass Ihr Herz stärker wird, Ihre Gelenkschmerzen verschwinden, Sie abnehmen und sich energiegeladener fühlen. Und ab diesem Zeitpunkt sind Sie eventuell endlich wieder in der Lage, Sport zu treiben, vielleicht zum ersten Mal seit einer sehr langen Zeit.

AEROBES TRAINING umfasst Aktivitäten wie Rennen, schnelles Laufen, Radfahren, einen Step-Aerobic-Kurs, Tennis, Tanzen oder andere kontinuierliche Aktivitäten, die Ihr Herz zum Pumpen bringen. Darauf haben wir uns bisher konzentriert, da ein aerobes Training sich schützend auf das Gehirn auswirkt. Das ist die Art von sportlicher Aktivität, die Ihr Gehirn wachsen lässt und, wie in Untersuchungen nachgewiesen wurde, die Gedächtnisleistung, das Planungsvermögen, die Multitasking-Fähigkeit und andere kognitive Funktionen merklich verbessert.[12] Darüber hinaus wird dadurch Ihre kardiale Belastbarkeit gesteigert, Ihr Blutzucker- und Triglyceridspiegel gesenkt und das Krebsrisiko verringert. Es gibt aber noch zwei weitere Arten von Aktivitäten, die diese Vorteile noch ergänzen.

Durch **WIDERSTANDS- ODER KRAFTTRAINING** können Sie Ihre Muskelkraft aufbauen. Hanteltraining, Liegestütze und Kniebeugen stärken außerdem Ihr Skelett. Wenn Ihre Knochen durch Osteopenie oder Osteoporose geschwächt sind, stärkt der Aufbau von Muskeln nach und nach Ihr Skelett.

Ein gutes Widerstandstraining beansprucht dreimal die Woche alle Muskelgruppen. So ein Training beinhaltet drei Sets mit je acht bis zehn Wiederholungen mit einem Gewicht, das nicht häufiger als acht- bis zehnmal gestemmt werden kann.

FLEXIBILITÄTSÜBUNGEN verbessern Ihren gesamten Bewegungsradius, halten Sie gelenkig und helfen dabei, chronische Schmerzen loszuwerden. Yoga und Pilates sind zwei hervorragende Möglichkeiten für das Training Ihrer Flexibilität.

Für ein Kraft- und Flexibilitätstraining empfehle ich Ihnen dringend, wenigstens eine Stunde mit einem Trainer zu absolvieren. Die Bedürfnisse und Anfälligkeiten verschiedener Menschen weichen so stark voneinander ab, dass es sich wirklich auszahlt, sich ein eigenes Programm von jemandem erstellen zu lassen, der sich damit auskennt.

ZUM RENNEN GEBOREN?

Haben Sie sich schon einmal gefragt, warum manche Leute es lieben, zu trainieren, während andere es abschreckend finden? Es ist keine Frage des Charakters. Es ist Biologie.

Manche Leute werden mit Muskeln geboren, die sehr viele Typ-1-Fasern enthalten – spezielle Muskelzellen, die viele Kapillargefäße enthalten, die Sauerstoff in die Zellen hineinbringen, Abfallprodukte abtransportieren und eine schnelle Ermüdung verhindern. Diese Zellen enthalten zudem eine große Menge des Enzyms Lipoproteinlipase, das Fett aufspalten und so in Brennstoff umwandeln kann. Wenn Ihre Muskeln vor allem diesen Zelltyp enthalten, fühlt es sich so an, als könnten Sie immer noch lange weiterrennen, wenn Ihre Freunde schon längst vor Erschöpfung zusammengebrochen sind.

Typ-II-Zellen sind anders. Sie eignen sich wunderbar für kurze Sprints, haben aber, schon bevor sie weit gekommen sind, keinen Brennstoff mehr.

Wenn manche Menschen also liebend gerne trainieren und andere es hassen, hat das meist einen biologischen Grund, nämlich die Muskelzellen, mit denen sie geboren wurden.

Doch was zählt, ist Folgendes: Sie können den Aufbau Ihrer Muskeln verändern. Durch intensives Training werden die Typ-II-Zellen besser mit Blut versorgt, was sie schließlich den Typ-I-Zellen sehr ähnlich werden lässt.

Die Fähigkeit zu trainieren, ist zum großen Teil genetisch vorbestimmt, aber das Training selbst kann das kompensieren, was Mutter Natur eventuell vergessen hat.

ZUSÄTZLICHE VORTEILE

Sport wirkt einem Gehirnschwund also entgegen und sorgt dafür, dass alles besser läuft. Es hat aber auch noch andere wichtige »Nebenwirkungen«. Hier zunächst die körperlichen:

- Sport hilft beim Abnehmen. Es führt zum Verbrennen weiterer Kalorien und ist selbst kalorienfrei. Wenn Sie Tennis spielen, können Sie gleichzeitig schlecht einen Krabbencocktail löffeln, und beim Radfahren ist das Herunterschlingen eines Burgers ebenfalls eine ziemlich große Herausforderung.

- Was Ihr Herz anbelangt, wird durch Sport nicht nur Ihre kardiale Fitness verbessert, sondern auch Ihr Blutdruck gesenkt, Ihr HDL-Cholesterin (das »gute« Cholesterin) erhöht und der Triglyceridwert verringert.

- Frauen, die Sport treiben, haben einen geringeres Risiko an Brustkrebs zu erkranken und bessere Chancen, diesen zu überleben, falls er zuschlagen sollte.

Darüber hinaus gibt es auch große psychologische Vorteile:

- Körperlich aktiv zu sein hilft Ihnen dabei, besser zu schlafen. Es ist nicht schwer zu erkennen, warum: Wenn Ihre Muskeln müde werden, verlangen sie nach Schlaf. Und wenn Sie gut schlafen, fühlen Sie sich gesünder. Darüber hinaus kann ein guter Schlaf Ihnen dabei helfen, Alzheimer zu verhindern, wie wir im nächsten Kapitel sehen werden.

- Sport ist ein natürliches Antidepressivum. Einige Untersuchungen ergaben, dass er etwa genauso effektiv wie Medikamente gegen Depressionen ist.

EINE GUTE TRAININGSGRUNDLAGE SCHAFFEN

Lassen Sie mich einen entscheidenden Kernpunkt wiederholen: Es ist äußerst wichtig, dass Sie körperlich aktiv sind und sich gesund ernähren und nicht auf Sport anstelle einer gesunden Ernährung setzen. Sehr viele Leute glauben, dass sie sich getrost auf ungesundes Essen stürzen können, nur weil sie Sport treiben. Aber Sport hilft nicht dabei, ungesundes Cholesterin zu »verbrennen«, und zu erwarten, dass Sport das wieder ausgleicht, was eine ungesunde Ernährung anrichten kann, ist ziemlich viel verlangt.

Stellen Sie sich Sport wie ein wichtiges Werkzeug in Ihrem Werkzeugkasten vor. Fangen Sie mit einer gesunden Ernährung an, erweitern Sie diese um ein geistiges und körperliches Training, und schon haben Sie alle Macht in Ihren Händen.

SCHRITT DREI

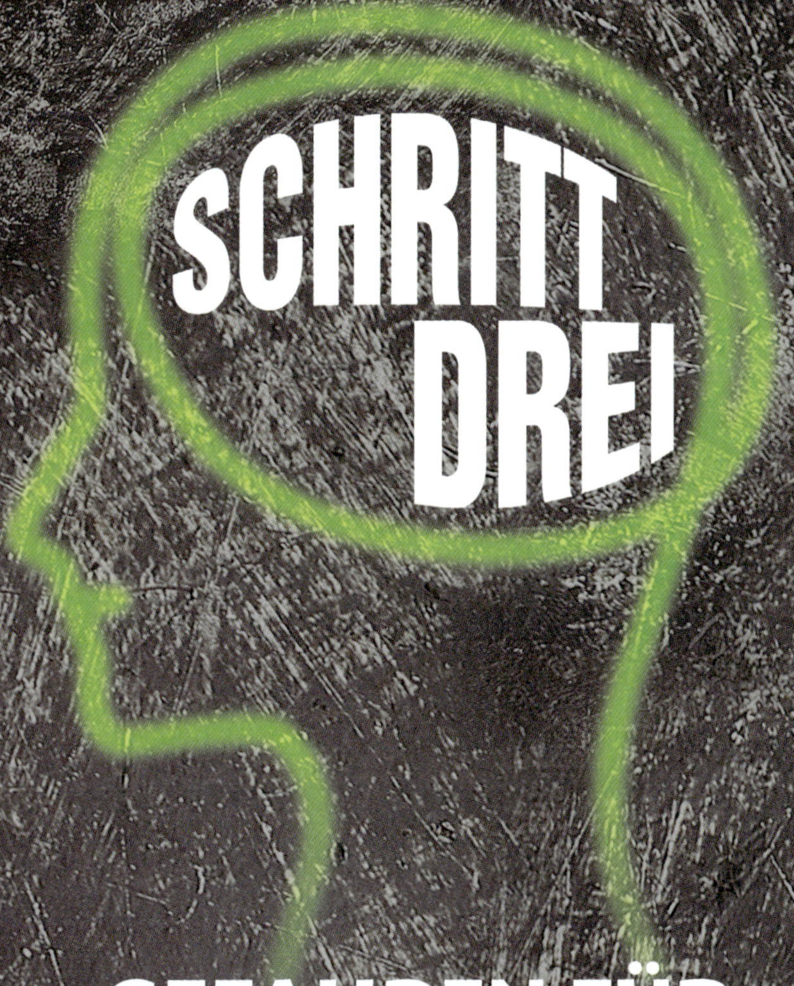

GEFAHREN FÜR DAS GEDÄCHTNIS BESEITIGEN

Bisher haben Sie sehr viel darüber erfahren, wie Nährstoffe das Gehirn schützen und wie ein körperliches und geistiges Training die neuronalen Verknüpfungen stärken und dem altersbedingten Gehirnschwund entgegenwirken kann. So wichtig diese beiden Schritte auch sind, so nutzlos können sie werden, wenn Sie nicht bestimmte häufige Gefahren für das Gedächtnis eliminieren.

Erinnerungen werden während des Schlafens gefestigt – fast so, als würden Akten fein säuberlich in einen Aktenschrank einsortiert. Wenn Ihr Schlaf gestört wird, bleiben Ihre »Erinnerungsakten« auf einem wilden Haufen liegen, und es fällt Ihnen schwer, sich an Namen und Wörter zu erinnern.

Darüber hinaus können bestimmte Medikamente und Krankheiten sich verheerend auf Ihre Gehirnzellen auswirken. Viele Menschen wissen nicht, dass sich ihre Gedächtnisprobleme schon einfach durch das Ändern einer Verschreibung oder das erfolgreiche Behandeln eines gesundheitlichen Problems lösen lassen.

Lesen Sie sich daher nicht nur die folgenden Kapitel aufmerksam durch, sondern nehmen Sie dieses Buch auch zu Ihrem nächsten Arztbesuch mit. Sie können es als Checkliste für Medikamente und Erkrankungen verwenden, die näher untersucht werden sollten.

KAPITEL 7

DIE GEDÄCHTNISLEISTUNG IM SCHLAF VERBESSERN

Im dritten Jahr meines Medizinstudiums fand ich schnell heraus, wie wichtig Schlaf für das Gedächtnis ist. Dieses Jahr begann für mich in der Chirurgie des George Washington University Hospitals, und das Arbeitspensum war unglaublich hart. Die Arbeitswoche begann montags 8.00 Uhr morgens. Wir arbeiteten den ganzen Montag, die gesamte Nacht und den vollen Dienstag durch, bis wir am Dienstagabend endlich nach Hause durften. Eine Schicht dauerte länger als zweiunddreißig Stunden am Stück. Der Mittwoch darauf war ein ganz normaler Arbeitstag mit acht bis zehn Stunden. Und am Donnerstag ging es wieder los: den ganzen Donnerstag, Donnerstagnacht, und Freitag durcharbeiten, bis wir am Freitagabend zu Hause zusammenbrachen. Wir arbeiteten auch an den Wochenenden. Die Arbeitswoche ging einfach weiter, sieben Tage nacheinander. Studenten, AiPler, Ärzte – wir lebten alle so.

Wenn Sie das lesen, packt Sie gewiss das Grauen angesichts der Tatsache, dass die medizinische Versorgung in den Händen von Menschen mit chronischem Schlafmangel liegt. Glücklicherweise hat sich seitdem einiges geändert.

Schon wenige Tage nach Beginn dieses Arbeitsrhythmus bemerkte ich, dass mein Kurzzeitgedächtnis zu einem Sieb geworden war. Medikamente, die ich verschreiben, Patienten, die ich untersuchen, und Laborergebnisse, die ich mir anschauen musste – was ich nicht aufschrieb, vergaß ich sofort wieder. Den anderen angehenden Ärzten ging es genauso. Durch die langen schlaflosen Perioden war unsere Gedächtnisfähigkeit extrem beeinträchtigt. Als dann schließlich irgendwann die Ferien begannen und wir den Schlaf nachholten, funktionierte auch unser Gedächtnis wieder normal.

Schlaf ist wichtig. Wenn Sie eindösen und Ihr Gehirn sich nicht mehr länger auf Ihr bewusstes, waches Leben konzentrieren muss, kann es die Erlebnisse des Tages abspeichern, Ihre emotionale Balance wiederherstellen, die Schmerzkontrolle verstärken und generell alles etwas aufräumen. In der Nacht arbeitet Ihr Gehirn so ähnlich wie eine Straßenkolonne, die nach Einbruch der Dunkelheit auf der Autobahn Warnkegel aufstellt, Schlaglöcher ausbessert, Markierungen nachzieht, die Straße neu asphaltiert und vor dem morgendlichen Berufsverkehr wieder verschwindet. Wenn Sie vierundzwanzig Stunden am Tag ohne Pause durcharbeiten, können Ihre Schlaglöcher nie ausgebessert werden.

Wenn es Sie überrascht, dass Ihr Gehirn Ruhezeiten braucht, denken Sie einmal über Ihren restlichen Körper nach. Sie können Ihre Muskeln nicht vierundzwanzig Stunden in Folge voll auslasten. Nach dem Training brauchen diese Ruhe, um sich zu reparieren und wieder Energie zu tanken. Jeder Sportler weiß, dass es genauso wichtig wie das Training selbst ist, den Muskeln und Gelenken Zeit zu geben, sich zu regenerieren.

Gehirnforscher sagen, dass Schlaf dem Gehirn dabei hilft, Erinnerungen zu konsolidieren. Nehmen wir an, dass Sie einige neue Dinge aus einem Buch gelernt oder vielleicht sogar angefangen haben, ein neues Instrument zu spielen. Solche Gedächtnisspuren sind zunächst sehr flüchtig und können schnell wieder verloren gehen. Schlaf hilft dabei, sie dauerhaft zu behalten.

Forschungen lege nahe, dass das Konsolidieren von Erinnerungen an Fakten und Ereignisse in der ersten Nachthälfte passiert. In der zweiten Nachthälfte, wenn der REM-Schlaf dominiert, werden Erinnerungen konsolidiert, die mit neuen Fähigkeiten und Emotionen zusammenhängen.[1] In der ersten Nachthälfte fährt der Körper die Cortisolproduktion stark herunter. Cortisol ist ein Hormon, welches vor allem für seine Rolle bei Stress bekannt ist. Es signalisiert Ihnen, wachsam gegenüber Gefahren zu sein, und macht Sie dafür bereit, zu fliehen oder zu kämpfen. Wenn Ihr Gehirn aber damit beschäftigt ist, neue Akten einzusortieren, ist das Letzte, was es dabei gebrauchen kann, eine cortisolgesteuerte höchste Alarmbereitschaft. Es drosselt daher die Cortisolausschüttung und konzentriert sich auf das, womit es gerade beschäftigt ist.

Bei Experimenten verabreichten Forschern schlafenden Freiwilligen während des ersten Teils der Nacht intravenös Cortisol und fanden heraus, dass dies die Fähigkeit der Probanden, sich an Fakten und Ereignisse zu erinnern, erheblich einschränkte.[1]

Medizinstudenten, die um 1 Uhr nachts einem Patienten Blut abnehmen, dann ins Labor rennen, um die Probe dort abzugeben, dann eine Patientin im Rollstuhl aus der Notaufnahme zum Krankenhausbett schieben, danach die Familie eines Trauma-Opfers trösten und zusätzlich noch all das andere machen, was zu ihren Aufgaben gehört, vernachlässigen nicht nur ihr Schlafbedürfnis. Diese Studenten sind unter Stress, was die Ausschüttung von Cortisol stimuliert – genau dem Hormon, was die Konsolidierung von Erinnerungen einschränkt, wenn das Gehirn schläft. Auch wenn die Studenten ein paar Minuten wegdämmern, während das Labor einen Test durchführt oder ein Patient geröntgt wird, würde diese Art von Schlaf nicht viel bringen.

Es sind nicht nur Medizinstudenten, die dieses Problem haben. Buchhalter, Lehrer, LKW-Fahrer, überarbeitete Eltern, Fabrikarbeiter im Schichtdienst, Politiker und alle anderen Personen, die sich über die Maßen verausgaben, schrauben ihre Cortisolausschüttung in die Höhe, was sich negativ auf das Gedächtnis auswirkt.

In der zweiten Nachthälfte ist alles anders. Die schnellen Augenbewegungen während des REM-Schlafs sind ein Zeichen dafür, dass Sie träumen. Die Fakten und Details, die in der ersten Nachthälfte wichtig waren, machen nun absurden Traumdramen Platz, die voller unterschiedlicher Emotionen sind. Und jetzt steigt die Cortisolkonzentration im Blut wieder. Einige Wissenschaftler haben angemerkt, dass Cortisol in der ersten Nachthälfte zwar die Konsolidierung von Erinnerungen behindert, später in der Nacht aber die emotionalen Erinnerungen abmildert, sodass diese weniger intensiv und besser kontrollierbar sind.

Menschen mit einer posttraumatischen Belastungsstörung aber bekommen nichts von dem Abmildern unangenehmer Erinnerungen mit, von denen die meisten von uns dankenswerterweise profitieren. Sie durchleben immer und immer wieder schreckliche Erinnerungen an traumatische Ereignisse. Bluttests zeigen, dass bei ihnen aus irgendwelchen Gründen in der zweiten Nachthälfte nicht dieselbe gesteigerte Cortisolausschüttung stattfindet.[1]

SCHLAF UND AMYLOID

Schlaf scheint sogar noch eine größere Rolle beim Speichern von Erinnerungen zu haben, wie ein Forscherteam der Washington University in St. Louis herausfand. Die Wissenschaftler entnahmen freiwilligen Probanden Rückenmarksflüssigkeit, indem sie winzige Röhrchen in deren unteren Rücken einführten.[2] Alle sechsunddreißig Stunden entnahmen sie eine kleine Probe, während die Untersuchungsteilnehmer sich unterhielten, fernsahen, aßen oder schliefen. Die Wissenschaftler suchten nach Amyloid.

Wie Sie mittlerweile wissen, werden die mikroskopisch kleinen Amyloidplaques, die im Gehirn entstehen, fieberhaft von Wissenschaftlern untersucht, die herausfinden wollen, warum sie sich bilden und wie sie zu einem Gedächtnisverlust beitragen. Amyloid wird von Gehirnzellen gebildet und fließt irgendwann die Wirbelsäule hinunter, wo die Wissenschaftler in der Lage waren, es zu messen.

Dem Team fielen verschiedene wichtige Dinge auf: Erstens hat Amyloid einen zirkadianen, einen Tageslichtrhythmus. Das bedeutet, dass es jeden Tag wie Ebbe und Flut steigt und wieder sinkt. Auf einen Anstieg von Amyloid folgt ein längeres Absinken, bis der Kreislauf jeden Tag wieder neu beginnt.

Die Frage ist nun, was den Kreislauf in Gang bringt. Wenn wir in der Lage wären, herauszufinden, was den Anstieg und das Absinken von Amyloid verursacht, könnten wir es vielleicht verringern und damit auch die hirnschädigende Wirkung, die es zu haben scheint.

Vielleicht steigt die Amyloidproduktion während der Mahlzeiten. Oder es ist eine bestimmte körperliche Aktivität, die zu einem Anstieg führt und dann wieder abnimmt, sobald wir uns ausruhen. Oder es handelt sich um einen simplen Tag-Nacht-Zyklus wie bei vielen anderen Hormonen.

Die Wissenschaftler aus St. Louis installierten daher Kameras, um zu beobachten, was die Leute taten, und maßen gleichzeitig die Amyloidkonzentration in deren Rückenmark. Sie beobachteten sie beim Essen, Reden, Schlafen, Fernsehen, Tippen auf ihren Computern und sogar beim Toilettengang. Sie dokumentierten ihre Körperhaltung – flach, aufrecht oder etwas dazwischen. Und sie überprüften, ob sich der Amyloidwert während irgendeiner dieser Aktivitäten vergrößerte oder verkleinerte.

Die Wissenschaftler fanden Folgendes heraus: Es spielte keine Rolle, ob die Leute saßen, standen oder lagen. Es spielte keine Rolle, ob sie ruhig lasen oder im Zimmer herumliefen. Es machte keinen großen Unterschied aus, ob sie mit geschlossenen Augen dasaßen oder ihr Gehirn durch ein TV-Programm oder ein Videospiel stark stimuliert wurde.

Was eine Rolle spielte, war, ob sie wach waren. Amyloid steigt, wenn Sie wach sind, und sinkt ab, wenn Sie schlafen. Das Forscherteam schlussfolgerte daraus, dass das Gehirn während des Schlafs in der Lage ist, Amyloid loszuwerden.

Das bedeutet, dass Sie etwas Kontrolle über die Amyloidproduktion Ihres Gehirns haben. Wenn Sie bis spät in die Nacht an einem Projekt arbeiten, eine sehr späte Sendung im Fernsehen anschauen oder sich einen Mitternachtssnack genehmigen, bleibt Ihr Gehirn mit Ihnen auf und produziert dabei anscheinend die ganze Zeit Amyloid. Wenn Sie stattdessen ins Bett gehen, können auch in Ihrer Amyloidfabrik endlich die Lichter ausgehen. Je früher Sie einschlafen, umso schneller erlöschen die Lichter. Schlaf hilft Ihnen dabei, die Amyloidproduktion abzuschalten. Dem Forscherteam aus

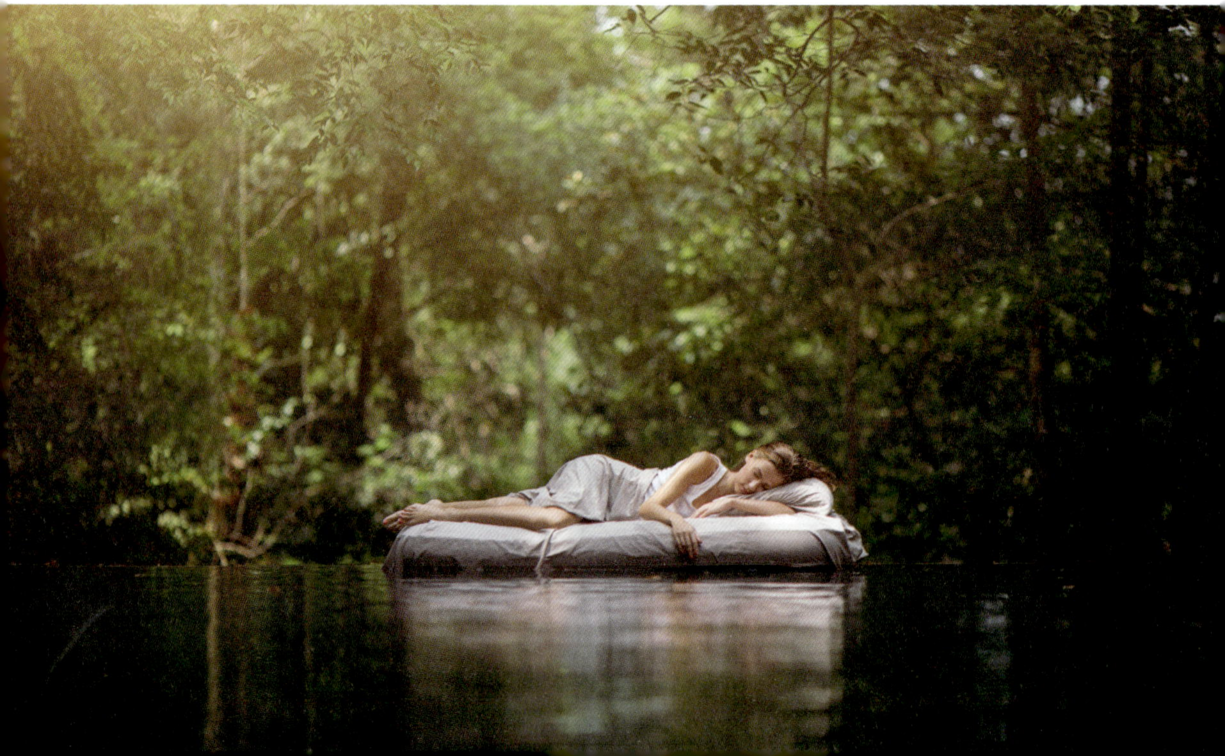

St. Louis fiel noch etwas anderes auf. Was die Unterbrechung der Amyloidproduktion anbelangt, schien Schlaf bei älteren Menschen weniger effektiv zu sein als bei jüngeren. Die positive Wirkung des Schlafes bleibt aber immer bestehen. Die Moral von der Geschicht' ist, dass ein Schlafentzug zu den schlimmsten Dingen gehört, denen Sie Ihr Gehirn aussetzen können. Ihre Neuronen verlangen sehnlichst danach, dass Sie Ihre Augen schließen.

Wenn Sie diese Stelle gerade lesen, schauen Sie doch bitte gleich auf die Uhr. Sollte es schon nach 22 Uhr sein, klappen Sie dieses Buch zu und gehen Sie schlafen. Ihr Gehirn ist müde, und Sie sollten es nicht weiter dazu antreiben, noch mehr Amyloid zu produzieren.

EIN WEITERER VORTEIL VON SCHLAF

Ausreichend Schlaf bringt Ihnen noch einen weiteren Vorteil ein. Wenn Ihr Bewusstsein Pause macht, können Sie sich nicht den nächsten Schokoriegel angeln. Es ist tatsächlich so, dass die Leute, die das Licht ausmachen und früher zu Bett gehen, dünner sind als diejenigen, die lange wach bleiben. Schlaf ist gut für Ihre Taille, und eine schlanke Taille ist gut für Ihre allgemeine Gesundheit, und besonders für die Ihres Gehirns.

ERHOLSAM SCHLAFEN

Schlaf ist der beste Freund Ihres Gehirns. Viele Menschen haben aber Schwierigkeiten, ein- und gut durchzuschlafen. Sie legen sich hin, aber sie finden einfach nicht in den Schlaf. Oder sie wachen früh auf und können nicht wieder einschlafen. Oder aber sie geben sich selbst gar nicht die Chance, richtig zu schlafen, indem sie ewig lang wach bleiben und den Wecker auf solch eine frühe Zeit stellen, dass sie gar nicht genug und wirklich tief schlafen können.

Wenn das Schlafen Ihnen schwerfällt, lassen Sie mich Ihnen einige wichtige Tipps geben. Fangen wir mit einigen scheinbar harmlosen Dingen an, die Ihren Schlaf stark beeinträchtigen können:

KOFFEIN. Wenn Koffein sich nicht störend auf Ihren Schlaf auswirkt, Sie sich geistig fit fühlen und Ihr Gedächtnis einwandfrei funktioniert, brauchen Sie sich keine Sorgen darüber zu machen. Die Gesundheitsrisiken, die mit Koffein in Zusammenhang gebracht werden, sind recht unbedeutend. Es gibt sogar Beweise dafür, dass leidenschaftliche Kaffeetrinker tatsächlich ein geringeres Alzheimer-Risiko haben, wie wir in Kapitel 4 gesehen haben. Wenn Sie sich aber schlaflos in Ihrem Bett umherwälzen, sollten wir uns die Wirkung von Koffein genauer anschauen:

Es bleibt in Ihrem Blut. Wenn Sie morgens 8 Uhr einen Kaffee trinken, ist ein Viertel des Koffeins auch abends 8 Uhr noch in Ihrem Blut unterwegs.

Die wissenschaftliche Erklärung dafür? Die Halbwertszeit von Koffein, sprich die Zeit, die Ihr Körper benötigt, um die Hälfte des Koffeins in Ihrem Blut abzubauen, beträgt etwa sechs Stunden. Dementsprechend ist das Koffein, das Sie 8 Uhr morgens mit Ihrem Kaffee zu sich genommen haben, um 14 Uhr zur Hälfte abgebaut, und um 20 Uhr zirkuliert davon nur noch ein Viertel in Ihrem Blut. Dieses verbliebene Viertel aber kann ausreichen, um Sie daran zu hindern, in einen tiefen und erholsamen Schlaf zu fallen.

Schlimmer noch, EEG-Tests zeigen, dass Koffein den Slow-Wave-Schlaf verkürzt, der essenziell für das Konsolidieren von Erinnerungen im ersten Teil der Nacht ist. Es kann also sein, dass Sie tagsüber alle möglichen neuen Dinge lernen, diese in der Nacht aber wieder verschwinden, weil das Koffein Ihr Gehirn davon abhält, diese schwachen Gedächtnisspuren zu bleibenden Erinnerungen zu verfestigen.

»Es geht mir aber besser, wenn ich eine Tasse Kaffee trinke!«, wenden Sie jetzt vielleicht ein. »Und ohne fühle ich mich furchtbar.« Logisch. Den meisten Kaffeetrinkern geht es ähnlich. Koffein ist eine sehr komplexe Droge. Zunächst wirkt es leicht schmerzlindernd und wird aus diesem Grund vielen frei verkäuflichen Schmerzmitteln zugesetzt. Darüber hinaus ist es ein Stimulans. Wenn Ihr Gehirn an diese Wirkungen gewöhnt ist, wird es Ihnen tatsächlich schlechter gehen, wenn Sie auf Ihre tägliche Dosis verzichten. Dann haben Sie Entzugserscheinungen.

Auf Ihre geistige Klarheit aber hat Koffein eine etwas andere Wirkung. Zwar hilft es Ihnen dabei, wach zu bleiben und lindert Schmerzen und Zipperlein etwas ab, doch heißt das nicht, dass Sie dadurch klarer denken, emotional ausgeglichener sind und alles wunderbar läuft. Manche Leute hält Koffein wach, macht sie aber gleichzeitig auch benommen, zerstreut oder sogar gereizt. Natürlich sind alle Menschen unterschiedlich. Einige können Koffein schneller verstoffwechseln, während andere es nur langsam abbauen. Es lohnt sich daher, herauszufinden, wie genau Koffein auf Sie wirkt.

Wenn Sie aufhören, Kaffee zu trinken, könnte es sein, dass Sie auf einmal klarer denken, besser gelaunt und flexibler sind, Ihre Reizbarkeit verschwindet und die Welt plötzlich ein viel schönerer Ort zu sein scheint. Bevor Sie an diesen Punkt kommen, müssen Sie allerdings einige weniger schöne Tage des Koffeinentzugs durchstehen. Am Ende aber werden Sie froh sein, dass Sie Ihre Koffeinabhängigkeit hinter sich gelassen haben.

ALKOHOL. Alkohol ist ein diabolischer Zeitgenosse. Ein Drink oder zwei können Sie sanft in den Schlaf wiegen. In den frühen Morgenstunden aber wird Ihr Schlaf immer leichter. Gegen 4 Uhr morgens wachen Sie besorgt auf und beginnen, über die unbewältigten Probleme des vorangegangenen Tages nachzugrübeln.

ESSEN UND SEROTONIN

Eiweiß blockiert die Serotoninproduktion im Gehirn, während Kohlenhydrate den gegenteiligen Effekt haben. Das ist wichtig, weil Serotonin Ihnen dabei hilft, zu schlafen – und zwar folgendermaßen:

Ein Eiweißmolekül ist wie eine Perlenkette. Jede Perle ist eine Aminosäure. Wenn Sie Eiweiß verdauen, zerbricht die Schnur, und jede »Perle«, d. h. jede Aminosäure, gelangt aus Ihrem Verdauungstrakt in Ihre Blutbahn. Eine spezielle Aminosäure namens *Tryptophan* gelangt dann über das Blut in Ihr Gehirn, wo sie in Serotonin umgewandelt wird.

Wenn Sie aber eine sehr eiweißreiche Mahlzeit essen, gelangen sehr viele Aminosäuren in Ihre Blutbahn. Je mehr sich davon in Ihrem Blut befinden, umso schwerer fällt es dem Tryptophan, sich gegen die anderen durchzusetzen und bis in Ihr Gehirn zu gelangen. Es gibt einfach zu viele andere konkurrierende Aminosäuren. Das Nettoergebnis ist dadurch, dass das Tryptophan im Gehirn verdrängt wird und dadurch *weniger* Serotonin entsteht.

Nachts *wollen* Sie aber unbedingt, dass Tryptophan in Ihr Gehirn gelangt, damit daraus das Serotonin entstehen kann, das Ihnen beim Schlafen hilft. Die Lösung des Problems? Kohlenhydrate. Stärkehaltige Speisen und Lebensmittel stimulieren die Ausschüttung von Insulin, das viele der konkurrierenden Aminosäuren aus Ihrer Blutbahn beseitigt und es dem Tryptophan ermöglicht, frei und ungehindert in Ihrem Blut zu zirkulieren. Es kann dann ohne Probleme ins Gehirn übergehen und zu Serotonin umgewandelt werden, wodurch Ihr Schlaf gerettet ist.

Stärkehaltiges Essen kann also eine natürliche Schlaftablette sein. Wenn Sie aber wach bleiben wollen, sind eiweißreiche Lebensmittel wie Bohnen oder Tofu genau die richtige Wahl.

Dieses frühe Aufwachen wird nicht durch das Durcheinandertrinken von Rot- und Weißwein oder das Sediment aus dunklem Bier verursacht. Es liegt an den Alkoholmolekülen, die sich in eng verwandte Chemikalien, nämlich Aldehyde, umwandeln. Aldehyde sind Stimulantien. Diese aufrührerischen Chemikalien sind nicht so charmant wie Alkohol und sorgen stattdessen für einen turbulenten Schlaf.

EIWEISS. Eiweiß am Morgen hilft Ihnen dabei, wach zu werden. Das tut es, indem es die Fähigkeit des Gehirns, Serotonin zu produzieren, unterdrückt. Serotonin ist die stimmungsausgleichende Chemikalie, die Ihnen auch dabei hilft einzuschlafen. Wenn Ihr Frühstück also Bohnen oder Sojaprodukte wie z. B. Tofuwürstchen, Tofuaufschnitt oder Rührtofu beinhaltet, werden Sie sich wacher als nach einem Brötchen fühlen. Wenn Sie Ihr eiweißreiches Essen zuerst und Ihr stärkehaltiges danach essen, ist alles wunderbar. Beachten Sie, dass ich von pflanzlichen Versionen eiweißreicher Lebensmittel spreche. Sie wollen sich nicht selbst schaden, indem Sie Schinkenspeck, Würstchen, Eier oder andere fett- und cholesterinreiche Speisen zu Ihrer Morgenroutine machen.

Abends wollen Sie den umgekehrten Effekt erzielen, also Ihr Gehirn dazu bringen, Serotonin zu produzieren, um ruhig zu werden und gut einschlafen zu können. Ihr Essen sollte daher mehr stärke- bzw. kohlenhydrat- und weniger eiweißhaltige Produkte enthalten. Natürliche Kohlehydrate wie Reis, Pasta und Brot stimulieren die Serotoninproduktion Ihres Gehirns. Dadurch wird es Ihnen leichter fallen, ein- und durchzuschlafen.

DER GANG ZUR TOILETTE. Wenn Sie nachts mehrmals raus müssen, um zur Toilette zu gehen, unterbrechen Sie ebenfalls die nächtliche Routine Ihres Gehirns. Es ist daher sinnvoll, abends ein bisschen weniger Wasser zu trinken.

Wenn die verführerischen Bläschen in Ihrem Sprudelwasser dazu führen, dass Sie mehr trinken, als Sie brauchen, saugt Ihr Körper Wasser auf wie ein Schwamm – nur, um es später wieder loszuwerden. Trinken Sie also lieber stilles Wasser und davon kleinere Mengen.

Es lohnt sich auch, weniger salzige Speisen zu essen. Salz bindet Wasser in Ihrem Blut und Gewebe. Im Laufe der Nacht findet das Wasser langsam seinen Weg durch Ihre Nieren in Ihre Blase und weckt Sie dann auf.

Wenn Sie wegen Prostataproblemen nachts mehrmals zur Toilette müssen, ist es an der Zeit für eine gründliche medizinische Untersuchung und wahrscheinlich auch eine Behandlung. Einige Beweise belegen, dass eine pflanzenbasierte Ernährung – dieselbe, die auch gut fürs Herz ist und Schlaganfällen und Alzheimer vorbeugt – auch der Prostata guttut.

BEWEGUNGSMANGEL. Wenn Sie sich tagsüber ausreichend bewegen, schlafen Sie nachts besser. Denken Sie an Kinder: Sie rennen tagsüber so viel herum, dass sie nachts fast im Koma liegen. Je älter wir werden, umso weniger bewegen wir uns. Für einige von uns besteht die einzige sportliche Aktivität darin, mit unseren Fingern auf einer Tastatur herumzutippen. Wenn wir uns hinlegen, ist unser Gehirn müde, unsere Muskeln sind es aber nicht und verlangen daher auch nicht nach Schlaf. Ihr Schlaf wird dadurch leichter und kann schon von den kleinsten Geräuschen oder Gedanken gestört werden. Das wiederum führt dazu, dass Sie sich nur schwer durch den nächsten Tag schleppen.

Um nachts gut zu schlafen, sollten Sie sich tagsüber also bewegen. Die besten Übungen für einen guten Schlaf sind die, mit denen Sie Ihre Muskeln anstrengen – z. B. Liegestütze oder Gewichte stemmen. Schon ein geringes Training kann einen merkbaren Effekt auf Ihre Schlafqualität haben. Natürlich sollten Sie vor dem Beginn eines neuen Trainingsprogramms mit Ihrem Arzt reden. Gehen Sie sicher, dass Ihr Herz und Ihre Gelenke dafür bereit sind.

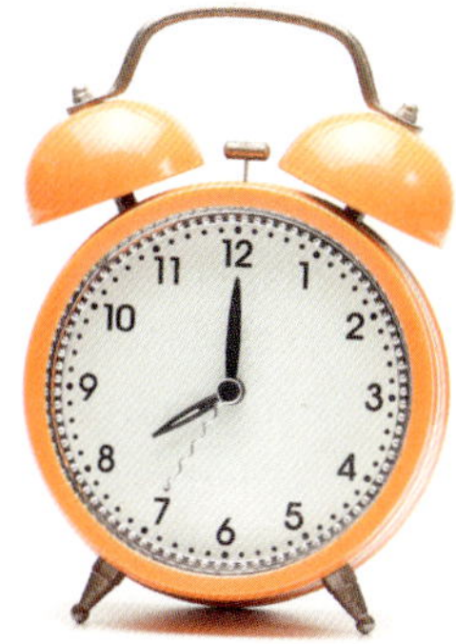

EIN ABENDLICHES EINSCHLAFRITUAL. Wenn Sie eine Katze haben, beobachten Sie einmal, was diese tut, bevor sie einschläft. Sie streckt ihre Pfoten, gähnt genüsslich, rollt sich zusammen und schläft dann ein. Hunde tun das Gleiche. Während meines Studiums hatte ich eine kleine Ratte, die ich aus einem Labor gerettet hatte. Auch sie streckte ihre kleinen Rattenglieder, gähnte und träumte dann von Trigonometrie, den Ringen des Saturn oder wovon Ratten üblicherweise eben so träumen.

Menschen tun es ebenfalls. Kinder strecken sich und gähnen, um sich auf den Schlaf einzustellen. Doch ist Ihnen aufgefallen, dass Erwachsene oft auf dieses Ritual verzichten? Ob es nun am Koffein, am Stress oder etwas anderem liegt, sie klappen einfach ihr Buch zu, knipsen das Licht aus und hoffen dann, schnell wegzudämmern.

Wenn Sie meinen, dass so ein Einschlafritual nutzlos ist, probieren Sie es doch einmal aus. Erlauben Sie sich etwa eine halbe Stunde vor dem Zubettgehen ein ausgiebiges Gähnen. Strecken Sie Ihre Arme aus und dehnen Sie sie. Tun Sie dies viermal in Folge – immer wieder gähnen und strecken. Schnell lösen Sie damit ein richtiges Gähnen aus und dehnen Ihre Muskeln damit. Beobachten Sie dann, welche Auswirkung dieses Ritual auf Ihre Schlafqualität hat. Sie werden wahrscheinlich bemerken, dass irgendetwas an diesem Gähnen und Strecken dazu führt, dass Ihr Körper und Ihr Gehirn auf den Schlaf vorbereitet werden.

Falls Sie Probleme beim Einschlafen haben, praktizieren Sie dieses einfache Ritual und schauen Sie, ob es Ihnen hilft.

MACHEN SIE EIN NICKERCHEN, WENN SIE ES BRAUCHEN

Manche Menschen möchten tagsüber nicht schlafen, weil sie Angst haben, dass dadurch ihr Nachtschlaf beeinträchtigt wird. Das ist möglich, wenn Sie eine sehr lange Siesta halten. Ein kurzes Nickerchen aber wird Ihren Nachtschlaf nicht stören, sondern Ihnen vielmehr dabei helfen, angestauten Stress loszuwerden, sodass Sie nachts besser einschlafen können.

ZUM THEMA SCHLAFMITTEL

Ein Mann im US-Bundesstaat Virginia wachte beim Klingeln seines Weckers auf und ging in die Küche, um sich Frühstück zu machen. Auf dem Küchentisch standen bereits eine offene Packung Frühstückscerealien, Obst, ein Brot und andere Lebensmittel.

»Komisch«, dachte er, »Wer hat das dahin gestellt?« Er schaute in seinen Kühlschrank und war überrascht, wie gut gefüllt dieser war: Es gab Orangensaft, mehrere Packungen Mandelmilch, Salatzutaten und vieles mehr. Da er allein lebte, war es ihm ein Rätsel, wie all diese Lebensmittel plötzlich wie von Zauberhand aufgetaucht waren.

Die Nacht zuvor hatte er Zolpidem eingenommen, ein sehr beliebtes Schlafmittel, das unter dem Namen Ambien vertrieben wird. Unter dessen Einfluss war er zum Laden gefahren, hatte einen ganzen Wocheneinkauf erledigt und war zurückgefahren. Am nächsten Morgen waren seine gesamten Erinnerungen an diesen Einkauf vollständig ausradiert. Viele weitere Menschen haben über ähnlich bizarre Erlebnisse mit Schlafwandeln, schlafwandelndem Autofahren oder Essattacken und einer anschließenden Amnesie berichtet.

Einige Schlafexperten schwören auf Ambien und beteuern, dass es wesentlich sicherer als ältere Schlafmittel sei. Tatsächlich aber sind Gedächtnisprobleme eine sehr häufige Nebenwirkung dieses Mittels, und die Packungsbeilage von Ambien wurde mittlerweile ergänzt und weist ausdrücklich darauf hin, dass Menschen alle möglichen Dinge tun können, ohne sich später daran zu erinnern. Ich empfehle Ihnen daher eindringlich, dieses Mittel zu vermeiden.

Auch andere Schlafmittel können das Gedächtnis beeinträchtigen. Einige blockieren den Neurotransmitter Acetylcholin. Dazu gehören Diphenhydramin (Betadorm, Dolestan) und Doxylamin, das nicht nur in Schlafmitteln wie z. B. Gittalun, sondern auch in Erkältungsmitteln für die Nacht verwendet wird (wie z. B. Wick MediNait). Wenn das Acetylcholin zu stark blockiert wird, z. B. durch das Einnehmen einer hohen Dosis oder die Kombination zweier Medikamente mit ähnlicher Wirkung, kann das bei Ihnen zu einem trockenen Mund, verschwommenem Sehen, Verstopfung, Harnverhalt und irgendwann sogar Verwirrung und Gedächtnisproblemen führen.

Viele Antidepressiva werden ebenfalls als Schlafmittel verwendet, und deren Tendenz, Acetylcholin zu blockieren, kann zu denselben Problemen führen. Wir sehen uns die Auswirkungen von Medikamenten noch genauer in Kapitel 8 an.

DER SCHLAF NÄHRT

Schlaf ist unverzichtbar – für ein gutes Gedächtnis und viele andere gesundheitliche Aspekte. Ich empfehle Ihnen, das Licht gegen 22 Uhr auszumachen und Ihrem Gehirn Zeit zur Erholung und für seine Reparaturaufgaben zu geben.

Seien Sie vorsichtig mit Kaffee und Alkohol, verzichten Sie spät abends auf eiweißreiche Speisen, und versuchen Sie, das von mir erwähnte Einschlafritual in Ihren Alltag zu integrieren. Ihr Gehirn wird es Ihnen danken.

KAPITEL 8

MEDIKAMENTE UND GESUNDHEITSPROBLEME, DIE DAS GEDÄCHTNIS BEEINTRÄCHTIGEN

Ein Mann kommt aus der Klinik, wo er gerade eine routinemäßige Darmspiegelung hatte. »Der Arzt sagt, es ist alles in Ordnung«, erzählt er seiner Frau, die im Auto auf ihn gewartet hat. »Er will mich erst in fünf Jahren wiedersehen.«

»Wunderbar!«, erwidert sie. »Hat es wehgetan?«

»Ähm, nun ...«, stammelt er, »ich weiß es gar nicht. Ich kann mich überhaupt nicht erinnern. Es ist wirklich seltsam – es ist alles wie weggeblasen.«

Der Grund dafür, dass er sich nicht erinnern kann, sind die Drogen, die sein Arzt ihm gegeben hat, um die Erinnerung an diese Untersuchung zu löschen. Das Medikament heißt Midazolam, wird in den USA unter dem Markennamen Versed vermarktet und routinemäßig nach kleineren chirurgischen Eingriffen verabreicht. Die Darmspiegelung kann reibungs- und schmerzlos oder aber wahnsinnig unangenehm verlaufen, das medizinische Team könnte auf dem Tisch tanzen und dazu »Auld Lang Syne« singen, und doch würde der Patient, der während des gesamten Eingriffs hellwach war, sich danach an rein gar nichts erinnern. Den Patienten mag der Gedanke arg gegen den Strich gehen, dass ihnen ein Medikament verabreicht wird, das ihre Erinnerung komplett auslöscht, doch ist diese Praxis eine genauso gängige Routine wie das Händewaschen.

Ich fragte einmal eine Krankenschwester, die oft Darmspiegelungen durchführte, warum das Team immer Versed verwendete. »Damit die Patienten wiederkommen«, antwortete sie. Wenn sich die Patienten an den unangenehmen und demütigenden Prozess erinnern würden, wären sie wesentlich weniger dazu geneigt, dies noch einmal über sich ergehen zu lassen. Einige Anästhesisten verwenden Profopol (in den USA unter dem Namen Diprivan vertrieben) statt Versed. Propofol war die Droge, die in Kombination mit anderen Medikamenten für Michael Jacksons Tod verantwortlich gemacht wurde. Es verursacht eine ähnliche Amnesie.

Versed ist ein extremes Beispiel für einen wichtigen Fakt: Drogen bzw. Arzneimittel können sich verheerend auf Ihr Gedächtnis auswirken. Versed gehört zu derselben chemischen Klasse wie Valium, Ativan und Xanax – alles Medikamente, die sehr häufig bei Unruhe und Angstzuständen zum Einsatz kommen. Sie können alle das Gedächtnis beeinträchtigen, wenn auch nicht so stark wie Versed.

Das gilt auch noch für weitere Medikamente. Sogar häufig verschriebene Cholesterinsenker wie Lipitor und Crestor können Gedächtnisstörungen verursachen, die denen gleichen, die Alzheimer hervorruft. Das aber finden Sie erst heraus, wenn Sie das Medikament absetzen und bemerken, wie Ihr Gedächtnis nach und nach wieder besser funktioniert.

Es geht aber hier um eine noch grundlegendere Sache: Ihr Gedächtnis kann durch alles Mögliche beeinflusst werden. Es gibt viele Beschwerden, die Ihren Geist vernebeln können. Wenn Sie Wortfindungsschwierigkeiten haben und sich immer weniger wie Sie selbst fühlen, kann das durchaus an einem einfachen Problem liegen, das erkannt und behoben werden kann.

In diesem Kapitel schauen wir uns die Krankheiten und Beschwerden an, die Ihr Gedächtnis beeinträchtigen können, und ebenso die Maßnahmen, die Sie dagegen ergreifen können.

MEDIKAMENTE, DIE DAS GEDÄCHTNIS DURCHEINANDERBRINGEN

Wenn Sie irgendeine Art von Gedächtnisproblem haben, gehören die Medikamente, die Sie einnehmen, auf jeden Fall zu den ersten Verdächtigen. Leider ziehen viele Menschen und auch Ärzte dies erst in Erwägung, wenn die Probleme schon eine ganze Weile bestehen. Im Folgenden sehen wir uns bestimmte Medikamente an, die dem Gedächtnis zusetzen oder andere kognitive Probleme verursachen. Zuvor aber noch einige wichtige Punkte:

DIE WIRKUNG MEHRERER MEDIKAMENTE ZUSAMMEN POTENZIERT SICH. Der Effekt eines Medikaments kann den eines weiteren verstärken. Vielleicht nehmen Sie z. B. ein Antidepressivum ein, das eine Gehirnchemikalie namens Acetylcholin blockiert. Abgesehen von einem etwas trockenen Mund oder einer Verstopfung sind die Nebenwirkungen aber nicht so schlimm. Vielleicht brauchen Sie später aber ein Antiallergikum, das ebenfalls Acetylcholin blockiert. Zwei Medikamente, die beide dieselbe Gehirnchemikalie blockieren, führen zu stärkeren Nebenwirkungen. Das kann zu viel für Ihr Gehirn sein, Ihren Geist vernebeln und Ihr Gedächtnis durcheinanderbringen. Ein typisches Szenario sieht so aus, dass ein Arzt ein Medikament verschreibt und ein weiterer Arzt ein zweites Medikament verordnet, das mit einer ganz anderen, unabhängigen Krankheit zu tun hat. Es kommen mehr und mehr Medikamente hinzu, doch keiner der Ärzte schaut sich die gesamte Liste an Medikamenten an, die dem Gehirn des Patienten zusetzen. Medikamente sind natürlich sehr nützlich und oftmals sogar lebensrettend. Nichtsdestotrotz ist es wichtig, ab und an einen Schritt zurückzutreten und sich genau anzusehen, was Sie da eigentlich alles einnehmen.

MEDIKAMENTE KÖNNEN MIT LEBENSMITTELN INTERAGIEREN. Wenn Sie Grapefruitsaft trinken, ist Ihnen wahrscheinlich nicht klar, dass dieser die Enzyme außer Kraft setzt, die Ihre Leber braucht, um Versed oder Lipitor aufzuspalten. Das tut er aber, was bedeutet, dass diese Wirkstoffe viel länger in Ihrem Blut bleiben und ihren Angriff auf Ihr Gehirn verstärken können. Grapefruitsaft hat auch auf viele weitere Medikamente so eine Wirkung, die bis zu vierundzwanzig Stunden nach Ihrem letzten Glas davon anhalten kann.

SPRECHEN SIE MIT IHREM ARZT – UND ZWAR GLEICH. Wenn Sie vermuten, dass bestimmte Medikamente bei Ihnen Probleme verursachen, sprechen Sie dies unbedingt bei Ihrem nächsten Arztbesuch an. Es ist oft möglich, ein oder mehrere Medikamente abzusetzen, um zu überprüfen, ob sich das Gedächtnis dadurch verbessert. Es hängt allerdings immer von den jeweiligen Medikamenten ab, wie sicher eine Pause davon für Ihre Gesundheit ist. So bringt z.B. das zeitweilige Absetzen von cholesterinsenkenden Mitteln wie bspw. Atorvastatin (Lipitor) für einige Monate kein Risiko mit sich, während das Absetzen eines blutdrucksenkenden Medikaments zu einem abrupten und gefährlichen Anstieg Ihres Blutdrucks führen könnte. Dasselbe gilt für Diabetes-Medikamente – ein Absetzen könnte zu einem sehr riskanten Anstieg Ihres Blutzuckers führen. Setzen Sie Medikamente also nicht auf eigene Faust ab. Darüber hinaus kann ein Absetzen zu Entzugserscheinungen führen. Beruhigungsmittel können bspw. zu einer Abhängigkeit führen, sodass es gefährlich sein kann, diese plötzlich abzusetzen. Aus diesem Grund sollten Sie unbedingt mit Ihrem Arzt sprechen, bevor Sie Ihre Medikation in irgendeiner Weise ändern.

FÜHREN SIE EINE LISTE. Es lohnt sich, einen Überblick über die Medikamente zu behalten, die Sie einnehmen. Aktualisieren Sie diese Liste regelmäßig und geben Sie den Ärzten, von denen Sie sich behandeln lassen, eine Kopie davon. Notieren Sie den Namen des Medikaments, die Größe der Tabletten (Milligramm) und zu welcher Tageszeit und wie viele Sie davon einnehmen. Das erleichtert Ihrem Arzt seine Arbeit und kann Sie vor Behandlungsfehlern schützen.

Hier finden Sie eine Übersicht über die häufigsten Übeltäter bzw. die Medikamente, von denen bekannt ist, dass sie kognitive Probleme verursachen. Das bedeutet nicht, dass diese immer zu Problemen führen, da einige Medikamente nur sehr selten Gedächtnisprobleme auslösen, und auch nicht, dass sie bei jedem Menschen für die jeweiligen kognitiven Probleme verantwortlich sind. Doch wenn Sie nach Antworten suchen, sollten Sie sich die folgenden Medikamente genauer anschauen.

CHOLESTERINSENKENDE MITTEL. Cholesterinsenkende Mittel gehören zu den am häufigsten verschriebenen Medikamenten. Bevor es ab 2011 Generika gab, war Lipitor die weltweit umsatzstärkste Pille der Pharmaindustrie und brachte ihrem Hersteller über 10 Milliarden US-Dollar Jahresumsatz ein.

Lipitor ist ein Statin und gehört zur selben Medikamentenklasse wie Crestor, Mevacor, Zocor und viele weitere. Deren Sicherheitsprofil ist generell ziemlich gut. Tatsächlich ist es sogar so, dass das Senken von Cholesterin ein Weg ist, um das Risiko von Alzheimer und Schlaganfällen zu senken. Da Statine so häufig verschrieben werden, glauben viele Leute, dass sie harmlos sind. Einige Ärzte bezeichnen Lipitor sogar als »Vitamin L« und haben sogar vorgeschlagen, dass es frei verkäuflich sein sollte, so wie bspw. Aspirin oder Vitamine.

Statine haben jedoch Nebenwirkungen, von denen einige gravierend sind. Sie können eine Leber- und Muskeltoxizität verursachen und werden bei einer hohen Dosierung mit Diabetes in Zusammenhang gebracht.[1] Außerdem haben einige Menschen von beunruhigenden Auswirkungen auf ihr Gedächtnis berichtet: Verwirrung, Orientierungslosigkeit und Gedächtnislücken – genau die Symptome, die auch zu Beginn einer Alzheimer-Erkrankung auftreten.

Duane Graveline ist ehemaliger Arzt und NASA-Astronaut und lebt in der Nähe des Kennedy Space Center an der Atlantikküste in Florida. Als er eines Tages von einem Spaziergang zurückkam, hatte er völlig die Orientierung verloren. Er hatte keine Ahnung mehr, wo er eigentlich war. Eine Frau begrüßte ihn, doch er erkannte sie nicht wieder. Das war seine Ehefrau, die gleich bemerkte, dass irgendetwas mit Duane überhaupt nicht stimmte. Sein Gedächtnis war wie ausgelöscht. Später, in der Notaufnahme des Krankenhauses, versuchte er, Sinn in das Ganze bringen. Die einzige Erklärung, die er für diese bizarre Amnesie hatte, war Lipitor, mit dessen Einnahme er vor einigen Wochen begonnen hatte. Das Absetzen des Medikaments ließ seine Gedächtnisprobleme verschwinden.

Später probierte er es noch einmal mit Lipitor, aber mit der halben Dosis. Nach etwa sechs Wochen aber wirkte es sich wieder gravierend auf sein Gedächtnis aus und löschte alle Erinnerungen an sein Leben nach der High School, einschließlich seiner Frau, Kinder und aller anderen Menschen, die später in sein Leben getreten waren. Er schaute sich die Wirkung von Statinen auf das Gedächtnis genauer an und veröffentlichte schließlich mehrere Bücher

HÄUFIG VERSCHRIEBENE CHOLESTERINSENKENDE STATINE

Markennamen in Klammern:
Atorvastatin (Sortis)
Ezetimib/Simvastatin (Ezetrol)
Fluvastatin (Cranoc)
Lovastatin (Mevinacor)
Pravastatin (Mevalotin)
Rosuvastatin (Crestor)
Simvastatin (Zocor)

(The Statin Damage Crisis; Statin DrugsSide Effects and the Misguided War on Cholesterol, neben anderen) und eine Website (www.SpaceDoc.com) zu dem Thema, um die Öffentlichkeit darüber zu informieren.

An der University of California in San Diego dokumentierte Beatrice Golomb 171 Fälle von Menschen, die während der Einnahme von Statinen mit erheblichen kognitiven Problemen zu kämpfen hatten.[2] In 90 Prozent der Fälle konnte das Absetzen des Medikaments die Probleme beseitigen, oftmals sogar schon innerhalb weniger Tage. Bei einigen dieser Menschen war bereits irrtümlicherweise Alzheimer diagnostiziert worden – eine Diagnose, die nicht länger zutraf. Einige begannen später damit, wieder Statine einzunehmen, manchmal sogar in mehreren Anläufen, worauf dieselben Symptome wiederkehrten. Je höher die Dosierung, umso größer war die Wahrscheinlichkeit, dass dadurch Probleme entstanden. Einige dieser Menschen haben sich sogar Jahre nach dem Absetzen der Medikamente noch nicht vollständig erholt.

Diese Nebenwirkung scheint ungewöhnlich zu sein. Doch bei den vielen Menschen, die Statine einnehmen, werden auch seltene Nebenwirkungen zu einem häufigen Phänomen. Hinzu kommt, dass Ärzte, die ältere Menschen behandeln, versehentlich annehmen könnten, dass deren Symptome altersbedingt sind oder diese Alzheimer zuschreiben und nie das Medikament absetzen, um nachzuprüfen, ob die Symptome dadurch verschwinden.

Glücklicherweise gibt es auch andere Möglichkeiten, Ihr Cholesterin zu senken, wie wir in Kapitel 3 gesehen haben. Eine Hühnchen-Fisch-Diät ist nicht sehr effektiv, doch kann, wenn Sie tierische Produkte und fettige Speisen komplett von Ihrem Speiseplan streichen, die Wirkung so dramatisch sein, dass Medikamente für gewöhnlich nicht mehr nötig sind.

SCHLAFMITTEL. In Kapitel I habe ich bereits kurz die erstaunlichen Gedächtnisprobleme erwähnt, die durch Schlaftabletten verursacht werden können. Ich empfehle daher nachdrücklich, wenn möglich auf Schlafmittel zu verzichten und lieber auf natürlichere Wege zum besseren Einschlafen zu setzen, wie ich sie schon beschrieben habe. Häufig eingenommene Schlafmittel, die das Gedächtnis beeinträchtigen können, sind z.B.:

Diphenhydramin (Betadorm, Dolestan)
Doxylamin (Gittalun, Hoggar Night, Schlafsterne, Wick MediNait)
Zolpidem (Bikalm)

ANTIDEPRESSIVA. Antidepressiva wirken, indem sie das Gleichgewicht der Neurotransmitter verändern, die die Stimmung und unsere Emotionen kontrollieren. Einige blockieren auch Acetylcholin, sodass zeitweilig auch Verwirrungszustände oder Gedächtnisprobleme auftreten können. Antidepressiva, von denen häufig berichtet wurde, dass sie sich negativ auf das Gedächtnis auswirken, sind u. a. die folgenden:

Amitriptylin (Saroten)
Desipramin (Pertofran)
Imipramine (Tofranil)
Nortriptylin (Nortrilen)
Venlafaxin (Trevilor retard)

Vergessen Sie nicht, dass jedes Antidepressivum potenziell zu Verwirrungszuständen oder Gedächtnisproblemen beitragen kann. Sogar Antidepressiva, die nur einen geringen oder gar keinen Effekt auf das Acetylcholin haben, wie bspw. Fluoxetin (Prozac) und Paroxetin (Paxil), sollten als verdächtig gelten, falls Gedächtnisprobleme oder ein getrübtes Denken auftreten.

Viele Menschen kämpfen mit ganz anderen Mitteln gegen Depressionen, und das mitunter mit spektakulären Ergebnissen. Neue Methoden der Psychotherapie wirken wesentlich schneller als frühere Behandlungsarten und sind sehr effektiv. Sport wirkt sich ebenfalls gut auf die Stimmung aus, vielleicht sogar genauso gut wie Antidepressiva. Natürlich werden Sie, wenn Sie an einer Depression leiden, sich nicht nach Sport oder irgendeiner anderen Aktivität fühlen. Wenn Sie aber erst einmal damit anfangen, werden Sie bemerken, dass Sie davon einen Energieschub bekommen und dieser deutlich merkbare Lohn Sie dazu motiviert weiterzumachen.

ANTIHISTAMINE. Viele Antiallergika blockieren Acetylcholin, den oben erwähnten Neurotransmitter. Wenn Sie diese nur ab und zu einnehmen, ist dies wahrscheinlich nicht weiter problematisch. Sollten Sie solche Medikamente aber über längere Zeiträume oder ein weiteres oder mehrere andere Medikamente mit derselben Wirkung einnehmen, sind Nebenwirkungen wahrscheinlicher. Typische Antihistamine dieser Kategorie sind bspw.:

Brompheniramin (wie z. B. Proneurin)
Chlorpheniramin (wie z. B. Balkis Schnupfenkapseln)
Clemastin (wie z. B. Travegil)
Diphenhydramin (wie z. B. Dormutil)

Neuere Antihistamine wie bspw. Fexofenadin (Telfast) und Cetirizin (Ceterifug) sind weniger dafür bekannt, solche unerwünschten Nebenwirkungen auszulösen.

BERUHIGUNGSMITTEL. Valium, Ativan, Xanax und andere beliebte Beruhigungsmittel gehören zu derselben chemischen Klasse wie Versed, die OP-Droge, die ich zu

HÄUFIG VERSCHRIEBENE BERUHIGUNGSMITTEL

Alprazolam (Tafil)
Clonazepam (Rivotril)
Diazepam (Faustan)
Lorazepam (Tavor)
Oxazepam (Adumbran)
Temazepam (Planum)
Triazolam (Halcion)

Beginn dieses Kapitels erwähnt habe. Allerdings haben sie nicht annähernd dasselbe Potenzial, Erinnerungen auszulöschen. Dennoch können sie Ihr Gedächtnis beeinträchtigen und Ihre Emotionen abstumpfen.

Sie sollten wissen, dass Beruhigungsmittel ziemlich grobschlächtig wirken. Wenn sie Ihr Gehirn erreichen, richten sie dort mehr an, als nur den Angstknopf auszuschalten. Sie rempeln viele verschiedene Bereiche Ihres Gehirns an und verändern die Gehirnchemie in vielfältiger Weise, was nicht in allen Fällen hilfreich ist. Es gibt noch ein weiteres Problem: Je länger Sie sie verwenden, umso mehr können Sie körperlich davon abhängig werden, wie ich oben bereits erwähnt habe. Das bedeutet nicht, dass Sie durch den Kauf der nächsten Packung gleich in einer Sackgasse landen. Es heißt aber durchaus, dass ein plötzliches Absetzen zu einem Wiederauftreten von starker Unruhe oder Angstattacken und sogar zu Anfällen führen kann. Um dies zu vermeiden, sollte Ihr Arzt beim Absetzen Ihres jeweiligen Beruhigungsmittels nur schrittweise vorgehen.

SCHMERZMITTEL. Manche Leute nehmen wegen chronischer Schmerzen täglich Analgetika. Opiate (wie z.B. Morphin, Oxycodon und Hydrocodon) können sich kurzfristig auf das Gedächtnis auswirken, auch wenn die meisten Menschen, die diese wegen chronischer Schmerzen regelmäßig einnehmen, sich an deren Wirkung zu gewöhnen scheinen und keine ernsten kognitiven Probleme haben.[3] Dennoch sollten Sie, wenn Sie Schmerzmittel einnehmen und Gedächtnisprobleme haben, mit Ihrem Arzt über Alternativen zu Ihrer gegenwärtigen Medikation sprechen.

Wenn Sie Schmerzmittel wegen rheumatoider Arthritis, Migräne oder Fibromyalgie einnehmen, möchte ich Sie dazu ermutigen, es einmal mit einem ernährungsbasierten Ansatz auszuprobieren. Viele Menschen finden heraus, dass diese schmerzhaften Leiden durch bestimmte Lebensmittel ausgelöst werden, bspw. durch Milchprodukte, Eier, weiße Kartoffeln und eine kurze Liste weiterer Lebensmittel. In einem meiner früheren Bücher, Schmerzen lindern durch richtige Ernährung, habe ich detailliert einen einfachen Weg beschrieben, wie Sie herausfinden können, ob Sie mit dem Verzicht auf eines oder mehrere dieser Lebensmittel Ihre Beschwerden loswerden können. Probieren Sie es einmal aus und sehen Sie, was passiert. Es lässt sich nicht immer ein Lebensmittel dafür verantwortlich machen, doch wenn es so ist, kann eine kleine Ernährungsanpassung es Ihnen erlauben, die Dosierung Ihres Medikaments zu verringern oder es sogar abzusetzen.

BLUTDRUCKSENKENDE MITTEL. Blutdrucksenkende Medikamente führten in seltenen Fällen zur Beeinträchtigung des Gedächtnisses. Propranolol wird manchmal eingesetzt, um den Blutdruck zu senken, öfter jedoch, um ein Herzrasen (Tachykardie) zu behandeln. Es kann sich schädlich aufs Gehirn auswirken.

Bluthochdruck ist jedoch gefährlich und trägt erheblich zu einem erhöhten Schlaganfallrisiko bei. Sollten Sie also blutdrucksenkende Medikamente einnehmen, sprechen Sie unbedingt mit Ihrem Arzt, bevor Sie die Dosierung ändern.

Ignorieren Sie gleichzeitig aber auch keine Möglichkeiten, Ihren Blutdruck auf andere Weise als mit Medikamenten zu verbessern. Abnehmen, weniger Salz, eine pflanzenbasierte Ernährung und Sport können sehr hilfreich dabei sein, blutdrucksenkende Mittel überflüssig zu machen. Mehr Informationen darüber, was Sie mit einer Ernährungsumstellung erreichen können, finden Sie in Kapitel 4.

SÄUREBLOCKER. Viele Menschen nehmen Medikamente ein, um ihre Magensäureproduktion zu drosseln. Ranitidin (Zantac) und Cimetidin (Tagamet) haben in seltenen Fällen Verwirrungen ausgelöst. Glücklicherweise verschwindet dieses Problem, wenn diese Medikamente abgesetzt werden.

UNSER UMGANG MIT DROGEN

Die oben aufgelisteten Medikamente sind häufige Schuldige, doch können auch andere Medikamente das Gedächtnis beeinträchtigen, zumal jedes Jahr immer wieder neue Arzneimittel auf den Markt kommen. Oft wird das wahre Ausmaß der Nebenwirkungen dieser Mittel erst Jahre später deutlich.

Dieses Problem scheint sich immer weiter zu verschärfen statt zu verschwinden. In den letzten Jahren haben Pharmahersteller bemerkt, dass sie nicht mehr so viel Geld mit den Mitteln einstreichen, die nur für einige Tage oder Wochen eingenommen werden, wie das z.B. bei Antibiotika der Fall ist. Also investieren sie kräftig in Medikamente, die das ganze Leben über eingenommen werden müssen. Cholesterinsenkende Mittel, Diabetesmedikamente, Blutdrucksenker und Arthritismedikamente sind die Goldesel der Pharmaindustrie.

Die amerikanische Gesundheitsbehörde FDA verlangt z.B. nicht vom Lipitor-Hersteller, dass dieser Patienten darüber informiert, dass viele von ihnen das Medikament überhaupt nicht benötigen würden, wenn sie sich pflanzlich ernährten. Ebenso wenig müssen die Hersteller von Diabetesmedikamenten oder Blutdrucksenkern angeben, dass eine ähnliche Ernährungsumstellung ihre Mittel ebenfalls zum großen Teil überflüssig machen würde. Ganz im Gegenteil: Die Pharmahersteller geben ein Vermögen dafür aus, uns über die unverzichtbare Wichtigkeit ihrer Produkte »aufzuklären«. Ihre ununterbrochene Aufklärungsarbeit in Kursen für Ärzte, ihre Zuwendungen an Kliniken und medizinische Zentren und ihre TV-Werbungen zur Hauptsendezeit zielen allesamt darauf ab, uns vergessen zu lassen, dass die meisten unserer häufigsten gesundheitlichen Beschwerden ihre Ursache in unserer Ernährung und unserem Lebensstil haben.

Nehmen Sie Medikamente ein, wenn Sie sie brauchen. Seien Sie dabei aber vorsichtig und wachsam, was die möglichen Nebenwirkungen anbelangt, vor allem dann, wenn die Menge der Medikamente, die Sie einnehmen, immer weiter steigt.

VERSTECKTE MEDIZINISCHE PROBLEME

Wenn Sie Gedächtnisprobleme haben, sollten Sie mit Ihrem Arzt über mögliche versteckte Ursachen sprechen. Dies sind Gründe, die Sie in Betracht ziehen sollten:

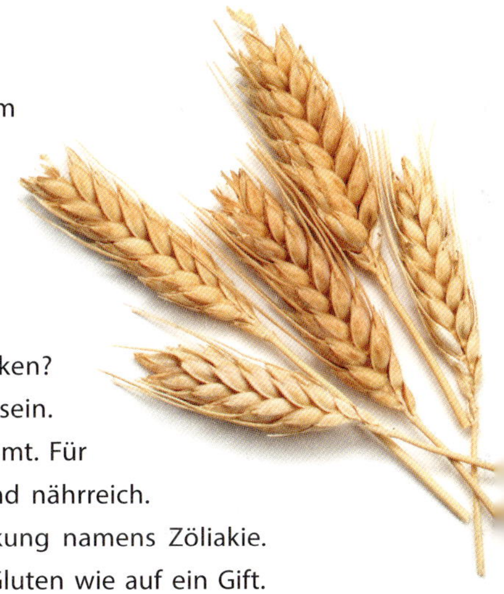

Glutenintoleranz

Kann Ihr Lieblingsbrot sich schädlich auf Ihr Gehirn auswirken? Wenn Sie glutenintolerant sind, könnte das durchaus der Fall sein. Gluten ist ein Eiweiß, das in Weizen, Gerste und Roggen vorkommt. Für die meisten Leute ist es leicht verdaulich und sogar gesund und nährreich. Doch etwa 1 Prozent aller Menschen hat eine erbliche Erkrankung namens Zöliakie. Gehören Sie zu dieser Personengruppe, reagiert Ihr Körper auf Gluten wie auf ein Gift. Es kann Ihren Verdauungstrakt schädigen und Durchfall und andere Verdauungsprobleme verursachen.

Mitte der 1990er-Jahre erkannten Wissenschaftler, dass die Probleme noch weiter reichen. Viele Menschen mit Zöliakie bemerken, dass schon sehr kleine Mengen dieser problematischen Getreidesorten bei ihnen Erschöpfung und eine geistige Vernebelung verursachen. Die gute Nachricht ist, dass diese Symptome bei einem Verzicht auf Gluten wieder verschwinden.

Ein Zöliakie-Test ist sehr einfach. Ihr Arzt nimmt Ihnen einfach eine Blutprobe ab und lässt diese auf Antikörper untersuchen, die ein Kennzeichen dieser Krankheit sind. Wenn es danach aussieht, als hätten Sie Zöliakie, führt Ihr Arzt eventuell eine kleine Darmbiopsie durch, um den Schaden zu ermessen. Wenn Sie vermuten, dass Sie ein Problem mit Gluten haben, können Sie sich alternativ auch einfach einige Wochen lang glutenfrei ernähren und beobachten, ob Ihre Symptome dadurch verschwinden. An dieser Stelle möchte ich allerdings ausdrücklich betonen, dass es keinen Grund

WIE DIE WECHSELJAHRE IHR GEHIRN BEEINFLUSSEN

Mit Beginn der Wechseljahre fühlen viele Frauen sich nicht mehr wie sie selbst. Eine häufige Beschwerde dabei ist ein schlechtes Gedächtnis. Wenn Sie sich einem formellen Gedächtnistest unterzögen, würden Sie sehr wahrscheinlich herausfinden, dass mit Ihrem Gedächtnis alles in Ordnung ist. Was durch die Wechseljahre beeinträchtigt wird, sind Ihre Konzentration und Ihre Lernfähigkeit, die zeitweilig durch die hormonelle Umstellung Ihres Körpers gestört werden. Glücklicherweise treten diese Probleme nur vorübergehend auf. So frustrierend sie mitunter auch sein können, sie verschwinden wieder.

Übrigens rate ich vehement von einer Hormonersatztherapie (HRT) ab, die das Ziel hat, Gedächtnisprobleme oder sogar Alzheimer zu verhindern. Diese kann Gedächtnisprobleme nicht unterbinden und führt stattdessen möglicherweise zu einem erhöhten Demenzrisiko. Darüber hinaus steigt damit bei Frauen auch das Risiko, Schlaganfälle zu erleiden oder an Brustkrebs zu erkranken.

Wenn Sie wegen Hitzewallungen Hormone einnehmen, werden die Hitzewallungen dadurch wahrscheinlich nur aufgeschoben und nicht verhindert. Die Women's Health Initiative war eine groß angelegte Forschungsstudie, die sich u. a. auf die Wirkung von Hormonen konzentrierte. Im Mai 2002 wurde der Hormonteil der Studie abrupt abgekürzt, weil zunehmend Beweise für ernsthafte gesundheitliche Risiken zutage traten. Die 8.405 Frauen, die ihre Hormoneinnahme gestoppt hatten, wurden daraufhin untersucht. Bei über der Hälfte der Frauen, die vor Beginn der Hormontherapie mit Hitzewallungen zu kämpfen hatten, tauchten diese nach dem Ende der Hormonbehandlung wieder auf. Für die meisten Frauen war eine Hormonbehandlung also keine langfristige Lösung gegen Hitzewallungen.

gibt, Gluten zu vermeiden, wenn Sie wie die große Mehrheit aller Menschen nicht empfindlich darauf reagieren.

Falls Sie herausfinden möchten, wie sich eine glutenfreie Ernährung auf Ihre Gesundheit auswirkt, verzichten Sie einfach auf Weizen, Gerste und Roggen. Mit Reis, Mais, Hirse, Quinoa, Amaranth und Buchweizen sowie mit Obst, Gemüse, Bohnen, Tofu etc. sollten Sie keine Probleme bekommen. Sie müssen sich allerdings immer die Zutatenlisten durchlesen, denn wenn Sie an Zöliakie leiden, kann schon die kleinste Spur von Gluten wie bspw. der Weizen in Sojasoße oder die Gerste in einer Dosensuppe bei Ihnen zu einer Reaktion führen.

Haferflocken enthalten kein Gluten und sollten theoretisch sicher sein. Leider enthalten einige Haferprodukte Spuren anderer Getreidesorten, weshalb einige Hersteller dazu übergegangen sind, Haferprodukte in speziellen Produktionsstätten zu verarbeiten, um eine Kreuzkontamination mit anderem Getreide zu vermeiden. Es ist daher wahrscheinlich am klügsten, zunächst auf Haferflocken zu verzichten und sie erst dann wieder zu essen, wenn Ihre Symptome verschwunden sind, um herauszufinden, ob Ihre Verdauung dadurch in irgendeiner Weise beeinträchtigt wird.

Viele Supermärkte bieten mittlerweile glutenfreies Brot und andere glutenfreie Produkte an. Wenn Sie ausgehen möchten, werden Sie die meisten kulinarischen Alternativen in indischen, mexikanischen und orientalischen Restaurants finden. Wenn es in Ihrer Nähe eine Zöliakieberatungsstelle gibt, werden Sie dort bestimmt auch hilfreiche Tipps bekommen.

Depression

Falls Sie an einer unbehandelten Depression leiden, kann es sein, dass Ihr Gedächtnis Ihnen zeitweise wie ausgeschaltet vorkommt. Sie fühlen sich nicht nur emotional völlig durch den Wind, auch Ihr Gehirn scheint nicht mehr in die Gänge zu kommen. Doch werden Sie schnell bemerken, dass mit dem Verschwinden der Depression, ob von selbst oder durch Medikamente, sich auch Ihr Gedächtnis wieder normalisiert.

Antidepressiva sind jedoch ein zweischneidiges Schwert, da sie manchmal zu Verwirrungszuständen und Gedächtnisproblemen beitragen, wie wir bereits gesehen haben. Ich empfehle daher, es zunächst mit nichtmedikamentösen Behandlungsmöglichkeiten auszuprobieren und die Medikamente für den Fall aufzuheben, wenn natürlichere Methoden versagen.

Alkohol- oder Drogenmissbrauch

Eine Vergiftung durch Alkohol oder Drogen zerstört nicht nur Erinnerungen, sondern bei langjährigem Missbrauch dieser Rauschmittel auch Gehirnzellen. Wenn Sie sich täglich mehr als einen oder zwei Drinks gönnen, begeben Sie sich bereits in den Gefahrenbereich.

Schilddrüsenhormone – zu wenig oder zu viel

Dieses unscheinbare kleine Organ an Ihrem Halsende beeinflusst so viele Dinge – von Ihrem Stoffwechsel bis zu Ihrer Erinnerung. Die Gedächtnisprobleme, die durch Schilddrüsenerkrankungen verursacht werden, sind normalerweise nicht sehr gravierend, können aber auftreten. Ein Bluttest wird schnell zeigen, ob Ihre Schilddrüse zu wenige oder zu viele Hormone produziert.

Die Symptome für eine Schilddrüsenunterfunktion (Hypothyreose) sind oft diffus – Erschöpfung, Schwäche und Gewichtszunahme. Wenn dieser Zustand allerdings anhält, kann er zu einer Schilddrüsenvergrößerung und einer Reihe weiterer Probleme führen, wie z.B. ausdrucksloser Mimik, hängenden Augenlidern, einer heiseren Stimme, trockener Haut, sprödem Haar, Menstruationsproblemen, einem verlangsamten Herzschlag, Verstopfung, Depression und Blutarmut. Die Behandlung mit Schilddrüsenhormonen ist dabei sehr effektiv und kann oftmals auch in Grenzfällen hilfreich sein.

Eine zu hohe Menge an Schilddrüsenhormonen kann sich ebenfalls negativ auf das Gedächtnis auswirken. Symptome einer Schilddrüsenüberfunktion (Hyperthyreoidismus) können z. B. ein zu schneller Herzschlag, Herzrasen, Hitzeintoleranz, Gewichtsabnahme und Menstruationsstörungen sein. Sie könnten neben anderen Problemen dadurch ebenfalls eine vergrößerte Schilddrüse und übermäßig hervortretende Augen entwickeln. Die Behandlung umfasst normalerweise Medikamente, radioaktives Jod oder eine Operation, auf die eine Schilddrüsenhormon-Substitutionstherapie folgt.

Schilddrüsenhormone bessern sich manchmal von selbst, ganz ohne Behandlung. Sie sollten dennoch Ihren Arzt konsultieren, um herauszufinden, ob eine Behandlung nötig ist.

Mangelnde Sauerstoffversorgung des Gehirns

Wenn der Transport von Sauerstoff zu Ihrem Gehirn unterbrochen wird, auch nur für kurze Zeit, kann das desaströse Folgen für Ihr Gehirn haben.

Die dramatischste Situation in dieser Hinsicht ist wahrscheinlich ein Herzstillstand. Wenn die Sanitäter mit dem Krankenwagen anrücken und Ihr Herz wieder zum Schlagen bringen, fällt Ihrer Familie ein Stein vom Herzen. Doch während Ihr Herz nicht schlug, standen Ihren Gehirnzellen alleine da. Die Sauerstoffversorgung war unterbrochen, und das Ergebnis könnten u. a. bleibende Gedächtnisstörungen sein.

In ähnlicher Weise ziehen auch Bypass-Operationen am Herzen oft kognitive Probleme nach sich. Zwar wurde zunächst die Herz-Lungen-Maschine (kardiopulmonaler Bypass) für schuldig erklärt, doch treten Gedächtnisprobleme sogar dann auf, wenn dieses Gerät gar nicht zum Einsatz kommt, was darauf hindeutet, dass es tatsächlich mit einem tiefer liegenden Problem bei Herz-Bypass-Operationen zusammenhängt. Die gute Nachricht ist allerdings, dass sich diese kognitiven Probleme normalerweise im Laufe einiger Wochen wieder bessern.

Infektionen

Es gibt viele Infektionsarten, die Gedächtnisprobleme auslösen können, also wird Ihr Arzt wahrscheinlich mehrere Möglichkeiten in Betracht ziehen: Lyme-Borreliose, HIV, Syphilis und verschiedene Arten von Encephalitis. Die Behandlung hängt von dem jeweiligen Organismus ab, der behandelt wird.

Migräne

Viele Menschen mit Migräne haben das Gefühl, dass ihre Kopfschmerzen ihre Erinnerungen stark durcheinanderbringen und ihre Konzentration torpedieren. Wissenschaftler haben tatsächlich herausgefunden, dass bei Menschen mit Migräne das verbale Gedächtnis, die Reaktionszeit und sogar die Aufmerksamkeitsfähigkeit in Mitleidenschaft gezogen werden, und zwar während der Kopfschmerzattacken und auch danach.[5, 6]

Glücklicherweise kann eine Behandlung der Migräne Ihr Gehirn wieder zum Funktionieren bringen. Sumatriptan-Nasenspray (20 Milligramm) stellt die kognitive Funktion schnell wieder her.[6]

Wie ich bereits erwähnt habe, sollten Sie ebenfalls probieren, die Migräneattacken mit einer Ernährungsumstellung zu bekämpfen. Das ist oft erfolgreich. Typische Migräne-Auslöser sind bspw. Milchprodukte, Schokolade, Eier, Zitrusfrüchte, Fleisch, Weizen, Nüsse, Tomaten, Mais, Äpfel und Bananen. Einiger dieser Lebensmittel, wie z.B. Zitrusfrüchte, sind für die meisten Menschen sehr gesund. Doch so wie es Menschen mit Lebensmittelallergien gibt, die sich vielleicht von Erdbeeren fernhalten müssen, sollten Sie bei Migräne auf Lebensmittel verzichten, die bei Ihnen Attacken auslösen. Mit einer einfachen Eliminierungsdiät (detailliert in meinem Buch »Schmerzen lindern durch richtige Ernährung« beschrieben) können Sie leicht herausfinden, welche dieser Lebensmittel die Schuldigen sind, was Ihnen ein großes Stück Kontrolle über Ihr Leben wiedergeben kann.

Krebsbehandlungen

Eine Chemotherapie verursacht neben vielen weiteren Nebenwirkungen oft auch kognitive Probleme. Wissenschaftler der University of Toronto fanden heraus, dass etwa die Hälfte aller Frauen nach einer Chemotherapie wegen Brustkrebs leichte bis gravierende Probleme mit ihrem Gedächtnis und ihrer Sprachfähigkeit hatten.[7] Es wurden auch Frauen getestet, die ihre Chemotherapie länger als ein Jahr zuvor beendet hatten, und dabei wurde entdeckt, dass etwa die Hälfte von ihnen mit kognitiven Problemen zu kämpfen hatte, die in ihrem Schweregrad mindestens moderat waren.

Diese Gedächtnisprobleme waren nicht psychologisch begründet, d.h., dass es nicht an Depressionen oder Angstzuständen lag, die ihre Konzentration beeinträchtigten. Ihr Problem war körperlicher Natur. Ihre Gehirnzellen arbeiteten einfach nicht mehr so gut wie vorher.

Es ist einfach eine Tatsache, dass eine Chemotherapie entsetzlich giftig ist. Aus genau diesem Grund setzen Ärzte sie ein. Sie versuchen, die Krebszellen zu vergiften. Leider wirken einige häufig eingesetzte Chemotherapiemedikamente noch giftiger auf die Gehirnzellen als auf die Krebszellen, die sie eigentlich abtöten sollen.[8] Aufgrund dieser Beobachtungen sind viele Menschen einer Chemotherapie gegenüber sehr zurückhaltend eingestellt.

Diabetes

Ich füge auch Diabetes meiner Liste möglicher Gedächtnisgefährdungen hinzu. Zwar greift Diabetes das Gedächtnis nicht direkt an, doch ist es so, dass Menschen mit Diabetes ein höheres Risiko haben, an Alzheimer zu erkranken oder Schlaganfälle zu erleiden.

1988 luden japanische Wissenschaftler über eintausend Erwachsene dazu ein, ihren Blutzuckerwert mit einem Glukosetoleranztest zu bestimmen. Sie beobachteten diese Freiwilligen daraufhin die nächsten fünfzehn Jahre. Diejenigen, deren Tests zeigten, dass sie prädiabetisch waren oder einen Nüchternblutzuckerwert hatten, der über dem normalen Bereich lag, aber noch nicht hoch genug für eine Diabetesdiagnose war, hatten ein um 35 Prozent höheres Risiko, irgendeine Art von Demenz zu entwickeln. Diejenigen, deren Nüchternblutzuckerwert im diabetischen Bereich lag, hatten ein um 74 Prozent höheres Risiko, eine Demenz zu entwickeln.[9]

Unser Forscherteam hat das bisher wirkungsvollste Ernährungsprogramm für Diabetes entwickelt. Viele Menschen haben es angewandt, um ihren Blutzucker besser zu kontrollieren und ihre Medikation zu verringern oder sogar ganz abzusetzen. Das Programm umfasst drei einfache Schritte: das Befolgen einer fettarmen Ernährung, den Verzicht auf zugesetzte Öle und die Bevorzugung von Lebensmitteln mit einem niedrigen glykämischen Index, wie ich es in Kapitel 9 genauer erkläre.

SICH WIEDER WIE SIE SELBST FÜHLEN

Die oben aufgelisteten Punkte sind die häufigsten Probleme, die das Gehirn beeinträchtigen. Die Liste weiterer potenzieller Probleme umfasst darüber hinaus auch Traumata, Operationen, Bestrahlungen, Anfälle, Parkinson, Huntington und multiple Sklerose. In nicht industrialisierten Ländern kann eine Mangelernährung mit nicht ausreichend Vitamin B_1 (Thiamin) oder Vitamin B_3 (Niacin) ebenfalls zu gravierenden Gedächtnisproblemen führen. Solche Mangelerscheinungen sind in entwickelten Ländern aber aufgrund der weitverbreiteten Anreicherung von Lebensmitteln mit diesen Nährstoffen sehr selten.

Sollten Sie irgendwelche Änderungen Ihrer geistigen Funktion bemerken, lässt sich durch eine genaue Überprüfung Ihres Arzneischränkchens und eine gründliche medizinische Untersuchung hoffentlich der Grund dafür herausfinden, sodass Sie das Problem schnellstmöglich in Angriff nehmen können.

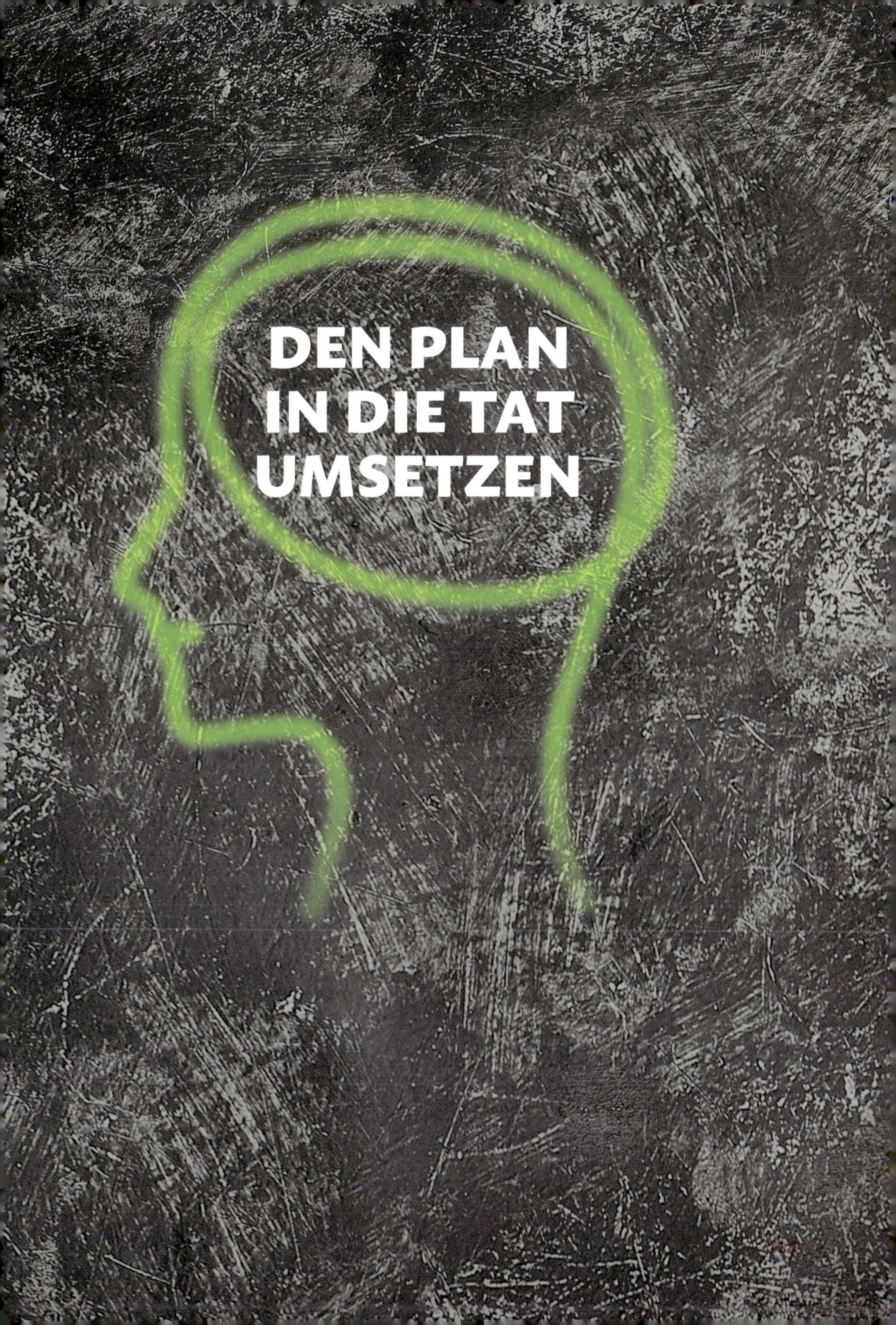
DEN PLAN
IN DIE TAT
UMSETZEN

Jetzt, da Sie die gehirnschützende Wirkung von gesunden Lebensmittel, Sport und Achtsamkeit gegenüber den Auswirkungen von Medikamenten und bestimmten Erkrankungen kennen, lassen Sie uns zusammen vom Labor in die Küche gehen. Es ist Zeit, dieses Wissen in die Praxis umzusetzen.

Im nächsten Kapitel werden wir uns ein gehirnstärkendes Menü anschauen, das Sie optimal mit Nährstoffen versorgt, und dazu eine einfache Strategie, wie Sie sich an diese Art der Ernährung gewöhnen können. Wir teilen diesen Prozess in mehrere Einzelschritte ein, die so einfach sind, dass mir noch niemand begegnet ist, der diesen nicht folgen konnte. Ob Sie lieber selbst kochen oder es vorziehen, im Restaurant oder vielleicht sogar in Fast-Food-Lokalen zu essen – wir decken alles ab.

Danach nehmen wir uns Heißhungerattacken und spezielle Gelüste vor, die schwachen Momente, in denen wir zu weniger gesundem Essen einfach nicht nein sagen können. Ich werde Ihnen zeigen, was diese Lebensmittel in Ihrem Gehirn anrichten, und was Sie in solchen Fällen tun können.

Schließlich kommen wir zu einer wahren Schatztruhe mit wunderbaren Rezepten, die von Christine Waltermyer und Jason Wyrick erstellt wurden. Blättern Sie sie durch, schauen Sie, welche Sie besonders ansprechen, und probieren Sie sie aus.

KAPITEL 9

EIN GEHIRNSTÄRKENDES MENÜ

Schon vor vielen Jahren haben Wissenschaftler nachgewiesen, wie mit der Macht bestimmter Lebensmittel dem Herz geholfen werden kann, die Taille schlanker und Diabetes besser kontrollierbar wird, chronische Schmerzen gelindert werden und viele weitere Aspekte unseres Lebens verbessert werden können. Zu dieser beeindruckenden Liste können wir nun auch den Schutz und die Stärkung unseres Gehirns hinzufügen.

Glücklicherweise brauchen Sie nicht eine bestimmte Ernährungsweise, um Vitamine aufzunehmen, eine zweite, um »böse« Fette zu vermeiden, eine dritte, um Ihre Eisenaufnahme zu begrenzen, eine vierte, um Ihr Cholesterin in den Griff zu bekommen usw. usf. Eine einzige Abfolge einfacher Schritte deckt all diese Dinge und noch weitere ab. In diesem Kapitel werden wir diese Theorie in die Praxis umsetzen.

Lassen Sie mich zunächst eines klarstellen: Die Ernährung kann sehr viel bewirken. Wenn Sie bisher geglaubt haben, dass eine Ernährungsumstellung Ihnen nur dabei helfen würde, Ihren Cholesterinwert um einige Punkte nach unten zu schrauben oder Sie ein oder zwei Pfund leichter zu machen, sollten Sie anfangen, im größeren Maßstab zu denken. Essen kann Ihr Leben verändern.

Wir haben so viele Menschen gesehen, die sich nur erhofften, ihren Diabetes etwas besser unter Kontrolle zu bekommen. Sie hätten sich nie träumen lassen, dass sie ihre Medikation verringern oder ganz absetzen könnten oder aber dass ihre Krankheit tatsächlich verschwinden würde. Wir haben andere Menschen gesehen, die wegen einer fehlgeschlagenen Diät nach der nächsten am Boden zerstört waren und die endlich herausfanden, dass das Problem bei den schlecht entwickelten Diäten und nicht bei ihnen selbst lag. Der neue Fokus auf einer wirklich gesunden Ernährung gab ihnen mehr Kontrolle zurück, als sie sich je hätten vorstellen können.

Dasselbe gilt für die Gesundheit unseres Gehirns. Vor noch wenigen Jahren hätte ich niemals gedacht, dass Lebensmittel einen solchen Einfluss auf die Gehirnfunktion haben oder so einflussreich sein könnten, wenn es darum geht, bis ins hohe Alter geistig fit zu bleiben. Doch genau das ist unser Ziel.

Was ich Ihnen hier verschreibe, ist nicht nur gesund. Es ist auch wunderbar schmackhaft und abwechslungsreich. Als Kind ernährte ich mich auf die typische US-amerikanische Weise, die rückblickend sehr begrenzt war. Wir aßen Roastbeef, gebackene Kartoffeln und Mais – Abend für Abend. Manchmal gab es Schweinskotelett statt Rindfleisch und Erbsen statt Mais. Wir wussten nichts von dem kulinarischen Reichtum anderer Länder und probierten nie die Vielfalt aller Lebensmittel aus, die die Natur für uns bereithält. Als ich begann, mich zugunsten einer stärker pflanzenbasierten Ernährung immer mehr von der fleischlastigen Küche zu verabschieden, fühlte es sich so an, als ob sich endlich die Tore zu einer Welt wirklich köstlicher Entdeckungen öffneten. Wenn Sie die Rezeptseiten in diesem Buch durchblättern, werden Sie verstehen, was ich meine.

DIE MACHT DES ESSENS

Vor 1990 konnten sich die meisten Menschen nicht wirklich für das Thema Ernährung begeistern. In diesem Jahr aber änderte sich etwas grundlegend. Dr. Dean Ornish, ein junger Arzt, der an der Harvard University studiert hatte, zeigte, dass es tatsächlich möglich ist, Herzerkrankungen rückgängig zu machen. Bis zu diesem Zeitpunkt glaubten Wissenschaftler, dass Erkrankungen der Herzkranzgefäße eine Sackgasse seien: Verengte Blutgefäße würden sich immer weiter verschließen, und eine Operation sei der einzige Weg, um diese wieder zu öffnen. Mit einer pflanzenbasierten Ernährung in Kombination mit anderen gesunden Veränderungen des Lebensstils bewies Dr. Ornish, dass sich verengte Arterien allmählich wieder öffnen lassen und der Schaden beseitigt werden kann, der über Jahrzehnte entstanden ist.[1, 2] So revolutionär wie Dr. Ornishs Entdeckung für das Herz war, so spektakulär ist sie auch für das Gehirn. Wie Sie sich vielleicht erinnern, fließen 20 Prozent des Blutes, das das Herz passiert, über die Wirbelsäulen- und Halsschlagadern zum Gehirn, zu dem sie Sauerstoff und Nährstoffe hin- und Abfallprodukte wegtransportieren. Weit geöffnete Arterien sind genau das, was unser Gehirn braucht.

In der Zwischenzeit testete mein Forscherteam die Wirkung einer pflanzenbasierten Ernährung auf Fettleibigkeit, Diabetes und Cholesterinprobleme, die sich allesamt schädlich aufs Gehirn auswirken können. Es war erstaunlich: Die Studienteilnehmer wurden schlanker, ihre Cholesterinwerte sanken dramatisch, ihr Blutdruck verbesserte sich, und viele fühlten sich so gut wie seit Jahren nicht mehr. Die Blutzuckerkontrolle verbesserte sich so stark, dass die Testpersonen mit Diabetes ihre Medikamente absetzen konnten.[4]

Die größte Überraschung aber war wohl, was die Teilnehmer von der Ernährungsumstellung hielten. Schließlich hatten sie sich auf eine enorme Veränderung eingelassen, indem sie ganz auf Fleisch, Milchprodukte, Eier und fettige bzw. ölige Speisen verzichteten. Doch sie gewöhnten sich schnell daran. In Restaurants fanden sie köstliche Alternativen und in Supermärkten neue spannende Produkte, was dazu führte, dass sie ihr Essen in einem völlig neuen Licht sahen. Sie waren wieder voller Energie und fühlten sich großartig. Sie liebten ihre neue Ernährungsweise und waren fest entschlossen, diese dauerhaft beizubehalten.

Trotzdem gab es auch dabei ab und zu Rückfälle. Bei einer Studie, die eine pflanzenbasierte Ernährung in Zusammenhang mit einer Gewichtsabnahme untersuchte, baten wir die freiwilligen Probanden, auf tierische Produkte zu verzichten und nur wenig Fett und Öl zu verwenden. Es gab wöchentliche Gruppentreffen, um die Leute bei der Stange zu halten. Bei einem unserer ersten Gruppentreffen verkündete eine unserer Teilnehmerinnen: »Dr. Barnard, ich habe eine Süßigkeit gefunden, die ich bei unserer Diät essen kann!«

»Oh-oh«, dachte ich mir, während ich vor meinem geistigen Auge alle möglichen Snackmöglichkeiten durchging, auf die sie wohl gekommen war.

Sie öffnete ihre Tasche und zog eine große Packung rotes Lakritz heraus. »Twizzlers!«, rief sie. »Lesen Sie die Zutatenliste!«

Twizzlers sind bleistiftförmige, eingedrehte Lakritzstangen, die Sie in den USA in fast jedem kleinen Minimarkt bekommen. Und es stimmt sogar: Wenn Sie sich die Zutatenliste durchlesen, finden Sie weder tierische Produkte noch zugesetzte Öle. Twizzlers ist einfach nur stärkehaltiger, zuckriger Süßkram mit künstlichen Farbstoffen. Diese Frau stellte sicher, dass die gesamte Gruppe wusste, dass sie bei Dr. Barnards Diät so viele Twizzlers essen konnten, wie sie wollten.

Also machten sich meine vegan und fettarm lebenden, Twizzler-angetriebenen Studienteilnehmer auf zur Reise ins Ungewisse. Glücklicherweise nahmen sie im Verlauf der Wochen ab. Nach vierzehn Wochen waren sie durchschnittlich sechs Kilogramm leichter.[3] Und anders als bei vorherigen Diäten und dem gewöhnlichen einsetzenden Jojo-Effekt nahmen sie weiter ab. Wir beobachteten sie über einen langen Zeitraum und konnten mitverfolgen, wie sie nach einem Jahr schlanker waren als zu Beginn der Studie, und nach zwei Jahren schlanker als nach einem Jahr. Ohne das Zählen von Kalorien, FDH und sogar Sport nahmen sie leicht und dauerhaft ab.

EIN GEHIRNSTÄRKENDES MENÜ

Ein pflanzenbasiertes Menü, das sich so stark auf die körperliche Gesundheit auswirkt, hat auch auf das Gehirn einen enormen Effekt. Es hilft Ihnen dabei, »böse« Fette, Cholesterin und überschüssige Metalle wegzulassen – alles Faktoren, die mit einem Gedächtnisverlust in Zusammenhang gebracht werden, und versorgt Sie gleichzeitig mit reichlich Vitaminen, die Ihr Gehirn braucht.

Lassen Sie mich kurz den Leitfaden für ein Menü skizzieren, das Ihr Gehirn schützt, und danach sehen wir uns die köstlichen Frühstücks-, Mittags- und Abendessenoptionen an, mit denen dieser Leitfaden praktisch umgesetzt wird.

Eine pflanzenbasierte Ernährung

Es ist am besten, ganz auf tierische Produkte zu verzichten. Wie Sie mittlerweile wissen, enthalten diese gesättigte Fette und Cholesterin, wodurch Ihr Cholesterinwert steigt und sich auch Ihr Risiko für Alzheimer und Schlaganfälle erhöht. Manche Menschen können der Versuchung nicht widerstehen, hier und da immer wieder kleine Mengen Fleisch, Milchprodukte oder Eier zu verzehren. Doch dieser gelegentliche Verzehr von tierischen Produkten kann Ihren Fortschritt beim Abnehmen, Kontrollieren Ihres Cholesterinwerts und bei der Verbesserung Ihrer geistigen Gesundheit schnell bremsen.

Manche Leute essen Fisch als Quelle »gesunder« Fette, doch enthält Fisch ebenfalls Cholesterin und eine recht großen Anteil gesättigter Fette, und abgesehen davon je nach Fischart auch eine überraschende Menge giftiger Schadstoffe. Als Gruppe schneiden Fischesser in puncto Gewicht, Diabetesrisiko und anderen Gesundheitsindikatoren nicht annähernd so gut ab wie Menschen, die sich pflanzenbasiert ernähren.[5]

Im Jahr 2009 veröffentlichte die American Diabetes Association einen Vergleich fünf verschiedener Ernährungsmuster aus einer Studie mit 60.903 Erwachsenen.[5] Einige von ihnen aßen jeden Tag Fleisch, andere verzichteten ganz darauf. Einige aßen Milchprodukte und Eier und vielleicht auch Fisch, während andere diese Lebensmittel nicht auf ihrem Speiseplan hatten. Die Wissenschaftler errechneten bei allen Studienteilnehmern den Body Mass Index (BMI), der das Körpergewicht im Verhältnis zur Körpergröße misst (ein gesunder BMI liegt zwischen 18,5 und 25 kg/m^2).

Die Ergebnisse waren bemerkenswert: Menschen, die täglich Fleisch aßen, hatten einen durchschnittlichen BMI von 28,8 und lagen damit weit im Bereich des Übergewichts. Halbvegetarier, also diejenigen, die weniger als einmal pro Woche Fleisch aßen, waren zwar leicht schlanker, lagen durchschnittlich aber immer noch bei einem BMI von 27,3. Menschen, die kein Fleisch und nur gelegentlich Fisch aßen, waren schlanker als diejenigen aus den beiden ersten Gruppen, lagen aber immer noch im Bereich des Übergewichts. Wer ganz auf Fleisch und Fisch verzichtete, aber Milchprodukte und Eier aß, war noch schlanker. Doch die einzige Gruppe, die es schaffte, in die Mitte des gesunden Gewichtsbereichs zu gelangen, waren diejenigen, die ganz auf tierische Produkte verzichteten. Eine pflanzenbasierte (vegane) Ernährung ließ ihren durchschnittlichen BMI bei einem gesunden Durchschnittswert von 23,6 liegen. Dasselbe Gefälle galt auch für Diabetes. Mit anderen Worten heißt das, dass die Menschen umso gesünder waren, je weniger tierische Produkte sie aßen.

DER POWER PLATE

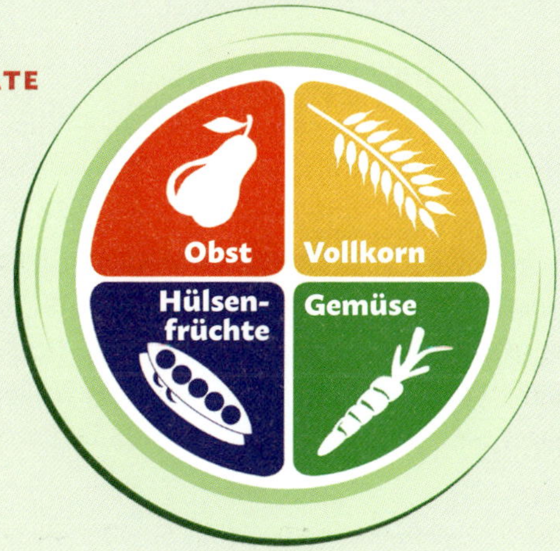

Wie Ihr Teller aussehen sollte

Für ein gehirnstärkendes Menü sollte Ihr Teller etwas von jeder der Neuen Vier Lebensmittelgruppen enthalten. Diese gesunden Lebensmittel sind in einer einfachen Grafik dargestellt, dem »Power Plate«, die von meiner Organisation, dem Physicians Committee for Responsible Medicine, entwickelt wurde.

GEMÜSE. Wenn Sie Ihr Abendessen planen, fangen Sie mit dem Gemüse an. Das mag für die meisten Menschen nur eine Beilage sein, wir aber rücken es ins Zentrum unserer Aufmerksamkeit. Gönnen Sie sich eine großzügige Portion – und warum nicht zwei verschiedene Gemüsesorten, wie z. B. orangefarbene wie Karotten und grüne Gemüseorten wie Brokkoli oder Grünkohl? Frisches Grünzeug ist außerdem immer eine wunderbare Idee, egal zu welcher Tageszeit, ob als Salat oder Smoothiezutat.

Gemüse steckt voller Vitamine und liefert Mineralien in genau der Form, die unser Körper am besten kontrollieren kann. Wie Sie sich vielleicht erinnern, enthalten Pflanzen eine spezielle Form von Eisen, das nicht-hämische Eisen, das leichter absorbierbar ist, wenn Ihr Körper Eisen braucht, und schwerer zu absorbieren, wenn Sie bereits genug Eisen in Ihrem Blut haben (anders als das hämische Eisen in Fleisch, das immer in Ihren Körper übergeht, ob Sie es brauchen oder nicht).

Dadurch können Sie überschüssiges Eisen vermeiden, das bei Alzheimer und weiteren gesundheitlichen Problemen eine Rolle zu spielen scheint.

VOLLKORN. Fügen Sie nun Vollkorngetreide, wie z. B. Reis, Pasta, Mais oder aber, wenn Ihnen das lieber ist, eine stärkehaltige Wurzel wie Süßkartoffel zu Ihrem Teller

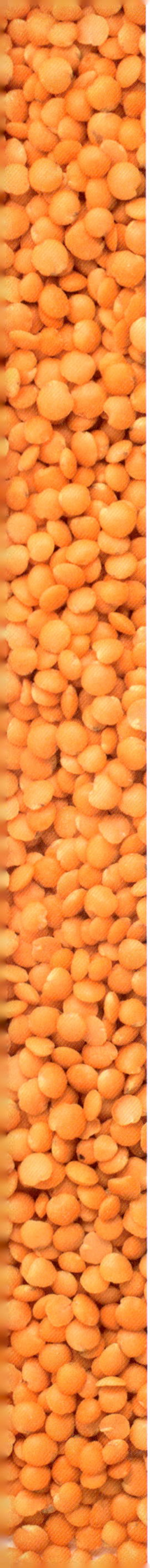

GEMÜSE, DAS IHR BLUT REINIGT

Spezielle Gemüsesorten haben spezielle Vorteile. Zur Gruppe der *Kreuzblütlergemüse*, die ihren Namen von ihren kreuzförmigen Blüten hat, gehören Brokkoli, Rosenkohl, Kohl, Blumenkohl, Grünkohl, Senfkohl, Sareptasenf- und Rübenblätter und Brunnenkresse sowie Pak Choi, Kohlrabi und Rapini (Stängelkohl). Sie sorgen dafür, dass Ihre Leber sogenannte Phase-2-Enzyme produziert, die Karzinogene binden und aus Ihrer Blutbahn entfernen. Dies wirkt sehr schnell, und die Menge der Enzyme erhöht sich innerhalb von vierundzwanzig bis achtundvierzig Stunden.

Sauer + Bitter = Köstlich. Wenn Ihnen Brokkoli, Spinat oder anderes grünes Blattgemüse zu bitter ist, träufeln Sie etwas Zitronensaft oder Apfelessig darüber. Die Kombination von etwas Saurem mit dem leicht bitteren Geschmack des Gemüses ergibt eine milde, fast süße Note, die Sie lieben werden.

hinzu. Diese Lebensmittel liefern Ihnen komplexe Kohlenhydrate für Energie und darüber hinaus Eiweiß und Ballaststoffe.

HÜLSENFRÜCHTE. Legen Sie jetzt noch eine Portion Hülsenfrüchte oben drauf – Bohnen, Erbsen oder Linsen oder irgendeine Speise oder ein Lebensmittel, das daraus hergestellt wird, wie bspw. Tofu, Tempeh oder Hummus. Hülsenfrüchte sind randvoll mit Eiweiß und Ballaststoffen und enthalten darüber hinaus auch Kalzium

WOHER WISSEN SIE, DASS ETWAS »BIO« IST?

Es ist eine kluge Entscheidung, Bio-Produkte zu wählen, besonders wenn es um Obst und Gemüse geht, das oft mit Pestiziden behandelt wird. Dazu zählen Pfirsiche, Äpfel, Paprika, Sellerie, Nektarinen, Erdbeeren, Kirschen, Grünkohl, Salat, Weintrauben, Karotten und Birnen.

Andererseits fallen die Unterschiede zwischen »bio« und »konventionell« nicht so stark ins Gewicht, wenn es sich um andere, krankheitsresistentere Pflanzen handelt, die weit weniger häufig chemisch behandelt werden: Zwiebeln, Avocados, Zuckermais, Ananas, Mangos, Spargel, Kiwis, Kohl, Auberginen, Papayas, Wassermelonen, Brokkoli, Tomaten und Süßkartoffeln.

Wenn Sie Probleme damit haben, herauszufinden, ob ein Produkt biologisch oder konventionell erzeugt wurde, schauen Sie nach, ob es in irgendeiner Weise, z. B. mit einem Aufkleber und/oder einem Bio-Siegel, gekennzeichnet ist, oder fragen Sie im Laden nach.

und Eisen in ihrer gesündesten Form. Außerdem liefern sie Ihnen auch Spuren von Omega-3-Fettsäuren.

OBST. Vervollständigen Sie Ihren Teller schließlich noch mit etwas frischem Obst – entweder als Dessert oder als Zwischenmahlzeit: Orangen, Bananen, Äpfel, Mandarinen, Kiwis, Mangos, Papayas – auf was Sie gerade Lust haben. Wie wäre es mit ein paar Heidelbeeren auf Ihrem morgendlichen Haferbrei? Am besten haben Sie immer etwas Obst vorrätig – zu Hause, im Büro oder wo auch immer – für sich und für alle, die zu Besuch kommen.

Haben Sie bemerkt, dass bisher keinerlei Cholesterin oder tierisches Fett auf Ihrem Teller gelandet ist? Die Neuen Vier Lebensmittelgruppen – Gemüse, Vollkorngetreide, Hülsenfrüchte und Obst – sind wie frische Luft für Ihr Gehirn und Ihren gesamten restlichen Körper. Sie versorgen Sie mit kraftvollen Nährstoffen und lassen alles weg, was Sie nicht brauchen.

Natürlich gibt es jede Menge Rezepte, die verschiedene Lebensmittelgruppen kombinieren. Pasta besteht aus Getreide, das sich mit Tomaten, Spinat, Paprika, Pilzen, Gewürzen und allem Möglichen, worauf Sie gerade Lust haben, kombinieren lässt. Ein Burrito kann aus Vollkorngetreide (einer Vollkornweizentortilla), Bohnen (Hülsenfrüchten) und jedem Gemüse, das Sie hinzufügen möchten, bestehen, und vielleicht noch etwas Obst als Dessert im Gepäck haben.

Schauen Sie sich die Rezepte im hinteren Teil dieses Buches an und probieren Sie die aus, die Sie ansprechen.

FINGERFOOD

Ihnen ist bestimmt schon aufgefallen, dass nicht aufgeschnittenes Obst unbeachtet in der Obstschale verkümmert, während mundgerecht zugeschnittene Stücke schnell verschwinden. Wenn Sie eine Melone kaufen, schneiden Sie sie daher am besten gleich auf und stellen Sie sie in einer Schüssel oder auf einem Teller in den Kühlschrank. Sie werden sie so viel schneller aufessen.

VORSICHT BEI ÖLEN

Während Sie die Vorteile dieser gesunden Lebensmittel genießen, sollten Sie gleichzeitig versuchen, so wenig Fett wie möglich zu sich zu nehmen. Dies gilt selbstverständlich für tierische und Transfette (teilweise gehärtete Öle), die oft in verarbeiteten Snacks auftauchen. Darüber hinaus empfehle ich Ihnen aber auch, den Gebrauch von Ölen auf ein Minimum zu reduzieren und die unten beschriebenen Kochmethoden auszuprobieren.

Es geht hier aber nicht um eine vollkommen fettfreie Ernährung. Spuren von Fetten sind auch in Gemüse, Obst und Bohnen enthalten, und diese Fette versorgen Ihren

EINFACHE TIPPS FÜR EIN FETTFREIES KOCHEN

Sautieren Sie Zwiebeln, Knoblauch, Pilze und ähnliche Lebensmittel in Gemüsebrühe oder Wasser anstatt Öl, oder aber trocken in der Pfanne. Probieren Sie es aus, Sie werden sehen, es funktioniert.

Das Dünsten von Gemüse bewahrt seinen Geschmack, ohne dass Sie zusätzliches Fett hinzufügen. Verzichten Sie auf frittierte Snacks. Kartoffelchips, Pommes frites und ähnliche Speisen enthalten jede Menge verstecktes Fett. Gebackene Versionen dieser Gerichte sind wesentlich gesünder.

Bestreichen Sie Ihren Toast mit Marmelade und lassen Sie die Butter oder Margarine weg. Wenn Sie wirklich gutes Brot toasten, brauchen Sie wahrscheinlich gar keinen Aufstrich.

Mittlerweile gibt es in den meisten Lebensmittelgeschäften eine größere Auswahl fettfreier Salatdressings. Sie können auch einfach etwas gewürzten Reisessig oder eine andere aromatische Essigsorte wie Balsamico oder Apfelessig über Ihren Salat träufeln. Auch ein Spritzer Zitronensaft veredelt Salate und grünes Blattgemüse wunderbar.

Wenn Sie tiefgefrorene Fertigmahlzeiten oder andere Convenience Foods kaufen, bevorzugen Sie solche, die weniger als 3 Gramm Fett pro Portion enthalten.

Körper mit den guten (Omega-3-)Fettsäuren, die er braucht. Stärker konzentrierte Omega-3-Fettsäuren finden sich in Leinsamen, Leinöl und Walnüssen wieder. Wenn Ihre Ernährung aber sehr fett- bzw. ölreich ist und reichlich Mais-, Sonnenblumen-, Distel-, Sojaöl etc. enthält, konkurriert die Menge der Omega-6-Fettsäuren mit der geringeren der Omega-3-Fettsäuren um die Enzyme, die Ihr Körper zur Verlängerung der Letzteren benötigt. Das wiederum heißt, dass Ihre Omega-3s es schwer haben, sich in langkettige DHA umzuwandeln, die so wichtig für Ihr Gehirn ist.

Verstehen Sie mich nicht falsch. Pflanzenöle sind nicht annähernd so ungesund wie tierische Fette. Wissenschaftler des Chicago Health and Aging Project fanden heraus, dass Menschen, die Pflanzenöle bevorzugten, im Vergleich zu denen, die eher zu tierischen Fetten griffen, ein deutlich geringeres Alzheimer-Risiko haben. Dennoch nehmen die meisten von uns wesentlich mehr Öl zu uns, als wir eigentlich brauchen. Es ist deshalb eine gute Idee, unsere Ernährung etwas zu »entfetten«.

Wenn Obst und Gemüse von Bäumen oder der Erde geerntet wird, enthält der Großteil nur Spuren von Fetten, die allerdings sehr gesund sind. Es gibt nur wenige Ausnahmen im Pflanzenreich: Nüsse, Samen, Oliven, Avocados und Sojaprodukte enthalten wesentlich höhere Fettmengen, also sollten Sie ein Auge darauf haben. Eine kleine Handvoll Nüsse entspricht circa 30 Gramm – einer vernünftigen Tagesration, die Sie nicht wesentlich überschreiten sollten.

GEMÜSE UND BLUTVERDÜNNER

Menschen, die mit einem blutverdünnenden Medikament namens Warfarin (unter dem Markennamen Coumadin vertrieben) behandelt werden, wird manchmal von ihren Ärzten geraten, sie sollten auf Gemüse verzichten. Dem liegt folgender Gedanke der Ärzte zugrunde: Warfarin verhindert das Entstehen von Blutgerinnseln, indem es Vitamin K blockiert. Gemüse liefert dem Körper aber Vitamin K, also fürchten einige Ärzte, dass dies den Blockierungseffekt beeinträchtigt. Wenn Sie Warfarin einnehmen, beraten Sie sich mit Ihrem Arzt. Die Lösung des Problems könnte darin bestehen, nur die täglich verzehrte Gemüsemenge konstant zu halten, statt ganz auf Gemüse zu verzichten. Dadurch werden die Blutwerte, die Ihr Arzt zum Einstellen der Warfarin-Dosis verwendet, relativ stabil bleiben, und es wird nicht kompliziert sein, die richtige Dosis für Sie festzulegen.

VITAMINE!

Wir konzentrieren uns also bereits auf die Neuen Vier Lebensmittelgruppen und schränken unseren Ölkonsum ein. Jetzt sollten Sie beim Füllen Ihres Tellers noch darauf achten, dass Sie die Lebensmittel wählen, die Ihr Gehirn mit nährenden Vitaminen versorgen. Hier sind zwei einfache Tipps, wie Sie dies tun können:

1. Greifen Sie zu Gemüse, besonders grünem Blattgemüse, roh oder gekocht, und in Kombination mit Bohnen und Obst. Grünes Blattgemüse enthält reichlich Folat und Vitamin B_6.

2. Streuen Sie einige Nüsse oder Samen über Ihren Salat, und schon bekommen Sie eine Portion Vitamin E. Eine gute Wahl sind z. B. Walnüsse, Haselnüsse, Pinienkerne, Pekannüsse, Pistazien, Sonnenblumenkerne, Sesamsamen und gemahlene Leinsamen. Etwa 30 Gramm pro Tag (eine Handvoll) reicht schon aus. Vitamin E ist darüber hinaus auch in Brokkoli, Spinat, Süßkartoffeln und Mangos enthalten.

Es ist ganz einfach, sich vitaminreich zu ernähren. Konzentrieren Sie sich auf Obst, Gemüse und Bohnen, und gönnen Sie sich ab und zu ein paar Nüsse. Zusätzlich sollten Sie unbedingt ein B_{12}-Vitaminpräparat einnehmen oder mit B_{12} angereicherte Lebensmittel essen, so wie unten beschrieben.

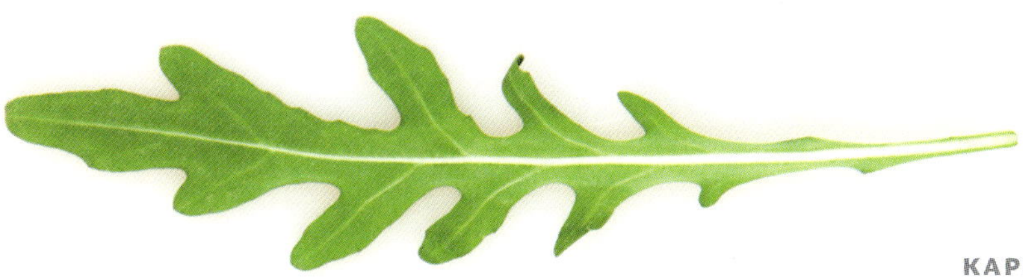

GIFTIGE METALLE BEKÄMPFEN

Gut, Sie profitieren jetzt also schon von jeder Menge Gemüse, Obst, Vollkorngetreide und Bohnen, verzichten weitestgehend auf zusätzliche Fette und Öle und achten besonders darauf, vitaminreiche Lebensmittel zu essen. Jetzt ist noch eine letzte Sache wichtig: Schützen Sie sich vor giftigen Metallen. Wie wir in Kapitel 2 gesehen haben, sollten Sie darauf achten, nicht zu viel Eisen, Kupfer und Zink aufzunehmen. Aluminium braucht unser Körper überhaupt nicht. Durch eine pflanzenbasierte Ernährung stellen Sie bereits sicher, dass Sie keine Übermengen dieser giftigen Metalle über Ihr Essen aufnehmen. Pflanzen enthalten genau die richtige und für den Körper nützliche Menge an Eisen, Kupfer und Zink. Darüber hinaus sollten Sie noch einige zusätzliche Schritte unternehmen:

Nehmen Sie Ihr Medizinschränkchen unter die Lupe und schauen Sie sich Ihre Nahrungsergänzungsmittel und Vitaminpräparate genauer an. Sollten diese wie die meisten Eisen und Zink enthalten, machen Sie sich eine Notiz und besorgen Sie sich das nächste Mal eine gesündere Variante. Vitamin-B-Präparate, d. h. Ergänzungsmittel mit Folat, Vitamin B_6 und Vitamin B_{12} sowie teilweise weiteren B-Vitaminen gibt es in den allermeisten Drogerien. Alternativ können Sie sich für ein Präparat entscheiden, das nur B_{12} enthält, da eine gesunde Ernährung Sie mit reichlich Folat und Vitamin B_6 versorgt. Die zusätzliche Einnahme von Eisen, Kupfer oder Zink ist überflüssig, es sei denn, Ihr Arzt empfiehlt Ihnen das ausdrücklich aus bestimmten medizinischen Gründen. Lesen Sie sich außerdem auch die Packungsbeilage Ihrer Antazida durch, falls Sie welche einnehmen, und prüfen Sie, ob darin Aluminium enthalten ist. Es gibt mehrere aluminiumfreie Marken.

Schauen Sie sich die Inhaltsstoffe Ihrer Frühstückscerealien an. Es gibt Hersteller, die ihren Produkten Eisen, Zink oder andere Metalle zusetzen.

Achten Sie beim Kauf von Kochzubehör darauf, dass Sie keine Pfannen und Töpfe wählen, bei denen Ihr Essen in direkten Kontakt mit Aluminium oder Eisen kommt. Verzichten Sie außerdem auf aluminiumhaltiges Backpulver. Das ist zu Hause kein Problem, kann aber beim Ausgehen schon schwieriger sein, wenn Sie nicht wissen, welche Zutaten für die Zubereitung Ihrer Bestellung verwendet werden. Dasselbe gilt für Tiefkühlpizzen, bei denen der darübergestreute Käse mitunter Aluminium enthält, und für portionierte Kaffeeweißer- und Salzbeutelchen.

Abgefülltes Quellwasser ist sicherer als Leitungswasser, es sei denn Ihre Wasserversorgung ist Tests zufolge aluminiumfrei oder Sie verwenden einen Wasserfilter mit Umkehrosmose, der Aluminium zuverlässig entfernt. Verzichten Sie auf Aluminiumdosen (ja, auch auf die mit Erfrischungsgetränken oder Bier) und seien Sie bei schwarzem, grünem oder weißem Tee vorsichtig, der ebenfalls Aluminium enthalten kann.

ES ZAHLT SICH AUS

Es mag sich nach einem großen Schritt anhören, auf tierische Produkte und zusätzliche Öle zu verzichten und stattdessen auf gesundes Essen zu setzen, ist aber leichter, als Sie vielleicht gerade glauben. Blättern Sie einfach einmal durch die Rezepte im hinteren Teil dieses Buches, und Sie werden schnell merken, wie lecker solche Gerichte sein können.

Der Gewinn, den Sie daraus ziehen, ist enorm. Sie heben Ihre Ernährung damit auf ein ganz anderes Niveau und minimieren das Risiko erheblich, im Verlauf der Jahre mit ernsten Gedächtnisproblemen kämpfen zu müssen. Gleichzeitig hilft Ihnen Ihre neue Ernährungsweise, eine schlankere Taille zu bekommen, Ihr Cholesterin und Ihren Blutdruck zu senken und Ihren Diabetes in den Griff zu bekommen – und das alles gleichzeitig!

Lassen Sie mich für einen weiteren Bonuspunkt noch zwei Schritte hinzufügen. Es gibt tatsächlich Lebensmittel, die eine cholesterinsenkende Wirkung haben, was gut für Ihr Herz und Ihr Gehirn ist. Darüber hinaus sind einige kohlenhydratreiche Lebensmittel besser als andere. Hier finden Sie die Details:

SPEZIELLE CHOLESTERINSENKENDE LEBENSMITTEL

Mittlerweile wissen Sie bereits, dass eine pflanzenbasierte Ernährung das Cholesterin leicht und auf beeindruckende Weise senkt, da Sie ganz einfach auf tierische Fette und Cholesterin verzichten. Einige Lebensmittel haben aber eine noch größere Macht und eine besondere cholesterinsenkende Wirkung.

HAFERFLOCKEN. Sollten Sie im Fernsehen schon einmal Werbung gesehen haben, die die cholesterinsenkende Macht von Haferflocken anpreist, können Sie dieser ruhig Glauben schenken. Der Trick sind die löslichen Ballaststoffe. Haferflocken und Frühstückcerealien aus Haferflocken können Ihr Cholesterin zusätzlich senken. Bei Haferbrei sollten Sie auf Instant-Varianten verzichten und diesen auf ganz altmodische Weise zubereiten. Er ist trotzdem in wenigen Minuten fertig. Kochen Sie die Haferflocken in Wasser statt in Milch. Wenn Sie es cremig mögen, rühren Sie die Haferflocken zunächst in kaltes Wasser ein und lassen Sie sie eine oder zwei Minuten darin weichen, bevor Sie sie zum Kochen bringen. Wenn Sie etwas mehr kernigen Biss bevorzugen, bringen Sie erst das Wasser zum Kochen und rühren Sie die Flocken dann ein. Krönen Sie Ihren Haferbrei mit Zimt, Rosinen, Bananenscheiben, Erdbeeren oder worauf Sie gerade Lust haben.

Wenn Sie sich für kalte Frühstückscerealien entscheiden, genießen Sie diese mit Soja-, Mandel-, Reis- oder einer anderen Pflanzenmilch statt Kuhmilch.

HÜLSENFRÜCHTE. Hülsenfrüchte sind nicht nur reich an Eiweiß, Kalzium und gesundem nicht-hämischem Eisen, sondern enthalten auch jede Menge cholesterinsenkende lösliche Ballaststoffe. Sie brauchen gar nicht viel davon. Schon 120 Gramm sind mehr als ausreichend. Menschen, die regelmäßig Bohnen essen, haben im Schnitt einen um 7 Prozent niedrigeren Cholesterinwert als diejenigen, die keine Bohnen essen.[6]

Essen Sie gebackene Bohnen, schwarze Bohnen, Hummus aus Kichererbsen, Erbsen- oder Linsensuppe oder aber andere Gerichte mit Hülsenfrüchten, die Sie am liebsten mögen. Wenn Sie von Hülsenfrüchten leichte Blähungen bekommen, essen Sie kleinere Portionen und kochen Sie sie so lange, bis sie wirklich weich sind. Mit der Zeit verschwindet dieses Problem von ganz allein.

GERSTE. Gerste wird oft in Suppen und als Zutat von Frühstückscerealien verwendet. Auch Gerste wirkt aus demselben bekannten Grund cholesterinsenkend: Sie enthält jede Menge lösliche Ballaststoffe. Verwenden Sie Gerste als Einlage für Ihre Suppen oder mischen Sie sie mit Reis. Sie schmeckt gut und senkt außerdem Ihren Cholesterinwert.

SOJA. Sojamilch, Edamame, Tofu und Tempeh wurden in Asien perfektioniert und haben mittlerweile auch im Westen eine große Fangemeinde. Abgesehen von der Tatsache, dass sie cholesterinreiche Fleisch- und Milchprodukte ersetzen, scheinen Sojaprodukte darüber hinaus auch noch cholesterinsenkend zu wirken.[7]

MANDELN UND WALNÜSSE. Menschen, die regelmäßig Mandeln und Walnüsse essen, haben im Vergleich zu denjenigen, die auf Nüsse verzichten, einen geringeren Cholesterinwert.[8] Wie weiter oben bereits mehrfach erwähnt, empfehle ich, die Menge an Nüssen auf circa 30 Gramm pro Tag zu beschränken, und sie lieber als Zutat oder Garnierung zu verwenden, als zwischendurch als Snack zu essen.

CHOLESTERINSENKENDE MARGARINE. Manche Margarine-Sorten blockieren die Aufnahme von Cholesterin im Darm. Benecol Light wird z.B. aus Pflanzenstanolen aus Kiefern hergestellt und hat eine cholesterinsenkende Wirkung. Genau wie Nüsse sind solche Produkte allerdings fetthaltig und sollten daher nur sparsam verwendet werden.

An der University of Toronto hat Dr. David Jenkins solche Lebensmittel genauer untersucht. Er bat eine Gruppe von Patienten, auf tierische Produkte zu verzichten und stattdessen regelmäßig Lebensmittel wie Haferflocken, Bohnen, Gerste, Sojaprodukte, Mandeln, Walnüsse und spezielle Margarinesorten zu verzehren. Ihr LDL-Cholesterinwert (»böses« Cholesterin) fiel abrupt deutlich ab, nämlich um fast 30 Prozent in nur vier Wochen. Das ist im Grunde genommen derselbe Rückgang, der auch mithilfe von cholesterinsenkenden Arzneimitteln erzielt wird.[9]

AUF GESUNDE KOHLENHYDRATE SETZEN

Dies ist keine Low-Carb-Diät, und zwar aus einem guten Grund: Unser Gehirn braucht Kohlenhydrate als Treibstoff. So wie ein Auto Benzin benötigt, ist unser Gehirn und der gesamte Rest unseres Körpers auf Glukose angewiesen, den natürlichen Zucker, der freigesetzt wird, wenn stärkehaltige Lebensmittel verdaut werden.

Die gesündesten, schlanksten und ältesten Menschen auf der Erde und diejenigen, die ihre geistigen Fähigkeiten ihr gesamtes Leben lang behalten, sind die, deren Ernährung jede Menge kohlenhydratreiches Vollkorngetreide, Bohnen, Nudeln, Obst und Gemüse enthält.

Wenn Sie dem »Kohlenhydrate machen dick«-Mythos aufgesessen sind, sollten Sie wissen, dass Kohlenhydrate pro Gramm nur 4 Kalorien enthalten – im Vergleich zu 9 Kalorien pro Gramm Fett oder Öl jeder Art. Warum haben Kohlenhydrate dann so einen schlechten Ruf? Weil wir dazu neigen, sie mit Fetten zu kombinieren. Ein Keks oder ein Stück Kuchen oder Torte enthält natürlich Kohlenhydrate in Form von Mehl oder Zucker. Es ist aber der Butter- oder Margarineanteil in den Keksen oder dem Kuchen, der für die wirkliche Kalorienbombe sorgt.

Kohlenhydrate machen also nicht dick. Nichtsdestotrotz ist die Kohlenhydratkategorie gigantisch, da sie alles von Obst über Pasta, Brot, Süßwaren bis zu Erfrischungsgetränken umfasst, und einige Kohlenhydrate sind gesünder als andere. Hier finden Sie einige Tipps, welche die besten sind.

NATÜRLICH UND UNVERARBEITET. Brauner Reis enthält so viele Ballaststoffe, wie die Natur nur in ihn hineinpacken konnte. Wenn die äußere braune Schicht aber entfernt und brauner zu weißem Reis verarbeitet wird, gehen fast alle Ballaststoffe verloren. Das passiert auch, wenn Weizen zu Weißmehl verarbeitet wird. Vollkorngetreide ist generell also gesünder als die Varianten, deren ballaststoffreiche Außenhüllen weggeschliffen wurden.

EIN NIEDRIGER GLYKÄMISCHER INDEX. Bestimmte Lebensmittel führen schneller als andere dazu, dass der Blutzucker ansteigt. Der glykämische Index zeigt an, welche das sind. Der glykämische Index wurde 1981 von Dr. David Jenkins entwickelt – demselben Wissenschaftler, der zeigte, wie mehrere spezielle Lebensmittel den Cholesterinwert deutlich senken können.

Der glykämische Index wird berechnet, indem Probanden erst ein bestimmtes Lebensmittel essen und danach gemessen wird, ob deren Blutzuckerwert rapide oder langsam steigt. Lebensmittel, die zu einem abrupten Anstieg des Blutzuckerwertes führen, also Lebensmittel mit einem hohen glykämischen Index, können für Menschen mit Diabetes zu einem Problem werden. Sie können außerdem dazu führen, dass auch der Triglyceridwert ansteigt. Manche Menschen haben außerdem das Gefühl, dass solche Lebensmittel bei ihnen zu Heißhungerattacken führen. Im Gegensatz dazu wirken sich Lebensmittel mit einem niedrigen glykämischen Index, d.h. solche, durch die der Blutzucker nur allmählich ansteigt, schonender auf den Körper aus.

Die Lebensmittel mit dem niedrigsten glykämischen Index sind Bohnen und grünes Blattgemüse, und ebenfalls Gerste, Bulgur und vorgekochter Reis.

Einige Lebensmittel überraschen auch: Obst schmeckt zwar süß, doch die meisten Obstsorten haben einen niedrigen glykämischen Index. Das gilt auch für Pasta – und sogar für weiße Spaghetti. Der Grund dafür ist, dass diese während des Herstellungsprozesses so stark verdichtet werden, dass ihre Glukosemoleküle nur langsam in die Blutbahn übergehen.

Es gibt nur wenige Lebensmittel mit einem hohen glykämischen Index, auf die Sie achten sollten. Hier finden Sie eine Liste mit passenden Ersatzmöglichkeiten:

- **WEISS- UND WEIZENBROT.** Beides tendiert dazu, den Blutzuckerwert zu erhöhen. Roggenbrot und Pumpernickel haben einen niedrigeren glykämischen Index und sind eine gesündere Wahl.

- **WEISSE OFENKARTOFFELN.** Auch große weiße Kartoffeln führen zu einem schnellen Anstieg des Blutzuckers. Süßkartoffeln oder Yams wirken sich weniger stark auf den Blutzucker aus.

- **FRÜHSTÜCKSCEREALIEN.** Gepuffte und mit Zucker gesüßte Frühstückscerealien jagen den Blutzuckerwert in die Höhe. Haferbrei oder ungesüßte Cerealien aus Vollkorngetreide sind wesentlich gesünder.

Für die meisten Menschen ist der glykämische Index von zweitrangiger Bedeutung, da sie sowohl Lebensmittel mit einem niedrigen wie auch mit einem hohen glykämischen Index gut vertragen. Sollten Sie aber Diabetes, Gewichtsprobleme oder einen hohen Triglyceridwert haben, ist es für Sie auf jeden Fall von Vorteil, Lebensmittel mit einem niedrigen glykämischen Index zu bevorzugen.

WIE FANGE ICH DAMIT AN?

An dieser Stelle glauben Sie vermutlich, dass es ganz schön viel verlangt ist, Ihre gesamte Ernährung umzustellen. Immerhin verlange ich von Ihnen, sich von Gewohnheiten zu trennen, die Sie bereits seit sehr langer Zeit mit sich herumtragen. Aber ich verrate Ihnen einen Trick, den wir bei unseren Forschungen anwenden, um den Probanden dabei zu helfen, eine neue Ernährungsweise anzunehmen. Wir brechen die Umstellung einfach in zwei Schritte auf:

ERSTENS: SCHAUEN SIE SICH AN, WELCHE MÖGLICHKEITEN ES GIBT. Fangen Sie noch nicht mit der Umstellung an. Lassen Sie sich ungefähr eine Woche Zeit und finden Sie heraus, was Sie mögen. Das Ziel bei diesem ersten Schritt besteht darin, die Lebensmittel zu finden, die sowohl den gerade besprochenen Anforderungen wie auch Ihrem persönlichen Geschmack entsprechen. Nehmen Sie sich ein Blatt Papier und notieren Sie darauf vier Überschriften: Frühstück, Mittagessen, Abendessen und Zwischenmahlzeit. Schreiben Sie unter jede Überschrift Lebensmittel, die keine Tierprodukte enthalten und außerdem gesund sind – Lebensmittel, die Sie gern ausprobieren möchten. Blättern Sie den Rezeptteil dieses Buches durch und finden Sie heraus, was Sie anspricht.

Unter Frühstück könnten Sie z.B. Heidelbeer-Buchweizen-Pfannkuchen oder Waffeln mit Bananenscheiben oder frischen Heidelbeeren und Ahornsirup schreiben. Oder wie wäre es mit einer Schüssel altmodischem Haferbrei mit Erdbeerscheibchen und gehackten Walnüssen? Oder ein Vollkornmüsli mit Mandelmilch und Bananenstückchen? Wenn Sie Würstchen mögen, lassen Sie die Schweine leben und probieren Sie es mit Tofuwürstchen. Sie werden überrascht sein, wie groß und lecker die Auswahl mittlerweile ist. Sie schmecken wie richtige Würstchen – nur ohne Cholesterin, und kein Tier musste dafür sein Leben lassen. Nehmen Sie sich eine Minute Zeit, überlegen Sie sich, was Sie gern zum Frühstück essen würden, und schreiben Sie es auf.

Fürs Mittagessen sind Suppen und Salate eine schnelle und leckere Möglichkeit. Wie wäre es z.B. mit einem einfachen Quinoa-Taboulé-Salat, einem bunten Pasta-Salat oder einem großen grünen Salat mit reichlich Blattsalat Ihrer Wahl und Tomaten-, Gurken- und Pilzscheiben, gekrönt mit Kichererbsen und einer Handvoll Mandelscheiben? Oder einer türkischen Linsensuppe, Graupen-Pilz-Eintopf, weißem Bohnen-Chili oder frischer Erbsensuppe? Vielleicht ein Sandwich mit gebackenen Falafel, einem der fleischfreien Burger oder einem Veggie-Burger mit Dijonsenf auf Vollkornbrot? Wenn Sie Fast Food lieben, können Sie sich auch in einem Sandwich-Shop ein Veggie-Sub-Sandwich mit Blattsalat, Tomate, Spinat, Oliven, Gurken, Paprika und einem Spritzer Rotweinessig zusammenstellen und sogar toasten lassen. Beim Mexikaner können Sie sich einfach einen Bohnen-Burrito bestellen (aber ohne Käse).

Auch die Möglichkeiten fürs Abendessen sind nahezu unbegrenzt. Salate und Suppen als erster Gang, wenn Sie mögen, und dann vielleicht Gnocchi mit Basilikum und sonnengetrockneten Tomaten, Spaghetti mit Weißer-Bohnen-Marinara-Soße, asiatische Gemüsepfanne mit Aprikosen-Teriyaki-Soße, mexikanischen Polenta-Auflauf oder Portobello-Burger? Wenn es Pizza-Abend ist, lassen Sie einfach den Käse und die Fleisch- und Wurst-Toppings weg und belegen Sie sie dafür mit reichlich Gemüse und extra Soße. Fantastische Desserts für danach sind z.B. Himbeer-Protein-Brownies, gebackene Äpfel, Vanille-Beeren-Sorbet oder Schokoladenpudding.

Bisher geht es nur darum, herauszufinden, was Sie mögen. Also schreiben Sie sich einige Ideen fürs Frühstück, Mittag- und Abendessen und für kleine Zwischenmahlzeiten auf, und nehmen Sie sich danach eine Woche Zeit, um Rezepte zu testen, neue Lebensmittel und gesunde Fertiggerichte auszuprobieren und herauszufinden, welche Gerichte es in Restaurants gibt, die pflanzenbasiert, gesund, nahrhaft und trotzdem lecker sind.

EIN DREIWÖCHIGER TESTLAUF. Wenn Sie herausgefunden haben, welche Lebensmittel und Gerichte Sie mögen, besteht der nächste Schritt darin, einen dreiwöchigen Testlauf zu absolvieren. Während dieser Zeit sollten Sie den Richtlinien zu 100 Prozent folgen und keine tierischen Produkte oder zusätzliche Fette und Öle verzehren und sich auf die wirklich gesunden Lebensmittel konzentrieren. Sehen Sie es als einen einundzwanzigtägigen Urlaub von den weniger gesunden Essgewohnheiten an, mit denen Sie all die vergangenen Jahre verbracht haben.

Schauen Sie sich nach drei Wochen an, welche Fortschritte Sie erzielt haben. Wahrscheinlich haben Sie an Gewicht verloren, einen besseren Cholesterin- und Blutdruckwert und außerdem mehr Energie.

Ihnen wird vermutlich auch auffallen, dass sich Ihr Geschmack verändert hat. Damit haben Sie nicht gerechnet, es ist aber trotzdem passiert. Das alte, ungesunde Essen erscheint Ihnen plötzlich, nun ja, alt und ungesund. Ihr Verlangen nach Fett ist plötzlich verschwunden. Und Sie sind auf dem Weg zu einem wesentlich besseren Gesundheitszustand.

Doch ob Sie es nun fühlen können oder nicht, sämtliche »Nebenwirkungen« Ihrer Ernährungsumstellung sind positiv. Die Arterien in Ihrem Herz öffnen sich, das Krebsrisiko sinkt erheblich, und die Wahrscheinlichkeit, dass Sie Diabetes entwickeln, ist wesentlich geringer (und wenn Sie Diabetes haben, bekommen Sie den besser unter Kontrolle). Sie können Ihr Gewicht besser halten als jemals zuvor. Und Sie entdecken neue Geschmacksnoten und Aromen, die Sie bald nie wieder missen möchten.

WELCHE NAHRUNGSERGÄNZUNGSMITTEL SOLLTE ICH EINNEHMEN?

Ihr Essen versorgt Ihren Körper und Ihr Gehirn mit den Nährstoffen, die Sie benötigen. Es gibt allerdings einige Nahrungsergänzungsmittel und Präparate, über die Sie Bescheid wissen sollten.

VITAMIN B_{12}. Wie in Kapitel 4 erwähnt, sollten Sie zusätzlich Vitamin B_{12} einnehmen. Das steht nicht zur Debatte. Die US-Regierung empfiehlt allen Menschen über fünfzig Jahren eine Nahrungsergänzung mit B_{12}, und ich persönlich empfehle es jedem, egal welchen Alters.

Vitamin B_{12} ist in einigen damit angereicherten Frühstückscerealien, Sojamilch oder Zahncreme enthalten. Am einfachsten mag aber die Einnahme eines Multivitamin-

SCHNELLE EINKAUFSTIPPS

Das moderne Leben wird immer schneller. Immer mehr Menschen frühstücken schnell etwas im Auto auf dem Weg zur Arbeit und halten sich tagsüber mit Fast Food über Wasser. »Kochen zu Hause« ist oftmals nicht viel mehr als das Aufwärmen einer Tiefkühlpizza. Auch an den arbeitsfreien Tagen behalten wir diesen ungesunden Rhythmus bei. Heutzutage essen die meisten Leute fast ständig nebenbei, wenn sie unterwegs sind.

Jetzt glauben Sie bestimmt, dass ich Sie gleich dazu ermahnen werde, damit aufzuhören, eine Pause einzulegen und im Jetzt zu leben. Das ist aber nicht meine Botschaft. Das Leben entschleunigt sich nicht plötzlich, und Sie auch nicht. Warum sollten Sie auch? Wenn Ihnen wertvolle Zeit beim Einkaufen flöten geht, lassen Sie mich Ihnen ein paar Tipps geben, wie Sie Zeit sparen können:

- **Kaufen Sie auf Vorrat und weniger häufig ein.** Wenn Sie größere Mengen gesunder Grundzutaten kaufen und diese immer zur Hand haben, können Sie die Anzahl Ihrer Einkäufe verringern. Reis, Haferflocken und anderes Getreide hält sich lange. Dasselbe gilt für Tiefkühlgemüse, Dosenbohnen, Pasta und Tomatensoße. Kaufen Sie lange haltbaren Tofu und Soja-, Reis- oder andere Pflanzenmilch, die ein langes Haltbarkeitsdatum hat.
- **Schnell rein und schnell wieder raus.** Wenn Sie eine Einkaufsliste dabei haben, werden Sie den Laden schneller wieder verlassen und sich weniger leicht zu Impulskäufen verführen lassen. Darüber hinaus sparen Sie sich einen weiteren Einkaufsgang, weil Sie irgendetwas vergessen haben.
- **Lassen Sie den Laden Ihre Arbeit übernehmen.** Mittlerweile gibt es in vielen Supermärkten fertige Salatmischungen und vorgeschnittenes Tiefkühlgemüse wie Brokkoli, Blumenkohl, Karotten etc. zu kaufen, was Ihnen Zeit in der Küche spart. Baby-Karotten sparen Ihnen das lästige Schälen und können gleich als Snack verzehrt oder zu Saft verarbeitet werden.
- **Entdecken Sie die Salatbar.** Wenn Sie nur wenige Dinge benötigen, z. B. für ein schnelles Mittagessen, schauen Sie sich in der Salatbar-Abteilung um. Dort gibt es alles bereits so vorbereitet, dass Sie nichts weiter tun müssen, als es einzupacken und zu essen.
- **Kaufen Sie bequem von zu Hause aus ein.** In vielen Städten können Sie Ihre Lebensmittel übers Internet bestellen, sogar frisches Obst und Gemüse, und sich alles bis zu Ihrer Tür liefern lassen. Es ist ganz einfach, und wenn Sie einmal bestellt haben, können Sie Ihre Bestellung oftmals auch speichern und beim nächsten Mal so ändern, wie Sie es brauchen. Es gibt Online-Supermärkte, aber auch Ketten wie Edeka24, Lidl oder Real, die Ihnen Ihr Essen bis nach Hause liefern.

Präparats sein. Suchen Sie nach einer Marke, die keine zugesetzten Mineralien enthält. In Drogerien und Apotheken finden Sie außerdem auch Präparate, die nur B_{12} oder einen sogenannten »B-Komplex« enthalten. Alle Präparate, die Sie finden werden, enthalten mehr als die 2,4 Mikrogramm, die Sie brauchen. Über eine Überversorgung mit Vitamin B_{12} müssen Sie sich keine Gedanken machen – höhere Dosierungen sind nicht schädlich.

FOLAT UND VITAMIN B6. Wenn Ihr Bluttestergebnis zeigt, dass Ihr Homocysteinwert hoch ist, ist es sinnvoll, ergänzend zu Ihrer Nahrung Folat und Vitamin B_6 einzunehmen. Wie wir in Kapitel 4 gesehen haben, verabreichten Wissenschaftler der University of Oxford Testpersonen mit hohen Homocysteinwerten eine Kombination aus 800 Mikrogramm Folat und 20 Milligramm Vitamin B_6 zusammen mit 500 Mikrogramm Vitamin B_{12}. Diese Vitamin-Kombination senkte den Homocysteinwert und verbesserte die kognitive Funktion. Wenn Sie keinen hohen Homocysteinwert haben, reicht das Folat und das Vitamin B_6, das Sie über Ihre Nahrung aufnehmen, allerdings aus.

VITAMIN D. Auch wenn Vitamin D vor allem dafür bekannt ist, dabei zu helfen, die Kalziumaufnahme aus dem Essen zu unterstützen, hat es darüber hinaus auch eine vor Krebs schützende Wirkung, von der Sie wissen sollten. Die natürliche Quelle von Vitamin D ist Sonnenlicht. Täglich fünfzehn bis zwanzig Minuten direktes Sonnenlicht auf Ihrem Gesicht und Ihren Armen liefert Ihnen die Menge Vitamin D, die Sie brauchen. Wenn Sie aber die meiste Zeit des Tages drinnen verbringen, sollten Sie ein Ergänzungsmittel einnehmen. Die US-Regierung empfiehlt 600 IE täglich für Erwachsene bis zu 70 Jahren und 800 IE täglich für Erwachsene über 70 Jahre.

Wegen der krebsschützenden Wirkung von Vitamin D empfehlen einige Behörden sogar Dosierungen von bis zu 2000 IE pro Tag. Diese Dosierungshöhe scheint zwar sicher zu sein, doch achten Sie unbedingt darauf, dass Sie diese Menge nicht überschreiten, ohne vorher ärztlichen Rat einzuholen.

DHA. Wie wir in Kapitel 3 besprochen haben, kann unser Körper die DHA, die unser Gehirn braucht, selbst generieren. Einige Leute gehen aber lieber auf Nummer sicher und nehmen ein DHA-Präparat ein. Wenn Sie zu diesen Leuten gehören, wählen Sie am besten eine vegane Variante (statt einer aus Fisch hergestellten) und nehmen Sie am Tag 100 bis 300 Milligramm ein.[10]

ÜBER DAS ESSEN HINAUS

Sie verwöhnen Ihr Gehirn nun bereits mit gesundem Gemüse, Obst, Hülsenfrüchten und Vollkorngetreide und versorgen es mit den Vitaminen, die es braucht. Sie verzichten auf tierische Produkte, zusätzliche Öle und giftige Metalle, und

Ihr Gehirn ist entzückt. Sie sind den meisten anderen Menschen nun schon um Meilen voraus.

Eine gesunde Ernährung ist der allererste Schritt unseres gehirnschützenden Programms und verleiht Ihnen enorme Macht – aber vergessen Sie darüber nicht den zweiten und dritten Schritt. Schritt 2 ist das Trainieren Ihres Gehirns und Ihres Körpers. Das bedeutet eine regelmäßige geistige Stimulation durch Lesen, Rätsel und soziale Interaktion oder eines der speziell dafür entwickelten Programme, die in Kapitel 5 erwähnt werden. Diese kognitiven Aktivitäten sind in jeder Hinsicht bereichernd und festigen darüber hinaus die Verknüpfungen in Ihrem Gehirn.

Stellen Sie außerdem sicher, dass Sie Ihr Herz ordentlich zum Pumpen bringen, sobald Sie das Einverständnis Ihres Arztes haben. Fangen Sie langsam an. Ein zehnminütiger straffer Spaziergang am Tag ist gut für den Anfang. Halten Sie Ihren Puls dabei in Ihrem persönlichen sicheren Bereich, den Sie in Kapitel 6 ausgerechnet haben. Erhöhen Sie dann die Dauer Ihres Trainings jede Woche um fünf Minuten, bis Sie fünfundvierzig Minuten am Stück trainieren. Konzentrieren Sie sich auf Ihren Puls und nicht auf die Distanz, die Sie dabei eventuell zurücklegen, und pausieren Sie, wann immer Sie es müssen. Halten Sie Ihre Trainingstermine im Kalender fest, falls Sie das noch nicht getan haben.

Schritt 3 besteht darin, Bedrohungen für den Körper wie Schlaflosigkeit, Nebenwirkungen von Medikamenten und medizinische Probleme, die das Gehirn angreifen können, in den Griff zu bekommen.

Wenn der Zeiger der Uhr auf 22 Uhr vorrückt, machen Sie das Licht aus und gehen Sie schlafen. Sie werden erfrischt aufwachen und bemerken, wie sich dies positiv auf Ihr Gedächtnis, Ihre Laune und Ihr gesamtes Wohlbefinden auswirkt. Wenn Sie Schlafprobleme haben, lesen Sie sich noch einmal die Hinweise in Kapitel 7 durch, um wieder zu besserem Schlaf zu finden.

Wenn Sie Medikamente einnehmen, die Ihr Gedächtnis oder Ihre Kognition beeinträchtigen können, überprüfen Sie regelmäßig zusammen mit Ihrem Arzt, ob Sie diese auch wirklich brauchen, und achten Sie besonders auf die Medikamente, die in Kapitel 8 erwähnt werden. Achten Sie ebenfalls auf die medizinischen Beschwerden, um die es in diesem Kapitel geht. Ihr Arzt wird Sie dabei unterstützen.

Jetzt haben Sie Ihren Speiseplan auf Vordermann gebracht, trainieren Ihr Gehirn und Ihren Körper und achten besonders auf Schlafprobleme und gesundheitliche Beschwerden. Sie tun sich damit selbst einen riesigen Gefallen, und Ihr Gehirn und Ihr Körper werden Ihnen gleichermaßen dafür danken.

Wir sind aber noch nicht ganz fertig. Im nächsten Kapitel beschäftigen wir uns damit, was vielen Menschen die meisten Schwierigkeiten bereitet – langfristig bei der gesunden Ernährungsweise zu bleiben. Es geht darum, wie wir von unserem Weg abkommen und wie wir es schaffen, bei der Stange zu bleiben.

KAPITEL 10

GELÜSTE UND HEISSHUNGER BESIEGEN

Hatten Sie jemals Heißhunger auf Essen, von dem Sie genau wussten, dass es nicht gut für Sie ist? Haben Sie jemals gierig in einen fettigen Burger, eine Salami-Pizza mit extra Käse, einen Schokoriegel oder ein großes Stück Schokoladentorte gebissen, wohlwissend, dass Sie davon zunehmen oder Ihre Arterien damit verstopfen?

Natürlich. Jeder von uns kennt das. Sogar wenn wir wissen, dass bestimmte Dinge nicht gut für uns und unseren Körper sind, und manchmal sogar gerade weil wir wissen, dass diese bestimmten Dinge besonders schlecht für uns sind. Wir werden von ihnen angezogen wie die Motten vom Licht.

Warum passiert das? Das ist vielleicht die wichtigste Frage, die wir uns stellen können. Manchmal ist das Verstehen von Gründen und Fakten darüber, was unser Gehirn angreift und was es schützt, nicht genug, um uns dazu zu motivieren, aktiv zu werden, und wir brauchen noch bessere Anreize dafür, gesund zu essen.

In unserem Gehirn tobt ein Krieg, und ein kleiner Teil unseres Gehirns gewinnt dabei. Seine Waffe? Dopamin. Es kann Ihren guten Vorsatz, gesund zu bleiben, eiskalt meucheln, und dadurch am Ende Sie mit dazu. Lassen Sie uns ein letztes Mal nach England zurückkehren, wo wir uns das Problem genauer ansehen.

Als die Beatles den Gipfel ihres Erfolgs erreicht hatten, explodierte zeitgleich die Drogenkultur. In San Francisco, New York, London und überall auf der Welt wurden Marihuana, Halluzinogene, Kokain und Heroin zum ersten Mal für die breite Masse erhältlich, und die Gesellschaft versuchte herauszufinden, wie sie damit umgehen sollte.

Besonders Musiker schienen gegenüber der tödlichen Wirkung dieser Drogen und Alkohol anfällig zu sein. Jimi Hendrix, Janis Joplin, Jim Morrison und der Rolling Stones Gitarrist Brian Jones gehörten alle dem sogenannten »Club 27« an – benannt nach dem Alter, in dem sie alle starben. »Wir rauchten Marihuana zum Frühstück«, sagte John Lennon 1980 in einem Interview.[1] »Wir waren voll drauf und keiner konnte zu uns durchdringen, weil wir alle glasige Augen hatten und die ganze Zeit kicherten. Völlig in unserer eigenen Welt.« Kokain, LSD und Alkohol kamen noch dazu.

Jetzt gehört es zu einer wichtigen Aufgabe eines Managers, Drogen, Alkohol und alle anderen möglichen Dinge, die den Erfolg eines Künstlers gefährden könnten, von diesem fernzuhalten. Schließlich ist der ganze Spaß vorbei, wenn die Band nicht mehr zu Konzerten erscheint oder diese nicht durchhält.

Epstein aber, der vorausschauende, extrem gut organisierte Planer, der immer den besten Weg nach vorn zu kennen schien, hielt die Beatles nicht davon ab, Drogen zu nehmen. Er konnte es nicht, da er sich deren Einfluss selbst nicht entziehen konnte.

Vielleicht war das Ganze unausweichlich. Zu jener Zeit waren im Musikgeschäft überall Drogen präsent. Epstein trieb sich selbst bis ans absolute Limit. Die meisten Leute wären damit zufrieden gewesen, die erfolgreichste Band der Geschichte zu managen. Epstein aber übernahm gleichzeitig noch das Management einer weiteren Band aus Liverpool – Gerry and the Pacemakers – und brachte diesen mit »Ferry Cross the Mersey« und vielen anderen Hits ebenfalls Erfolg und Berühmtheit ein. Darüber hinaus managte er Billy J. Kramer and the Dakotas und Cilla Black, schloss sich mit dem Managementunternehmen zusammen, das Cream, the Who und die Bee Gees unter seine Fittiche genommen hatte, eröffnete ein Theater und übernahm zahllose weitere Projekte. Für einen jungen Mann, der zufällig ins Musikgeschäft geraten war, weil er mit einem Job in der Plattenabteilung im Möbelkonzern seiner Eltern angefangen hatte, stellte sich der Erfolg schwindelerregend schnell ein. Drogen wurden zu einem Hilfsmittel, um damit fertigzuwerden. Epstein nahm Amphetamine, Marihuana und Barbiturate, experimentierte mit Heroin und trank des Öfteren mehr, als gut für ihn war.[2]

Am 27. August 1967 ging Brian Epstein nicht ans Telefon. Auch auf das Klopfen an seine Wohnungstür reagierte er nicht. Sein Assistent brach die Tür ein und fand den leblosen Körper auf dem Bett. Bei einer Blutuntersuchung wurde festgestellt, dass Epstein Carbitral, ein Barbiturat, eingenommen hatte.

Es war kein Selbstmord. Barbiturate waren Epsteins Hilfsmittel dafür gewesen, sein Gehirn auszuschalten und einschlafen zu können. Im Laufe der Zeit nahm er immer mehr davon, um die Ereignisse des Tages auszublenden und zur Ruhe zu kommen.

Das Jahr 1967 zeigte uns nicht mehr das Bild eines besonnenen Managers, der die rebellische Rockband in Schach hielt und in die richtige Bahn lenkte. Epstein war der Welt der Drogen verfallen und ging schließlich daran zugrunde.

WARUM, GLAUBEN SIE, HEISST ES DOPAMIN?

Wenn Drogen so tödlich sind, wenn sie zu einem Konflikt mit dem Gesetz führen, Beziehungen und Karrieren zerstören und man am Ende sogar daran stirbt, warum nehmen viele Menschen sie dann? Der Grund dafür ist Dopamin.

Tief in unserem Gehirn, im sogenannten Belohnungszentrum, sitzt das Dopamin in winzigen runden Bläschen in den Gehirnzellen. Dopamin ist ein Neurotransmitter,

d. h. ein natürlicher chemischer Botenstoff, der Nachrichten von einer Gehirnzelle zur nächsten transportiert. Das Dopamin sitzt da und wartet darauf, dass Sie etwas wirklich Leckeres zu essen finden – etwas, das einfach fantastisch schmeckt. Sobald Sie das tun, bricht es aus einer der Gehirnzellen aus und rast los, um der Nachbarzelle die freudige Botschaft zu überbringen. Die anderen Gehirnzellen machen begeistert bei diesem Wettlauf mit – eine Zelle schickt das Dopamin zur nächsten, bis in Ihrem Gehirn eine kleine Party in vollem Gange ist und Sie sich dadurch wunderbar fühlen.

Ihr Gehirn macht das nicht nur so zum Spaß. Es benutzt Dopamin dafür, sicherzustellen, dass Sie sich an den Anblick, die Geräusche und die Gerüche dieses glücklich machenden Ereignisses erinnern – damit Sie es sich morgen gleich noch einmal gönnen. Schließlich hält Essen Sie am Leben. Dopamin verschiebt die Prioritäten und rückt die Dinge, die eigentlich auf Ihrer Tagesordnung stehen, in den Hintergrund – das Bekämpfen des benachbarten Stammes, das Anlegen eines Gartens, den Flug zum Mond, was auch immer – alles ist zweitrangig, wenn es darum geht, das Dopamin zum Fließen zu bringen. Dopamin organisiert Ihre To-Do-Liste vollkommen neu.

Wenn Ihnen das seltsam vorkommt, erinnern Sie sich doch einmal daran, dass unsere Spezies Mensch die längste Zeit ihrer Existenz auf der Erde nicht in der Nähe eines Supermarkts verbracht hat. Wir mussten rausgehen und nach Essbarem suchen und darüber hinaus herausfinden, was nahrhaft und was giftig ist. Das Belohnungszentrum war bereits lange vor dem Auftauchen der Menschen ein fester Bestandteil des Gehirns von Säugetieren. Unsere biologischen Cousins benutzen es ebenfalls. In Gombe, am Ufer des Tanganyika-Sees in Tansania, beobachtete Jane Goodall Schimpansen dabei, wie diese sich an Brechnüssen gütlich taten, die eigentlich Beeren und gar keine Nüsse sind. Als der Saft am Kinn der Schimpansen herunterlief, konnte sie förmlich sehen, wie kleine Dopaminfeuerwerke in deren Gehirnen explodierten.

Ihr Belohnungszentrum ist auch ganz verrückt nach Sex. Nein, Sex ist nicht überlebensnotwendig, aber er sorgt dafür, dass unsere Spezies nicht ausstirbt, also hat die Evolution ihm bei der Entwicklung unseres Gehirns ebenfalls einen besonderen Platz eingeräumt.

Ihr Belohnungszentrum ist also ständig auf der Suche nach Essen und einem Fortpflanzungspartner, und wenn es fündig wird, packt es das Dopamin aus. Dieses primitive System lässt sich allerdings leicht von Drogen in Geiselhaft nehmen. Ob ein Zug Marihuana, eine Bahn Kokain, eine Spritze Heroin oder irgendeine andere Droge – alle missbräuchlich eingenommenen und abhängig machenden Drogen führen zur Freisetzung von Dopamin. Dasselbe gilt auch für ein Glas Wein, eine Zigarette und eine Tasse Kaffee. Egal, was diese Dinge sonst noch so in Ihrem Gehirn bewirken – Sie beruhigen, Sie aufmuntern, Halluzinationen verursachen, Ihren Fahrstil gefährden oder irgendetwas anderes stark beeinträchtigen – sie lösen immer auch eine Dopaminausschüttung aus. Darum nehmen wir sie. Der große Markt für legale und illegale Drogen verdankt seine Existenz einer Schwachstelle im menschlichen Gehirn: Der Dopaminschalter lässt sich leicht manipulieren.

ESSEN ALS DROGE

Drogen führen im Vergleich zu Essen oder Sex zu einer wesentlich intensiveren Dopaminausschüttung. Aus diesem Grund verlieren Abhängige oftmals das Interesse an Essen, Sex und mehr oder weniger allem anderen, außer an der von ihnen gewählten Droge. Die Lebensmittelhersteller haben allerdings herausgefunden, dass sie in diesem Spiel auch wunderbar mitspielen können. Die Dopaminausschüttung von einem Apfel, einer Orange oder einer Brechnuss fällt eher gering aus. Daher hat die Lebensmittelindustrie mit der Zeit gelernt, wie sie diese erhöhen kann, und Produkte entwickelt, die weniger wie Essen und stattdessen eher wie Drogen funktionieren.

BEWEISSTÜCK A: Zucker. Ja, ein Apfel oder eine Orange ist angenehm süß und schmeckt toll an einem heißen Sommertag. Aber warum nicht noch eins drauflegen? Durch das Extrahieren und Aufbereiten von Zuckerrohr- oder Zuckerrübensaft erhalten Zuckerhersteller pure, konzentrierte Saccharose – Haushaltszucker. Und Zucker ist der Hit. Wir verwenden ihn in Keksen, Kuchen und Torten und geben ihn Kindern, um ihnen damit unsere »Liebe« zu zeigen.

Im Gehirn stimuliert Zucker die Ausschüttung milder Opiate, d.h. natürlicher Substanzen, die zu derselben chemischen Klasse wie Heroin und andere Narkotika zählen, aber viel schwächer sind. Sie kennen vermutlich schon einige der Opiate, die das Gehirn produziert – die natürlichen Endorphine, die z.B. bei Marathonläufern das sogenannte »Runner's High« auslösen. Zucker stimuliert ebenfalls die Ausschüttung von Dopamin.

BEWEISSTÜCK B: Schokolade. Im prähistorischen Zentralamerika verarbeiteten die Azteken Kakaobohnen zu einem warmen Getränk, das sie Xocolatl nannten. Es war sehr bitter, und weder sie selbst noch die spanischen Eroberer erkannten darin zu jener Zeit großes Potenzial. Um die Mitte des 19. Jahrhunderts herum aber entdeckten Schokoladenfabrikanten, dass Schokolade durch das Extrahieren und Konzentrieren von Kakaobutter und das Veredeln mit Kakaopulver, Zucker, Vanille und anderen Aromastoffen zu einer unwiderstehlichen Angelegenheit wird. Die Dopaminrezeptoren spielen sofort verrückt.

BEWEISSTÜCK C: Käse. Kühe produzieren nur aus einem Grund Milch: um ihre Kälber zu ernähren. Doch vor etwa zehntausend Jahren beschlossen einige abenteuerlustige Menschen, Kuhmilch zu kosten. In unserem Verdauungstrakt spaltet sich das Eiweiß Kasein in verschiedene Bestandteile auf und setzt dabei milde Opiate frei, die Kasomorphine genannt werden. Diese Morphine werden nicht von unserem Gehirn generiert. Sie stecken tatsächlich in dem Milcheiweiß, das von der Natur für ein schnelles Wachstum des Kälbchens vorgesehen wurde. Während Sie die Milch verdauen, werden diese Opiate freigesetzt und gehen in Ihre Blutbahn über. Diese Opiate bewirken eine Ausschüttung von Dopamin.

Noch später fanden wir Menschen heraus, dass die Koagulation von Milch und das Herauspressen von Wasser dazu führt, dass sich diese in Käse verwandelt. Käse enthält konzentriertes Kasein und liefert uns daher eine größere Dosis Kasomorphin. Er mag nach alten Socken riechen und mehr gesättigte Fette, Cholesterin und Salz als ein Steak enthalten, doch hält das die Leute nicht davon ab, zur Käsetheke zu eilen und sich dort ihre Portion Opiate und Dopamin zu holen.

BEWEISSTÜCK D: Fleisch. Wir Menschen haben keine langen Eckzähne wie natürliche Fleischfresser wie z.B. Hunde oder Katzen, die diese dazu benutzen, Beute zu schlagen und auseinanderzureißen. Vor mindestens dreieinhalb Millionen Jahren haben sich die Eckzähne unserer Vorfahren bereits so verkürzt, dass sie nicht mehr länger als deren Schneidezähne waren. Während wir also ganz geschickt darin waren, Obst, Blätter, Nüsse und was wir sonst noch so dank unserer Finger und Daumen pflücken und sammeln konnten, zu essen, gehörte das Zerreißen eines Mastodons nicht gerade zu unseren Fähigkeiten. Als die Steinzeit uns aber Äxte, Pfeilspitzen und Messer brachte, waren wir endlich in der Lage dazu, uns wie Fleischfresser zu ernähren. Was tut es da zur Sache, dass wir immer noch dieselben vorsteinzeitlichen Körper haben, die als Antwort auf den Fleischverzehr mit Herzkrankheiten und Darmkrebs reagieren. Fleisch wirkt genau wie Zucker, Schokolade und Käse als Opiat im Gehirn, was genau wie in den anderen Fällen eine Dopaminausschüttung auslöst. Wissenschaftler haben gezeigt, dass Menschen, denen ein Medikament verabreicht wird, das die Opiatwirkung im Gehirn blockiert, viel von ihrem Interesse an Fleisch verlieren.[3]

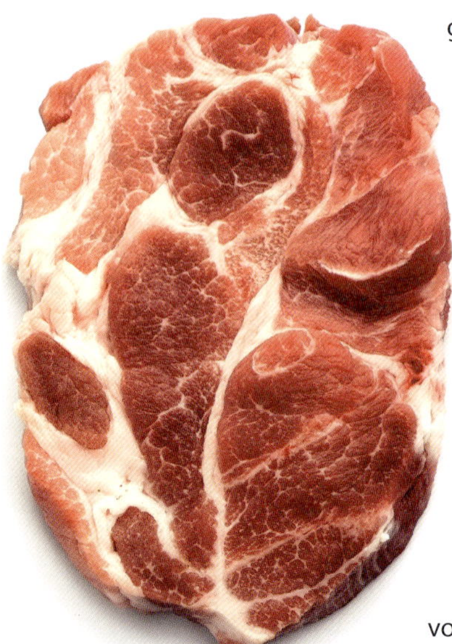

Also kommen wir zurück zu der Frage, mit der wir begonnen haben: Warum essen wir Dinge, von denen wir wissen, dass sie nicht gut für uns sind? Weil sie unser Gehirn in Dopamin baden. Und Dopamin lässt kein »Nein« gelten. Es verherrlicht jedes einzelne Detail der Erfahrung, durch die es ausgeschüttet wurde – die Süße des Zuckers, das Brutzeln eines Steaks und sogar den manchmal schimmligen Geruch von Käse.

Denken Sie an eine Weinliebhaberin. Zu irgendeinem Zeitpunkt in ihrem früheren Leben hat Wein ihr nichts bedeutet. Der bittere Geschmack beim ersten Probieren hat sie vielleicht sogar abgestoßen. Alkohol aber führt zur Ausschüttung von Dopamin, das jeden Aspekt des Getränks und der Umstände glorifiziert, als es getrunken wurde. Sie spricht nun nicht mehr davon, wie der Wein riecht, sondern von seinem »Bouquet«. Die Farbe des Weins, sein Geschmack, sein Nachgeschmack, sein »Abgang«, das Gefühl des Weinglasstiels zwischen ihren Fingern – all diese Eindrücke rufen leuchtende Bilder und wunderbare Emotionen hervor und bekommen dank Dopamin einen Anstrich von überbordendem Glanz und Gloria.

Dopamin bringt Sie in Schwierigkeiten. Bisher standen Gesundheit, ein langes Leben und ein fitter Körper ganz oben auf Ihrer Prioritätenliste, doch Schokolade, Burger und Käsepizzen haben sich rüpelhaft vorbeigerempelt und bis an die Spitze gekämpft. Iss einen Schokoriegel – oder gleich zwei oder drei!, ruft Ihnen Ihr Belohnungszentrum zu. Denk nicht so viel nach, genieß es einfach!, bleibt es beharrlich.

Und was macht Ihr Brian Epstein bei dieser Geschichte? Wo ist Ihr innerer Manager, dessen Aufgabe es ist, Ihnen all die Dinge auszureden, die Sie später bereuen werden? Leider hat das Dopamin auch ihn überwältigt. Es ist sogar so, dass Ihre Großhirnrinde diese Abhängigkeit unterstützt. Sie werden entsetzt bemerken, wie Ihnen die abwegigsten Begründungen dafür einfallen, warum Sie sich nicht beherrschen sollten. »Ich kann mir die Kalorien wieder abtrainieren«, flüstert Ihnen Ihr nun schon korrumpiertes Gehirn zu. »Alles in Maßen«, »Opa aß das ungesündeste Zeugs und wurde trotzdem neunzig Jahre alt, also kann es ja nicht so schlimm sein« usw. usf. Ihre Prioritäten wurden neu organisiert und Ihr ganzes Gehirn gleichgeschaltet, damit es die Dopaminausschüttung freudig unterstützt.

Es gibt bestimmte Momente, in denen Sie besonders empfänglich für den Ruf der Dopaminsirene sind. Wenn Sie gestresst, wütend, einsam oder müde sind oder die Welt Sie schlecht behandelt hat, sind Sie nicht in der Stimmung dazu, Trost bei gesundem Essen zu suchen. Wohl kaum jemand ist je um neun Uhr abends noch in irgendeinen Laden gestapft, um dort einen Blumenkohl zu kaufen. Das ist die Zeit, wenn wir uns besonders zu zuckersüßen Keksen, Schokoriegeln, Pizza mit extra viel Käse, fettigen Burgern oder anderem Junkfood hingezogen fühlen. Wir nennen es »Soulfood«, weil es genau das ist, was die Opiate und das Dopamin bewirken – ein Streicheln unserer Seele.

Manche Menschen sind aber aus einem Grund besonders anfällig dafür. Ihre Gene haben sich gegen sie verschworen. Bei einer Studie zu Diabetes fand ich heraus, dass es einigen Probanden weitaus schwerer fiel als anderen, ihre Ernährung umzustellen, und ich fragte mich, ob ihre Gene diesen Unterschied vielleicht erklären könnten. Es war bereits bekannt, dass wir alle ein Gen namens DRD2 haben – den Dopaminrezeptor D2 – der bei dem Generieren der Dopaminrezeptoren eine Rolle spielt. Diese Rezeptoren sind wie kleine Anlegestellen am Äußeren jeder Zelle, die nur darauf warten, jede neue Ladung Dopamin gleich bei ihrer Ankunft in Empfang zu nehmen. Eine Variante dieses Gens führt dazu, dass Sie ungefähr ein Drittel weniger dieser Dopaminrezeptoren haben. Mit weniger Rezeptoren stellt sich bei Ihnen nicht dasselbe Dopamin-»Wohlgefühl« wie bei anderen Menschen ein. Sie brauchen daher eine Extraportion Dopamin, nur um sich normal zu fühlen. Daher ist es möglich, dass Sie sich besonders leicht zu Alkohol, Rauchen oder zum Missbrauch von Drogen verleiten lassen oder sogar zu riskantem Verhalten neigen, was Ihnen die Extraportion Dopamin verschafft, die Ihnen sonst fehlt. Etwa jeder Fünfte trägt diese genetische Besonderheit in sich.

Ich nahm Blutproben von allen unseren Probanden und schickte sie zur University of California in Los Angeles, wo Dr. Ernest Noble die DNA extrahierte. Kurze Zeit später rief mich Dr. Noble an. Er hatte herausgefunden, dass fast die Hälfte unserer Diabetes-Patienten Träger dieser Genvariante waren, die dazu führte, dass sie weniger Dopaminrezeptoren hatten.[4] Dies war wesentlich höher als das normale Eins-zu-Fünf-Verhältnis bei dieser genetischen Besonderheit. Darüber hinaus zeigte sich mit der Zeit, dass die Patienten mit dem Gen für weniger Dopaminrezeptoren weniger gut auf die gesunde Ernährung ansprachen und sich ihr Zustand nicht so stark verbesserte wie der derjenigen, die eine normale Rezeptorenmenge hatten – vermutlich deshalb, weil sie größere Schwierigkeiten mit Heißhungerattacken und Entgleisungen hatten.

Ich begann zu vermuten, dass viele Menschen deshalb ungehemmt essen, weil dadurch ihre Dopaminausschüttung stimuliert wird. Ihnen ist nicht bewusst, was in ihren Gehirnen passiert, doch sie werden von Essen, besonders ungesunden Sachen, stärker angezogen als andere Menschen. Es fällt ihnen schwer, sich davon zu befreien. Wenn eine ständige Überernährung richtig in Fahrt kommt, führt sie zu Fettleibigkeit, Diabetes und einer Unzahl weiterer Probleme, einschließlich einem höheren Risiko für Hirnfunktionsstörungen.

Wenn Sie nun darüber nachdenken, sich testen zu lassen, um zu erfahren, ob Ihre eigenen Gelüste mit einer genetischen Besonderheit zusammenhängen, sollten Sie wissen, dass jede/r von uns Opfer der süchtig machenden Kraft von Essen werden kann, und zwar unabhängig von den Genen, deren Träger wir sind. Lebensmittelhersteller tun alles, was sie können, um Ihre Geschmacksknospen zu verführen und Sie in einem Zustand ständiger Versuchung gefangen zu halten, indem Sie ständig und überall verschiedene Lebensmittel oder Gerichte in Geschäften, auf Postern an Tankstellen, auf Flughäfen oder im Fernsehen sehen. Es ist ihnen ein Leichtes, Ihren inneren Manager zu überwältigen, und das wissen sie ganz genau.

Behaupte ich also gerade, dass Gewichtsprobleme und Diabetes durch Dopamin verursacht werden? Teilweise ja. Dasselbe gilt für Herzkrankheiten, Bluthochdruck und alle weiteren Krankheiten, die mit Essen in Zusammenhang stehen – einschließlich Alzheimer und Schlaganfällen. Bei all diesen Gesundheitsproblemen spielt das Verlangen nach Dopamin eine Rolle, das Gelüste nach gerade dem Essen entstehen lässt, das Ihnen schadet oder Sie sogar umbringen kann. Es ist das Dopamin, das Sie vor den Zug stößt.

Doch lassen Sie uns das Ganze nicht zu stark vereinfachen. Es gibt noch andere Gene, die bei unserem individuellen Erkrankungsrisiko eine wichtige Rolle spielen. Auch wenn Sie sich perfekt ernähren, können Sie dennoch gesundheitliche Probleme bekommen. Das Leben ist nicht fair. Eine gesunde Ernährung hilft aber beträchtlich dabei, Gesundheitsproblemen vorzubeugen, und es wird immer deutlicher, dass es einen Grund dafür gibt, dass wir uns besonders von ungesundem Essen angezogen fühlen. Dieser Grund liegt tief in unserem Gehirnzellen in winzigen mit Dopamin gefüllten Bläschen versteckt.

BRIAN EPSTEIN UND SIGMUND FREUD

Gibt es eine gesunde Art der Dopaminausschüttung? Können wir ein bisschen dieses Wohlgefühls erzeugen, ohne uns gleich Drogen, Alkohol oder Junkfood hinzugeben? Endlich! Ich dachte schon, Sie würden niemals danach fragen!

Es gibt tatsächlich gleich mehrere Wege. Erstens können Sie sich so richtig ins Schwitzen bringen. Durch Sport werden leichte Opiate freigesetzt – Endorphine –, und die Dopaminausschüttung scheint dadurch auch angekurbelt zu werden. Wenn Sie z. B. morgens nach dem Aufstehen eine halbe Stunde rennen oder straff laufen, würde das Wohlgefühl, was dadurch entstünde, dazu führen, dass Sie später am Tag weniger dazu geneigt sind, ungesunde Sachen zu essen.

Zweitens spielt auch Vertrautheit und Intimität eine Rolle. Wenn Essen dazu führt, dass Sie sich wohl und getröstet fühlen, ist es Zeit für echte Zufriedenheit und Freude – Gefühle, die durch das Entwickeln von Freundschaften, durch gute Gespräche, Intimität, Sex oder andere Arten der persönlichen zwischenmenschlichen Interaktion entstehen.

Doch lassen Sie uns weiterdenken und nicht nur Dopamin in den Mittelpunkt rücken. Vierzig Jahre vor den Beatles und über 1.200 Kilometer von Liverpool entfernt schrieb Sigmund Freud bereits über die Beatles und über Epstein. Er verwendete natürlich nicht ihre Namen, denn sie waren ja noch nicht einmal geboren. Freud beschrieb aber bereits die unbändigen Triebe, die uns tief aus unseren primitiven Gehirnstrukturen heraus beeinflussen. Für Freud waren diese wüsten, übermütigen und verantwortungslosen Unruhestifter das »Es«. Und der Manager, der reifere, vorausschauendere Teil von uns, war das »Ich«. Der Job des Ichs bestand wie Epsteins Job nicht darin, das Es zu frustrieren. Das Ich entwickelt Pläne, sorgt dafür, dass Sie bei der Stange bleiben und behält einen langfristigen Überblick.

Doch auch das Ich stößt an seine Grenzen, wie es der Fall von Epstein auf so tragische Weise zeigte. Freud schrieb, dass es eine dritte Gehirnfunktion, das sogenannte »Über-Ich«, gäbe. Das Über-Ich ist nicht dazu da, Ihre primitiven Triebe in Schach zu halten. Es kann darüber hinaus blicken und das große Ganze um Sie herum erkennen. Wenn Sie Gutes in der Welt tun wollen und Ihre eigenen Bedürfnisse zurückstellen, dann sitzt das Über-Ich am Hebel. Wenn Sie sich schuldig fühlen, weil Sie jemanden enttäuscht haben, dann steckt ebenfalls Ihr Über-Ich dahinter. Es ist der Teil von Ihnen, der sich um andere sorgt.

Das Ich, Ihr Manager, ist hingegen kein besonders edel gesinnter Zeitgenosse. Ehrlich gesagt ist es nur auf seinen eigenen Anteil bedacht. Das will heißen, dass es Ihnen dabei hilft, die Welt um Sie herum besser einzuschätzen und es Ihnen beiden dadurch besser geht. Das Über-Ich ist etwas vollkommen anderes. Es schaut sich die Bedürfnisse der Welt um uns herum an.

Der größere Überblick kann Ihr Leben retten. Er kann Ihnen die Motivation verschaffen, die Sie brauchen, um mit Ihren ungesunden Gewohnheiten zu brechen. Sir Paul McCartney beschrieb genau das, als er sich erinnerte, wie er eines Tages aus dem Fenster seines Bauernhofs in Schottland schaute. Er saß dort zusammen mit seiner Frau Linda.

» Es war Sonntagmittag und wir aßen Lammbraten. Es war gerade Lammsaison und alle diese kleinen, wunderschönen Lämmer sprangen vergnügt überall herum. Dann schauten wir auf das Lammfleisch auf unseren Tellern, schauten wieder nach draußen, und dachten uns: ›Wir essen gerade eines dieser kleinen Wesen, die fröhlich dort draußen herumtollen.‹ Das traf uns, und wir sagten: ›Moment mal, vielleicht wollen wir das hier gar nicht.‹ Und das war's, das war der große Wendepunkt, an dem wir uns entschlossen, kein Fleisch mehr zu essen. «[5]

Dieser Sinneswandel hing nicht mit einem Trieb oder irgendeinem Ziel zusammen. Es war nicht das Es, das sich hier zu Wort meldete. Ebenso wenig lag es an einem Manager, der dies für einen guten Karriereschritt oder für eine weise Entscheidung für die Gesundheit hielt. Paul und Linda begannen, die Welt um sich herum zu betrachten. Zudem wurde ihnen klar, welchen Einfluss ihre Essgewohnheiten auf ihre Kinder hatten.

» Alles wurde durch unsere jüngste Tochter Stella noch einmal in den Mittelpunkt gerückt. Sie kam eines Tages von der Schule wieder und erzählte, wie sie über das Essen von Fleisch diskutiert hatten. Dann sagte sie: ›Mum, als wir darüber sprachen, hatte ich ein richtig gutes Gewissen.‹ «

Den größten Teil der Menschheitsgeschichte brauchten wir keine Ernährungsrichtlinien von unserem Über-Ich. Junkfood existierte einfach nicht. Wir hatten noch keine einfache Methode dafür entwickelt, Zucker aus Zuckerrohr oder Zuckerrüben zu extrahieren oder Kakaobohnen in Snickers-Riegel zu verwandeln. Käse war noch unbekannt, und das Essen von Fleisch zwar nicht unmöglich, aber so beschwerlich, dass Steakhäuser oder Hühnchenketten noch keine Option waren. Als diese Produkte schließlich erhältlich wurden, dauerte es noch eine recht lange Zeit, bis sie für den Großteil von uns so erschwinglich wurden, wie sie es heute sind.

Unsere moderne Technologie hat diese Hindernisse aus dem Weg geräumt. Junkfood ist billig. Wir können es immer und zu jeder Zeit essen. Es schreit uns aus jeder Ecke heraus an, und genau hier liegt das Problem.

Aus diesem Grund habe ich zwei Vorschläge, die Ihrem Ich und Ihrem Über-Ich dabei helfen sollen, Ihr widerborstiges Es unter Kontrolle zu bekommen:

SETZEN SIE SICH EIN PAAR REGELN. Wenn es Ihnen schwerfällt, ungesundem Essen zu widerstehen, egal, ob es ein fettiges Käse-Sandwich, Chicken Wings oder eine ungesunde Süßigkeit ist, wird es Ihnen leichter fallen, ganz darauf zu verzichten, als sich diese Sachen hin und wieder zu gönnen. Das mag genau das Gegenteil von dem sein, was sich viele Leute vorstellen. »Vielleicht kann ich es mir wenigstens ab und zu leisten«, sagen wir uns. »Ein bisschen kann ja nicht schaden.« Theoretisch stimmt das auch. Das Problem ist aber, dass jede noch so kleine Dosis eines ungesunden Lebensmittels eine neue Dopaminausschüttung bewirkt, die dazu führt, dass das Verlangen danach erneut verstärkt wird. Jeder Bissen macht es schwieriger, das nächste Mal nein zu sagen. Indem wir darauf ganz verzichten, – vielleicht auch nur für einige Wochen –, können wir es schaffen, das Verlangen danach etwas zu vergessen, nachdem wir die ersten Heißhungerattacken erfolgreich bekämpft haben.

Das mag hart klingen, ist aber genau die Lektion, die Raucher schon vor einer längeren Zeit gelernt haben. Das Aufhören ist nicht einfach, aber wesentlich einfacher, als sich immer wieder mit einer gelegentlichen Zigarette herauszufordern. »Mäßigung«,

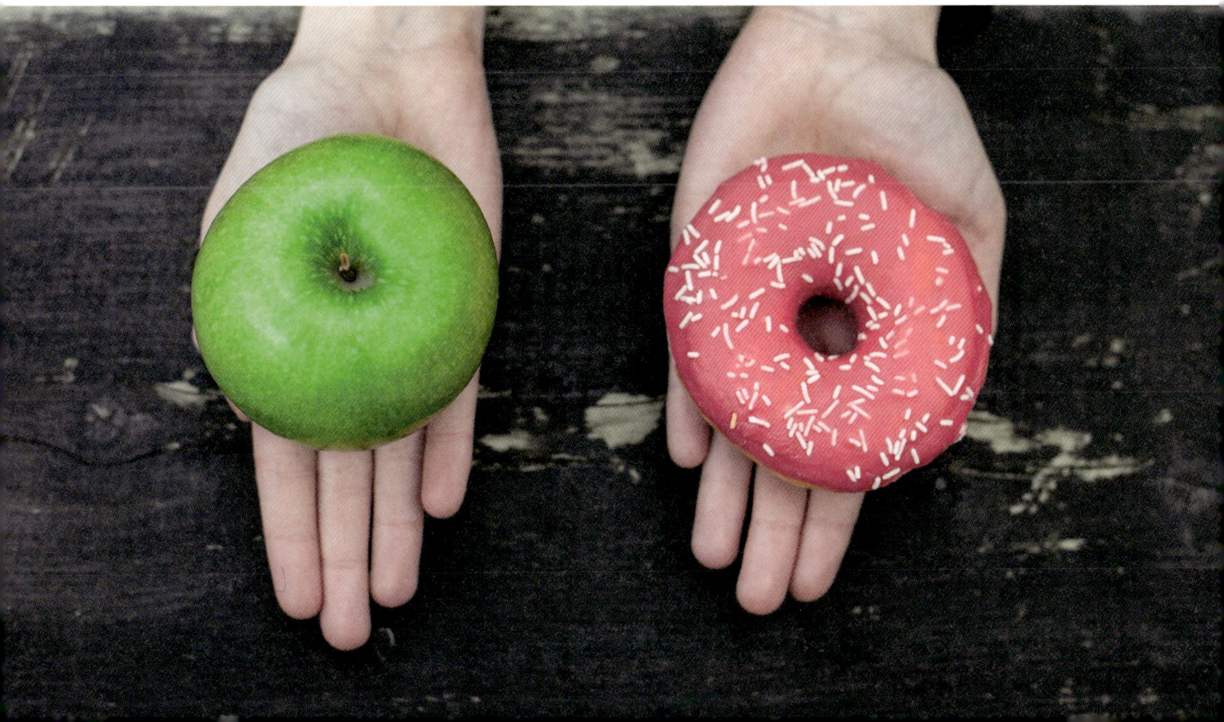

sowohl beim Rauchen als auch beim Essen, ist nur eine weitere Strategie, das Feuer zu hüten, anstatt es wirklich ausgehen zu lassen.

FINDEN SIE WEITERE MOTIVATIONSGRÜNDE. Viele Menschen hören auf, Fleisch zu essen – nicht um ihrer selbst willen, sondern weil sie das Elend der Massentierhaltung, Tiertransporte und die Bedingungen in Schlachthäusern vor Augen haben und nicht Teil dieser Maschinerie sein wollen. Heutzutage essen allein die US-Amerikaner über eine Million Tiere pro Stunde. Auch zu Zeiten meines Großvaters war dies ein nicht einmal ansatzweise friedvoller Prozess, doch heutzutage ist es für alle Beteiligten, Tiere wie Menschen, noch unerträglicher.

Andere werden durch Berichte über die Umweltzerstörung motiviert, die die moderne Massentierhaltung mit sich bringt. Angefangen bei Pestiziden, die beim Anbau von Futtermitteln eingesetzt werden, über die Fäkalien von Hühnern, Schweinen und Rindern, die das Grundwasser verschmutzen, bis hin zu den Treibhausgasen, die von den über 100 Millionen Rindern ausgestoßen werden, die auf amerikanischen Farmen gehalten werden – die Viehzucht tut Mutter Erde gar nicht gut. All diese Tatsachen motivieren immer mehr Menschen dazu, ihre Ernährungsweise zu ändern.

Einer der häufigsten Gründe, weshalb Menschen sich dazu entscheiden, besser auf sich zu achten, sind deren Familien – ihre Partner und ihre Kinder, die von ihnen abhängig sind. Wir wollen nicht nur vermeiden, wegen Krankheiten zu einer Belastung für unsere Familien zu werden, sondern auch belastbar und in der Lage sein, ihnen bei der Bewältigung von Problemen zu helfen, mit denen sie sich konfrontiert sehen. Wir können es uns nicht leisten, unsere eigene Gesundheit zu riskieren, da dies gleichermaßen bedeutet, unsere Familien im Stich zu lassen. Und je mehr wir ein gutes und gesundes Beispiel vorleben, umso leichter fällt es unseren Familienmitgliedern, diesem Beispiel zu folgen.

Welche Motivation Sie für Ihre Ernährungsumstellung auch haben mögen, Sie werden mit einer besseren Gesundheit immens dafür belohnt werden. Und das wird Ihnen dabei helfen, auch das Dopamin in Schach zu halten.

GEHEN SIE'S AN!

Jetzt kennen Sie alle Geheimnisse, wie Sie sich die Leistungsfähigkeit Ihres Gehirns und Ihr körperliches Wohlbefinden für ein erfüllendes und produktives Leben erhalten können. Es gibt unzählige neue Rezepte, neue Geschmacksrichtungen, neue Restaurants und viele weitere Dinge, die darauf warten, dass Sie sie ausprobieren.

Ich wünsche Ihnen dabei viel Glück und Erfolg und hoffe, dass Sie Ihre Erfahrungen mit anderen teilen werden.

KAPITEL 11

MENÜS UND REZEPTE

Die folgenden Rezepte sind der köstlichste Weg, Ihrem Körper und Ihrem Gehirn die Nährstoffe zukommen zu lassen, die diese brauchen. Sie sind voller gesunder Vitamine und frei von tierischen Produkten, Transfetten und einer Überdosis giftiger Metalle, die im Essen der meisten Menschen enthalten sind. Die Rezepte lassen sich außerdem schnell zubereiten, verwenden vertraute Zutaten und sind mit Informationen zu den darin enthaltenen Nährstoffen ergänzt, sodass Sie einen Überblick darüber erhalten, was Sie genau verzehren.

Diese Rezepte wurden von zwei genialen Chefköchen entwickelt, mit denen ich schon seit Jahren erfolgreich zusammenarbeite.

CHRISTINE WALTERMYER ist die Gründerin und Direktorin der Natural Kitchen Cooking School, wo sie Kochausbildungen, einen privaten Kochservice und Privatkochstunden im eigenen Zuhause in der Umgebung von New York City und Princeton in New Jersey anbietet. Sie ist eine meisterhafte Köchin mit einer besonderen Gabe dafür, gesunde Gerichte für all die Leute unwiderstehlich zu machen, die sich vorher kaum Gedanken über ihre Gesundheit gemacht haben.

JASON WYRICK ist Geschäftsführer und Herausgeber des Magazins The Vegan Culinary Experience. Er hat bereits als Caterer für Unternehmen wie Google oder die Frank Lloyd Wright Foundation gearbeitet. Zudem war er Gastlektor des Le Cordon Bleu Programms des Scottsdale Culinary Institute. Jason hat ein außergewöhnliches Talent für die Kreation fantastischer Geschmackserlebnisse. Er kombiniert natürliche Zutaten mit genau den richtigen Gewürzen und verführt damit sämtliche Geschmacksknospen. Jason schafft es, das Kochen zu einer leichten und schnellen Sache zu machen – perfekt für die Leute, die wenig Zeit oder nicht so viel Kocherfahrung haben. Jason hat bereits die Rezepte für mein vorheriges Buch »21-Day Weight Loss Kickstart« beigesteuert.

EIN WOCHENPLAN MIT TAGESMENÜS

TAG 1

FRÜHSTÜCK

Heidelbeer-Buchweizen-Pfannkuchen Seite 170
Veggie-Würstchen
Frische Cantaloupe-Melonenscheiben

MITTAGESSEN

Gartensalat mit Tomatenscheiben
Gebackene Gemüse-Falafel Seite 218
Pitabrot

ABENDESSEN

Blitzschnelle Rote-Linsen-Suppe Seite 184
Brauner Reissalat Seite 208
Gedünsteter Spinat mit Zitronenspalten
Fruchteis am Stiel Seite 285

TAG 2

FRÜHSTÜCK

Waffeln mit Ahornsirup-»Speck« Seite 172

MITTAGESSEN

Einfacher bunter Pasta-Salat auf gemischtem Blattsalat Seite 212

ABENDESSEN

Spinatsalat mit gehobelten Mandeln

Tacos mit Kartoffeln, Mangold und Pintobohnen Seite 226

Süßkartoffelstampf

TAG 3

FRÜHSTÜCK

Gebackener Haferbrei Seite 173 mit Rosinen
Veggie-Speck

MITTAGESSEN

Toskana-Wrap Seite 224

ABENDESSEN

Weiße-Bohnen-Chili Seite 189 mit rotem Reis Seite 252
Gedünsteter Spinat
Bananen-Eiscreme Seite 278

TAG 4

FRÜHSTÜCK

Frühstückswraps Seite 175
Frische Erdbeeren

MITTAGESSEN

Toastbrötchen-Pizzen Seite 232

ABENDESSEN

Kürbiscremesuppe Seite 186
Kartoffeltraum Seite 251
Gedünsteter Brokkoli
Schokoladenpudding Seite 292

TAG 5

FRÜHSTÜCK

Polenta-Frühstücksriegel Seite 176

MITTAGESSEN

Einfacher Quinoa-Taboulé-Salat Seite 206

Portobello-Burger Seite 221

ABENDESSEN

Regenbogensalat mit Erdbeer-Dressing

Gebackene Ziti-Makkaroni Seite 239

Warmes Apfel-Kirsch-Kompott Seite 282

TAG 6

FRÜHSTÜCK

Austernpilz-Frittata Seite 178

MITTAGESSEN

Gemischter Salat mit würzigem geröstetem Tempeh Seite 202

Knuspriges Vollkornbrot

ABENDESSEN

Apfel-Curry-Dal-Eintopf Seite 195

Gerösteter brauner Reis Seite 250

Gedünsteter Spargel

Schokoladenpudding Seite 292

TAG 7

FRÜHSTÜCK

Smoothie Parfait Seite 181

Bananenscheiben

MITTAGESSEN

Kürbiscremesuppe Seite 186

Kichererbsen-Sandwich Seite 220

ABENDESSEN

Paprika mit Zucchini-Bohnen-Reis-Füllung Seite 246

Marokkanischer Minz-Couscous Seite 257

Super-Himbeer-Protein-Brownies Seite 290

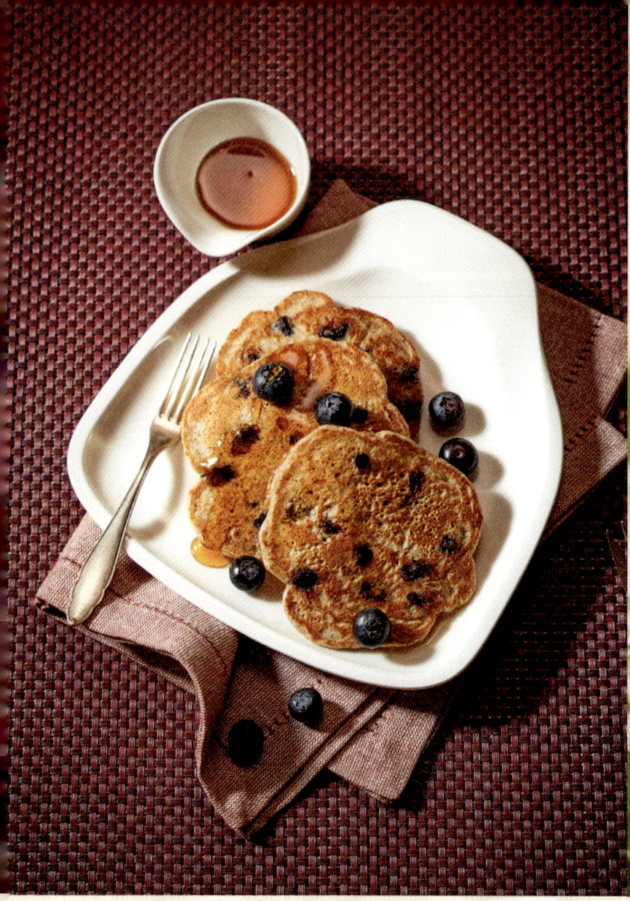
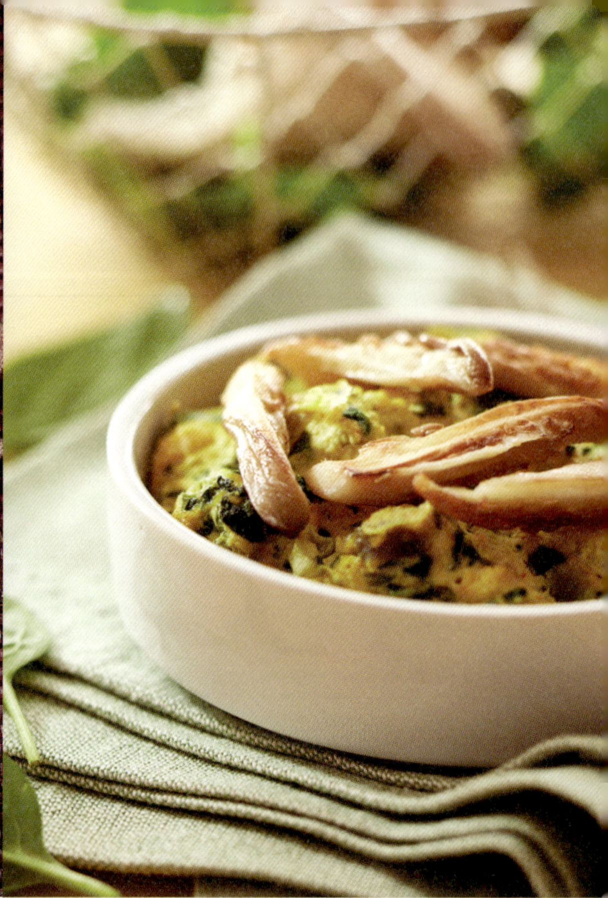
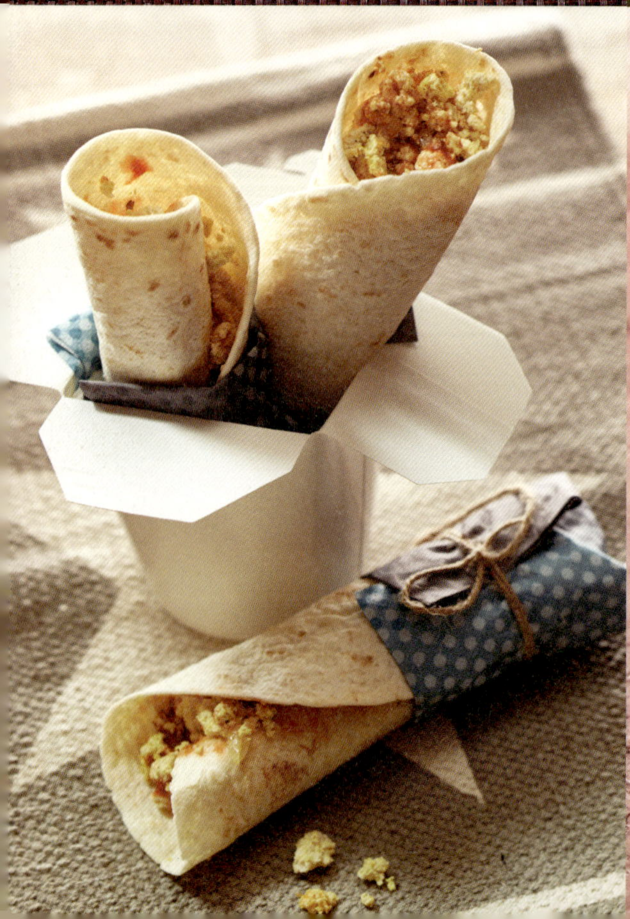
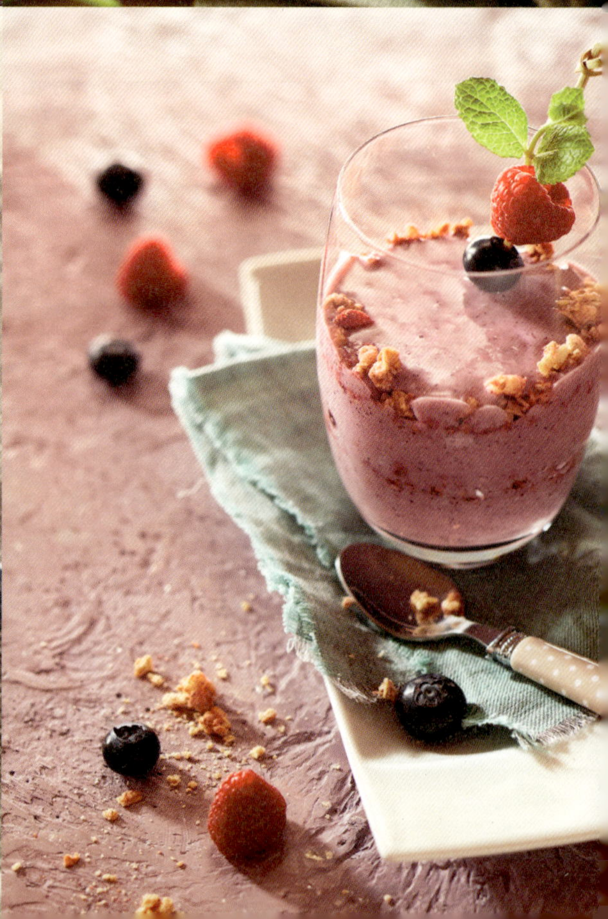

FRÜHSTÜCK

Heidelbeer-Buchweizen-Pfannkuchen

Diese Vollkornpfannkuchen mit Ahornsirup ergeben ein köstliches und sättigendes Frühstück, dem die Heidelbeeren eine zusätzliche aromatisch-frische und gesunde Note verleihen.

2 BIS 4 PORTIONEN

ZUTATEN

70 g Buchweizenmehl
50 g Vollkornmehl
2 TL Leinsamen, gemahlen
1 TL aluminiumfreies Backpulver
1 Prise Meersalz
250 ml Reismilch
165 g frische Heidelbeeren
1–2 TL Distelöl zum Einfetten der Pfanne
erwärmter Ahornsirup zum Beträufeln

ZUBEREITUNG

In einer mittelgroßen Schüssel Buchweizenmehl, Vollkornmehl, gemahlene Leinsamen, Backpulver und Salz vermischen. Langsam die Reismilch einrühren und nur so lange rühren, bis die Klümpchen sich aufgelöst haben. Vorsichtig die Heidelbeeren unterheben.

Eine Pfanne auf mittlerer Flamme erhitzen und dann leicht mit etwas Distelöl einfetten. Genug Teig für einen Pfannkuchen mit 10 cm Durchmesser in die Pfanne geben. 2 bis 3 Minuten backen, bis die Ränder fest sind und in der Mitte Bläschen entstanden sind. Vorsichtig wenden und die zweite Seite 2 bis 3 Minuten goldbraun backen. Warm mit erwärmtem Ahornsirup servieren.

—CW

PRO PFANNKUCHEN: 82 Kalorien, 2 g Eiweiß, 16 g Kohlenhydrate, 3 g Zucker, 1 g Gesamtfettgehalt, 13 % Kalorien aus Fett, 2 g Ballaststoffe, 112 mg Natrium

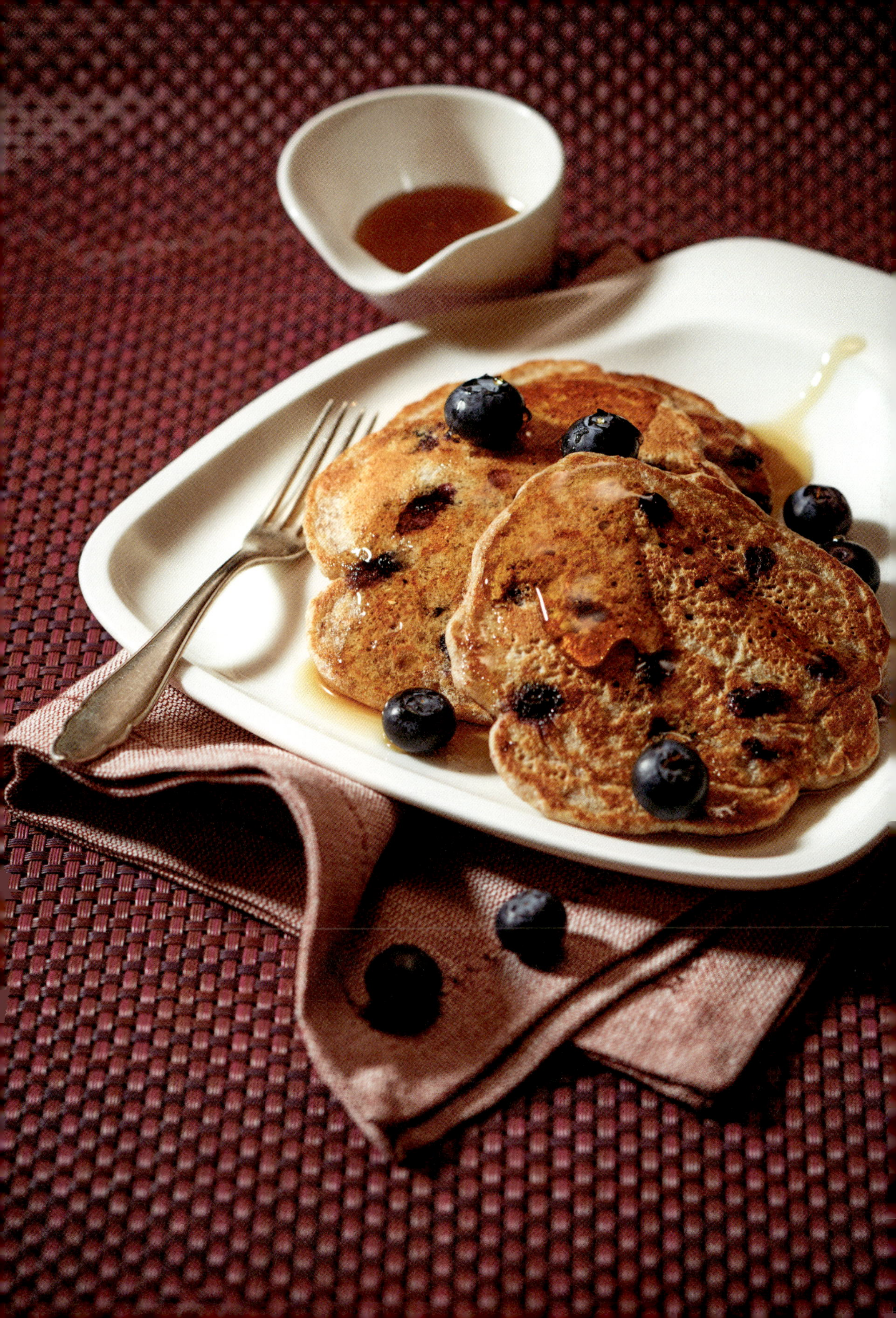

Waffeln

Der Duft der frisch gebackenen Waffeln wird Ihre gesamte Wohnung erfüllen.

4 PORTIONEN (4 WAFFELN)

ZUTATEN

1 Banane
130 g feines Vollkornweizenmehl
¼ TL Backpulver
½ TL Meersalz
2 EL Ei-Ersatz mit der Hälfte der dafür angegebenen Flüssigkeit verrührt
300 ml Mandel- oder Sojamilch
1 TL frisch gepresster Zitronensaft
Kochspray

ZUBEREITUNG

Banane mit Schale einfrieren, auftauen lassen, schälen und mit einer Gabel zerdrücken. Waffeleisen vorheizen.

In einer mittelgroßen Schüssel Mehl, Backpulver und Salz vermischen. In einer zweiten Schüssel die Ei-Ersatz-Mischung mit der zerdrückten Banane, der Mandel- oder Sojamilch und dem Zitronensaft verquirlen. Die nassen Zutaten gut mit den trockenen verrühren. Das Waffeleisen mit Kochspray einsprühen. Genug Waffelteig ins Waffeleisen geben, dass es mit einer dünnen Schicht Teig bedeckt ist, und die Waffel 5 Minuten goldbraun backen. Waffel vorsichtig mit einer dünnen Messerklinge aus dem Waffeleisen lösen und restlichen Teig zu Waffeln verbacken.

Auf die folgenden drei Arten können Sie Ihre Waffeln etwas aufpeppen: Wenn Sie Zutaten wie Beeren oder Nüsse verwenden, heben Sie diese unter den fertig angerührten Teig.

Rauchmandeln und Apfel: ½ grünen Apfel, gewürfelt, und 2 EL gehackte Rauchmandeln unter den Teig heben.

Ahornsirup-»Speck«: 2 Streifen veganen Räucherspeck, gewürfelt, und 2 TL Ahornsirup unter den Teig rühren

Tex-Mex: 2 EL geröstete grüne Chilischoten oder getrocknete, in Wasser eingeweichte und gewürfelte Ancho-Chilischoten unter den Teig heben.

—JW

PRO WAFFEL: 143 Kalorien, 4 g Eiweiß, 31 g Kohlenhydrate, 2 g Zucker, 0,3 g Gesamtfettgehalt, 2 % Kalorien aus Fett, 4 g Ballaststoffe, 337 mg Natrium

Gebackener Haferbrei

Dieses nahrhafte Frühstück ist der perfekte Start in einen anstrengenden Tag.

4 BIS 6 PORTIONEN

ZUTATEN

150 g Haferflocken
1 EL Leinsamen, gemahlen
1 TL Zimt, gemahlen, plus mehr zum Garnieren
1 Prise Meersalz
1½ TL aluminiumfreies Backpulver
550 ml Reismilch
1 TL Vanilleextrakt
80 g getrocknete Aprikosen, gehackt, oder Rosinen
80 g frische Heidelbeeren
Reismilch zum Darübergießen vor dem Servieren
optional: 2 EL Ahornsirup

ZUBEREITUNG

Den Ofen auf 190 °C vorheizen und eine Auflaufform (circa 20 × 20 cm) leicht mit Öl einfetten. In einer großen Schüssel alle Zutaten gut miteinander vermengen. In die gefettete Form geben und ohne Abdeckung 30 Minuten backen. Leicht abkühlen lassen und in 8 Quadrate schneiden. Warm servieren und vorher mit etwas Reismilch übergießen und mit Zimt bestäuben.

—CW

PRO PORTION (¼ des Rezepts): 285 Kalorien, 7 g Eiweiß, 54 g Kohlenhydrate, 17 g Zucker, 5 g Gesamtfettgehalt, 15 % Kalorien aus Fett, 7 g Ballaststoffe, 325 mg Natrium

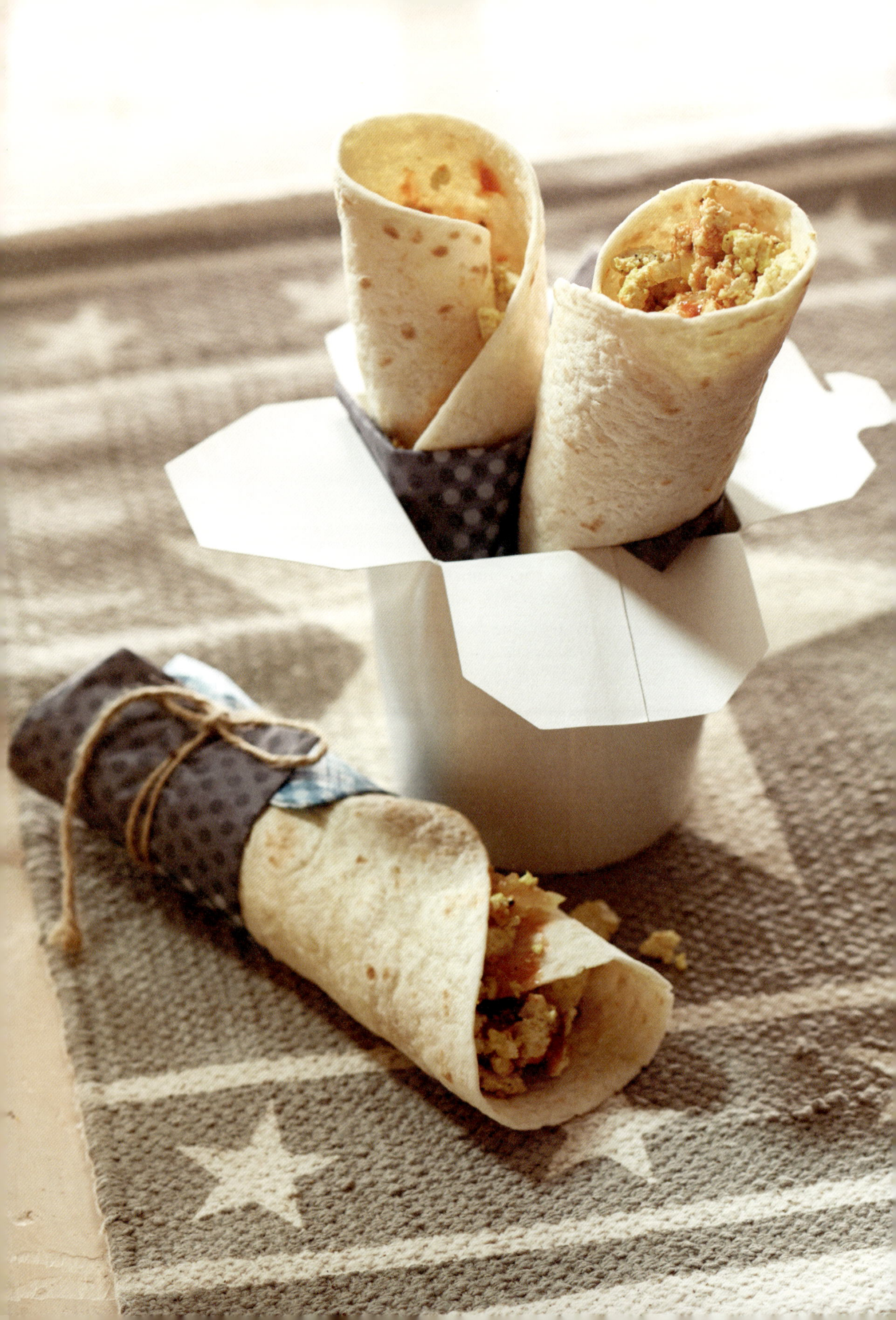

Frühstückswraps

Sind Sie auf der Suche nach einem gesunden Frühstück zum Mitnehmen? Dieser Wrap ist perfekt dafür – er ist einfach gemacht und sehr eiweißreich.

4 PORTIONEN

ZUTATEN

400 g fester Tofu, ausgepresst
2 Knoblauchzehen, fein gehackt
60 g Zwiebel, gewürfelt
1 TL Salz bzw. je nach Geschmack
¼ TL Kurkumapulver
frisch gemahlener schwarzer Pfeffer
4 Vollkorn-Tortillas
125 ml fertige Salsa

ZUBEREITUNG

Tofu in ein Sieb geben, Sieb in einen Topf hängen und einen kleinen Teller darauf stellen. Den Teller 10 Minuten mit mehreren ineinandergestapelten Schüsseln beschweren, um überschüssiges Wasser herauszupressen. Tofu abgießen und in eine Schüssel krümeln.

Einige Esslöffel Wasser in einer mittelgroßen Pfanne auf mittlerer Flamme erhitzen. Knoblauch, Zwiebel und einige Prisen Meersalz hineingeben.

Zutaten 5 Minuten andünsten, bis die Zwiebel weich ist. Den zerkrümelten Tofu hinzufügen. Kurkuma, restliches Meersalz und Pfeffer nach Geschmack einrühren. Pfanne abdecken und die Tofumischung 3 Minuten braten.

Ein Viertel der Mischung in die Mitte einer Tortilla geben. Ein Viertel der Salsa darüber löffeln und die Tortilla zu einem Wrap aufrollen. Den Wrap ggf. mit einer Lage Frühstückspapier umwickeln. Restliche Wraps zubereiten.

—CW

PRO PORTION (1 Wrap): 201 Kalorien, 15 g Eiweiß, 24 g Kohlenhydrate, 2 g Zucker, 7 g Gesamtfettgehalt, 29 % Kalorien aus Fett, 5 g Ballaststoffe, 984 mg Natrium

Polenta-Frühstücksriegel

Diese Riegel können einfach in größeren Mengen zubereitet werden, halten sich gut und sind fantastisch, wenn Sie auf die Schnelle etwas zum Mitnehmen brauchen.

4 BIS 6 PORTIONEN

ZUTATEN

500 ml Wasser
170 g Polenta
1 EL Melasse
60 ml Agavendicksaft
1 Prise Meersalz
1 TL Zimt, gemahlen
125 g Walnüsse, gehackt
160 g Sultaninen
125 g getrocknete Cranberries
Kochspray

ZUBEREITUNG

250 ml Wasser und die Polenta in einer mittelgroßen, hitzebeständigen Schüssel verquirlen und beiseitestellen. Stellen Sie sicher, dass die Schüssel große Hitze gut verträgt, da Sie heiße Flüssigkeit hineingießen werden. Die restlichen 250 ml Wasser mit der Melasse, dem Agavendicksaft und dem Salz in einem mittelgroßen Topf verquirlen und auf mittlerer Flamme unter ständigem Rühren zum Kochen bringen. Sofort vom Herd nehmen und die Flüssigkeit gut unter den Wasser-Polenta-Mix in der Schüssel rühren. Zimt, Walnüsse, Sultaninen und Cranberries unterrühren. Eine Kastenform (circa 22 × 12 cm) mit Kochspray einsprühen oder eine beschichtete Backform verwenden. Die Mischung in die Form streichen, abdecken und mindestens 2 Stunden, am besten aber 6 Stunden im Kühlschrank kalt stellen. Entweder die gesamte gestockte Polenta vorsichtig aus der Form lösen und in Riegel schneiden oder direkt in der Form (wenn sie nicht aus Metall ist) in 4 große Riegel schneiden, auf einen Teller legen und servieren.

— Rezept von Madelyn Pryor

PRO PORTION (¼ des Rezepts): 318 Kalorien, 4 g Eiweiß, 66 g Kohlenhydrate, 28 g Zucker, 4 g Gesamtfettgehalt, 13 % Kalorien aus Fett, 5 g Ballaststoffe, 6 mg Natrium

Frühstücks-Smoothie

2 PORTIONEN (ERGIBT CIRCA 750 ML)

ZUTATEN

1 sehr reife Banane (mit reichlich braunen Flecken)
300 g gefrorenes Obst (z. B. Heidelbeeren, Himbeeren oder Brombeeren, Mango, Erdbeeren, Banane, Orange oder Ananas)
250 ml Pflanzenmilch (z. B. Mandel- oder Sojamilch)

ZUBEREITUNG

Alle Zutaten in einen Mixer geben. Auf der niedrigsten Stufe beginnen und langsam höher stellen, bis der Smoothie langsam zu Püree wird. Wenn Sie auf der höchsten Stufe beginnen, wird der Mixerinhalt bis an den Mixerdeckel schießen, und Sie müssen den Mixer mehrmals anhalten und die Zutaten wieder nach unten drücken. Wenn die Konsistenz von Püree erreicht ist, den Smoothie noch weitere 2 Minuten durchmixen, bis er schön glatt ist.

--JW

PRO PORTION (375 ml): 190 Kalorien, 2 g Eiweiß, 46 g Kohlenhydrate, 35 g Zucker, 2 g Gesamtfettgehalt, 9 % Kalorien aus Fett, 5 g Ballaststoffe, 79 mg Natrium

Austernpilz-Frittata

Eine Frittata ist ein traditionelles italienisches Omelett. Sie wird normalerweise in einer Pfanne auf dem Herd zubereitet und danach im Ofen gebacken oder sofort in der Pfanne in den Ofen geschoben, wodurch eine leicht knusprige Konsistenz entsteht.

2 PORTIONEN

ZUTATEN

350 g fester Tofu
½ TL Kurkumapulver
½ TL Salz
2 kleine rote Kartoffeln, gewürfelt
2 Knoblauchzehen, fein gehackt
1 Bund Spinat, gehackt
6 Frühlingszwiebeln, in Ringe geschnitten
Kochspray
85 g Austernpilze, in Streifen geschnitten

ZUBEREITUNG

Den Ofen auf 190 °C vorheizen.

Tofu zusammen mit dem Kurkuma und ¼ TL Salz in einen Mixer geben und glatt pürieren. Kartoffeln 5 Minuten in einer Pfanne auf mittlerer Flamme in einer sehr dünnen Schicht Wasser dünsten, bis sie leicht weich sind. Knoblauch, Spinat und Frühlingszwiebeln hinzufügen und 3 Minuten dünsten, bis der Spinat zusammenfällt. Pürierten Tofu mit dem Gemüse verrühren und die Mischung auf Auflaufförmchen mit 10 bis 15 cm Durchmesser verteilen oder in eine Form mit 20 cm Durchmesser füllen. Mit Alufolie abdecken und 25 Minuten im Ofen backen. Während die Frittata im Ofen bäckt, die Pilzscheiben mit dem restlichen ¼ TL Salz vermischen. Eine Pfanne mit Kochspray einsprühen (oder eine beschichtete Pfanne verwenden), Pilze hineingeben und 4 bis 5 Minuten scharf anbraten, bis sie braun und leicht knusprig werden. Fertige Frittata aus dem Ofen nehmen, mit den Pilzscheiben belegen und servieren.

—JW

PRO PORTION (½ des Rezepts): 173 Kalorien, 12 g Eiweiß, 22 g Kohlenhydrate, 2 g Zucker, 5 g Gesamtfettgehalt, 28 % Kalorien aus Fett, 3 g Ballaststoffe, 167 mg Natrium

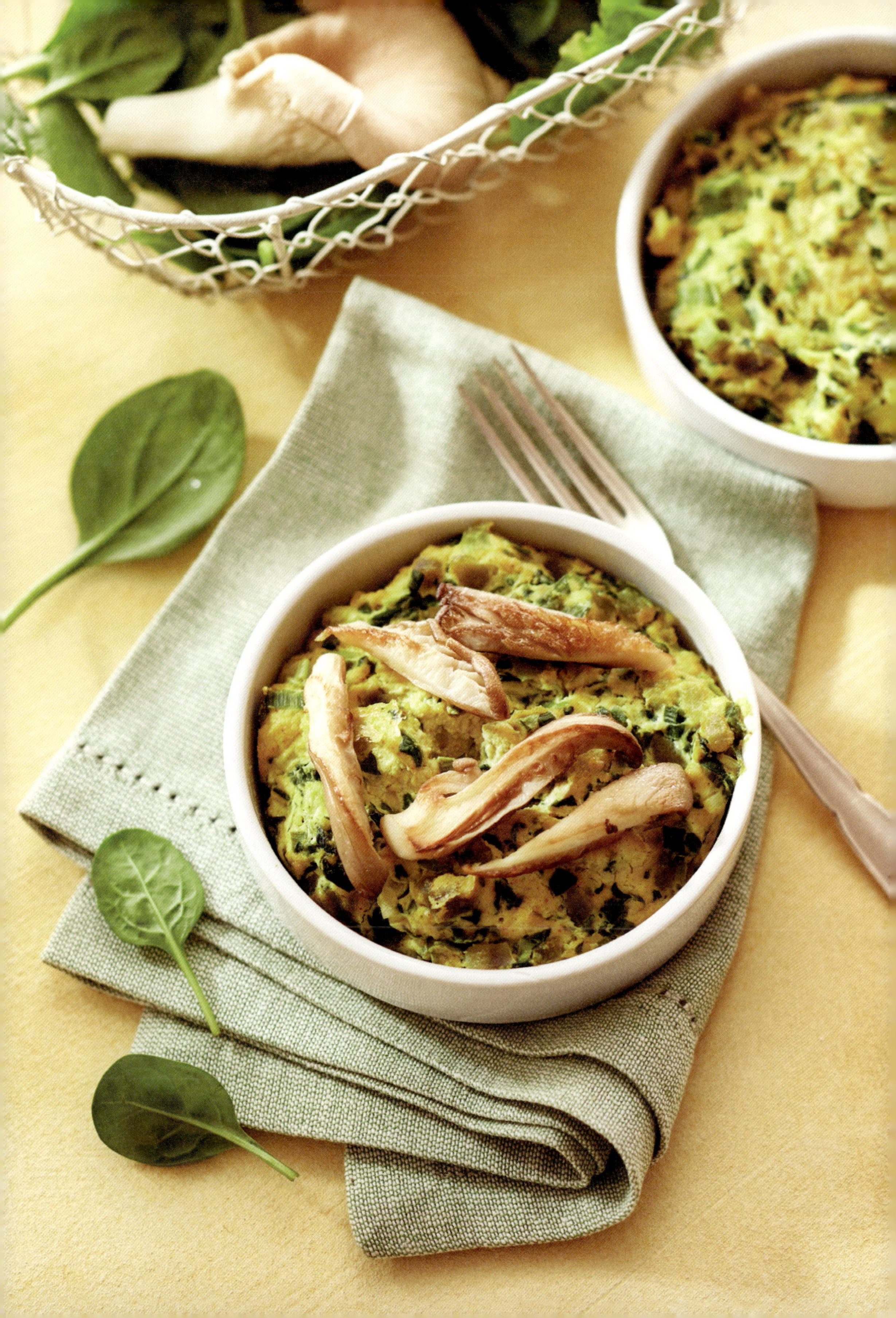

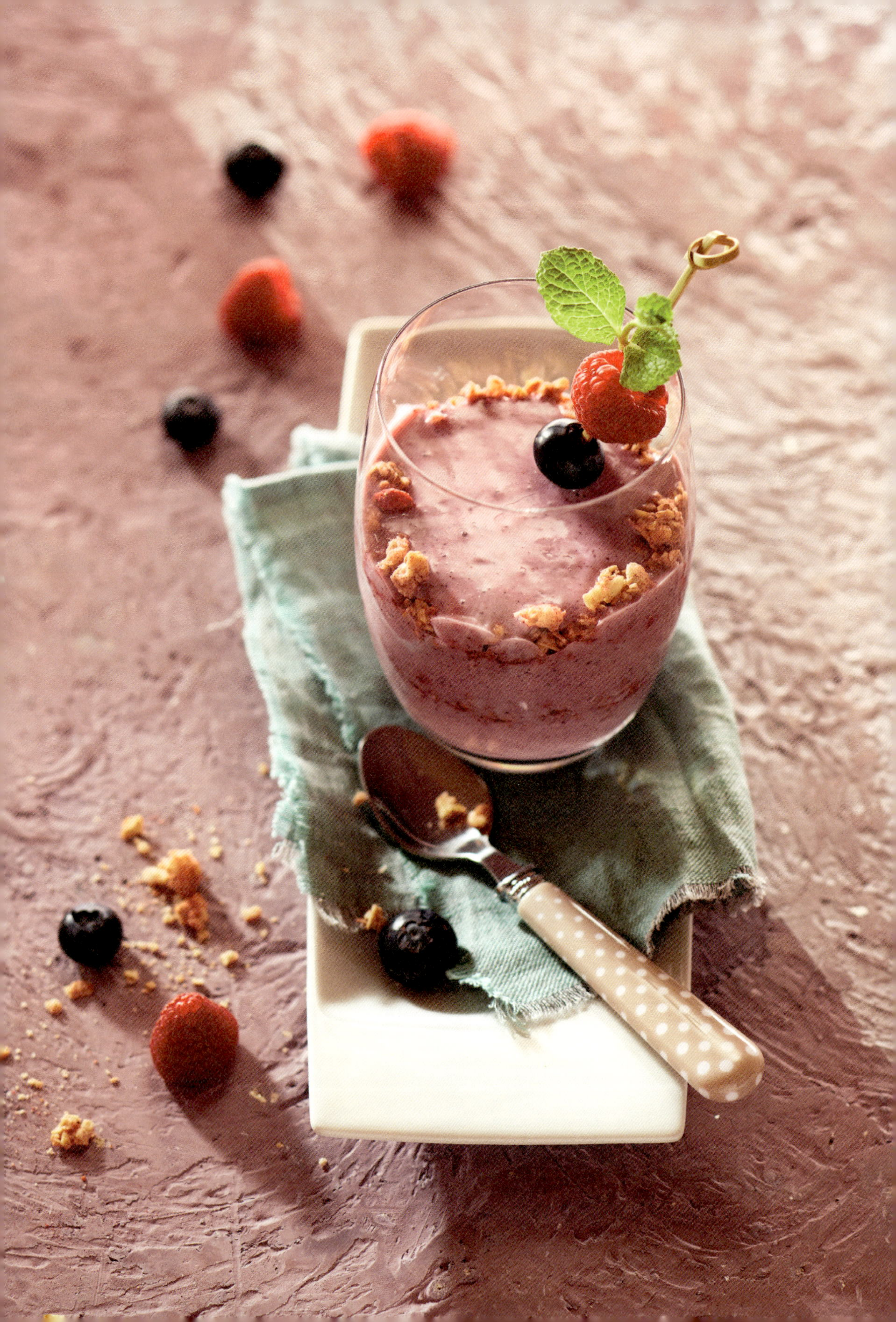

Smoothie Parfait

Wenn Sie Ihren Smoothie mit gerösteten Haferflocken oder Knuspermüsli verfeinern, wird daraus ein besonderes leckeres Vergnügen mit knusprigem Biss.

1 PORTION

ZUTATEN

180 ml Frühstücks-Smoothie (Seite 177)
4 EL geröstete Haferflocken oder Knuspermüsli
frische Beeren oder ein Zweig Minze, zum Garnieren

ZUBEREITUNG

1 Drittel des Smoothies in ein Glas gießen. 2 EL geröstete Haferflocken darüber geben, ein weiteres Smoothie-Drittel darübergeben, die restlichen 2 EL Haferflocken darauf schichten und mit dem letzten Smoothie-Drittel übergießen. Mit frischen Beeren oder einem Zweig Minze krönen.

—JW

PRO PORTION (mit gerösteten Haferflocken): 303 Kalorien, 104 g Eiweiß, 62 g Kohlenhydrate, 36 g Zucker, 2 g Gesamtfettgehalt, 7 % Kalorien aus Fett, 9 g Ballaststoffe, 66 mg Natrium

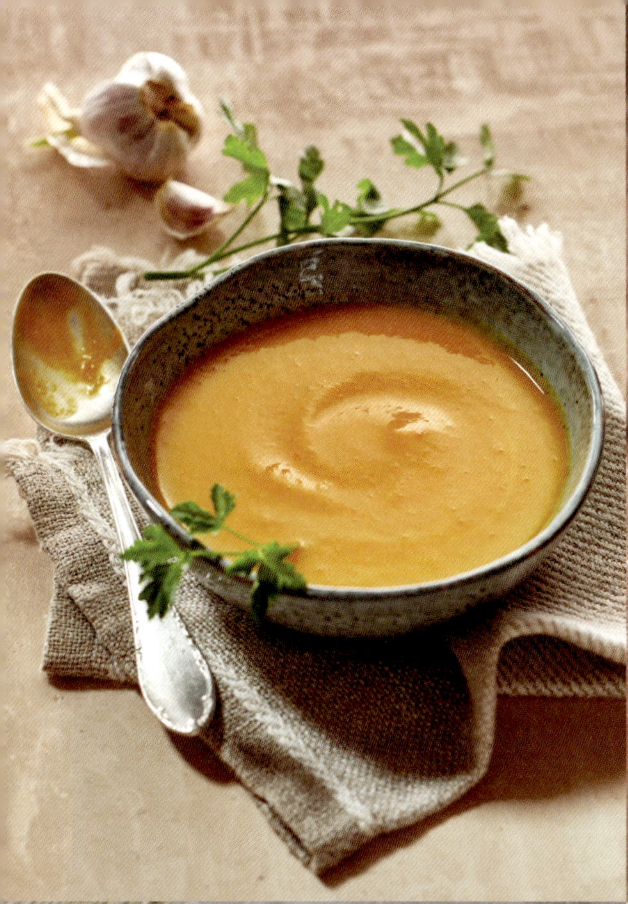
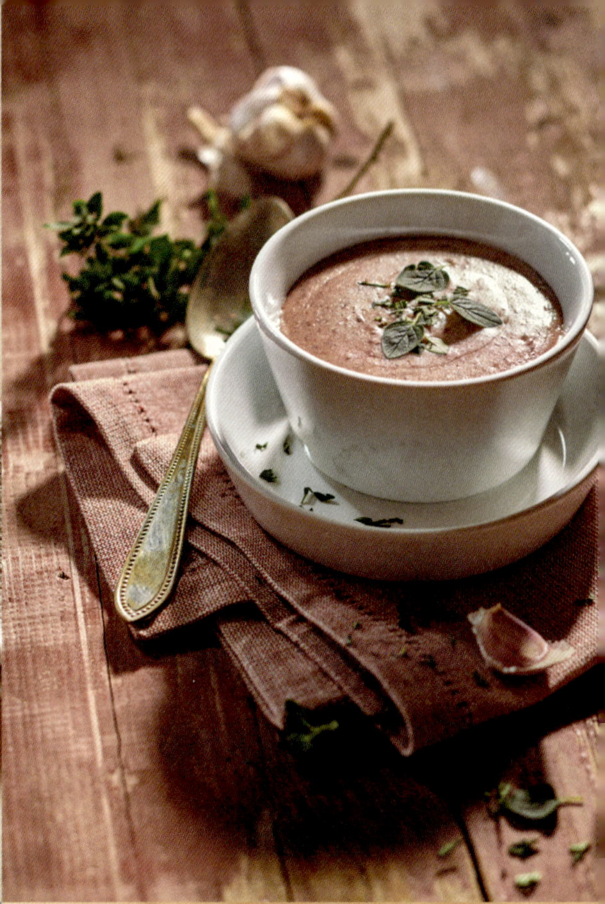
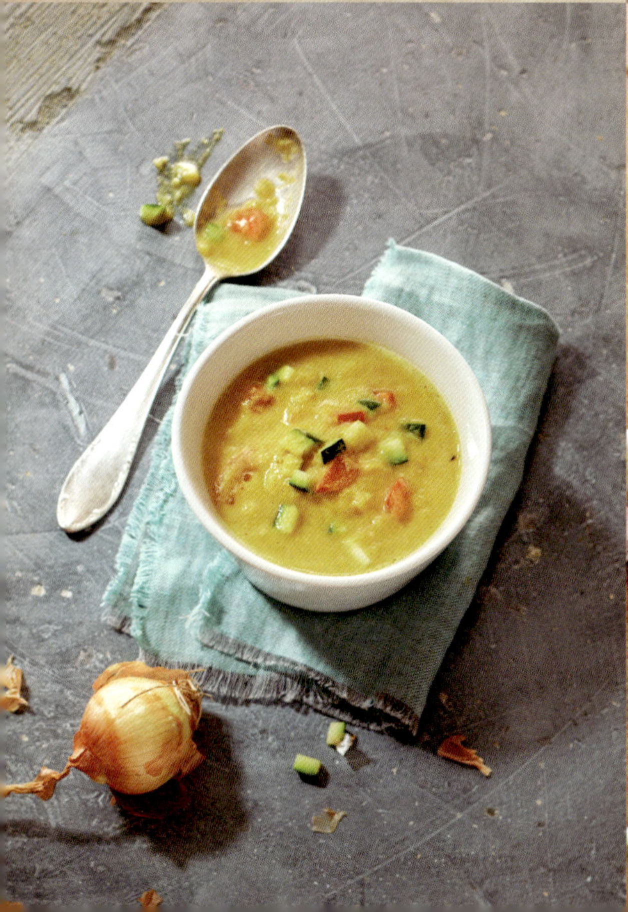
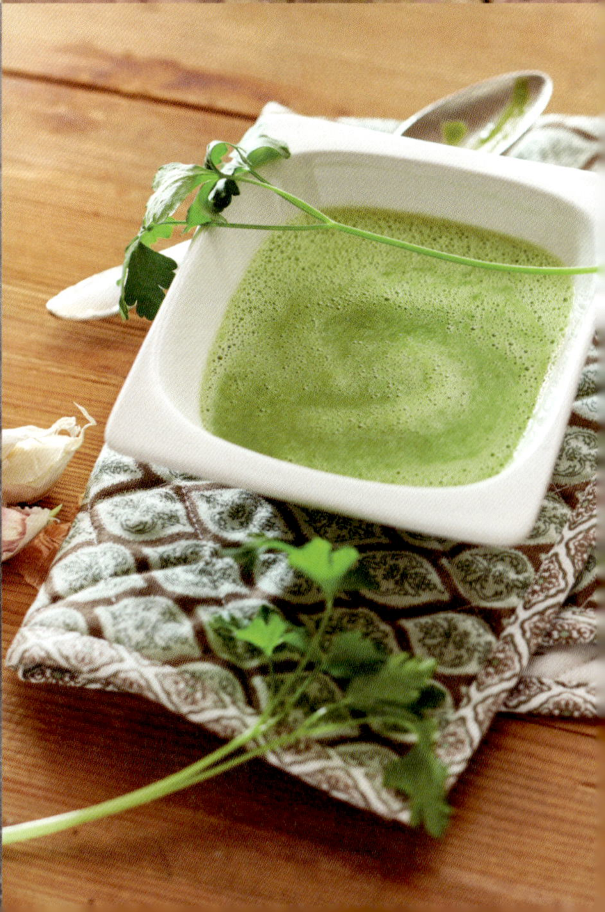

SUPPEN UND EINTÖPFE

Blitzschnelle Rote-Linsen-Suppe

Rote Linsen lassen sich naturgemäß schnell kochen, und dieses clevere Rezept verwandelt sie in eine köstliche, nahrhafte Suppe, die Sie mit Sicherheit lieben werden.

6 PORTIONEN

ZUTATEN

100 g Zwiebeln, gewürfelt
½ TL Knoblauch, fein gehackt
1 TL getrockneter Thymian
125 g Sellerie, gewürfelt
150 g Karotten, gewürfelt
400 g rote Linsen, gespült
1 Lorbeerblatt
1.750 ml salzarme Gemüsebrühe oder Wasser, bei Bedarf mehr
2 TL Balsamico-Essig
Frisch gemahlener schwarzer Pfeffer
2 TL frische Petersilie, gehackt, zum Garnieren

ZUBEREITUNG

In einem großen Topf 2 EL Wasser auf mittlerer Flamme erhitzen. Zwiebel, Knoblauch und Thymian hineingeben und unter Rühren 5 Minuten anbraten oder bis die Zwiebel weich und glasig ist. Sellerie und Karotten hinzufügen und unter Rühren weitere 5 Minuten braten. Linsen, Lorbeerblatt und Gemüsebrühe einrühren. Flamme höher stellen und Suppe zum Kochen bringen. Flamme niedrig stellen, Topf abdecken und die Suppe 20 Minuten köcheln lassen oder bis das Gemüse weich ist. Bei Bedarf mehr Brühe hinzufügen, um die gewünschte Konsistenz zu erreichen. Balsamico-Essig und Pfeffer nach Bedarf hinzugeben. Abdecken und 5 weitere Minuten köcheln lassen. In Schüsseln geben, mit Petersilie garnieren und sofort servieren.

Tipp: Um Zeit zu sparen, das Gemüse mit einer Küchenmaschine schnell grob zerkleinern.

—CW

PRO PORTION (⅙ des Rezepts): 236 Kalorien, 16 g Eiweiß, 43 g Kohlenhydrate, 6 g Zucker, 0,8 g Gesamtfettgehalt, 3 % Kalorien aus Fett, 11 g Ballaststoffe, 196 mg Natrium

Gerste-Pilz-Eintopf

Rollgerste (Graupen) hat einen nussigen Geschmack und ist genau die richtige Zutat für einen sättigenden Eintopf. Da sie einen kräftigen Eigengeschmack hat, werden die Gewürze in diesem Rezept absichtlich großzügig verwendet.

2 PORTIONEN

ZUTATEN

½ gelbe Zwiebel, gewürfelt
5 kleine feste Champignons, in Scheiben geschnitten
2 Knoblauchzehen, fein gehackt
500 ml Wasser oder salzarme Gemüsebrühe
1 TL frische Thymianblätter
1 TL Paprikapulver
½ TL schwarzer Pfeffer, frisch gemahlen
100 g Rollgerste (Graupen)
¼ TL Meersalz
optional: 1½ Handvoll Baby-Spinat oder gehackter Grünkohl

ZUBEREITUNG

Einen Topf auf mittlerer Flamme erhitzen. Zwiebel hineingeben und 10 Minuten braten, bis sie stark gebräunt ist. Pilze hinzufügen und 3 Minuten braten. Knoblauch zugeben und 1 weitere Minute braten. Gemüsebrühe zugießen und Thymian, Paprikapulver und Pfeffer einrühren. Sobald die Suppe zu kochen beginnt (nach recht kurzer Zeit), die Rollgerste hineingeben. Suppe erneut zum Kochen bringen, Flamme niedrig stellen und die Suppe 25 Minuten köcheln lassen oder bis die Gerste weich ist. Vom Herd nehmen und das Salz einrühren. Spinat oder Grünkohl (falls verwendet) zusammen mit dem Salz einrühren und vor dem Servieren circa 3 Minuten in der Suppe weichen lassen.

—JW

PRO PORTION (½ des Rezepts): 308 Kalorien, 9,6 g Eiweiß, 68 g Kohlenhydrate, 3 g Zucker, 1 g Gesamtfettgehalt, 3 % Kalorien aus Fett, 14 g Ballaststoffe, 270 mg Natrium

Kürbiscremesuppe

Was gibt es Besseres als eine wunderbar cremige Suppe? Dieses Rezept lässt sich zudem einfach anpassen, wenn Sie statt Kürbis lieber Karotten, Blumenkohl, Mais, Kartoffeln oder ein anderes Gemüse verwenden möchten.

4 PORTIONEN

ZUTATEN

100 g Zwiebeln, gewürfelt
½ TL Knoblauch, fein gehackt
1.000 ml salzarme Gemüsebrühe, Pflanzenmilch oder Apfelcidre
900 g gekochter Kürbis
¼ TL Muskat, gemahlen
Meersalz und frisch gemahlener schwarzer Pfeffer
4 Stängel frische Petersilie

ZUBEREITUNG

In einem mittelgroßen Topf 2 EL Wasser auf mittlerer Flamme erhitzen. Zwiebeln und Knoblauch hineingeben und 5 Minuten unter Rühren dünsten oder bis die Zwiebeln weich und glasig sind. Gemüsebrühe zugießen und nach und nach mit einem Schneebesen den Kürbis und danach das Muskat einrühren. Suppe mit einem Pürierstab cremig pürieren. Falls die Suppe zu dick ist, etwas mehr Brühe einrühren. Nach Geschmack mit Salz und Pfeffer würzen. Flamme niedrig stellen, Topf abdecken und Suppe 10 Minuten köcheln lassen. Nach Geschmack nachwürzen. In Schüsseln füllen, mit Petersilie garnieren und heiß servieren.

—CW

PRO PORTION (¼ des Rezepts, mit Gemüsebrühe): 77 Kalorien, 2 g Eiweiß, 19 g Kohlenhydrate, 13 g Zucker, 0,3 g Gesamtfettgehalt, 3 % Kalorien aus Fett, 3 g Ballaststoffe, 291 mg Natrium

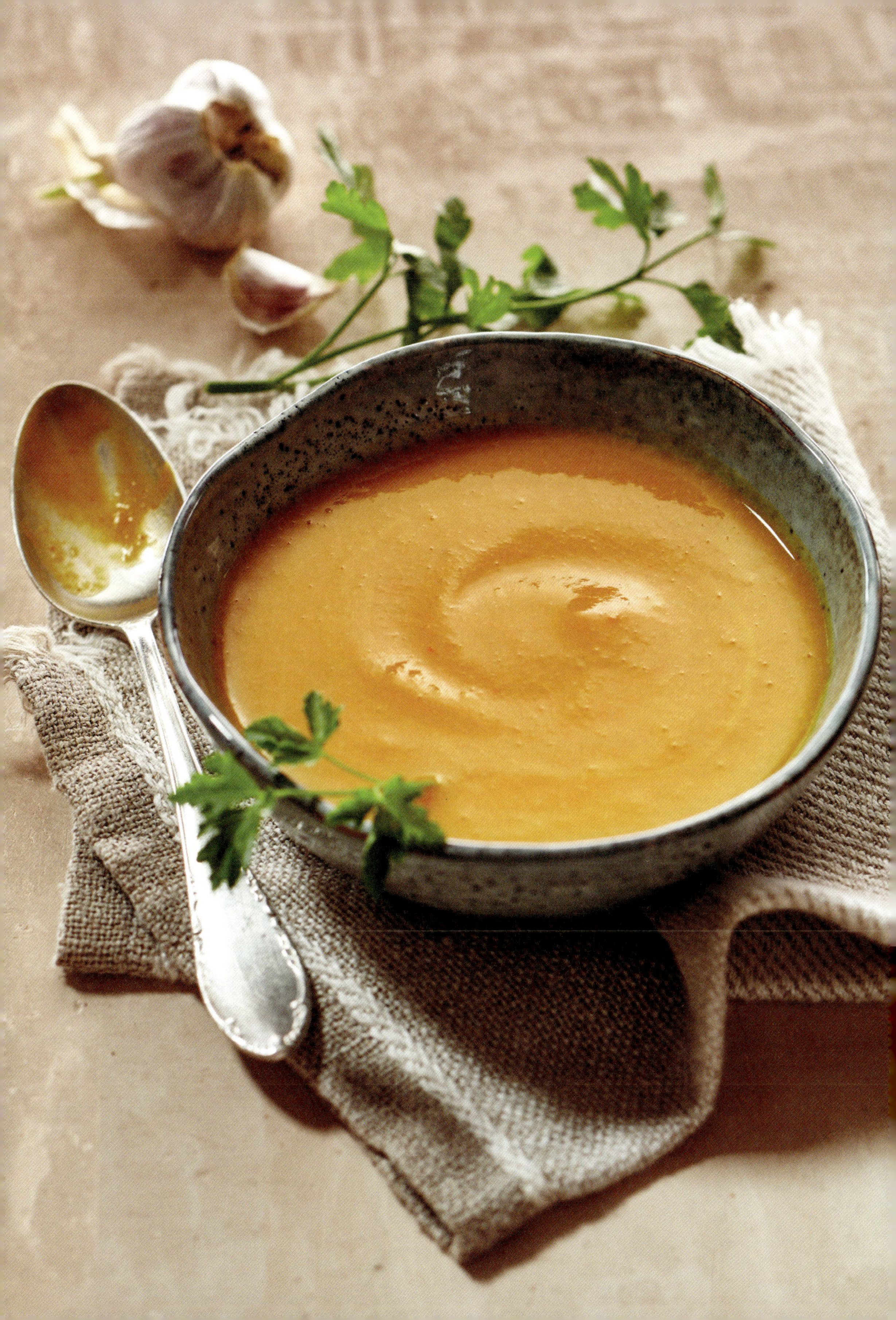

Kartoffel-Lauch-Suppe

Diese vollmundige Suppe ist überraschend fettarm, also genießen Sie sie in vollen Zügen.

4 PORTIONEN

ZUTATEN

4 Stangen Lauch, weiße und hellgrüne Teile, längs halbiert, gewaschen und in Scheiben geschnitten
1 TL Thymian, getrocknet
700 g Kartoffeln, geschält und gewürfelt
1.000 bis 1.250 ml salzarme Gemüsebrühe
Meersalz und frisch gemahlener schwarzer Pfeffer
1 EL frische Petersilie, gehackt, zum Garnieren

ZUBEREITUNG

In einem großen Topf 2 EL Wasser auf mittlerer Flamme erhitzen. Lauchstücke und Thymian hineingeben und 10 Minuten unter Rühren dünsten. Kartoffeln und Gemüsebrühe hinzufügen, Flamme höher stellen und Suppe zum Köcheln bringen. Flamme herunterstellen, Topf abdecken und 30 Minuten köcheln lassen. Vom Herd nehmen und mit einem Pürierstab je nach Vorliebe mindestens die Hälfte der Suppe oder die gesamte Suppe sämig pürieren. Wenn die Suppe zu dick ist, etwas mehr Gemüsebrühe einrühren. Nach Geschmack mit Salz und Pfeffer würzen. Mit Petersilie garnieren und heiß servieren.

—CW

PRO PORTION (¼ des Rezepts): 183 Kalorien, 4 g Eiweiß, 43 g Kohlenhydrate, 7 g Zucker, 0,4 g Gesamtfettgehalt, 2 % Kalorien aus Fett, 5 g Ballaststoffe, 307 mg Natrium

Weiße-Bohnen-Chili

Bohnen sind Mutter Naturs Superfood! Sie sind reich an Eiweiß und Ballaststoffen und helfen dabei, das Cholesterin zu senken – und sie lassen sich in köstliches Chili verwandeln.

4 PORTIONEN

ZUTATEN

2 Knoblauchzehen, fein gehackt
100 g Zwiebeln, gewürfelt
125 g Stangensellerie, gehackt
135 g Süßkartoffel, gewürfelt
800 g weiße Bohnen aus der Dose, salzarm, abgegossen und gespült
2 TL Chilipulver
1 TL Paprikapulver
¼ TL Tabasco oder je nach Geschmack
750 bis 1.000 ml salzarme Gemüsebrühe
schwarzer Pfeffer, frisch gemahlen

ZUBEREITUNG

In einem großen Topf 2 EL Wasser auf mittlerer Flamme erhitzen. Knoblauch und Zwiebel hineingeben und 5 Minuten dünsten oder bis die Zwiebel glasig ist. Sellerie und Süßkartoffel hinzufügen und unter Rühren 5 Minuten dünsten. Bohnen, Chilipulver, Paprikapulver und Tabasco und danach je nach gewünschter Konsistenz 750 bis 1.000 ml Gemüsebrühe einrühren. Flamme höher stellen und Chili zum Kochen bringen. Abdecken, Flamme herunterstellen und Chili 30 Minuten köcheln lassen. Nach Geschmack mit Pfeffer würzen.

—CW

PRO PORTION (¼ des Rezepts): 308 Kalorien, 19 g Eiweiß, 59 g Kohlenhydrate, 7 g Zucker, 1 g Gesamtfettgehalt, 3 % Kalorien aus Fett, 14 g Ballaststoffe, 166 mg Natrium

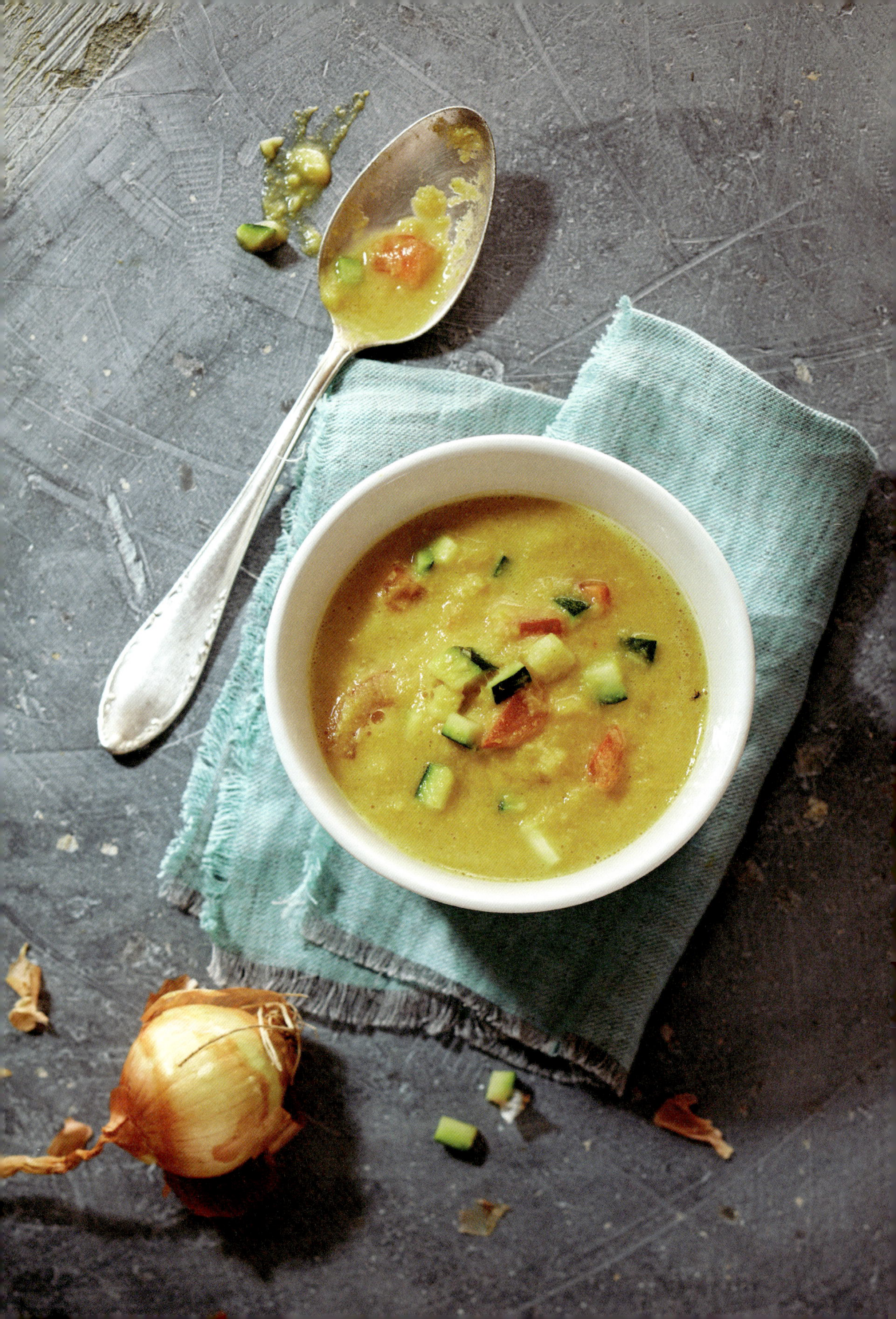

Cremige Maissuppe

Hmm ... wer kann schon einer Schüssel duftender heißer Suppe widerstehen? Diese hier wird Sie garantiert begeistern.

4 PORTIONEN

ZUTATEN

200 g Zwiebeln, gewürfelt
800 g Maiskörner
750 ml Reismilch
750 ml salzarme Gemüsebrühe
150 g Zucchini, gewürfelt
90 g Tomaten, gewürfelt
Meersalz und frisch gemahlener schwarzer Pfeffer

ZUBEREITUNG

In einem großen Topf 2 EL Wasser auf mittlerer Flamme erhitzen. Zwiebeln hinzufügen und 5 Minuten unter Rühren dünsten. Maiskörner zugeben und weitere 5 Minuten unter Rühren dünsten. Nach und nach Reismilch und Gemüsebrühe einrühren, Flamme hochstellen und Suppe zum Kochen bringen. Flamme niedrig stellen, Topf abdecken und Suppe 10 Minuten köcheln lassen. Vom Herd nehmen und mit einem Pürierstab glatt pürieren. Flamme höher stellen und Suppe zum Köcheln bringen. Tomaten und Zucchini einrühren, Flamme herunter stellen und weitere 10 Minuten köcheln lassen oder bis die Zucchini weich ist. Nach Geschmack mit Salz und Pfeffer würzen.

PRO PORTION (¼ des Rezepts): 263 Kalorien, 7 g Eiweiß, 58 g Kohlenhydrate, 20 g Zucker, 3 g Gesamtfettgehalt, 10 % Kalorien aus Fett, 5 g Ballaststoffe, 933 mg Natrium

Frische Erbsensuppe

Erbsen sind sehr eiweiß- und ballaststoffreich und enthalten gleichzeitig nur sehr wenig Fett und Kalorien. Dieser Suppe verleihen sie einen köstlichen herzhaften Geschmack.

4 PORTIONEN

ZUTATEN

100 g Zwiebeln, gewürfelt
2 Knoblauchzehen, fein gehackt
625 ml salzarme Gemüsebrühe
625 ml Reismilch
550 g Erbsen, frisch oder gefroren
Meersalz und frisch gemahlener Pfeffer
Petersilienstängel zum Garnieren

ZUBEREITUNG

In einem großen Topf 2 EL Wasser auf mittlerer Flamme erhitzen. Zwiebeln und Knoblauch hineingeben und 5 Minuten unter Rühren dünsten. Gemüsebrühe und Reismilch zugießen, Flamme höher stellen und zum Kochen bringen. Erbsen hinzufügen und 5 Minuten kochen. Flamme abstellen und Suppe mit einem Pürierstab glatt pürieren. Nach Geschmack mit Salz und Pfeffer würzen. Mit frischen Petersilienstängeln garnieren und heiß servieren.

—CW

PRO PORTION (¼ des Rezepts): 217 Kalorien, 9 g Eiweiß, 41 g Kohlenhydrate, 19 g Zucker, 2 g Gesamtfettgehalt, 8 % Kalorien aus Fett, 8 g Ballaststoffe, 803 mg Natrium

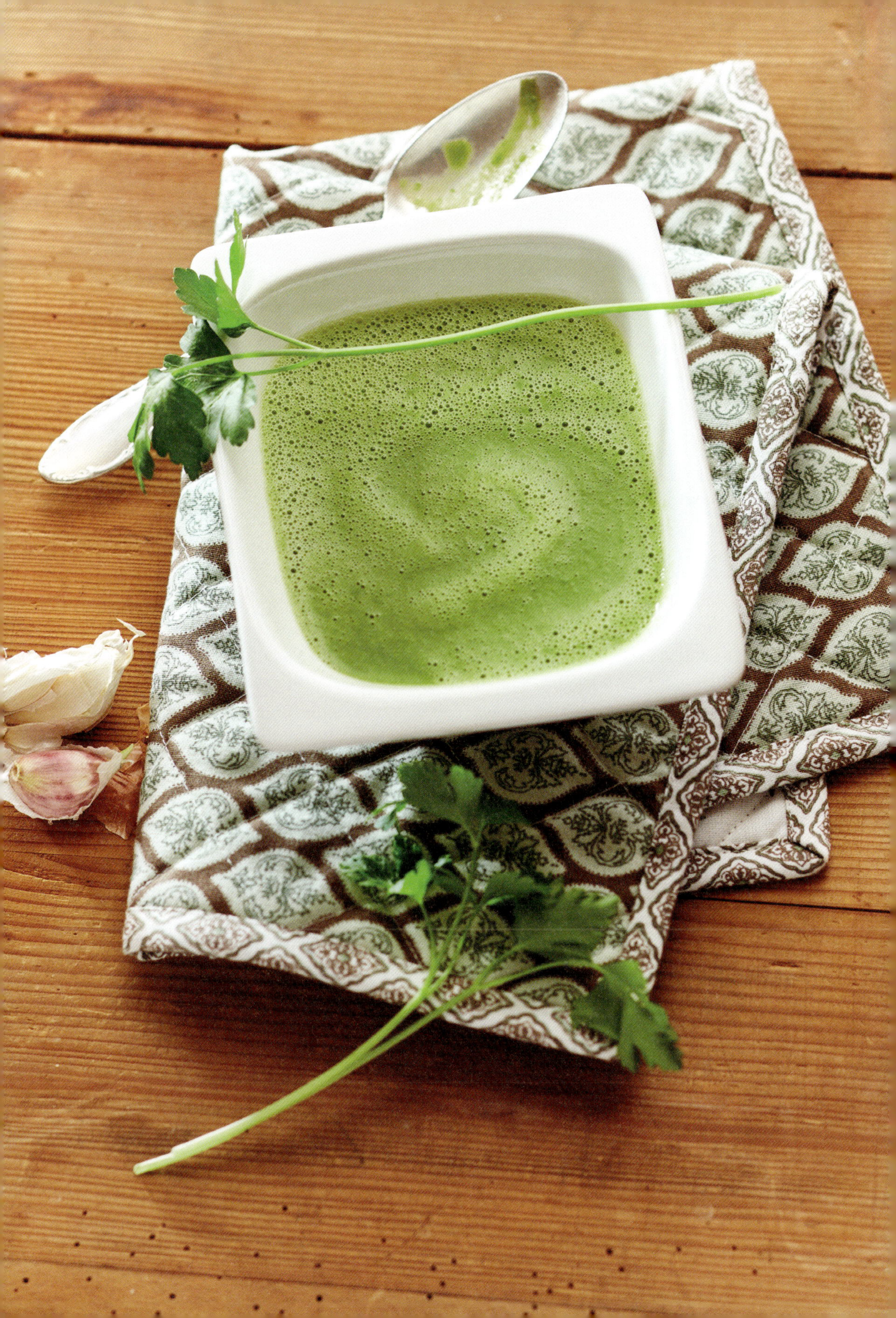

Türkische Linsensuppe (Mercimek Corbasi)

Das Raspeln der Zwiebel und Karotte führt dazu, dass sie sich in dieser klassischen türkischen Suppe fast auflösen und verleiht der Brühe einen vollen, körperreichen Geschmack, der durch die samtige Konsistenz der roten Linsen wunderbar ergänzt wird.

3 PORTIONEN

ZUTATEN

100 g Zwiebeln, geraspelt oder gewürfelt
150 g Karotten, geraspelt oder gewürfelt
2 Knoblauchzehen, fein gehackt
1.000 ml Wasser oder salzarme Gemüsebrühe
3 EL salzarmes Tomatenmark
2 EL geröstete rote Paprika, gewürfelt
½ TL Chiliflocken
200 g rote Linsen
optional: 1 EL frische Minze, gehackt

ZUBEREITUNG

Einen großen Topf auf mittlerer Flamme erhitzen. Zwiebeln und Karotten hineingeben und circa 5 Minuten braten, bis die Zwiebeln leicht gebräunt sind. Knoblauch hinzufügen und 1 weitere Minute braten. Wasser oder Brühe zugießen. Tomatenmark, geröstete Paprika und Chiliflocken einrühren. Wenn die Flüssigkeit zu köcheln beginnt, die Linsen einrühren. Zum Kochen bringen, den Topf abdecken und die Flamme herunter stellen. 25 Minuten köcheln. Topf vom Herd nehmen, Suppe in Schüsseln oder Teller geben, wenn gewünscht mit Minze garnieren und servieren.

—JW

PRO PORTION (⅓ des Rezepts; mit Wasser zubereitet): 440 Kalorien, 27 g Eiweiß, 81 g Kohlenhydrate, 10 g Zucker, 1 g Gesamtfettgehalt, 3 % Kalorien aus Fett, 32 g Ballaststoffe, 237 mg Natrium

Apfel-Curry-Dal-Eintopf

Die Senfsamen bringen Leben in diesen Eintopf und verleihen ihm eine würzig-aromatische Note, die die Süße der Äpfel noch besser zur Geltung bringt.

2 PORTIONEN

ZUTATEN

½ Zwiebel, gewürfelt
1 EL frischer Ingwer, gerieben
2 TL braune Senfsamen
1 EL gelbes Currypulver
625 ml Wasser
150 g rote Linsen
2 grüne Äpfel, ohne Kerngehäuse, gewürfelt
3 EL frischer Koriander, gehackt
¼ TL Meersalz
optional: 1 geröstete rote Paprika, gewürfelt, zum Garnieren

ZUBEREITUNG

Einen Topf auf mittlerer Flamme erhitzen. Zwiebel hineingeben und 3 Minuten anbraten, bis sie weich wird. Ingwer und Senfsamen hinzufügen und 2 Minuten braten. Currypulver einrühren. Sofort das Wasser zugießen, umrühren und die Flüssigkeit zum Kochen bringen. Linsen einrühren und erneut zum Kochen bringen. Topf abdecken, Flamme niedrig stellen und den Eintopf 20 Minuten köcheln lassen. Vom Herd nehmen und sofort Apfelstücke, Koriander und Salz einrühren. In Schüssel oder Teller geben, mit gerösteter roter Paprika garnieren (falls verwendet) und servieren.

Tipp: Damit die Apfelstücke nicht braun werden, diese erst kurz vor dem Hinzufügen zum Eintopf würfeln, oder vor dem Zubereiten des Eintopfs würfeln und in eine Schüssel mit reichlich kaltem Wasser und einem Spritzer Zitronensaft geben.

—JW

PRO PORTION (½ des Rezepts): 424 Kalorien, 22 g Eiweiß, 82 g Kohlenhydrate, 21 g Zucker, 3 g Gesamtfettgehalt, 7 % Kalorien aus Fett, 31 g Ballaststoffe, 327 mg Natrium

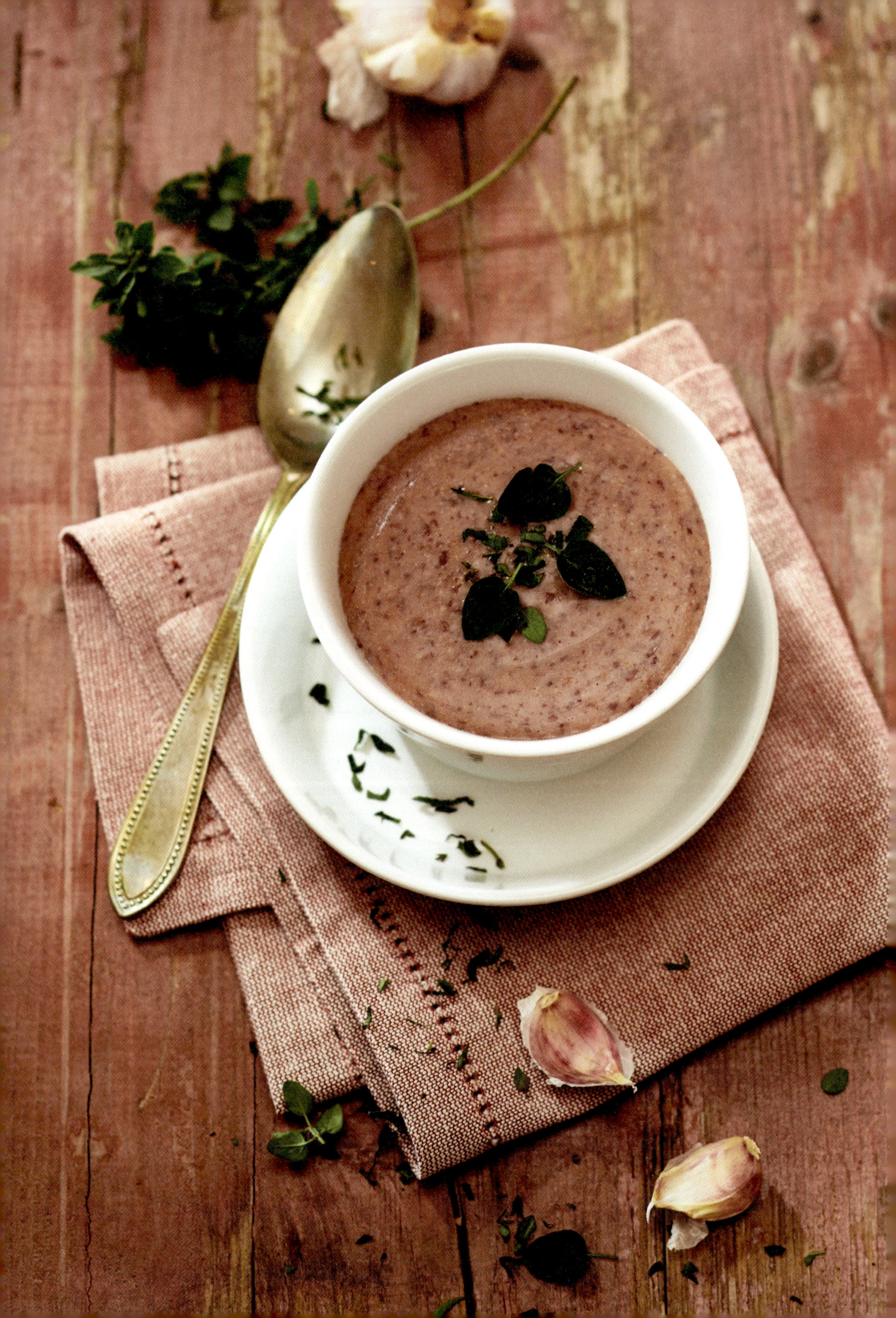

Enchilada-Bohnen-Suppe

In dieser die Seele verwöhnenden, dicken Suppe werden rote Kidneybohnen mit Enchilada-Soße, Knoblauch und eingedickten Maistortillas püriert. Sie schmeckt auch als Dip oder Burrito-Füllung köstlich.

2 PORTIONEN

ZUTATEN

4 EL mildes Chilipulver
2 EL Vollkornmehl oder Masa Harina
2 TL Kreuzkümmel, gemahlen
400 g rote Kidneybohnen aus der Dose, mit Flüssigkeit
2 Knoblauchzehen
2 Maistortillas, in Stücke gerissen
optional: 1 oder 2 Chipotle-Chilischoten in Adobo-Soße; 1 EL frischer Oregano, gehackt

ZUBEREITUNG

Chilipulver, Mehl und Kreuzkümmel 2 Minuten in einer Pfanne auf mittlerer Flamme rösten. Sollte das Chilipulver beginnen, zu intensiv und bitter zu riechen, die Pfanne sofort vom Herd nehmen. Nach und nach circa 250 ml Wasser einrühren, bis eine relativ dicke Soße entsteht. Restliche Zutaten hinzufügen, zum Kochen bringen und circa 5 Minuten köcheln lassen. Die Suppe mit einem Pürierstab glatt pürieren und ggf. mehr Wasser einrühren, damit eine dicke, aber nicht teigige Konsistenz entsteht.

Optionen: Wenn Sie Chipotle-Chilischoten und/oder Oregano verwenden, diese zusammen mit den Bohnen hinzufügen.

PRO PORTION (½ des Rezepts): 344 Kalorien, 19 g Eiweiß, 64 g Kohlenhydrate, 2 g Zucker, 3 g Gesamtfettgehalt, 6 % Kalorien aus Fett, 22 g Ballaststoffe, 226 mg Natrium

Klare Ingwer-Limetten-Suppe mit Karotten und Reisnudeln

Diese Suppe macht satt, ohne dass sich ein unangenehmes Völlegefühl einstellt. Sie eignet sich perfekt als leichte Mahlzeit oder als Begleitung zu einem anderen Gericht.

3 PORTIONEN

ZUTATEN

1.000 ml Wasser
2 EL salzarme Sojasoße
2 EL Ingwer, frisch gerieben
Saft von 2 bis 3 Limetten
1 Stängel Zitronengras, in 2 cm große Stücke geschnitten und mit einem Messer flach gedrückt
2 Karotten, in Scheiben geschnitten
1 kleines Bund Frühlingszwiebeln, in Ringe geschnitten
85 g Reisnudeln
optional: 60 ml fettarme Kokosmilch; 225 g fester Tofu, gewürfelt

ZUBEREITUNG

In einem großen Topf Wasser und Sojasoße verquirlen und auf mittlerer Flamme zum Köcheln bringen. Ingwer, Limettensaft und Zitronengrasstücke hinzufügen und 10 Minuten köcheln lassen. Karotten und Frühlingszwiebeln zugeben und weitere 5 Minuten köcheln. Reisnudeln einrühren und 2 Minuten köcheln, bis sie weich sind.

Optionen: Kokosmilch und Tofuwürfel zusammen mit den Karotten und Frühlingszwiebeln zugeben.

—JW

PRO PORTION (⅓ des Rezepts): 184 Kalorien, 2 g Eiweiß, 43 g Kohlenhydrate, 5 g Zucker, 0,4 g Gesamtfettgehalt, 2 % Kalorien aus Fett, 5 g Ballaststoffe, 454 mg Natrium

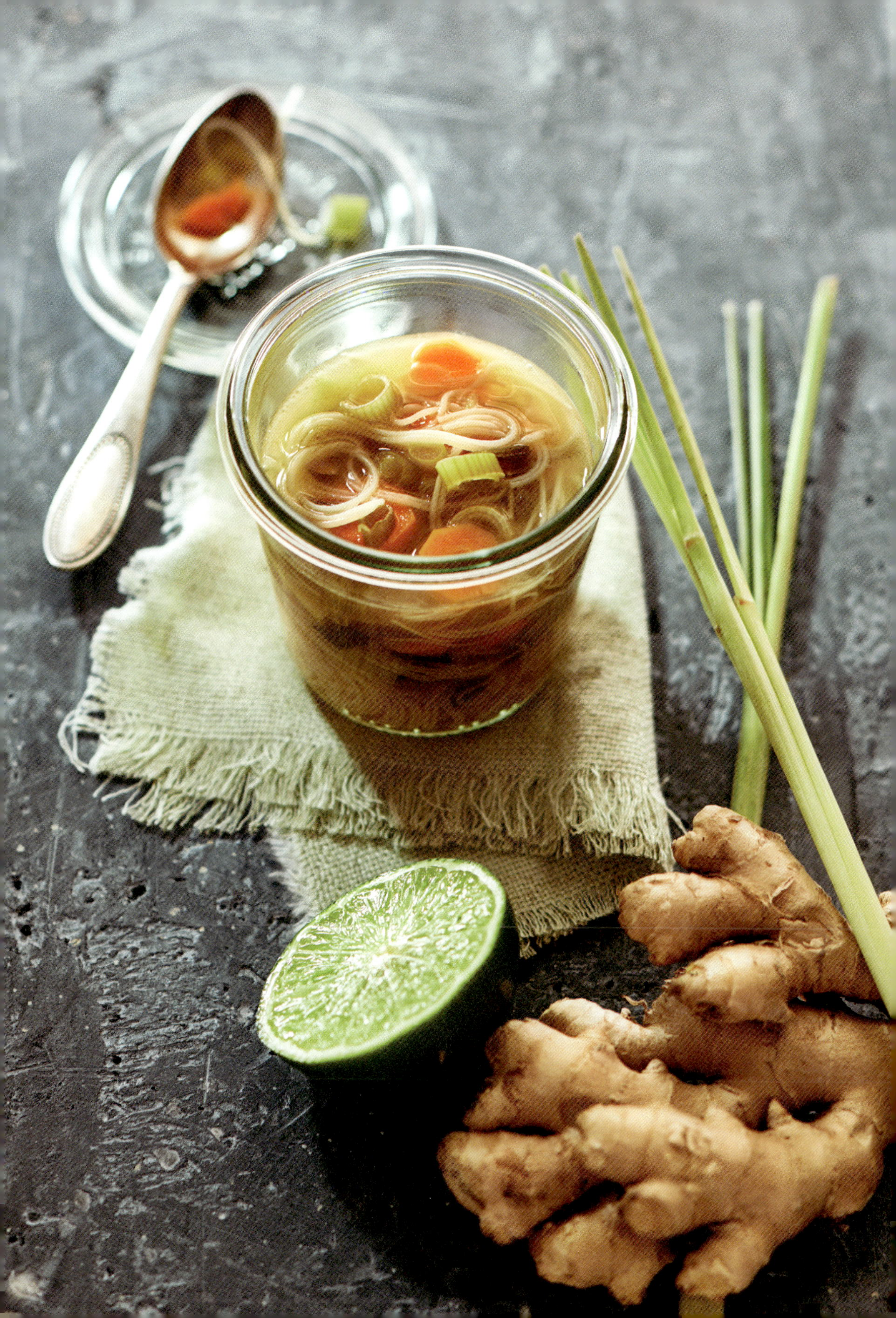

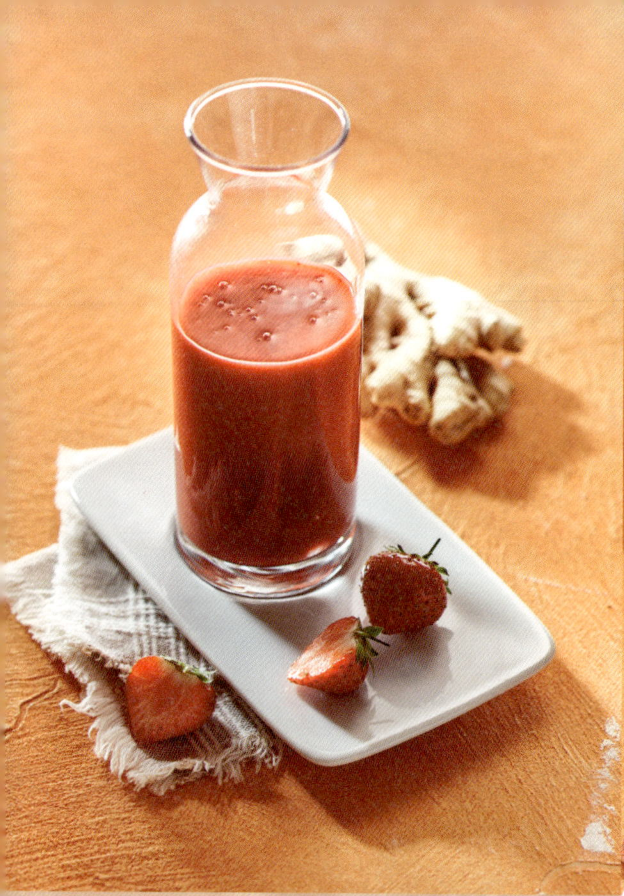
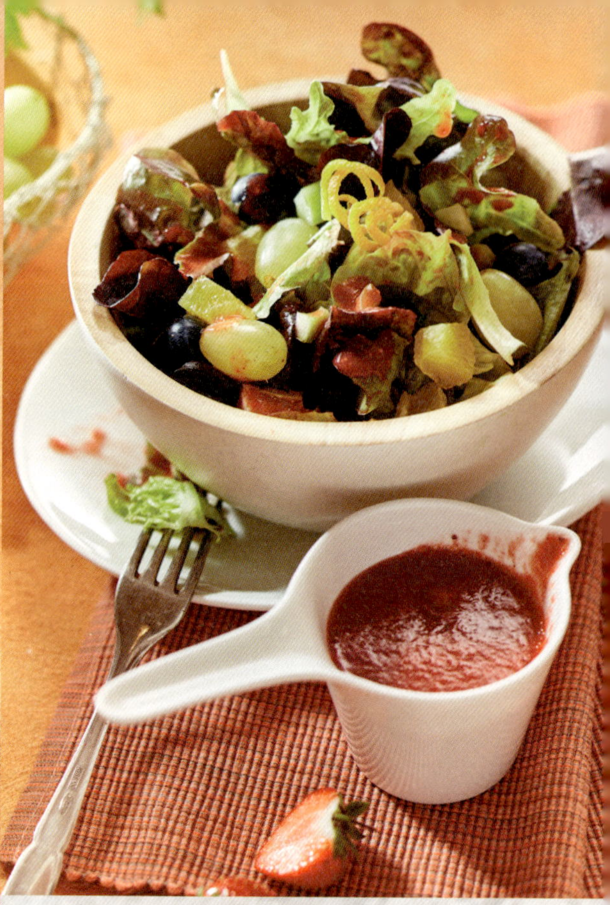
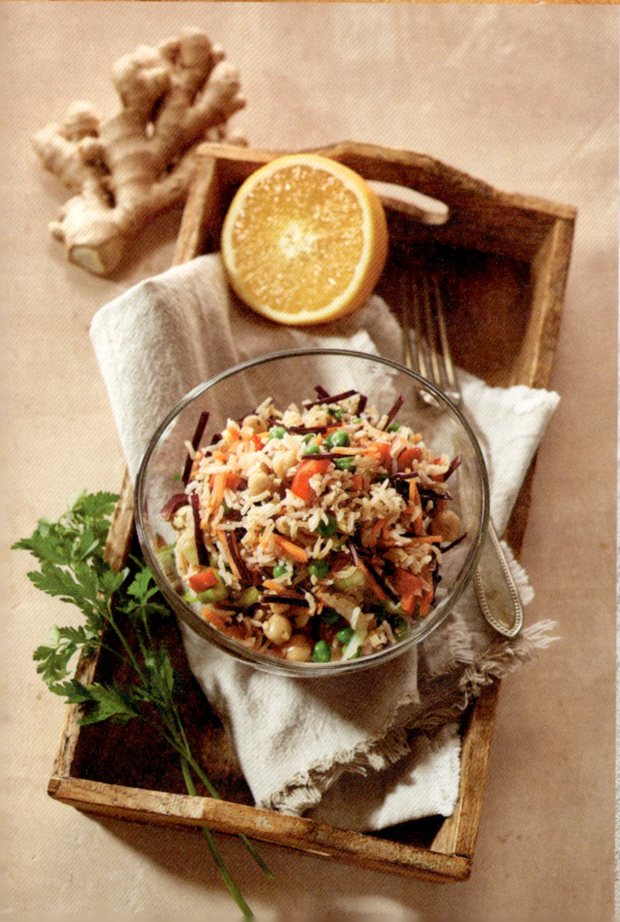
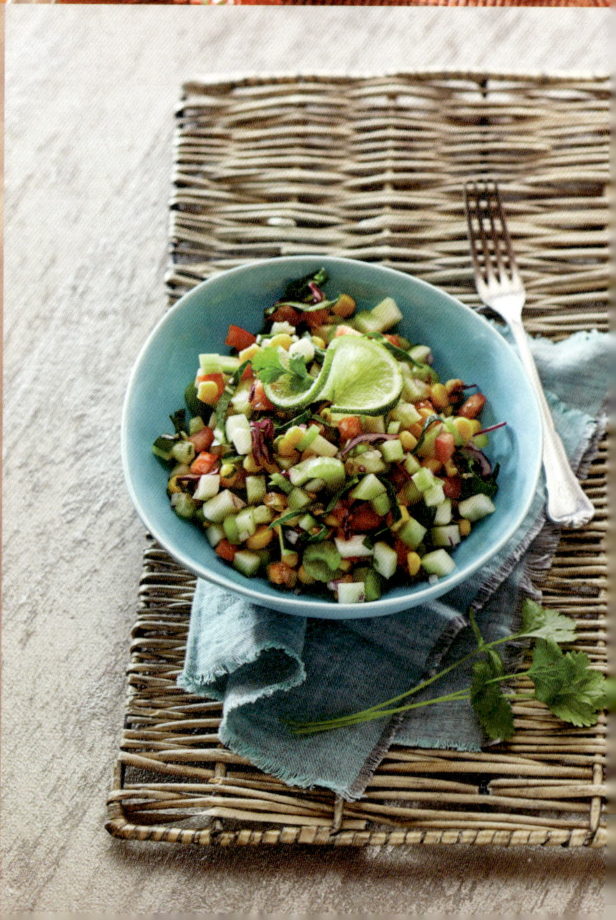

SALATE

Gemischter Salat mit würzigem geröstetem Tempeh

Der wunderbar würzige geröstete Tempeh macht diesen Salat besonders herzhaft und sättigend, während das Ahornsirup-Salbei-Dijonsenf-Dressing alle Aromen zu einem unwiderstehlichen Geschmackserlebnis vereint.

2 PORTIONEN

ZUTATEN

225 g Tempeh, in mundgerechte Würfel geschnitten
1 Prise Piment
1 Prise Cayennepfeffer
1 Prise Kreuzkümmel, gemahlen
1 kleiner Kopf roter Blattsalat, zerpflückt
50 g Grünkohl, gehackt
50 g junger Rucola
2 Tomaten, in Scheiben geschnitten
4 Frühlingszwiebeln, in Ringe geschnitten
60 ml Ahornsirup-Salbei-Dijonsenf-Dressing (Seite 216)

ZUBEREITUNG

Den Ofen auf 190 °C vorheizen. Tempehwürfel in eine Auflaufform geben und mit Wasser beträufeln. Piment, Cayennepfeffer und Kreuzkümmel darüberstreuen und verrühren, bis die Würfel damit überzogen sind. Backform abdecken, in den Ofen schieben und Tempehwürfel 7 bis 10 Minuten rösten. Salat, Grünkohl, Rucola, Tomaten und Frühlingszwiebeln in eine große Schüssel geben und mit dem Dressing vermischen. Geröstete Tempehwürfel unterheben.

—JW

PRO PORTION (½ des Rezepts): 319 Kalorien, 30 g Eiweiß, 51 g Kohlenhydrate, 37 g Zucker, 6 g Gesamtfettgehalt, 16 % Kalorien aus Fett, 18 g Ballaststoffe, 63 mg Natrium

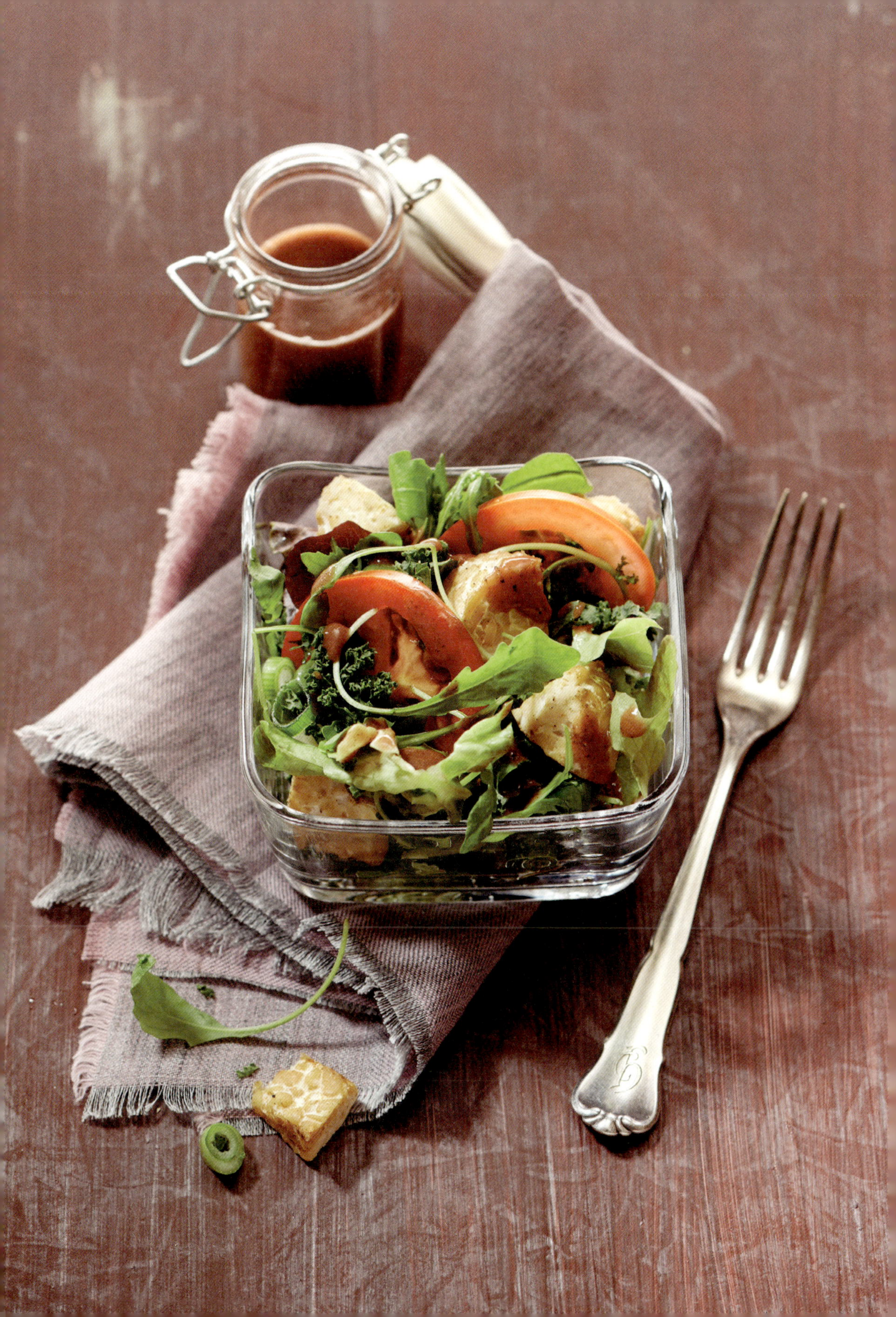

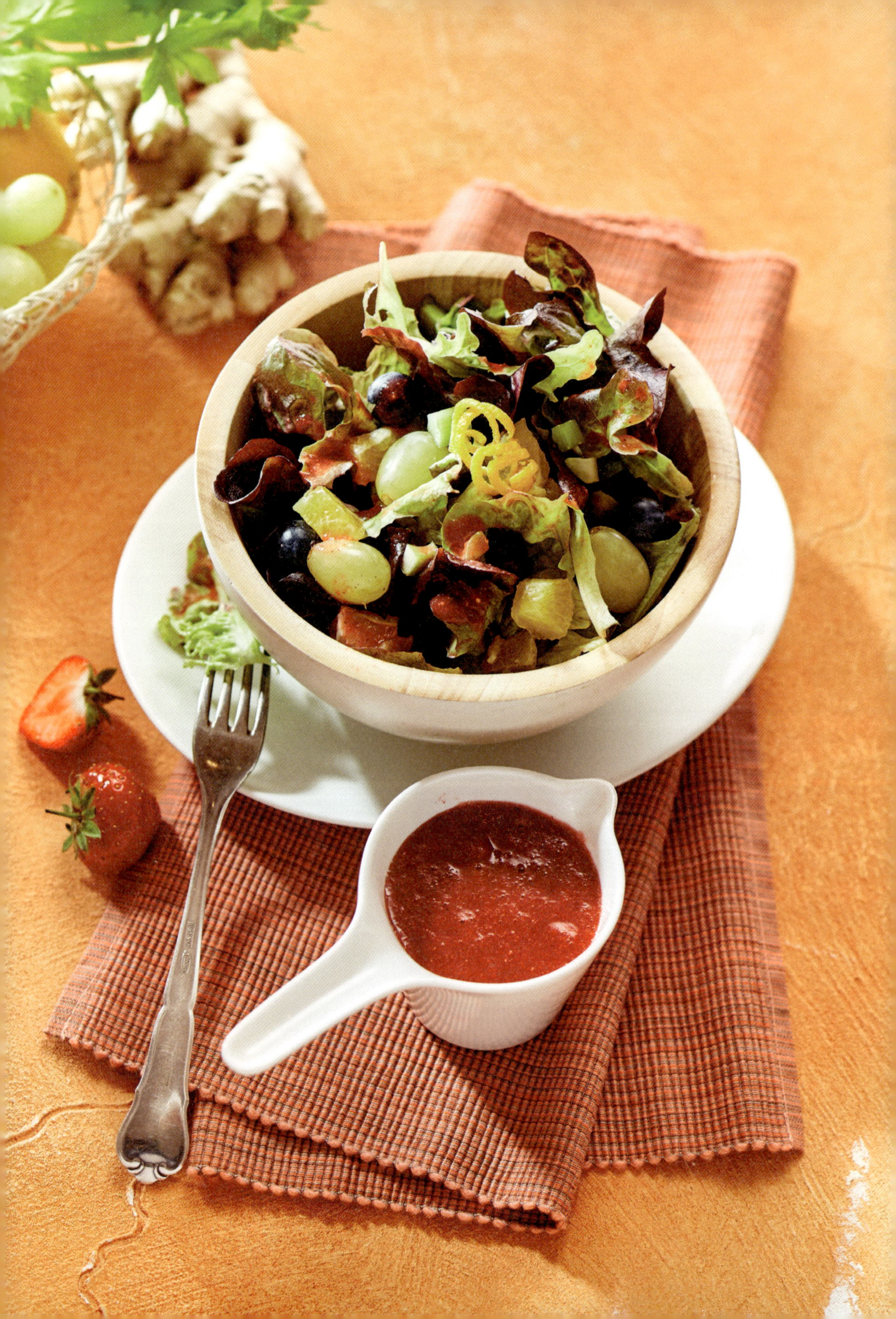

Regenbogensalat

Dieser fantastische Salat verzaubert mit seinen süßen Aromen, seinem feinen Beerendressing und jeder Menge knackigem Grünzeug.

2 PORTIONEN ALS HAUPTGERICHT ODER 4 PORTIONEN ALS BEILAGE

ZUTATEN

1 Kopf roter Blattsalat, klein geschnitten
1 große Orange, geschält, entkernt, gewürfelt
150 g kernlose Trauben
165 g frische Heidelbeeren
2 Selleriestangen, gewürfelt
½ TL frisch gemahlener weißer oder schwarzer Pfeffer
250 ml Erdbeerdressing (Seite 214)

ZUBEREITUNG

Alle Zutaten in einer großen Schüssel vermischen, bis alles gut mit dem Dressing überzogen ist.

—JW

PRO PORTION (½ des Rezepts): 249 Kalorien, 10 g Eiweiß, 60 g Kohlenhydrate, 39 g Zucker, 3 g Gesamtfettgehalt, 10 % Kalorien aus Fett, 17 g Ballaststoffe, 29 mg Natrium

Einfacher Quinoa-Taboulé-Salat

Mit einer Küchenmaschine ist dieses Rezept im Handumdrehen fertig!

4 PORTIONEN

ZUTATEN

1.000 ml salzarme Gemüsebrühe
420 g Quinoa, gespült
1 Bund frische Petersilie
1 kleine Gurke, entsamt und in 2 × 4 cm große Stücke geschnitten
4 EL getrocknete Tomaten (nicht in Öl eingelegt), 1 Stunde in Wasser eingeweicht und abgegossen
125 ml frisch gepresster Zitronensaft
Meersalz und frisch gemahlener schwarzer Pfeffer

ZUBEREITUNG

Gemüsebrühe in einen großen Topf gießen und auf mittlerer Flamme zum Kochen bringen. Quinoa hineingeben, Flamme niedrig stellen und 20 Minuten köcheln oder bis die Quinoa weich und fluffig ist. In der Zwischenzeit Petersilie, Gurke und sonnengetrocknete Tomaten in eine Küchenmaschine geben und häckseln.

Quinoa in eine große Schüssel löffeln, leicht abkühlen lassen und mit dem Petersilien-Mix vermischen. Zitronensaft unterrühren und nach Geschmack mit Salz und Pfeffer würzen. Sofort servieren oder im Kühlschrank kalt stellen und gekühlt servieren.

—CW

PRO PORTION (¼ des Rezepts): 351 Kalorien, 13 g Eiweiß, 64 g Kohlenhydrate, 11 g Zucker, 6 g Gesamtfettgehalt, 14 % Kalorien aus Fett, 8 g Ballaststoffe, 378 mg Natrium

Salade Latine

Die leicht bittere Mangoldnote wird in diesem Salat herrlich durch die Süße der Maiskörner und Weintrauben ausgeglichen und erzeugt einen ganz besonderen, vielschichtigen Geschmack.

2 PORTIONEN ALS HAUPTGERICHT ODER 4 PORTIONEN ALS BEILAGE

ZUTATEN

½ kleine weiße Zwiebel
3 Knoblauchzehen
Blätter von 1 Bund Mangold
4 Roma-Tomaten, gewürfelt
285 g frische Maiskörner
4 EL Pekannusshälften
175 g dunkle Weintrauben
1 Prise Meersalz
½ TL schwarzer Pfeffer, frisch gemahlen

ZUBEREITUNG

Zwiebel und Knoblauch fein hacken und mit der flachen Klinge eines Messers oder mit Mörser und Stößel zerdrücken. Mangold gründlich waschen, Blätter aufrollen und in dünne Streifen schneiden. In eine Salatschüssel geben und gut mit den restlichen Zutaten vermengen.

—JW

PRO PORTION (½ des Rezepts): 181 Kalorien, 7 g Eiweiß, 41 g Kohlenhydrate, 17 g Zucker, 2 g Gesamtfettgehalt, 9 % Kalorien aus Fett, 7 g Ballaststoffe, 189 mg Natrium

Brauner Reissalat

Dieser Salat aus vollwertigem braunem Reis mit seiner reichen Vielfalt an Aromen und abwechslungsreichen Konsistenz macht mit Sicherheit satt und glücklich.

4 BIS 6 PORTIONEN

ZUTATEN

220 g brauner Reis
85 g Kichererbsen, gekochte oder aus der Dose, abgegossen und gespült
90 g Karotten, geraspelt
40 g Rotkohl, gestiftet
½ (35 g) rote Paprika, gewürfelt
1 Selleriestange (25 g), in dünne Scheiben geschnitten
4 EL grüne Erbsen, gekocht
4 EL frische Petersilie, gehackt
1 El salzarme Sojasoße
3 EL Orangensaft
1 TL Ingwer, geschält, fein gehackt

ZUBEREITUNG

Den Reis gemäß der Packungsangabe weich kochen.

Reis und restliche Zutaten in einer großen Schüssel miteinander vermengen. Nach Geschmack würzen.

—CW

PRO PORTION (¼ des Rezepts): 235 Kalorien, 7 g Eiweiß, 47 g Kohlenhydrate, 4 g Zucker, 2 g Gesamtfettgehalt, 7 % Kalorien aus Fett, 7 g Ballaststoffe, 169 mg Natrium

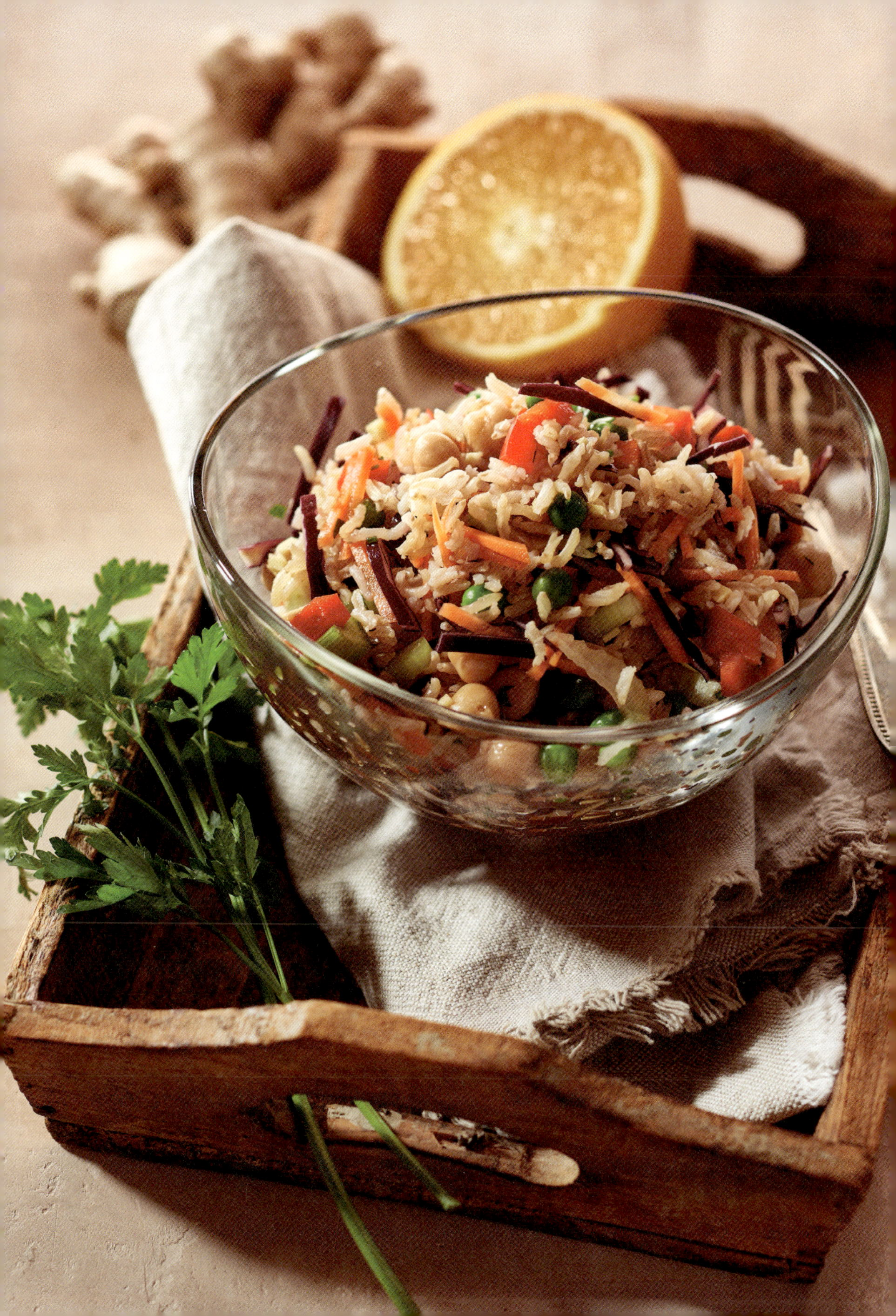

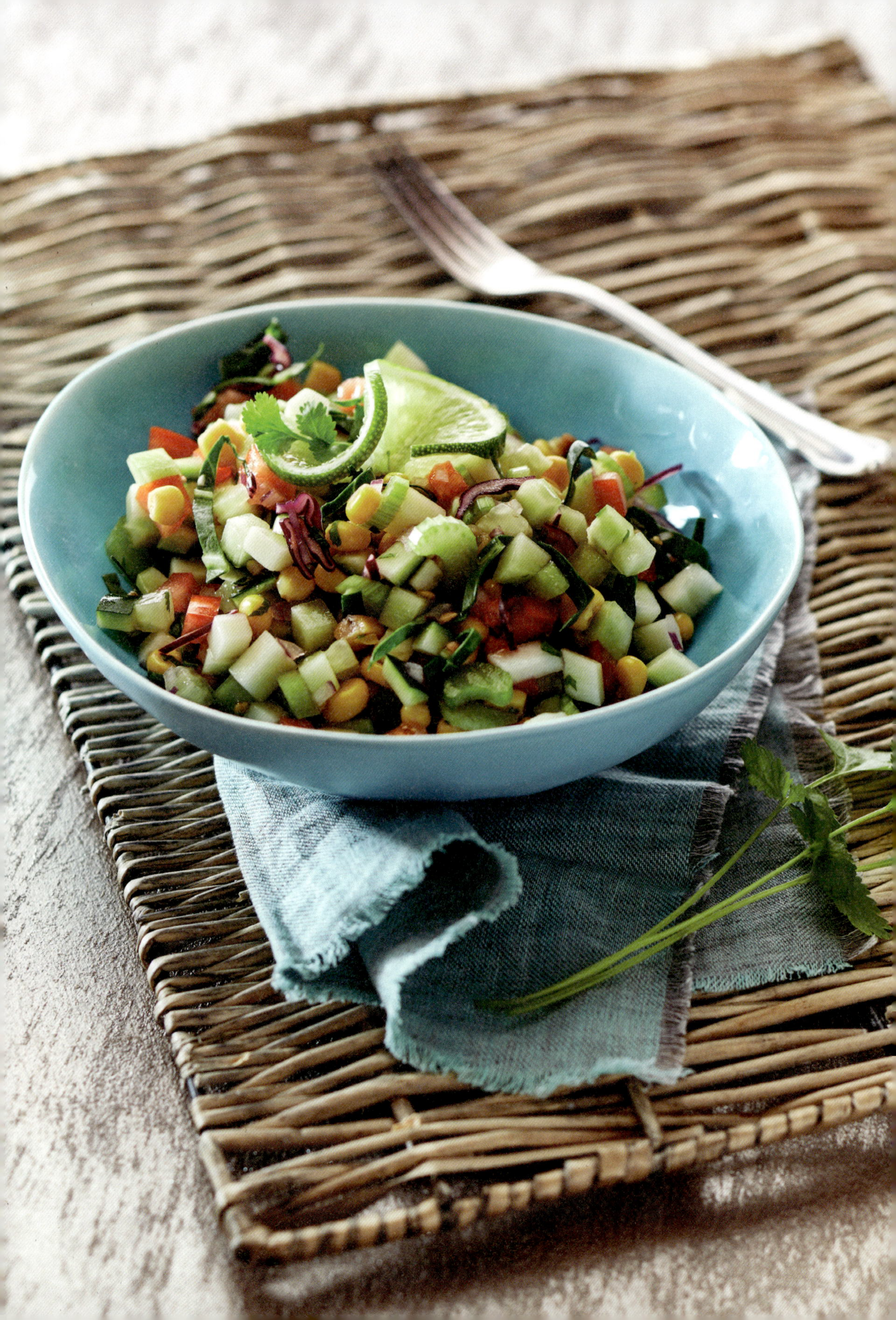

Sommersalat

Die Farben, der Biss und das süße, kühlende Aroma dieses Salats werden Sie sofort verführen. Da der Salat nach dem Durchziehen noch besser schmeckt, eignet er sich perfekt zum Mitnehmen.

2 PORTIONEN ALS HAUPTGERICHT ODER 4 PORTIONEN ALS BEILAGE

ZUTATEN

½ rote Zwiebel, gewürfelt
1 Zucchini, gewürfelt
1 Gurke, geschält und gewürfelt
2 kleine Tomaten, gewürfelt
4 EL Rotkohl, gestiftet
2 Selleriestangen, in Scheiben geschnitten
Körner von 2 Maiskolben (circa 280 g)
1 Prise Meersalz
Saft einer kleinen Limette (circa 1 EL)
optional: 3 Tomatillos, gewürfelt; 2 EL frischer gehackter Koriander; 200 g rote Bohnen, gekocht oder aus der Dose, oder 200 g sautierter Tempeh; 60 g Mangold, in Streifen geschnitten

ZUBEREITUNG

Alle Zutaten in einer großen Schüssel vermengen und den Salat mindestens 30 Minuten, am besten aber 2 Stunden durchziehen lassen. Sie können den Salat auch sofort essen, doch verschmelzen die verschiedenen Aromen dann nicht so gut miteinander.

Optionen: Die papierne Hülle der Tomatillos entfernen und sie vor dem Schneiden gut waschen, um den klebrigen äußeren Film zu entfernen. Sie können für dieses Rezept auch gefrorene Maiskörner verwenden, diese sind dann aber nicht ganz so süß und knackig wie frische Maiskörner. Möchten Sie diesen Salat als Hauptgericht genießen? Fügen Sie einfach die Bohnen oder den Tempeh hinzu, und schon haben Sie sich in Minuten ein leckeres Abendessen gezaubert.

—JW

PRO PORTION (½ des Rezepts): 159 Kalorien, 4 g Eiweiß, 36 g Kohlenhydrate, 12 g Zucker, 2 g Gesamtfettgehalt, 32 % Kalorien aus Fett, 7 g Ballaststoffe, 246 mg Natrium

Einfacher bunter Pasta-Salat

Dieses schnelle Mittagessen mit knackigem gelbem Mais, grünen Erbsen, orangeroten Karotten und dunkelroten Kidneybohnen ist fast zu hübsch zum Essen!

6 PORTIONEN

ZUTATEN

SALAT

230 g Vollkorn-Spirelli, gekocht
100 g Maiskörner, gekocht
70 g grüne Erbsen, gekocht
1 kleine Karotte, gekocht, gewürfelt
200 g salzarme Kidneybohnen, gekocht oder aus der Dose, abgegossen und gespült

DRESSING

60 ml Ahornsirup
4 EL Dijonsenf
1 EL Apfelessig oder anderer Essig
1½ EL salzarme Sojasoße
1 EL frisch gepresster Orangensaft
½ TL Knoblauchpulver
1 TL italienische Kräutermischung

ZUBEREITUNG

In einer großen Schüssel alle Salatzutaten miteinander vermengen.

Für das Dressing alle Zutaten in eine kleine Schüssel geben und mit einem Schneebesen verquirlen. Dressing über den Salat geben und damit vermischen. Nach Geschmack nachwürzen, abdecken und vor dem Servieren eine Stunde im Kühlschrank ziehen lassen.

Tipp: Um Zeit zu sparen statt des frischen Gemüses circa 1½ Tassen Tiefkühlgemüse verwenden.

—CW

PRO PORTION (⅙ des Rezepts): 230 Kalorien, 9 g Eiweiß, 48 g Kohlenhydrate, 11 g Zucker, 1 g Gesamtfettgehalt, 5 % Kalorien aus Fett, 6 g Ballaststoffe, 495 mg Natrium

Fiesta-Salat mit schwarzen Bohnen

Diesen aromatischen Salat können Sie auch im Voraus zubereiten, da er sich bis zu fünf Tage lang im Kühlschrank hält.

2 PORTIONEN

ZUTATEN

350 g salzarme schwarze Bohnen, gekocht oder aus der Dose, abgegossen und gespült
430 g Maiskörner, gekocht
4 EL rote Zwiebeln, fein gehackt
70 g rote Paprika, gewürfelt
3 Frühlingszwiebeln, in dünne Ringe geschnitten
½ Bund frischer Koriander, fein gehackt
60 ml frisch gepresster Zitronensaft
Meersalz und Pfeffer nach Geschmack
optional: 1 Prise Cayennepfeffer, oder nach Geschmack

ZUBEREITUNG

Alle Zutaten in einer großen Schüssel vermengen. Abdecken und vor dem Servieren mehrere Stunden im Kühlschrank ziehen lassen.

—CW

PRO PORTION (½ des Rezepts): 394 Kalorien, 21 g Eiweiß, 80 g Kohlenhydrate, 13 g Zucker, 2 g Gesamtfettgehalt, 5 % Kalorien aus Fett, 21 g Ballaststoffe, 158 mg Natrium

Erdbeer-Dressing

Der Ingwer verleiht diesem Dressing angenehme Schärfe und der Apfelessig ergänzt den Geschmack der süßen Erdbeeren mit einer wunderbaren fruchtigen Säure. Genießen Sie dieses Dressing auf unserem Regenbogensalat (Seite 205) oder einem anderen Salat Ihrer Wahl.

REICHT AUS FÜR 1 GROSSEN SALAT (CIRCA 160 ML)

ZUTATEN

1 TL frischer Ingwer, gerieben
130 g Erdbeeren, frisch oder gefroren
1 EL Apfelessig

ZUBEREITUNG

Alle Zutaten in einen Mixer geben und zu einem glatten Dressing pürieren.

—Rezept von Madelyn Pryor

PRO PORTION: 49 Kalorien, 1 g Eiweiß, 12 g Kohlenhydrate, 1 g Zucker, 0,5 g Gesamtfettgehalt, 9 % Kalorien aus Fett, 3 g Ballaststoffe, 2 mg Natrium

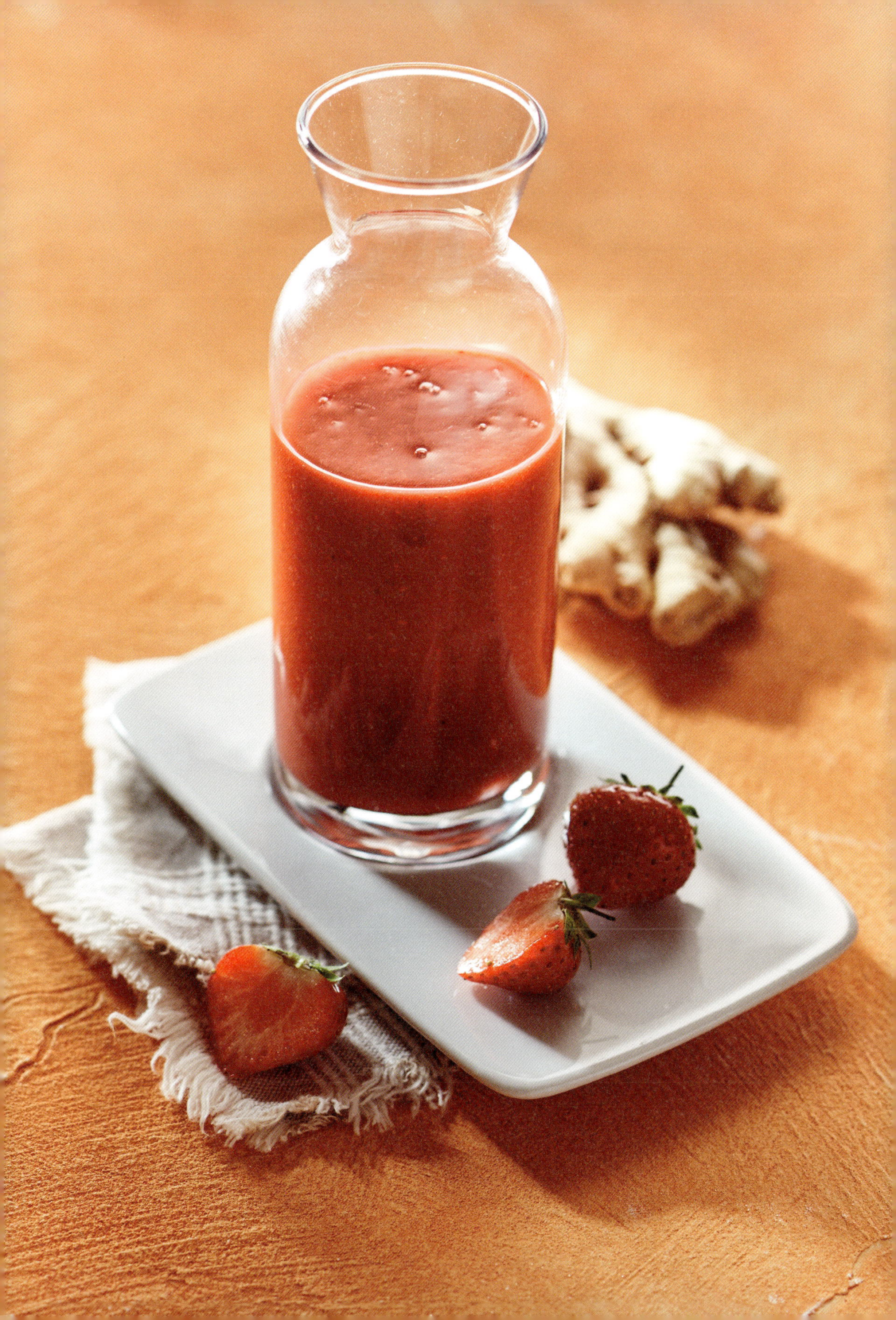

Ahornsirup-Salbei-Dijonsenf-Dressing

Der Senf, der Salbei und der Essig machen dieses Dressing ohne Zweifel zu einer sehr würzigen Angelegenheit, doch der süße Ahornsirup rundet den Geschmack wunderbar ab. Schon ein kleines bisschen von diesem Dressing verleiht Ihren Salaten eine aromatische Note. Probieren Sie es zusammen mit dem Gemischtem Salat mit würzigem geröstetem Tempeh (Seite 202) oder einem anderen Salat Ihrer Wahl.

REICHT AUS FÜR 2 GROSSE SALATE (CIRCA 160 ML)

ZUTATEN

6 bis 8 Salbeiblätter
2 EL salzarmer Dijonsenf
2 EL salzarmer grobkörniger Senf
1 EL rote Zwiebel, gewürfelt
2 EL Rotweinessig
3 EL Ahornsirup

ZUBEREITUNG

Die Salbeiblätter in einer Pfanne auf mittlerer Flamme circa 1 Minute knusprig rösten. Alle Zutaten in einen Mixer geben und zu einem glatten Dressing pürieren.

—JW

PRO PORTION (½ des Rezepts): 187 Kalorien, 1 g Eiweiß, 45 g Kohlenhydrate, 16 g Zucker, 1 g Gesamtfettgehalt, 5 % Kalorien aus Fett, 10 g Ballaststoffe, 366 mg Natrium

SANDWICHES, WRAPS UND BURGER

Gebackene Gemüse-Falafel

Falafel sind sehr beliebte herzhafte orientalische Bällchen aus Kichererbsen. Diese einfache und fettfreie Variante wird gebacken und nicht frittiert.

4 PORTIONEN

ZUTATEN

1 große Dose (425 g) Kichererbsen, abgegossen und gespült
2 EL Zwiebel, fein gehackt
1 Knoblauchzehe, fein gehackt
1 EL frische Petersilie, fein gehackt
4 EL Karotten, geraspelt
1 EL Zitronensaft, frisch gepresst
2 EL feines Vollkornweizenmehl
1 TL Koriandersamen, gemahlen
1 TL Kreuzkümmel, gemahlen
4 EL grüne Erbsen, gekocht
Meersalz und frisch gemahlener schwarzer Pfeffer

ZUBEREITUNG

Den Ofen auf 190 °C vorheizen und ein Backblech mit Backpapier auslegen.

Kichererbsen, Zwiebel, Knoblauch, Petersilie, Karotten, Zitronensaft, Mehl, Koriander und Kreuzkümmel in eine Küchenmaschine geben und fast glatt pürieren. Mischung in eine Schüssel geben und Erbsen unterrühren. Nach Geschmack mit Salz und Pfeffer würzen.

8 größere Taler aus der Mischung formen und auf das mit Backpapier ausgelegte Backblech legen. 15 Minuten backen, vorsichtig wenden und weitere 15 Minuten backen. Je 2 Taler in eine Vollkorn-Pitatasche geben und diese zusätzlich mit etwas Hummus, zerpflücktem Blattsalat und gewürfelten Zwiebeln und Tomaten füllen. Die Taler passen auch wunderbar zu Couscous und einem gemischten Salat.

—CW

PRO PORTION (¼ des Rezepts): 149 Kalorien, 8 g Eiweiß, 26 g Kohlenhydrate, 1 g Zucker, 2 g Gesamtfettgehalt, 12 % Kalorien aus Fett, 6 g Ballaststoffe, 214 mg Natrium

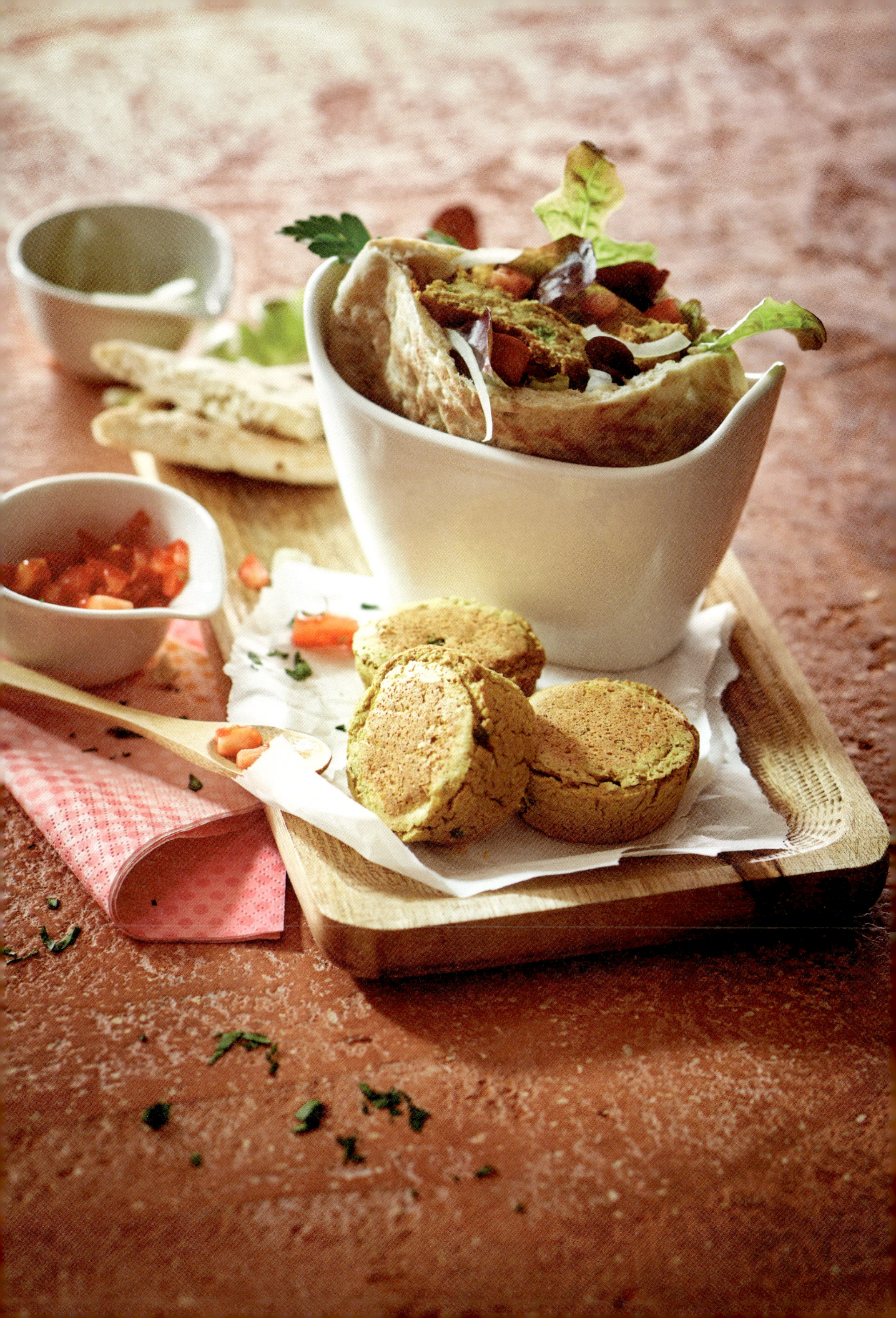

Kichererbsen-Sandwiches

Verwöhnen Sie sich mit einem leckeren und nahrhaften Sandwich, das noch dazu reich an Eiweiß ist.

ERGIBT 2 STÜCK

ZUTATEN

425 g salzarme Kichererbsen aus der Dose, abgegossen
2 EL fein gehackte Zwiebel
1 kleine Selleriestange, fein gehackt

TOFU-MAYO

280 g fettarmer Seidentofu
½ TL Senfpulver
1 Knoblauchzehe, fein gehackt
¼ TL Meersalz, oder nach Geschmack
1½ TL Apfelessig
frisch gemahlener schwarzer Pfeffer
4 Scheiben Vollkornbrot oder 2 Vollkorn-Pitataschen, halbiert
2 Salatblätter
½ Handvoll Alfalfa-Sprossen

ZUBEREITUNG

Kichererbsen in eine große Schüssel und grob mit einer Gabel zerdrücken. Zwiebel und Sellerie untermengen und beiseitestellen.

Für die Tofu-Mayo Seidentofu, Senfpulver, Knoblauch, Salz und Essig in einen Mixer oder in eine Küchenmaschine geben und glatt pürieren. Unter die Kichererbsen rühren und nach Geschmack mit Salz und Pfeffer würzen. Gut verrühren und zusammen mit je einem Salatblatt auf eine getoastete Scheibe Brot geben oder in eine Pitatasche füllen und mit Sprossen garnieren.

—CW

PRO PORTION (1 Sandwich): 442 Kalorien, 30 g Eiweiß, 67 g Kohlenhydrate, 8 g Zucker, 7 g Gesamtfettgehalt, 14 % Kalorien aus Fett, 13 g Ballaststoffe, 699 mg Natrium

Portobello-Burger

Diese Burger sind schnell und einfach gemacht. Genießen Sie sie auf Vollkornbrötchen und zusammen mit Ihren Lieblings-Toppings.

4 PORTIONEN

ZUTATEN

4 Portobello-Hüte
1 EL salzarme Sojasoße
Frisch gemahlener schwarzer Pfeffer
4 Vollkorn-Burgerbrötchen
optionale Toppings: Ketchup, Senf, rote Zwiebelringe, Salatblätter oder Sprossen

ZUBEREITUNG

Den Ofen auf 200 °C vorwärmen. Pilzlamellen mit einem Löffel aus den Hüten schaben. Die Hüte mit der Stielseite nach unten auf ein mit Backpapier ausgelegtes Backblech legen und leicht mit der Sojasoße bestreichen. Mit etwas schwarzem Pfeffer bestreuen. 10 bis 15 Minuten im Ofen backen, bis die Hüte weich sind.

In die aufgeschnittenen Brötchen legen, mit den gewünschten Toppings belegen und servieren.

—CW

PRO PORTION (1 Burger): 125 Kalorien, 8 g Eiweiß, 21 g Kohlenhydrate, 6 g Zucker, 2 g Gesamtfettgehalt, 13 % Kalorien aus Fett, 4 g Ballaststoffe, 434 mg Natrium

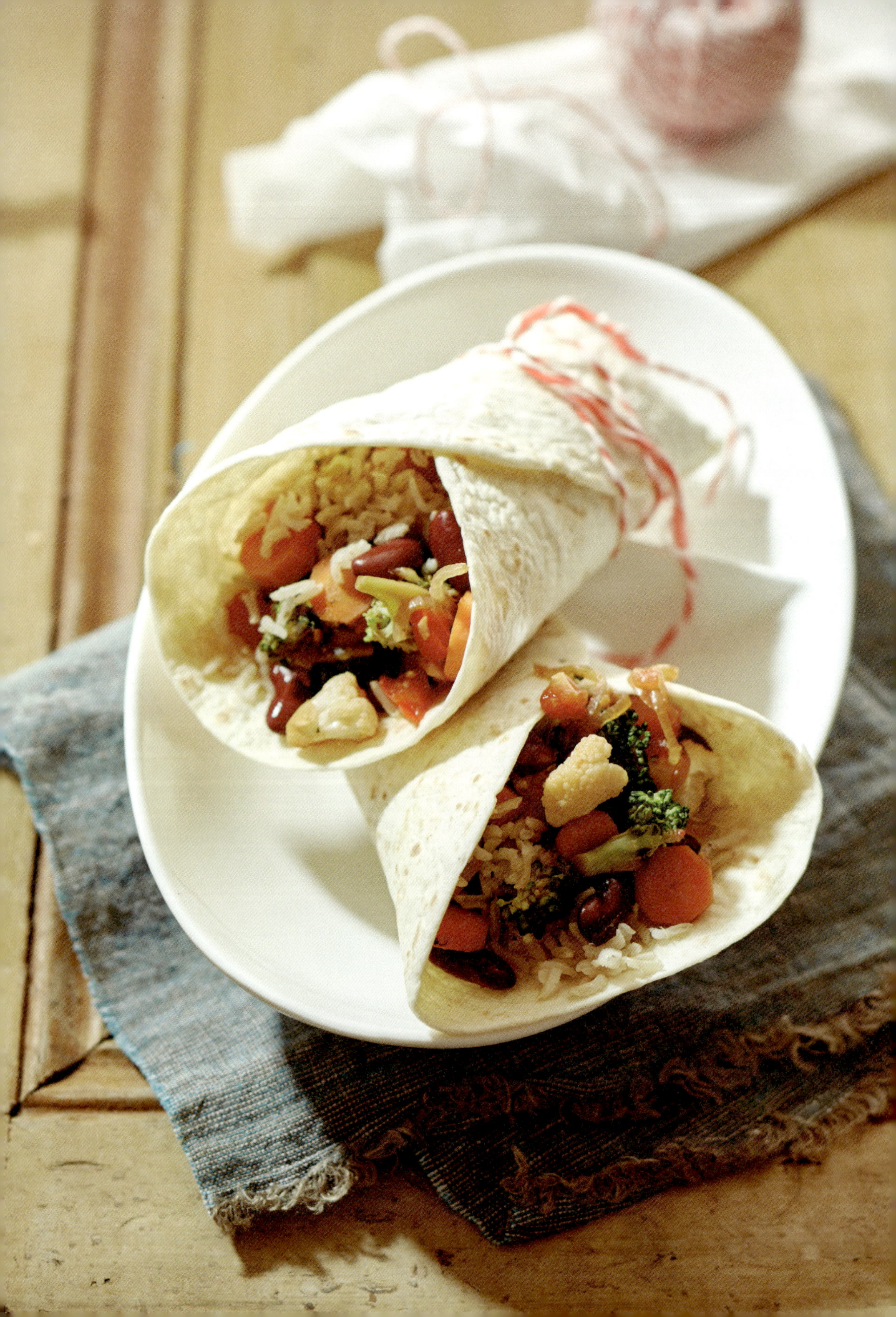

Garten-Pita-Wrap

Dieses Rezept ergibt einen riesigen Wrap! Am besten verwenden Sie dafür ein großes Pitabrot, eine Vollkorn-Tortilla tut es aber auch.

1 PORTION

ZUTATEN

3 oder 4 Blumenkohlröschen
1 Karotte, in Scheiben geschnitten
3 oder 4 Brokkoliröschen
¼ Zwiebel, in Scheiben geschnitten
1 Tomate, gehackt
2 Knoblauchzehen, fein gehackt
2 TL salzarme Sojasoße (Tamari)
80 g brauner Reis, gekocht
4 EL rote Bohnen, gekocht oder aus der Dose, abgegossen und gespült
1 ganzes Vollkorn-Pitabrot oder Vollkorn-Tortilla
scharfe Soße (z. B. Sriracha oder Habanero)

ZUBEREITUNG

Eine mittelgroße Pfanne auf mittlerer Flamme erhitzen. Blumenkohl, Karotte, Brokkoli und Zwiebel hineingeben und 5 bis 7 Minuten anbraten, bis sie zu bräunen beginnen. Flamme herunter stellen und Tomate, Knoblauch und Sojasoße zugeben. 1 weitere Minute braten. Reis und Bohnen auf das Pitabrot oder die Tortilla geben und den Gemüsemix darüber löffeln. Tipp: Dieser Wrap schmeckt auch mit rohem Gemüse großartig. Träufeln Sie die Sojasoße dann über den Reis, da Sie sie nicht zum Anbraten des Gemüses brauchen.

—JW

PRO PORTION: 487 Kalorien, 22 g Eiweiß, 103 g Kohlenhydrate, 11 g Zucker, 2 g Gesamtfettgehalt, 4 % Kalorien aus Fett, 15 g Ballaststoffe, 687 mg Natrium

Toskana-Wrap

Der in diesen Wraps verwendete einfache Aufstrich aus weißen Bohnen und sonnengetrockneten Tomaten ist eine fantastische Käse-Alternative und kann auch als Dip gegessen werden. Warum nicht einfach noch ein bisschen geraspeltes Gemüse dazugeben und das Ganze zu einem leckeren Wrap aufrollen?

2 PORTIONEN

ZUTATEN

450 g salzarme Cannellini-Bohnen, gekocht oder aus der Dose, abgegossen und gespült
1 Knoblauchzehe
1 TL frischer Rosmarin, gehackt
½ TL frisch gemahlener schwarzer Pfeffer
8 bis 10 sonnengetrocknete Tomaten (nicht in Öl eingelegt), in Wasser eingeweicht und abgegossen
1 Zucchini, geraspelt
1 Karotte, geraspelt
1 große Handvoll Sprossen
2 Vollkornweizen-Tortillas

ZUBEREITUNG

Bohnen, Knoblauch, Rosmarin, Pfeffer und sonnengetrocknete Tomaten in einen Mixer geben und zu einer dicken Paste pürieren. Auf die Tortillas streichen und diese mit der Zucchini, Karotte und den Sprossen belegen. Tortillas zu Wraps aufrollen.

—JW

PRO PORTION (1 WRAP): 373 Kalorien, 24 g Eiweiß, 78 g Kohlenhydrate, 13 g Zucker, 2 g Gesamtfettgehalt, 4 % Kalorien aus Fett, 17 g Ballaststoffe, 497 mg Natrium

Knackige Pilz-Salat-Wraps

Dieser köstliche Wrap ist das beste Beispiel dafür, dass Sie alle möglichen Zutaten nach Belieben kombinieren können. Wenn Sie keinen Pak Choi haben, können Sie einfach Weißkohl verwenden. Wenn die Wasserkastanien fehlen, verwenden Sie für den knackigen Biss einfach ein paar Karottenscheiben. Haben Sie gerade keine Mungbohnensprossen im Haus, geben Sie zu den gebratenen Zutaten einfach ein paar Nudeln hinzu. Die Hauptzutaten bei diesem Rezept sind Pilze, Frühlingszwiebeln und Tamari-Soße. Alles andere lässt sich ersetzen.

2 PORTIONEN

ZUTATEN

2 Köpfe Baby-Pak Choi, in dünne Streifen geschnitten
8 bis 10 frische Shiitake-Pilze, in dicke Scheiben geschnitten
4 bis 6 (40 g) Austernpilze, grob gehackt
6 bis 8 Frühlingszwiebeln, in Scheiben geschnitten
2 Knoblauchzehen, fein gehackt
3 EL Wasserkastanien, gewürfelt
¼ TL chinesisches Fünf-Gewürze-Pulver oder ¼ TL frisch gemahlener schwarzer Pfeffer und 1 Prise Nelkenpulver
2 TL salzarme Tamari- oder Shoyu-Sojasoße
½ TL Chilipaste
½ Handvoll Mungbohnensprossen
4 EL Enoki-Pilze
4 Salatblätter (am besten Kopfsalat)
optional: 1 TL frischer Ingwer, gerieben
optionale Soße: 3 EL Hoisin-Soße, mit 2 EL Wasser verquirlt

ZUBEREITUNG

Einen Wok oder eine große Pfanne auf mittlerer Flamme erhitzen. Pak Choi hineingeben und 30 Sekunden anbraten. Shiitake-Pilze hinzufügen und weitere 30 Sekunden anbraten. Austernpilze, Frühlingszwiebeln, Knoblauch und Wasserkastanien hineingeben und eine weitere Minute braten. Chinesisches Fünf-Gewürze-Pulver einrühren. Tamari- oder Shoyu-Sojasoße unterrühren. Chilipaste einrühren und die Mischung weitere 15 Minuten schmoren. Vom Herd nehmen und schnell die Sprossen und Enoki-Pilze einrühren. Mischung auf den Salatblättern anrichten und servieren.

Optionen: Ingwer zusammen mit dem Knoblauch hinzufügen und Wraps zusammen mit der Hoisin-Dipsoße servieren.

—JW

PRO PORTION (1 Wrap): 90 Kalorien, 6 g Eiweiß, 14 g Kohlenhydrate, 4 g Zucker, 1 g Gesamtfettgehalt, 29 % Kalorien aus Fett, 6 g Ballaststoffe, 192 mg Natrium

Tacos mit Kartoffeln, Mangold und Pintobohnen

In Mexiko gibt es Tacos in unglaublich vielen Varianten – mit grünem Blattgemüse, Bohnen, Kartoffeln, einer riesigen Auswahl an Paprika- und Chilischoten, gegrilltem Gemüse und saftigen Soßen.

2 PORTIONEN

ZUTATEN

½ gelbe Zwiebel, in Scheiben geschnitten
2 Knoblauchzehen, fein gehackt
1 rote Kartoffel, gehackt
60 g Mangold, entstielt und klein geschnitten
1 Chipotle-Chilischote in Adobo-Soße, fein gehackt (mit ¼ grünem Gemüsepaprika ersetzen, wenn Sie es weniger scharf mögen)
¼ TL Meersalz
Mandelmilch oder Wasser
200 g Pintobohnen, gekocht oder aus der Dose, abgegossen und gespült
4 Maistortillas, erwärmt
Chimichurri-Soße (Seite 264), zum Garnieren

ZUBEREITUNG

Eine mittelgroße Pfanne auf mittlerer Flamme erhitzen. Zwiebel hineingeben und 5 bis 6 Minuten anbraten, bis sie zu bräunen beginnt. Knoblauch, Kartoffel, Mangold, Chipotle-Chilischote und Salz hinzufügen. Eine dünne Schicht Mandelmilch (circa 0,5 cm) in die Pfanne geben, zum Köcheln bringen und das Gemüse darin köcheln (Mandelmilch auf derselben Höhe halten), bis die Kartoffeln langsam weich werden. Jetzt so viel der Flüssigkeit einkochen, bis die Kartoffeln weich sind, ohne matschig zu werden. Pfanne vom Herd nehmen und Bohnen einrühren. Das Gemüse und die Chimichurri-Soße auf die 4 Tortillas aufteilen und diese zu Wraps aufrollen.

Tipp: Maistortillas sollten vor dem Servieren aufgewärmt werden, damit sie biegsam sind. Sie können die Tortillas 2 bis 3 Minuten dünsten oder mit Wasser besprenkeln und in einer trockenen Pfanne circa 1 Minute je Seite aufwärmen. Dadurch zerbrechen sie nicht, wenn Sie sie später aufrollen oder falten möchten.

—JW

PRO PORTION (½ des Rezepts): 300 Kalorien, 13 g Eiweiß, 60 g Kohlenhydrate, 4 g Zucker, 2 g Gesamtfettgehalt, 6 % Kalorien aus Fett, 13 g Ballaststoffe, 353 mg Natrium

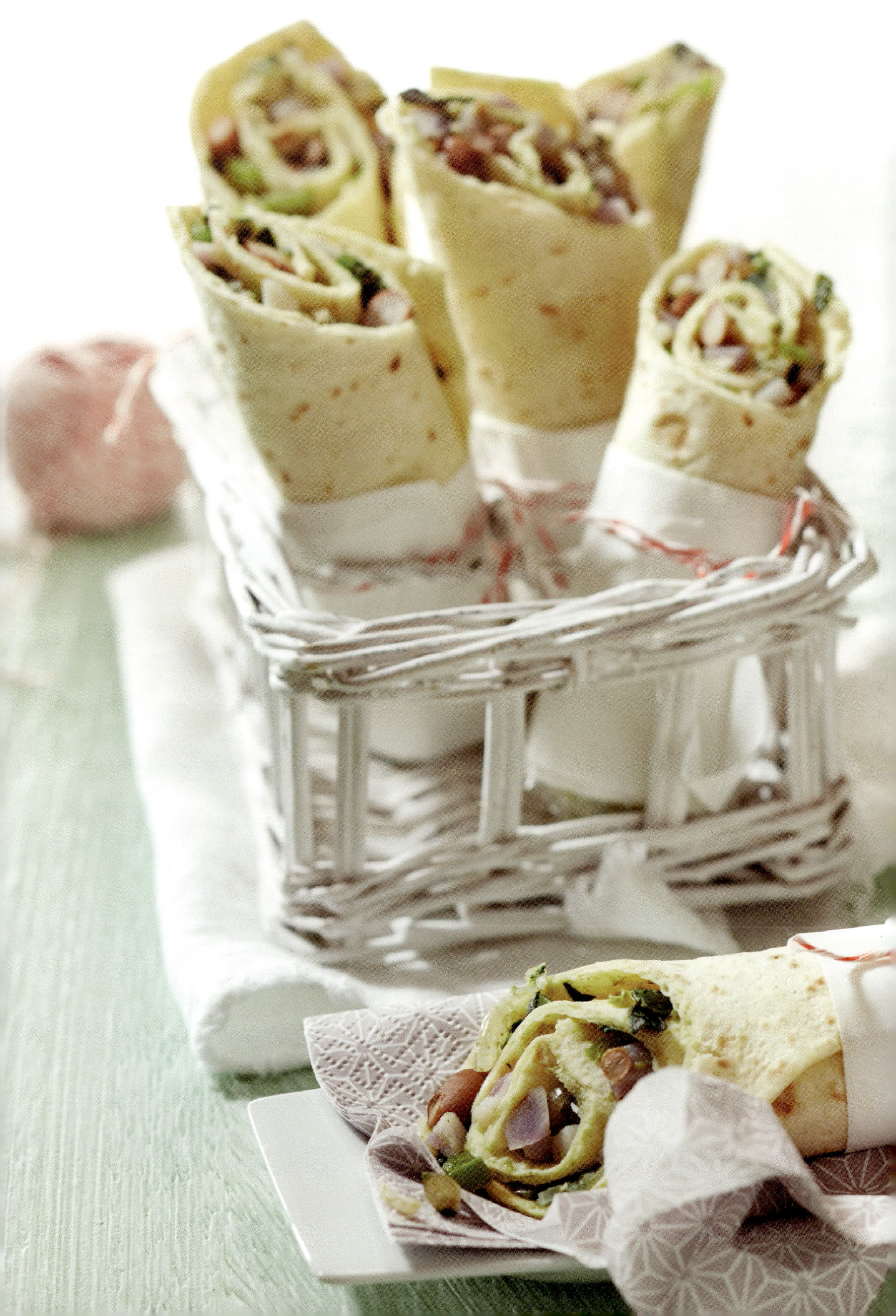

Tortas Frijoles

Eine Torta ist nichts Süßes, sondern ein typisches mexikanisches Sandwich. Diese spezielle Torta wird nach Jalisco-Art zubereitet und besteht aus einem Brötchen, das mit Bohnenmus bestrichen und in scharfer Tomatensoße getränkt wird.

2 PORTIONEN

ZUTATEN

½ gelbe Zwiebel, in dünne Ringe geschnitten, oder 4 EL sauer eingelegte Zwiebelringe
2 EL Chilipulver
450 g stückige Dosentomaten
1 EL Weißweinessig
¼ TL Salz
350 g vegetarisches braunes Bohnenmus, erwärmt
2 Brötchen, halbiert und getoastet

ZUBEREITUNG

Eine kleine Pfanne auf mittlerer Flamme erhitzen. Zwiebel hineingeben und 8 bis 10 Minuten braten, bis sie stark gebräunt ist. Einen Spritzer Wasser in die Pfanne geben und schnell umrühren. Sobald das Wasser verdunstet oder nach circa 15 Minuten die Pfanne vom Herd nehmen. In einer weiteren Pfanne das Chilipulver circa 1 Minute rösten. Tomaten, Essig und Salz einrühren und erhitzen, bis die Tomaten gut durchgewärmt sind. Vom Herd nehmen. Das Bohnenmus auf je 2 Brötchenhälften streichen und mit den Zwiebelringen belegen. Die Tomatensoße darübergeben (oder als Dip dazu servieren). Die anderen beiden Brötchenhälften auf die belegten Hälften legen und die fertigen Tortas servieren.

—JW

PRO PORTION (1 Torta): 532 Kalorien, 26 g Eiweiß, 104 g Kohlenhydrate, 13 g Zucker, 4 g Gesamtfettgehalt, 6 % Kalorien aus Fett, 22 g Ballaststoffe, 816 mg Natrium

Gegrillte Aubergine à la niçoise

Dieses einfache mediterrane Sandwich ergibt ein köstliches Mittagessen oder einen wunderbaren Snack am späten Nachmittag.

4 PORTIONEN

ZUTATEN

4 Knoblauchzehen
1 große Aubergine, längs in dicke Scheiben geschnitten
Saft von 4 Zitronen (circa 125 ml)
¼ TL geschroteter schwarzer Pfeffer
1 EL getrockneter Lavendel
½ TL Safran
4 große Scheiben rustikales Bauernbaguette oder Sauerteigbrot, getoastet
1 kleine Fenchelknolle, in Scheiben geschnitten
2 Tomaten, in Scheiben geschnitten
4 EL schwarze oder grüne Oliven, in Scheiben geschnitten

ZUBEREITUNG

Die Knoblauchzehen zerdrücken und jede Auberginenscheibe damit einreiben. Die Auberginenscheiben in eine flache Schüssel legen und den Zitronensaft darübergießen. Genug Wasser hinzufügen, damit die Scheiben damit bedeckt sind. Knoblauch, Pfeffer, Lavendel und Safran hinzufügen und mindestens eine Stunde marinieren lassen. Die Auberginenscheiben auf einen Grill mit mittlerer Hitze legen und von beiden Seiten grillen, bis sie weich, aber nicht angeschmort sind. Je eine Auberginenscheibe auf eine getoastete Brotscheibe legen. Einige Fenchel und Tomatenscheiben daraufschichten und mit 1 EL Olivenscheiben krönen.

—JW

PRO PORTION (1 Sandwich): 154 Kalorien, 7 g Eiweiß, 35 g Kohlenhydrate, 9 g Zucker, 2 g Gesamtfettgehalt, 9 % Kalorien aus Fett, 10 g Ballaststoffe, 478 mg Natrium

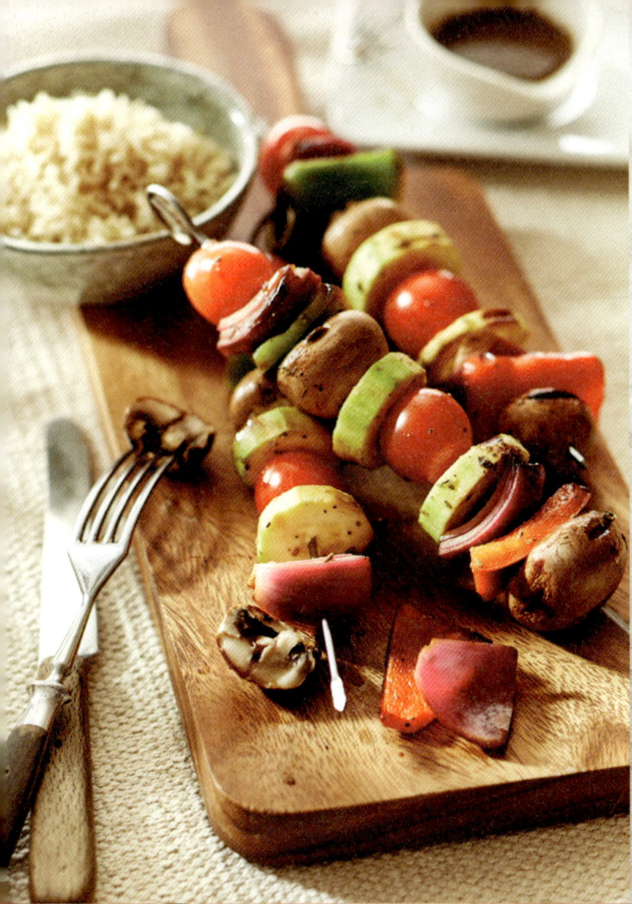

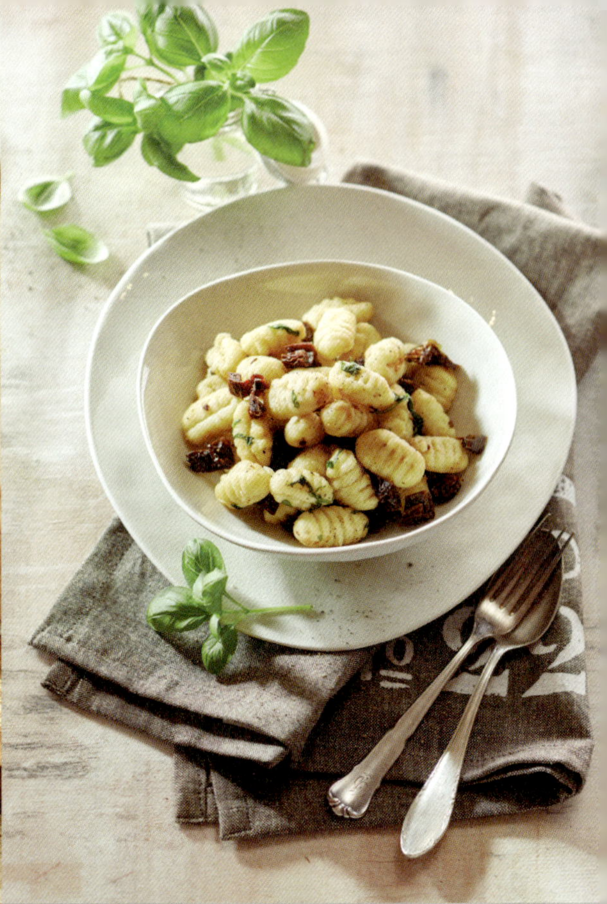

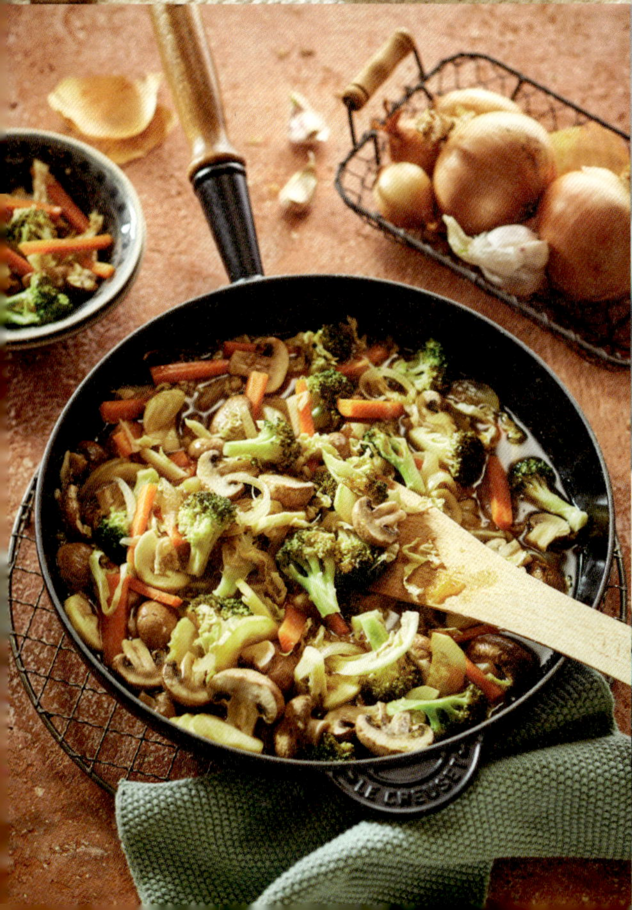
LE CREUSET

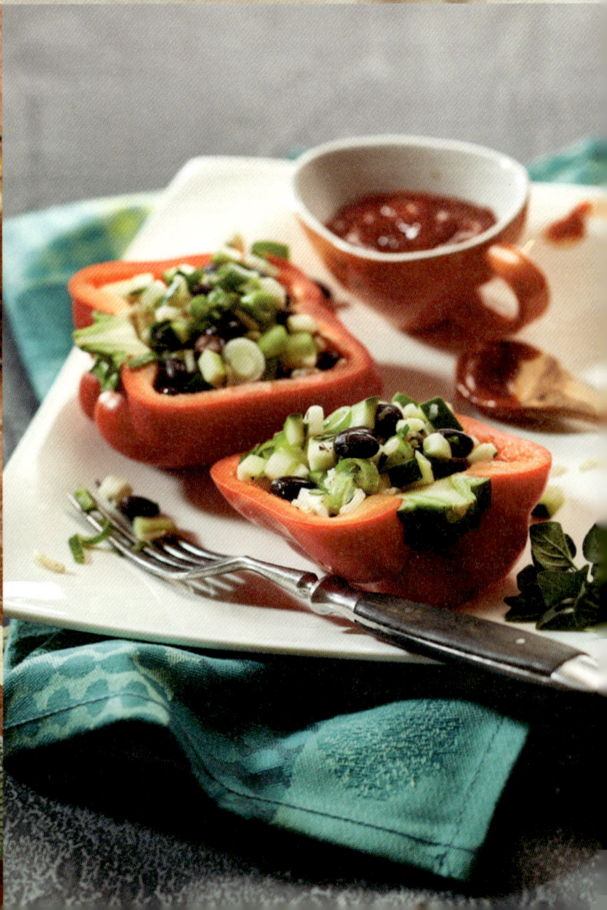

HAUPTGERICHTE

Toastbrötchen-Pizzen

Diese lustigen kleinen Pizzen werden aus gesunden Zutaten gemacht und sind eine tolle schnelle Mahlzeit.

2 BIS 4 PORTIONEN

ZUTATEN

4 Vollkorn-Toastbrötchen, halbiert
125 ml salzarme Pizza- oder Tomatensoße
4 EL Brokkoliröschen
4 EL Pilze, in dünne Scheiben geschnitten
4 EL geröstete rote Paprika, abgegossen und gespült (wenn aus der Dose), gehackt

ZUBEREITUNG

Den Ofen auf 190 °C vorheizen. Die Toastbrötchenhälften auf ein mit Backpapier ausgelegtes Backblech legen. Jede Hälfte mit Pizzasoße bestreichen und mit Brokkoli, Pilzen und gerösteter roter Paprika belegen. 10 Minuten im Ofen backen und heiß servieren.

—CW

PRO PORTION (¼ des Rezepts): 158 Kalorien, 7 g Eiweiß, 31 g Kohlenhydrate, 6 g Zucker, 2 g Gesamtfettgehalt, 10 % Kalorien aus Fett, 6 g Ballaststoffe, 371 mg Natrium

Einfache Schwarze-Bohnen-Pfanne

Dieses superschnelle Rezept verwendet schwarze Bohnen aus der Dose und braunen Schnellkochreis, um Zeit zu sparen.

4 PORTIONEN

ZUTATEN

100 g Zwiebel, gewürfelt
70 g grüne Paprika, gewürfelt
2 Knoblauchzehen, fein gehackt
1 TL getrockneter Oregano
425 g salzarme schwarze Bohnen aus der Dose, abgegossen und gespült
200 g Tomaten, frisch oder aus der Dose, gewürfelt
250 ml salzarme Gemüsebrühe
335 g brauner Schnellkochreis
Meersalz und frisch gemahlener schwarzer Pfeffer
1 EL frischer Koriander, gehackt
optional: scharfe Soße

ZUBEREITUNG

In einem großen Topf 2 EL Wasser auf mittlerer Flamme erhitzen. Zwiebel, Paprika, Knoblauch und Oregano hineingeben. 5 Minuten anbraten, bis die Zwiebel glasig ist. Bohnen, Tomaten und Gemüsebrühe einrühren und zum Kochen bringen. Reis hinzufügen und gut umrühren. Topf abdecken, Flamme niedrig stellen und 5 Minuten köcheln. Nach Geschmack mit Salz und Pfeffer würzen und 3 weitere Minuten köcheln. Vom Herd nehmen und 5 Minuten durchziehen lassen. In Schüsseln oder Teller geben, mit Koriander bestreuen und auf Wunsch mit scharfer Soße servieren.

—CW

PRO PORTION (¼ des Rezepts): 391 Kalorien, 13 g Eiweiß, 80 g Kohlenhydrate, 5 g Zucker, 3 g Gesamtfettgehalt, 6 % Kalorien aus Fett, 15 g Ballaststoffe, 538 mg Natrium

Mexikanischer Polenta-Auflauf

Dieser herzhafte Auflauf erobert alle Herzen im Sturm.

4 PORTIONEN

ZUTATEN

450 g vorgekochte Polenta
100 g Zwiebeln, gewürfelt
70 g grüne Paprika, gewürfelt
150 g Karotten, in dünne Scheiben geschnitten
1 TL Kreuzkümmel, gemahlen
1½ TL Korianderblätter, getrocknet
2 EL feines Vollkornweizenmehl
180 ml salzarme Gemüsebrühe
200 g Maiskörner, gefroren
400 g Pintobohnen, gekocht oder aus der Dose, abgegossen und gespült

ZUBEREITUNG

Den Ofen auf 190 °C vorheizen und eine Auflaufform (20 × 28 cm) leicht einfetten. Die Polenta zu einer sämigen Masse verrühren, gleichmäßig in die Auflaufform füllen und leicht andrücken. 2 EL Wasser in einer Pfanne auf mittlerer Flamme erhitzen. Zwiebeln, Paprika, Karotten, Kreuzkümmel und Koriander hineingeben und 5 Minuten unter Rühren andünsten. Mehl einrühren und Gemüse darin wenden, bis es damit überzogen ist. Nach und nach die Gemüsebrühe einrühren und 5 Minuten köcheln oder bis die Mischung eindickt und Blasen wirft. Maiskörner und Bohnen einrühren und gut durchwärmen. Die Gemüsemischung gleichmäßig auf der Polenta-Schicht verteilen. Abdecken und 30 Minuten im Ofen backen oder bis sich Blasen bilden. Aus dem Ofen nehmen, Abdeckung entfernen und 10 bis 15 Minuten vor dem Anschneiden und Servieren abkühlen lassen. Zusammen mit einem frischen Gartensalat servieren.

—CW

PRO PORTION (¼ des Rezepts): 271 Kalorien, 12 g Eiweiß, 56 g Kohlenhydrate, 5 g Zucker, 2 g Gesamtfettgehalt, 5 % Kalorien aus Fett, 11 g Ballaststoffe, 346 mg Natrium

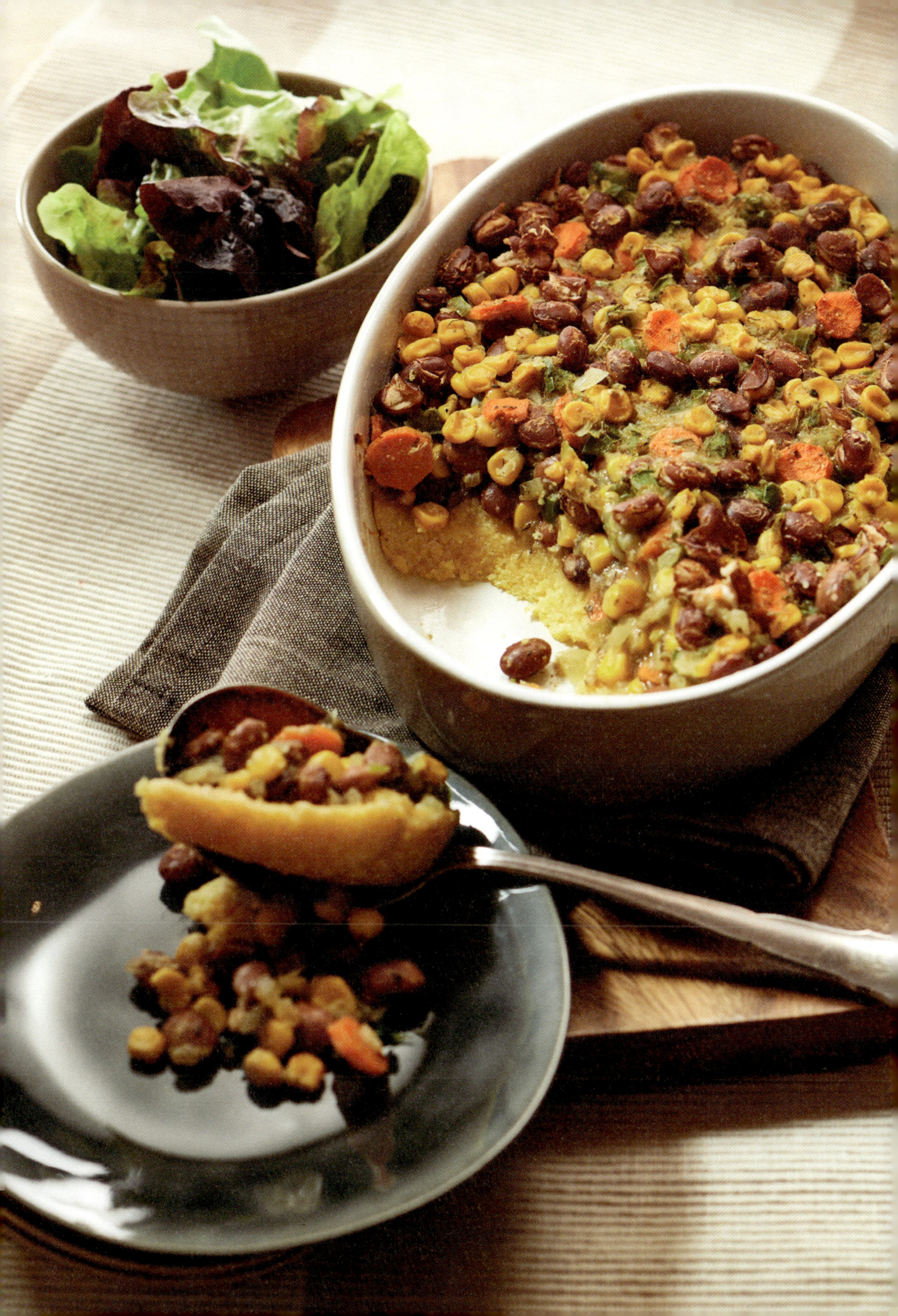

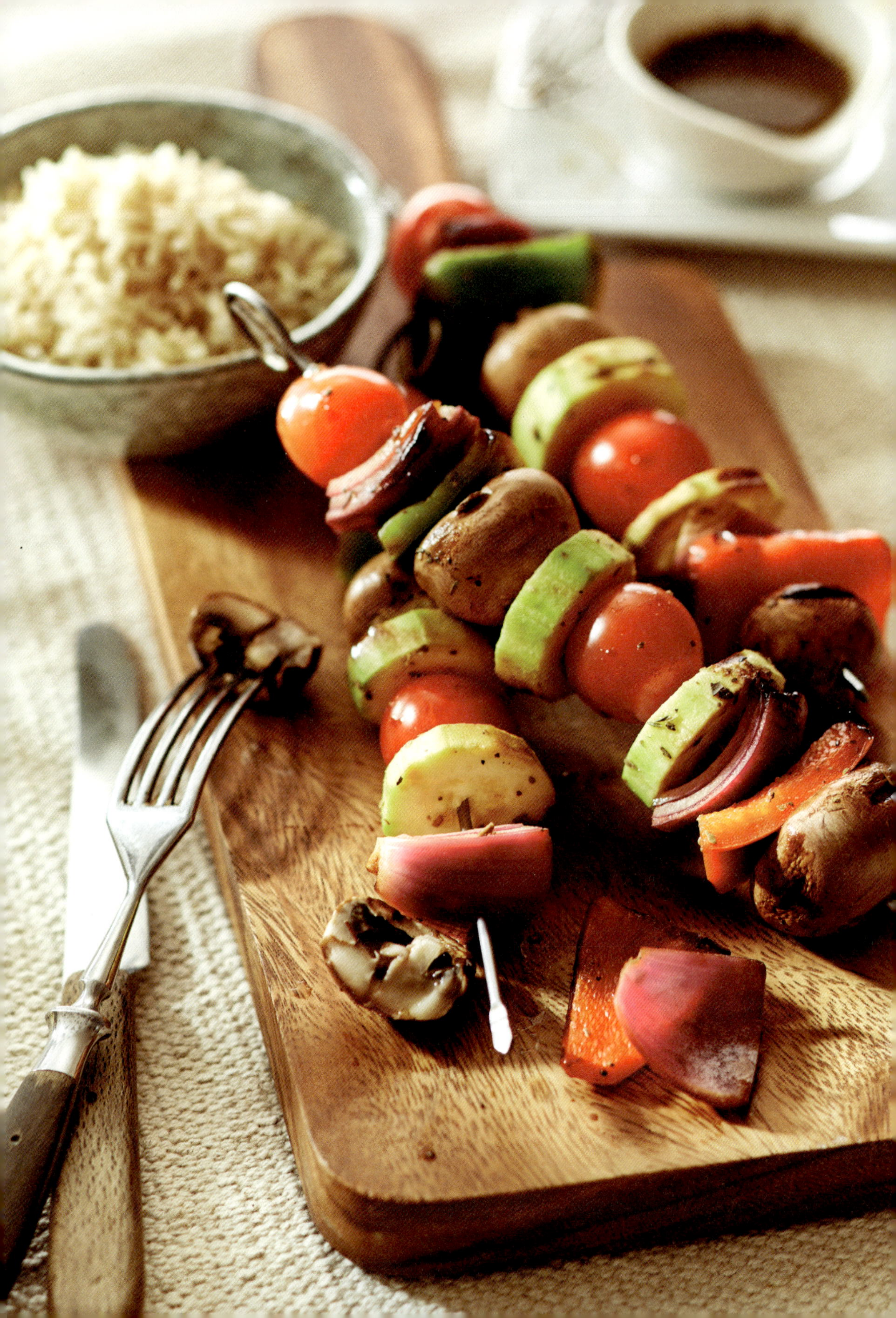

Gemüse-Kebabspieße

Wenn Sie diese herzhaften Kebabs zusammen mit einem Pilaw aus braunem Reis servieren, ergibt dies eine vollwertige, leckere und einfache Mahlzeit.

4 PORTIONEN

ZUTATEN

16 Cherrytomaten
2 rote Zwiebeln, jeweils in 8 mundgerechte Stücke geschnitten
2 grüne oder rote Paprika, entsamt und jeweils in 8 mundgerechte Stücke geschnitten
16 kleine Champignons
1 kleine gelbe Zucchini, in 8 Scheiben geschnitten

MARINADE

125 ml Balsamico-Essig
125 ml Orangensaft
2 EL Ahornsirup
2 EL Senf
1 TL italienische Kräutermischung, getrocknet
½ TL Meersalz
¼ TL schwarzer Pfeffer, gemahlen
8 Metall- oder Bambusspieße (Bambusspieße 30 Minuten in Wasser einweichen)

ZUBEREITUNG

Cherrytomaten und Zwiebel-, Paprika- und Zucchinistücke in eine große Schüssel geben. In einer kleinen Schüssel die Marinadezutaten miteinander verquirlen. Marinade über das Gemüse gießen und vermischen, bis es damit überzogen ist. 15 Minuten marinieren. Einen Holzkohle- oder Gasgrill oder den Ofengrill vorheizen. Die Zutaten nacheinander in folgender Reihenfolge auf die Spieße stecken: 1 Tomate, 1 Zwiebelstück, 1 Paprikastück, 1 Champignon, 1 Zucchinischeibe, 1 Tomate, 1 Zucchinischeibe, 1 Zwiebelstück, 1 Paprikastück und 1 Champignon. Kebabs auf den heißen Grill oder in eine Grillpfanne legen und mit der Marinade bestreichen. 7 Minuten grillen oder bis das Gemüse weich ist. Kebabspieße dabei regelmäßig wenden. Sofort servieren.

—CW

PRO PORTION (2 Kebabs): 110 Kalorien, 4 g Eiweiß, 24 g Kohlenhydrate, 14 g Zucker, 0,9 g Gesamtfettgehalt, 7 % Kalorien aus Fett, 4 g Ballaststoffe, 206 mg Natrium

Süßkartoffel-Burritos

Bei diesen nahrhaften und absolut unwiderstehlichen Burritos trifft süß auf würzig – eine grandiose Geschmackskombination!

4 PORTIONEN

ZUTATEN

270 g Süßkartoffeln, geschält und gewürfelt
200 g Maiskörner, gefroren
425 g salzarme schwarze Bohnen aus der Dose, abgegossen und gespült
1 TL Frühlingszwiebeln, in sehr dünne Ringe geschnitten
1 EL frisch gepresster Limettensaft
1 TL Chilipulver
Meersalz und frisch gemahlener schwarzer Pfeffer
4 feines Vollkornweizenmehl-Tortillas (10 cm Durchmesser), aufgewärmt
250 ml fertige Salsa
2 große Handvoll Salatblätter, klein geschnitten

ZUBEREITUNG

Süßkartoffeln in eine Pfanne geben und die Pfanne 2,5 cm hoch mit Wasser füllen. Auf mittlerer Flamme zum Kochen bringen und die Süßkartoffeln 5 Minuten köcheln oder bis sie weich sind. Mais zugeben und 1 weitere Minute köcheln. Abgießen und in eine Schüssel geben. Schwarze Bohnen, Frühlingszwiebeln, Limettensaft und Chilipulver unterrühren. Nach Geschmack mit Salz und Pfeffer würzen. Die Füllung auf die Tortillas aufteilen, Salsa und Salat darüber geben, zu Burritos aufrollen und servieren.

—CW

PRO PORTION (1 Burrito): 298 Kalorien, 13 g Eiweiß, 62 g Kohlenhydrate, 8 g Zucker, 2 g Gesamtfettgehalt, 7 % Kalorien aus Fett, 15 g Ballaststoffe, 891 mg Natrium

Gebackene Ziti-Makkaroni

Ein absoluter Lieblingsgericht-Klassiker als fettarme Version! Sie werden diese köstlichen und leichten Makkaroni lieben.

4 PORTIONEN

ZUTATEN

½ TL Olivenöl
225 g Vollkorn-Ziti oder Penne
300 g fettarmer Tofu, ausgepresst
2 EL feines Vollkornweizenmehl
1 TL Knoblauchpulver
1 TL Zwiebelpulver
1 TL getrocknetes Basilikum
½ TL getrockneter Oregano
½ TL Meersalz, oder nach Geschmack
700 ml fettfreie Tomatensoße
optional: 1 Handvoll gekochter und klein geschnittener Mangold, Pilze oder Zucchini

ZUBEREITUNG

Den Ofen auf 190° C vorheizen und eine Auflaufform (2,5 Liter Fassungsvermögen) mit dem Öl einfetten. Pasta gemäß Packungsangabe al dente kochen. Den ausgepressten Tofu in eine große Schüssel krümeln. Mehl, Knoblauch- und Zwiebelpulver, Basilikum, Oregano und Salz unterrühren. Vorsichtig die Pasta, Tomatensoße und eventuell verwendete zusätzliche Zutaten untermengen. Den Pasta-Tofu-Mix in die gefettete Auflaufform löffeln und 25 Minuten im Ofen backen oder bis er oben fest und goldbraun ist. Heiß zusammen mit einem frischen Gartensalat servieren.

—CW

PRO PORTION (¼ des Rezepts): 237 Kalorien, 12 g Eiweiß, 42 g Kohlenhydrate, 9 g Zucker, 4 g Gesamtfettgehalt, 14 % Kalorien aus Fett, 6 g Ballaststoffe, 556 mg Natrium

Spaghetti mit Weiße-Bohnen-Marinara-Soße

Die weißen Bohnen verleihen der Spaghettisoße eine wunderbare herzhafte Note – ganz zu schweigen von der Extra-Portion Eiweiß und den Ballaststoffen, die dieses Rezept zu einem Gewinner in Sachen Geschmack und Nährwert machen. Gedünsteter Grünkohl oder Brokkoli sind die perfekten Beilagen für dieses Gericht.

4 PORTIONEN

ZUTATEN

285 g Vollkorn-Spaghetti
700 ml fettfreie Tomatensoße
425 g salzarme Cannellini-Bohnen, abgegossen und gespült

ZUBEREITUNG

Spaghetti gemäß Packungsangabe kochen und abgießen. In der Zwischenzeit in einem Topf die Tomatensoße und die Bohnen vermischen, den Topf abdecken und auf niedriger Flamme erwärmen. Spaghetti auf Tellern oder in Schüsseln anrichten, den Tomatensoße-Bohnen-Mix darübergeben und servieren.

—CW

PRO PORTION (¼ des Rezepts): 403 Kalorien, 18 g Eiweiß, 85 g Kohlenhydrate, 14 g Zucker, 1 g Gesamtfettgehalt, 3 % Kalorien aus Fett, 11 g Ballaststoffe, 655 mg Natrium

Risotto Primavera

Diese Risotto-Version wird mit nährstoffreichem braunen Reis gemacht, lässt sich einfach zubereiten und ist ein cremig-köstlicher Genuss.

4 PORTIONEN

ZUTATEN

100 g Zwiebeln, gewürfelt
2 Knoblauchzehen, fein gehackt
80 g Champignons, in Scheiben geschnitten
70 g rote Paprika, gewürfelt
70 g Karotten, gewürfelt
220 g brauner Rundkornreis, gespült
1.000 ml salzarme Gemüsebrühe
70 g grüne Erbsen
50 g Spargel, Stangenenden gekürzt und in 1 cm große Stücke geschnitten
70 g gelbe Zucchini
4 EL frische Petersilie, gehackt

ZUBEREITUNG

Den Ofen auf 175 °C vorheizen. In einem Schmortopf oder einer tiefen Pfanne 2 EL Wasser auf mittlerer Flamme erhitzen. Zwiebel und Knoblauch hineingeben und 5 Minuten unter Rühren dünsten. Pilze, Paprika und Karotte hinzufügen und weitere 5 Minuten dünsten. Reis einrühren und weitere 2 Minuten dünsten. Gemüsebrühe zugießen, Flamme höher stellen und die Flüssigkeit zum Kochen bringen. Beim Verwenden eines ofenfesten Schmortopfs oder einer Pfanne diese abdecken und in den Ofen schieben. Andernfalls den Reismix in eine nur leicht gefettete Auflaufform (2 Liter Fassungsvermögen) geben, abdecken und in den Ofen schieben. 1 Stunde im Ofen backen. In der Zwischenzeit den Spargel, die Erbsen und die Zucchini 3 bis 5 Minuten dünsten, bis sie weich, aber bissfest sind. Risotto aus dem Ofen nehmen und das gedünstete Gemüse unterheben. Auf Tellern anrichten, mit Petersilie garnieren und heiß servieren.

Tipp zur Zeitersparnis: Wenn die Zeit knapp ist, statt frischen Gemüses Tiefkühlgemüse verwenden.

—CW

PRO PORTION (¼ des Rezepts): 233 Kalorien, 7 g Eiweiß, 49 g Kohlenhydrate, 8 g Zucker, 2 g Gesamtfettgehalt, 6 % Kalorien aus Fett, 7 g Ballaststoffe, 973 mg Natrium

Gnocchi mit Basilikum und sonnengetrockneten Tomaten

Gnocchi sind ein einfaches und elegantes Gericht, das nur wenig weitere Zutaten braucht, um den Gaumen zu verwöhnen.

2 PORTIONEN

ZUTATEN

4 bis 6 Basilikumblätter, in Streifen geschnitten
150 g vegane Vollkornweizen-Gnocchi
10 bis 12 sonnengetrocknete Tomaten, in Streifen geschnitten
1 TL schwarzer Pfeffer, geschrotet

ZUBEREITUNG

Die Basilikumblätter übereinanderlegen, aufrollen und in dünne Streifen schneiden. Einen Topf mit Wasser zum Kochen bringen. Gnocchi hineingeben und kochen, bis sie an die Oberfläche steigen. Gnocchi mit einem Schaumlöffel herausheben und abtropfen lassen. In eine große Schüssel geben, mit den Basilikumstreifen, getrockneten Tomaten und Pfeffer vermischen und servieren.

Gnocchi selbst machen: 1 kg mehligkochende Kartoffeln circa 45 Minuten weich kochen. Kartoffeln vorsichtig schälen (das Schälen nach dem Kochen verhindert, dass sich die Kartoffeln mit Wasser vollsaugen). Kartoffeln zerdrücken, 75 g Vollkornweizenmehl und ¼ TL Salz dazugeben und die Masse zu einem Teig verkneten, bis dieser noch weich ist, aber nicht mehr an den Fingern klebt. Ist der Teig zu feucht, etwas mehr Mehl einkneten. Den Teig in zigarrenförmige Rollen formen und diese in jeweils 2,5 cm große Stücke schneiden und mit einer Gabel leicht eindrücken. Gnocchi in heißem Wasser kochen, bis sie nach circa 1 Minute an die Oberfläche steigen. Das Zubereiten des Teigs erfordert etwas Übung, lohnt sich aber sehr.

—JW

PRO PORTION (½ des Rezepts): 211 Kalorien, 5 g Eiweiß, 48 g Kohlenhydrate, 6 g Zucker, 0,4 g Gesamtfettgehalt, 2 % Kalorien aus Fett, 3 g Ballaststoffe, 714 mg Natrium

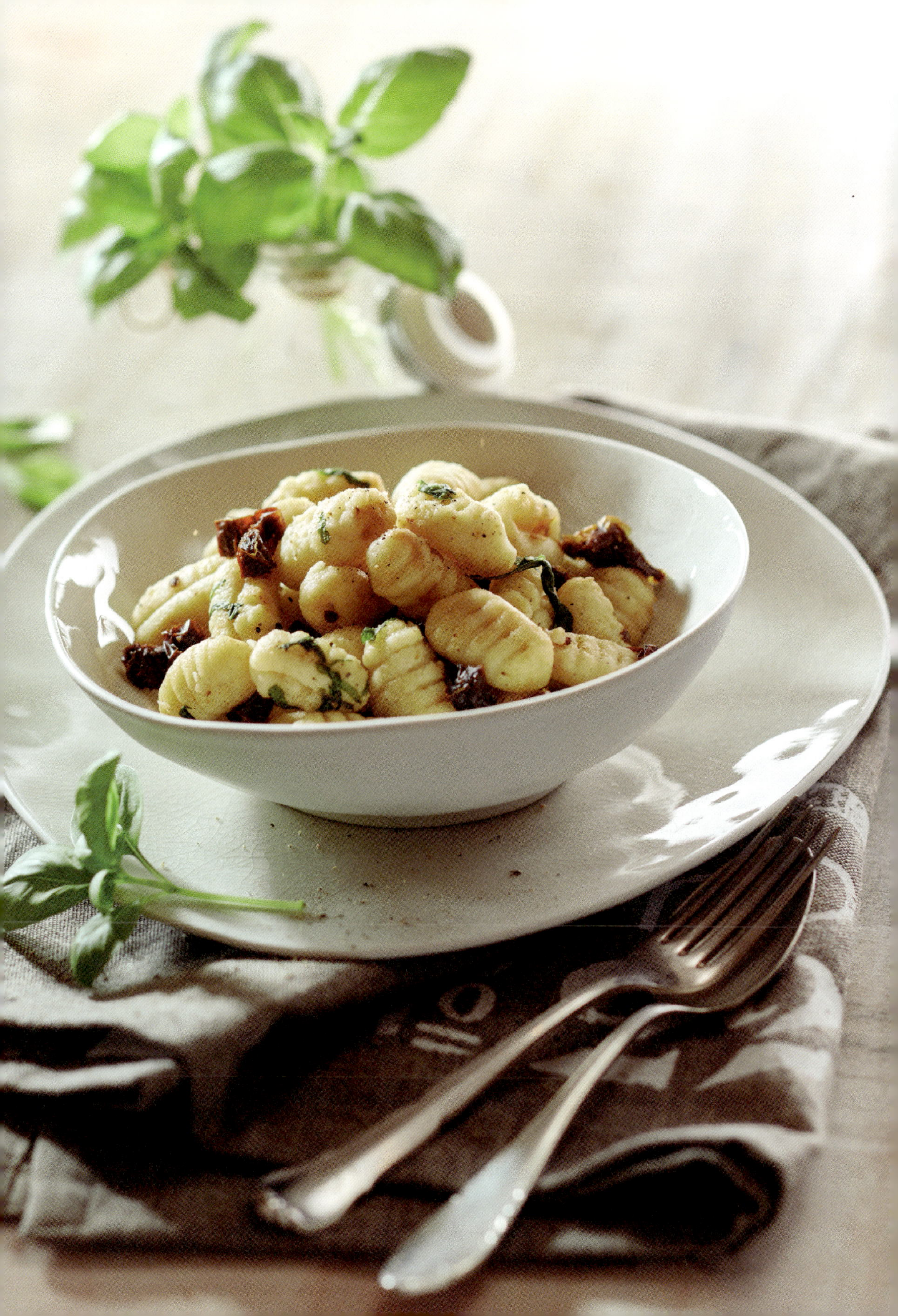

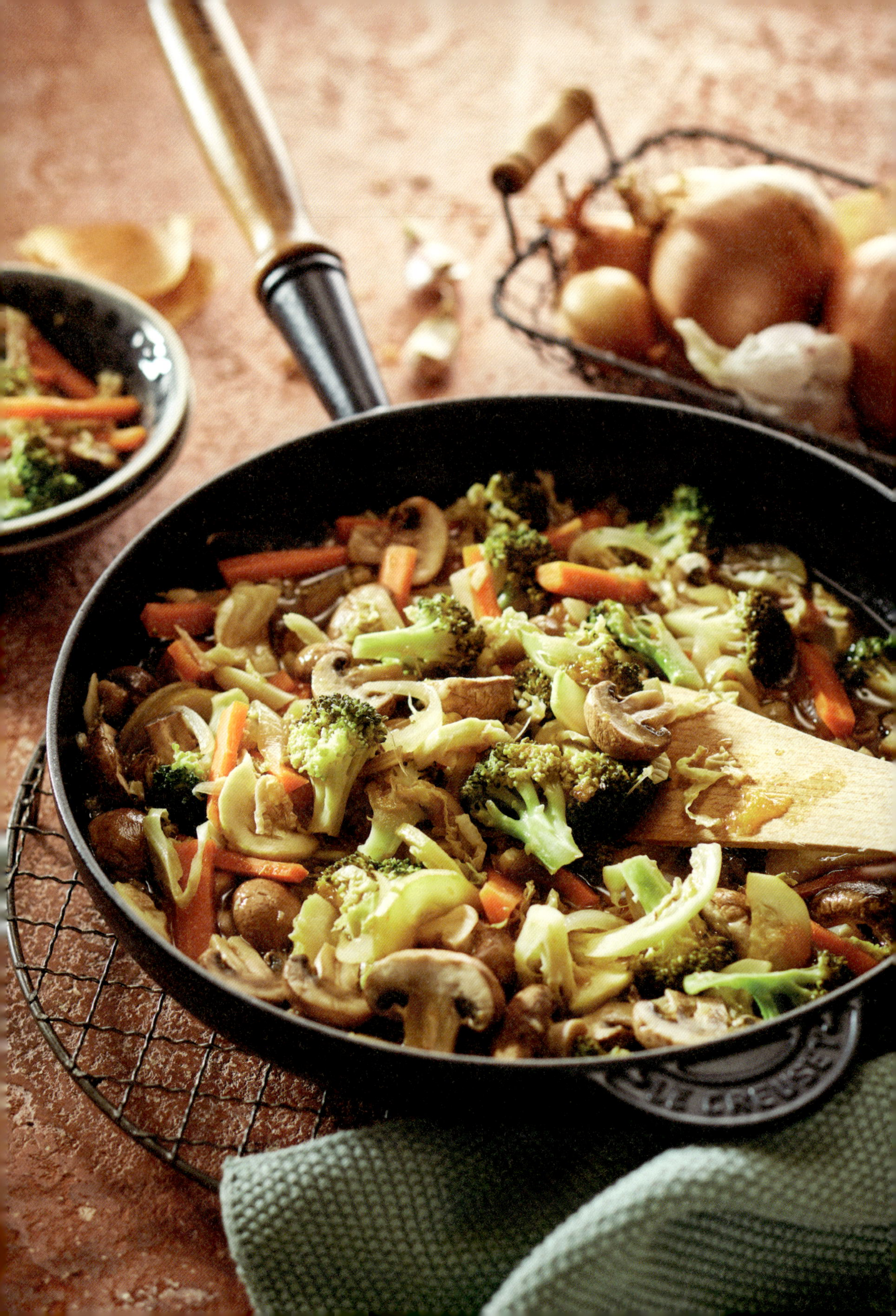
LE CREUSET

Asiatische Gemüsepfanne mit Aprikosen-Teriyaki-Soße

Servieren Sie dieses süß-säuerlich-herzhafte Gericht auf einem Bett aus rotem Reis oder Quinoa – ein perfektes Abendessen!

4 PORTIONEN

ZUTATEN

60 ml salzarme Gemüsebrühe
125 EL Aprikosenmarmelade
1 EL salzarme Sojasoße
1 TL Reisessig
1 TL Speisestärke
100 g Zwiebeln, in Halbmonde geschnitten
2 Knoblauchzehen, fein gehackt
300 g Champignons, halbiert
150 g Karotte, in streichholzgroße Stifte geschnitten
100 g grüner Kohl, fein gehobelt
140 g Brokkoliröschen
140 g gelbe Zucchini, in halbmondförmige Scheiben geschnitten

ZUBEREITUNG

In einer kleinen Schüssel Gemüsebrühe, Marmelade, Sojasoße, Essig und Speisestärke verquirlen und beiseitestellen. In einem Wok oder einer großen Pfanne 2 EL Wasser auf mittlerer Flamme erhitzen. Zwiebeln und Knoblauch hineingeben und 5 Minuten unter Rühren dünsten. Champignons hinzufügen und weitere 2 Minuten dünsten. Karotten und Kohl zugeben und weitere 2 Minuten dünsten. Brokkoli und Zucchini hinzufügen und 2 Minuten bissfest dünsten. Die Soße über das Gemüse geben und umrühren. Köcheln lassen, bis die Soße leicht eindickt. Sofort servieren.

Tipp zur Zeitersparnis: Statt frischen Gemüses eine 450-Gramm-Packung gefrorenes Tiefkühl-Mischgemüse verwenden.

—CW

PRO PORTION (¼ des Rezepts): 162 Kalorien, 5 g Eiweiß, 38 g Kohlenhydrate, 23 g Zucker, 0,7 g Gesamtfettgehalt, 4 % Kalorien aus Fett, 7 g Ballaststoffe, 315 mg Natrium

Paprika mit Zucchini-Bohnen-Reis-Füllung

Falls Sie zufällig Reis und gekochte schwarze Bohnen übrig haben, ist dieses Rezept in wenigen Minuten zubereitet. Sie können auch einfach eine rote Paprika klein schneiden, etwas zerpflückten Blattsalat hinzufügen und das Gericht in einen fantastischen Salat umwandeln.

2 PORTIONEN ALS HAUPTGERICHT ODER 4 PORTIONEN ALS BEILAGE

ZUTATEN

80 g gekochter brauner Reis
165 g gekochte schwarze Bohnen
2 Zucchini, gewürfelt
6 Frühlingszwiebeln, in Ringe geschnitten
2 TL Pepitas (Kürbiskerne)
2 Knoblauchzehen, fein gehackt
1 EL frischer Oregano, gehackt
2 EL Apfelessig
Saft von 1 Limette
¼ TL Meersalz
½ TL schwarzer Pfeffer, frisch gemahlen
2 rote Paprika, halbiert, entsamt
optional: Salsa

ZUBEREITUNG

In einer großen Schüssel Reis, Bohnen, Zucchini, Frühlingszwiebeln, Pepitas, Knoblauch, Oregano, Essig, Limettensaft, Salz und Pfeffer vermengen. Die Paprikahälften damit füllen, auf Wunsch etwas Salsa darübergeben und servieren.

—JW

PRO PORTION (½ gefüllte Paprika): 187 Kalorien, 16 g Eiweiß, 54 g Kohlenhydrate, 13 g Zucker, 3 g Gesamtfettgehalt, 14 % Kalorien aus Fett, 16 g Ballaststoffe, 317 mg Natrium

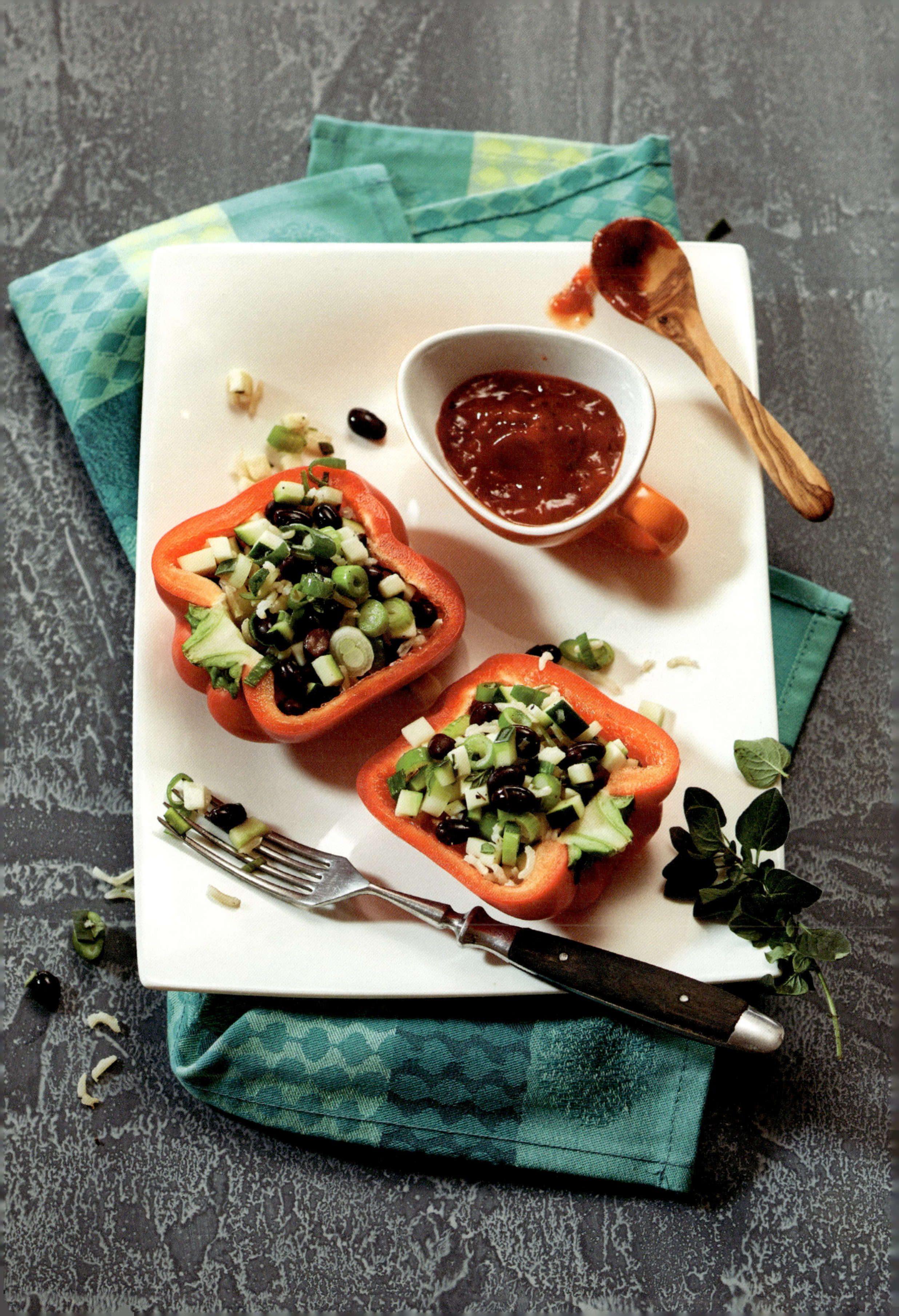

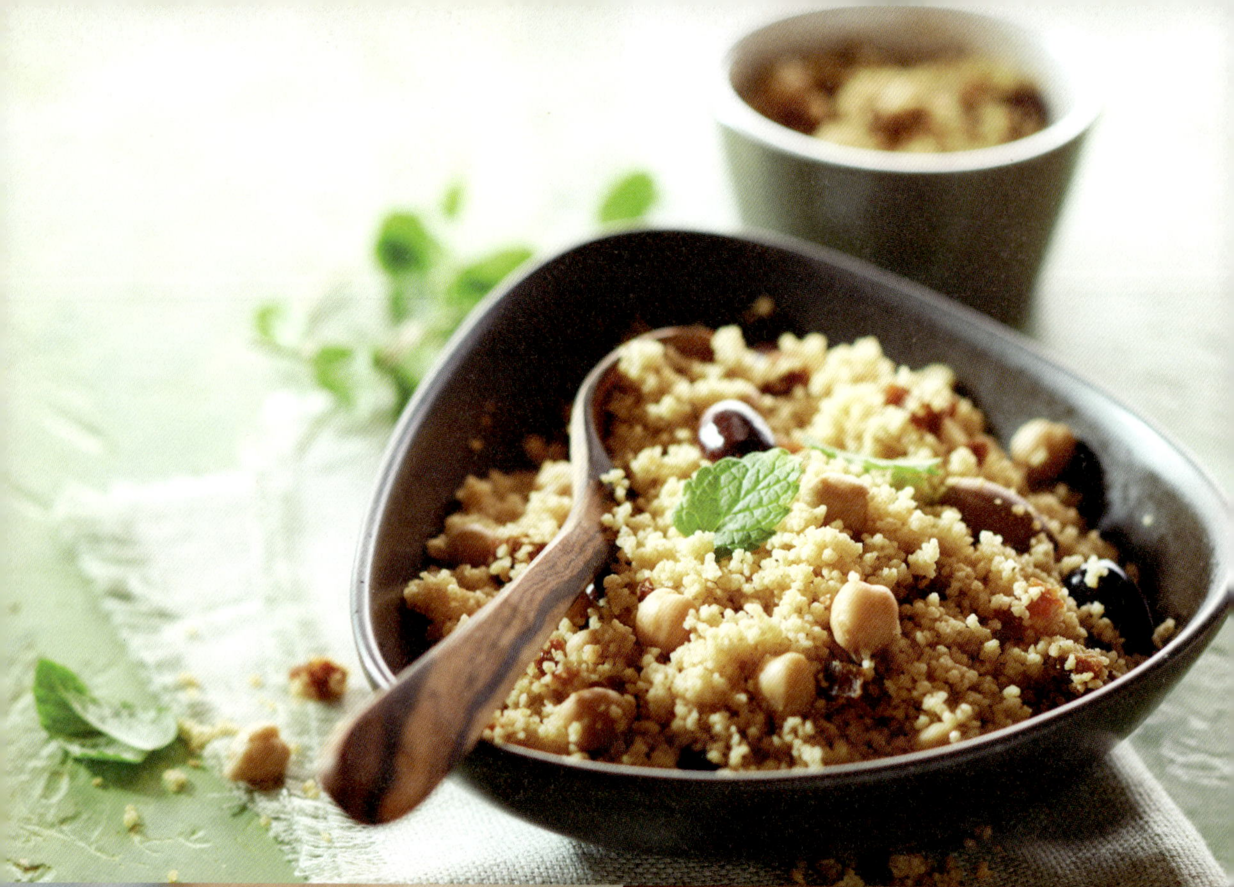
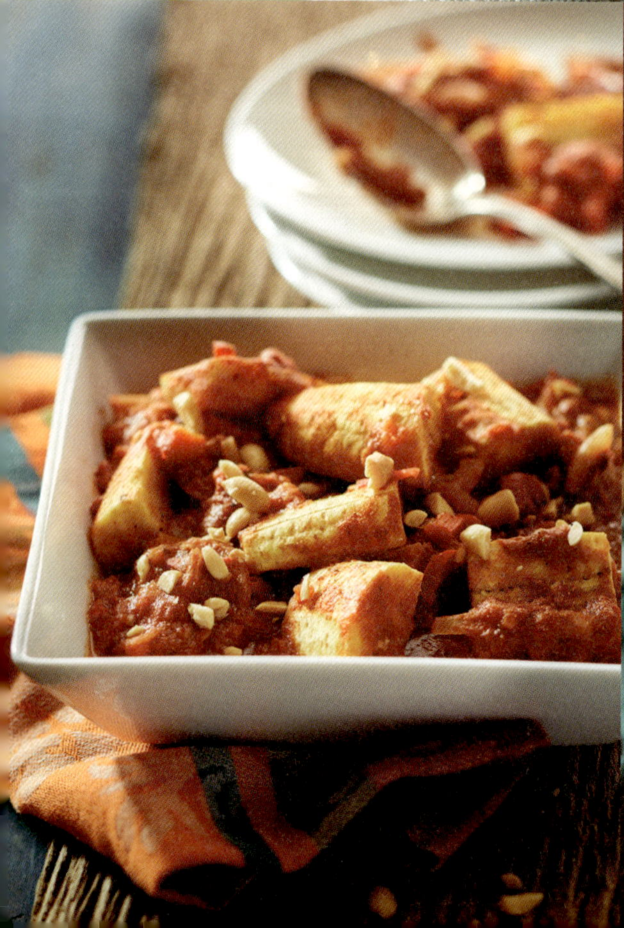
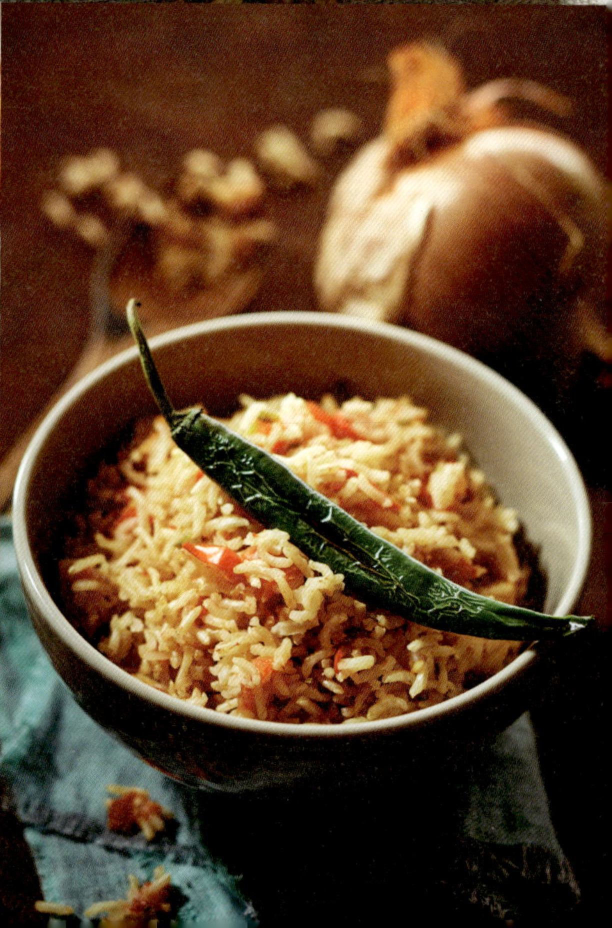

BEILAGEN

Gerösteter brauner Reis

Brauner Reis schmeckt fantastisch, wenn Sie das Geheimnis der Zubereitungsweise kennen. Wenn Sie ihn zuerst rösten und dann so wie Pasta kochen, wird er perfekt.

ERGIBT CIRCA 600 G

ZUTATEN

220 g brauner Rundkornreis
750 ml Wasser

ZUBEREITUNG

In einem Topf den Reis kurz mit Wasser spülen und dann so viel Wasser wie möglich abgießen. Den feuchten Reis auf hoher Flamme unter Rühren 1 bis 2 Minuten trocken rösten. Wasser hinzufügen, zum Kochen bringen, Flamme herunter stellen und den Reis circa 40 Minuten kochen, bis er weich ist, aber noch Biss hat. Überschüssiges Wasser abgießen (nicht so lang kochen, bis das gesamte Wasser aufgesogen ist). Vor dem Servieren mit Sonnenblumenkernen, Sesamsamen, Sojasoße oder einem Topping Ihrer Wahl verfeinern.

PRO PORTION (circa 100 g): 115 Kalorien, 3 g Eiweiß, 24 g Kohlenhydrate, 0,4 g Zucker, 0,9 g Fett, 7 % Kalorien aus Fett, 3 g Ballaststoffe, 5 mg Natrium

Kartoffeltraum

Dieses Gericht begeistert wirklich alle und könnte nicht einfacher in der Zubereitung sein. Mit gedünstetem Brokkoli und einem knackigen Salat schmeckt es besonders gut.

10 PORTIONEN

ZUTATEN

3 Karotten, geschält und in 1 cm dicke Scheiben geschnitten
1 mittelgroße bis große Süßkartoffel, geschält und in 2,5 cm dicke Stücke geschnitten
6 kleine rote Kartoffeln, in 2,5 cm große Stücke geschnitten
1 rote Zwiebel, geviertelt und in Scheiben geschnitten
1 gelbe Zwiebel, geviertelt und in Scheiben geschnitten
3 EL salzarme Sojasoße
3 EL Bragg Liquid Aminos
60 ml Wasser
1 TL Knoblauchpulver (ohne zugesetztes Salz)
½ TL italienische Kräutermischung (ohne zugesetztes Salz)

ZUBEREITUNG

Den Ofen auf 175 °C vorheizen und eine Auflaufform (circa 27 × 33 cm) mit Kochspray leicht einfetten. Gemüse in die Form geben und kurz vermischen. In einer kleinen Schüssel Sojasoße, Liquid Aminos, Wasser, Knoblauchpulver und italienische Gewürze verquirlen und über das Gemüse geben. Straff mit Alufolie abdecken und 1½ Stunden im Ofen backen. Gemüse umrühren und servieren.

—Rezept von Riva Gebel

PRO PORTION: 66 Kalorien, 2 g Eiweiß, 15 g Kohlenhydrate, 0,1 g Gesamtfettgehalt, 2 % Kalorien aus Fett, 2 g Ballaststoffe, 327 mg Natrium

Roter Reis

Das ist die mexikanische Variante von spanischem Reis, die mit den optionalen gerösteten Chilischoten einfach unschlagbar schmeckt!

4 PORTIONEN

ZUTATEN

½ gelbe Zwiebel, gehackt
4 Roma-Tomaten (oder 8 Tomatillos), gehackt
300 ml Wasser
1 TL weißer Essig
½ TL Meersalz
220 g brauner Reis
optional: 1 geröstete Poblano-Chilischote, fein gehackt, oder 2 bis 3 EL geröstete grüne Chilischoten, fein gehackt

ZUBEREITUNG

Einen Topf auf mittlerer Flamme erhitzen. Zwiebel hineingeben und 3 bis 4 Minuten unter regelmäßigem Rühren glasig anschwitzen. Tomaten, Wasser, Essig und Salz hinzufügen und zum Köcheln bringen. Reis einrühren und erneut zum Köcheln bringen. Abdecken, Flamme niedrig stellen und circa 25 Minuten kochen.

Optionen: Die gerösteten Chilischotenstücke zusammen mit den Tomaten hinzufügen. Wenn Sie die Chilischoten lieber selbst rösten möchten, statt Poblanos aus der Dose zu verwenden, legen Sie sie in eine Pfanne und rösten Sie sie ohne Öl auf mittlerer bis hoher Flamme, bis die geröstete Seite fast vollständig mit Blasen überzogen ist. Wenden Sie die Chilischote(n) und rösten Sie die zweite Seite. Lassen Sie sie abkühlen und ziehen Sie dann die schwarze Haut ab. Je flacher Ihre Chilischoten sind, umso besser lassen sie sich auf diese Art rösten.

—JW

PRO PORTION (¼ des Rezepts): 182 Kalorien, 4 g Eiweiß, 38 g Kohlenhydrate, 2 g Zucker, 1 g Gesamtfettgehalt, 7 % Kalorien aus Fett, 2 g Ballaststoffe, 146 mg Natrium

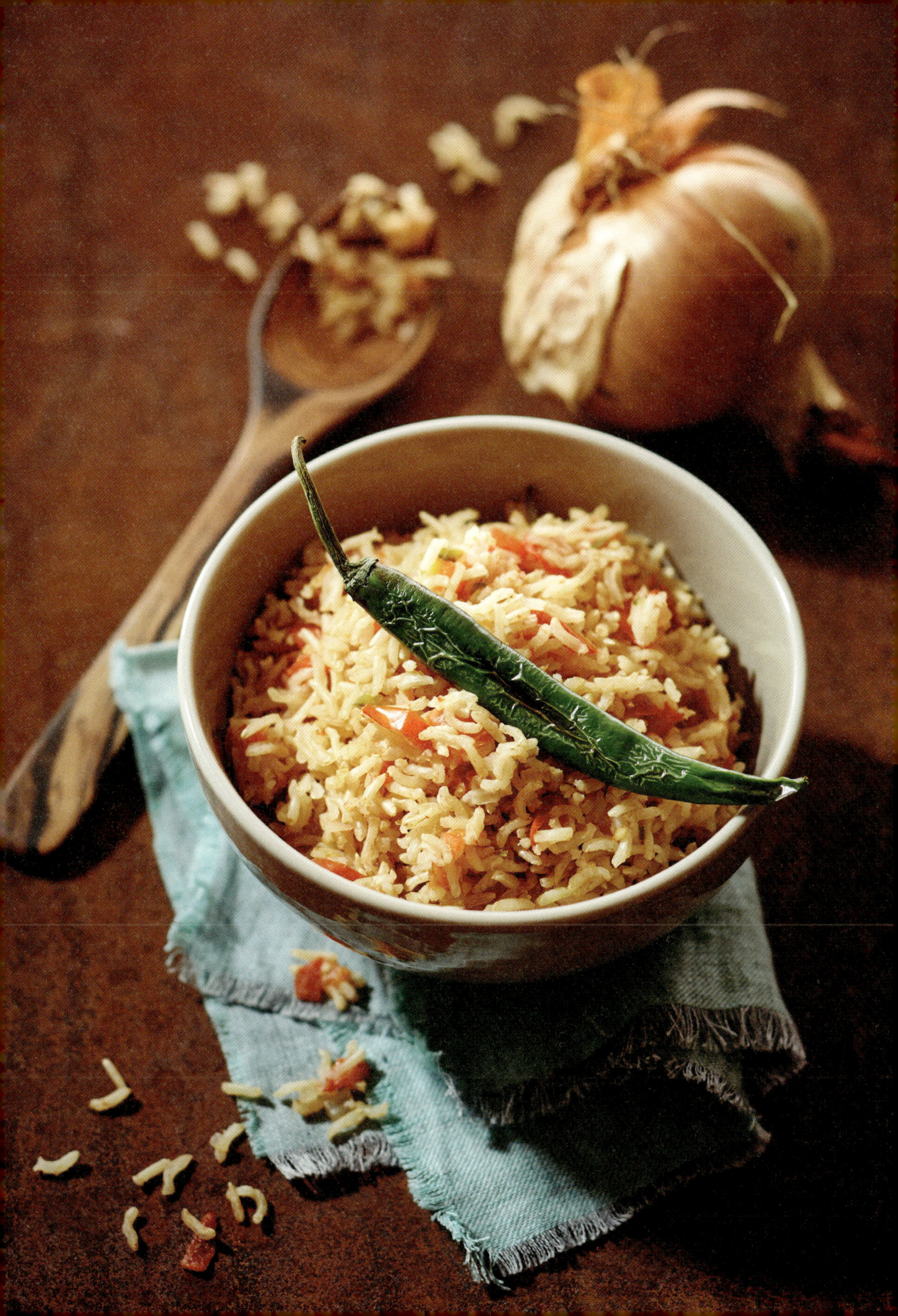

Sechs Zubereitungsarten für Süßkartoffeln

Süßkartoffeln gehören zu den gesündesten Dingen, die aus dem Schoß der Erde sprießen. Sie sind randvoll mit Beta-Carotin und von Natur aus süß und ergeben für sich allein praktisch schon eine perfekte Mahlzeit. Es gibt unzählige Möglichkeiten, diese köstlichen Kraftpakete zuzubereiten. Hier finden Sie sechs sehr einfache Varianten:

Gekocht. Süßkartoffeln schälen, in größere Stücke schneiden, in kochendes Wasser geben und circa 20 Minuten weich kochen. Abgießen und mit einer Gabel zerdrücken oder mit einem Pürierstab zu Mus verarbeiten. Auf Wunsch etwas Orangensaft oder braunen Zucker einrühren oder mit Zimt bestreuen.

Gedünstet. Die Süßkartoffeln in 5 cm dicke Scheiben schneiden und circa 5 Minuten in einem Dämpfeinsatz dünsten. Mit Kreuzkümmel und Chilipulver würzen. Zerdrücken, frisch gehacktes Koriandergrün unterheben und auf Reis servieren.
Eine andere Würzart ist das Vermischen von 2 EL veganer Mayonnaise mit dem Saft einer Limette und 1 ½ TL Currypulver. Den Mix unter die zerdrückten Süßkartoffeln rühren und mit frisch gehacktem Koriandergrün bestreuen.

Gebacken. Die Schale etwas befeuchten, mit einer Gabel einstechen und die Süßkartoffeln auf ein mit Backpapier ausgelegtes Backblech oder in eine Auflaufform legen und bei 175 °C circa 40 Minuten im Ofen backen. Mit etwas Salz und Pfeffer würzen.

Für eine besonders cremige und alternative Variante den Ofen auf 230 °C vorheizen. Die Süßkartoffeln direkt auf den Grillrost legen und ein Backblech darunterschieben, um eventuell austretende Flüssigkeit aufzufangen. Keine Löcher in die Süßkartoffeln stechen. 20 Minuten backen, die Temperatur auf 175 °C herunterstellen und weitere 60 Minuten backen.

Besonders extravagant wird es so: 1 bis 2 Süßkartoffeln schälen, in 1 cm dicke Scheiben schneiden und in eine Auflaufform legen. In einer kleinen Schüssel 60 ml Reisessig, 2 EL salzarme Sojasoße und 1 TL getrockneten Oregano oder Rosmarin verquirlen und über die Süßkartoffelscheiben gießen. Die Auflaufform mit Alufolie abdecken und die Süßkartoffeln 20 Minuten bei 200 °C backen. Folie entfernen und weitere 10 Minuten backen.

Geröstet. In 5 cm große Würfel schneiden und bei 230 °C allein oder zusammen mit Zwiebeln, Rosenkohl oder anderem Wurzelgemüse im Ofen rösten.

In der Mikrowelle. Süßkartoffeln von allen Seiten mit einer Gabel einstechen und in die Mikrowelle legen. Mit einem Stück Küchenpapier abdecken und auf hoher Stufe 3 bis 4 Minuten garen. Mit etwas Salz und Pfeffer bestreuen oder als süße Variante mit gehackten Walnüssen oder Datteln und Zimt servieren.

Schonend langsam gegart. Süßkartoffeln waschen, aber nicht trocken tupfen. Einen Schongarer mit so viel Wasser wie möglich füllen. Die Süßkartoffeln müssen nicht eingestochen werden, und Kochflüssigkeit wird auch nicht benötigt. Auf niedriger Stufe 7 Stunden garen, bis die Süßkartoffeln weich sind. Halbieren und so genießen oder schälen und zu Mus zerdrücken.

Wussten Sie, dass Sie Süßkartoffeln auch als Verdickungsmittel beim Kochen von Suppen verwenden können? Besonders gut funktioniert dies bei Brokkolisuppen oder Chili-Eintöpfen.

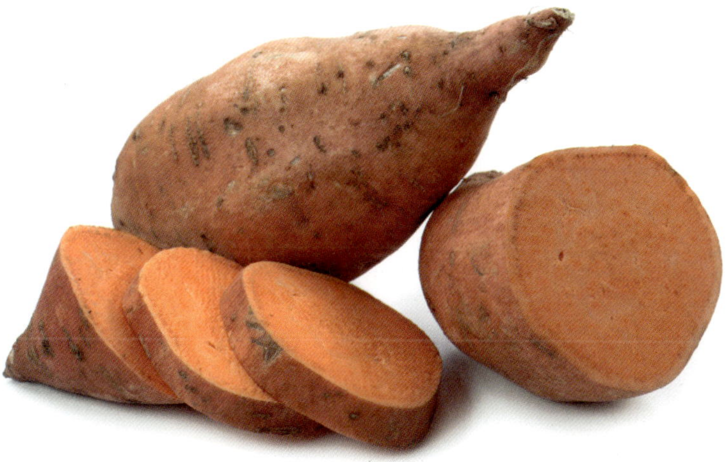

PRO MITTELGROSSE SÜSSKARTOFFEL: 103 Kalorien, 2 g Eiweiß, 24 g Kohlenhydrate, 7 g Zucker, 0,2 g Gesamtfettgehalt, 1 % Kalorien aus Fett, 4 g Ballaststoffe, 41 mg Natrium

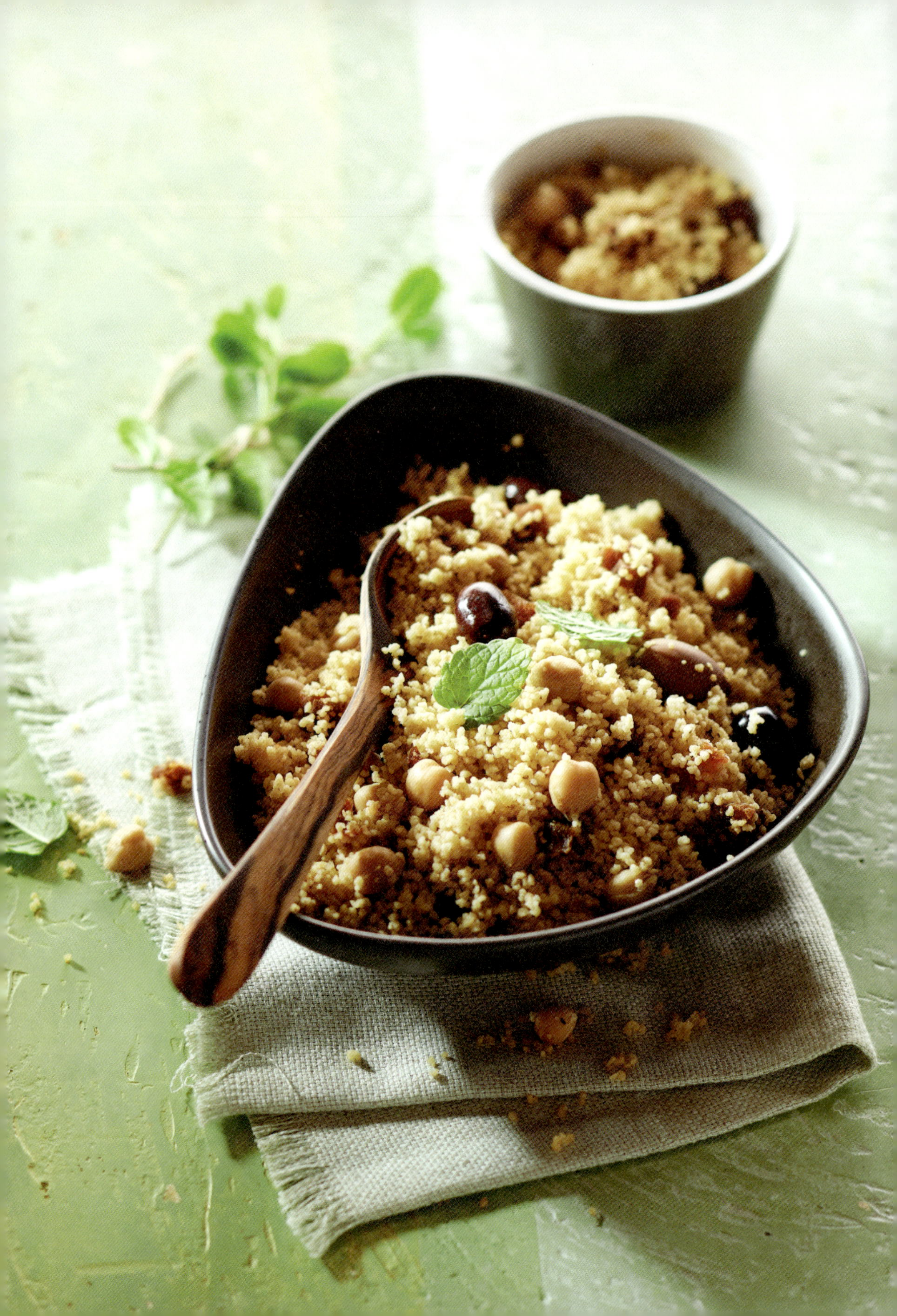

Marokkanischer Minz-Couscous

Dieses Couscous-Gericht erhält sein Aroma von marokkanischem Minztee, einem Gunpowder-Tee mit zu Kügelchen aufgerollten Teeblättern, der mit reichlich Minze aromatisiert wird. Dadurch entsteht ein vollmundiger Geschmack, der wunderbar mit den süßen Aprikosen, der scharfen Chilipaste und den salzigen Oliven harmoniert.

3 PORTIONEN

ZUTATEN

180 ml heißer marokkanischer Minztee (Grüntee mit Minzaroma)
120 g Couscous, ungekocht
4 bis 5 Trockenaprikosen, gehackt
8 bis 10 schwarze Oliven, entsteint, oder entsteinte ganze Kalamata-Oliven
1 EL Chilipaste, vorzugsweise Harissa-Soße
85 g Kichererbsen, gekocht oder aus der Dose, abgegossen und gespült

ZUBEREITUNG

In einer mittelgroßen Schüssel den heißen Tee mit dem Couscous verrühren. Während der Couscous die Flüssigkeit aufsaugt, diesen langsam mit einer Gabel auflockern. Die restlichen Zutaten hinzufügen, umrühren und servieren.

—JW

PRO PORTION (⅓ des Rezepts): 404 Kalorien, 14 g Eiweiß, 19 g Kohlenhydrate, 11 g Zucker, 3 g Gesamtfettgehalt, 11 % Kalorien aus Fett, 9 g Ballaststoffe, 258 mg Natrium

Kochbananen in Kreuzkümmel-Tomatensoße

Die ostafrikanische Küche ist stark von der indischen beeinflusst, hat aber rustikalere, erdigere Aromen.

2 PORTIONEN

ZUTATEN

1½ TL Kreuzkümmelsamen
1 EL Koriandersamen
½ Zwiebel, in Scheiben geschnitten
1 rote Paprika, entsamt und gewürfelt
3 Knoblauchzehen, fein gehackt
4 Roma-Tomaten, gehackt, oder 340 g stückige Tomaten aus der Dose
¼ TL Meersalz
3 Kochbananen, längs halbiert und in circa 7 cm lange Streifen geschnitten
optional: 1 Jalapeño-Schote, fein gehackt; ¼ TL Kurkumapulver; 100 g Kohlblätter, gehackt; 2 EL Erdnüsse, gehackt

ZUBEREITUNG

In einer großen Pfanne die Kreuzkümmel- und Koriandersamen circa 1½ Minuten auf mittlerer Flamme rösten, bis die Koriandersamen aufplatzen. Zwiebel und Paprika hineingeben und 4 bis 5 Minuten braten, bis die Zwiebel zu bräunen beginnt. Knoblauch hinzufügen und 1 weitere Minute braten. Tomaten und Salz einrühren und schmoren, bis die Tomaten zu einer Soße reduziert sind. Kochbananen hineingeben und köcheln, bis diese weich, aber nicht matschig sind. Dabei immer wieder etwas Wasser einrühren, damit die Soße die Kochbananen teilweise bedeckt.

Optionen: Wenn verwendet, die Jalapeño-Schote, das Kurkumapulver und den Kohl zusammen mit den Tomaten zugeben. Das Kurkuma verleiht diesem Gericht eine intensive Curry-Note, während die Kohlblätter fantastisch mit der Kreuzkümmel-Tomatensoße harmonieren. Die Erdnüsse werden am Ende als Garnierung über das Gericht gestreut.

—JW

PRO PORTION (½ des Rezepts): 398 Kalorien, 6 g Eiweiß, 101 g Kohlenhydrate, 48 g Zucker, 2 g Gesamtfettgehalt, 5 % Kalorien aus Fett, 12 g Ballaststoffe, 301 mg Natrium

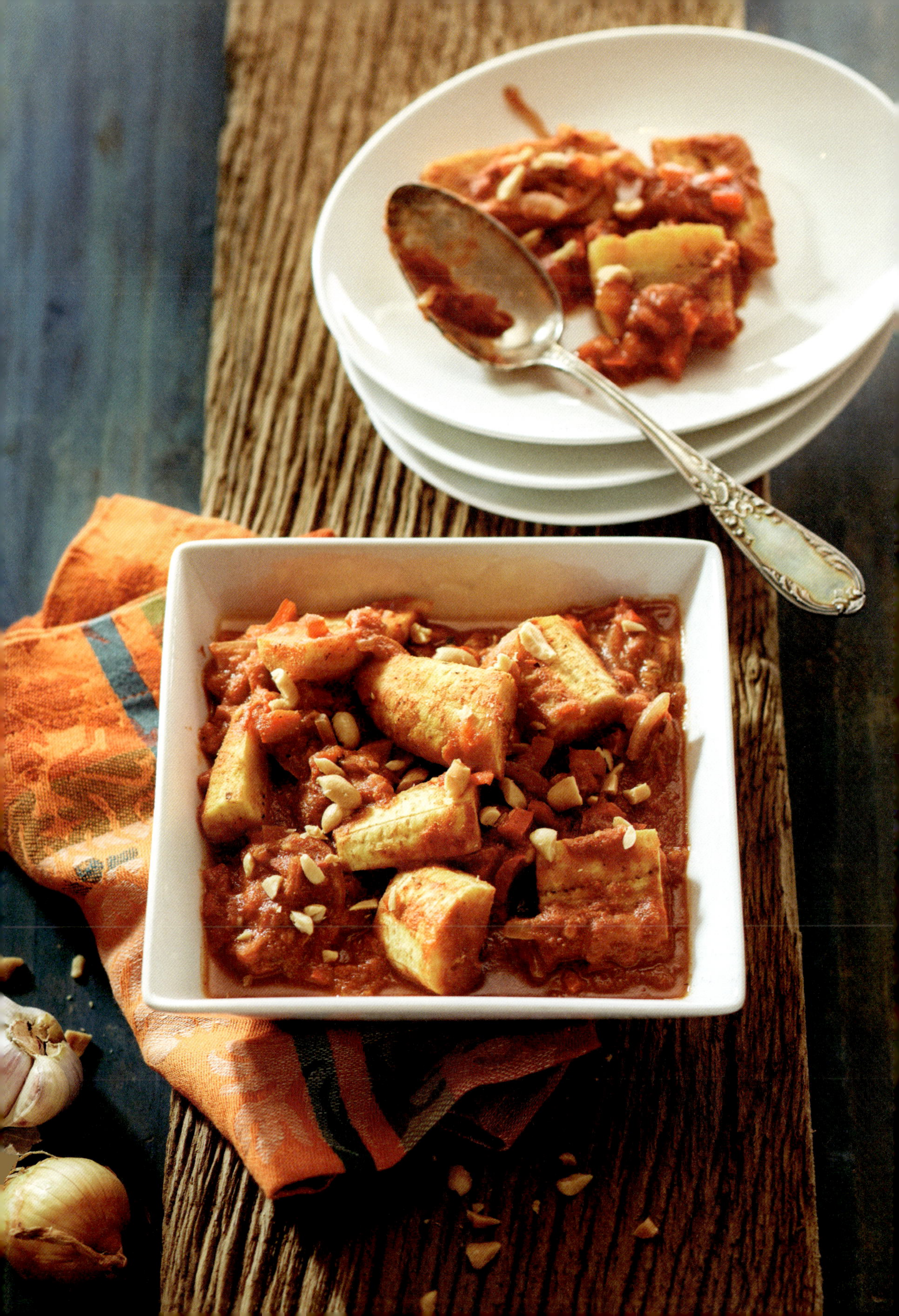

Ostafrikanisches Quinoa-Pilaw

Pilaw wird traditionell mit Reis zubereitet, doch ist der nussige Quinoa-Geschmack in diesem Rezept die perfekte Grundlage für die aromatischen ostafrikanischen Gewürze.

3 PORTIONEN

ZUTATEN

250 g Quinoa
1 rote Zwiebel, gewürfelt
1 Karotte, gewürfelt
1 EL Koriandersamen
1 TL Kreuzkümmelsamen
2 Knoblauchzehen, fein gehackt
2 TL Ingwer, fein gehackt
1 Serrano-Chilischote, fein gehackt (für weniger Schärfe durch ½ bis 1 Jalapeño-Chilischote ersetzen)
3 Roma-Tomaten, gehackt
100 g grüner Kohl (oder Grünkohl oder Sareptasenf), entstielt
½ TL Kardamom, gemahlen
½ TL Zimt, gemahlen
¼ TL Meersalz
optional: 2 EL Mandelscheiben

ZUBEREITUNG

Quinoa 20 Minuten im Dampfgarer mit kleinen Löchern garen. (Es ist nicht schlimm, wenn einige Quinoakörner ins Wasser fallen.) Einen mittelgroßen Topf auf mittlerer Flamme erhitzen. Zwiebel und Karotte hineingeben und 3 Minuten braten, bis sie gerade weich sind. Koriander- und Kreuzkümmelsamen hinzufügen und circa 1 Minute braten. Knoblauch, Ingwer und Chilischote hinzufügen und 1 weitere Minute braten. Tomaten, Kohl, Kardamom, Zimt und Salz einrühren und circa 5 Minuten garen, bis der Kohl weich, aber bissfest ist. Die fertige Quinoa einrühren und auf Wunsch mit Mandelscheiben bestreuen.

—JW

PRO PORTION: 324 Kalorien, 15,6 g Eiweiß, 62 g Kohlenhydrate, 4 g Zucker, 5 g Gesamtfettgehalt, 14 % Kalorien aus Fett, 9 g Ballaststoffe, 334 mg Natrium

SOSSEN

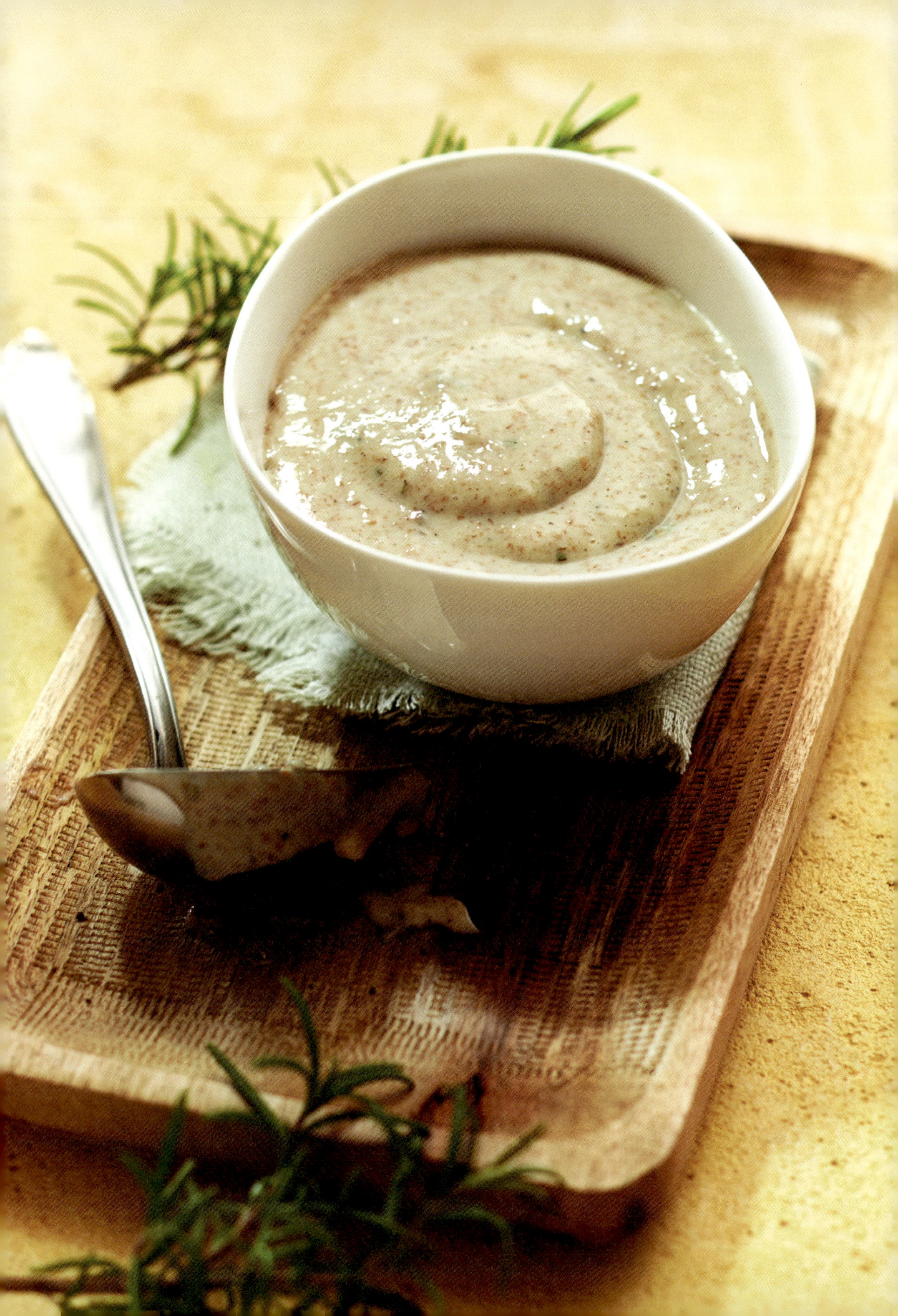

Cremige Soße

Dies ist eine gesunde Variante der typischen Bratensoße, wie sie traditionell in den Südstaaten der USA zubereitet wird. Ihren aromatischen Geschmack verdankt sie nicht wie gewöhnlich Milch und Fett, sondern dem Pfeffer und den anderen hier verwendeten Gewürzen.

ERGIBT CIRCA 250 ML

ZUTATEN

3 EL feines Vollkornweizenmehl
1/8 TL Meersalz
½ bis 1 TL schwarzer Pfeffer, geschrotet
250 ml ungesüßte Soja- oder Mandelmilch
optional: 1 TL frischer Rosmarin, gehackt; 1 Knoblauchzehe, fein gehackt; ¼ TL zerstoßener roter Pfeffer; 1 TL Muskatnuss, gerieben, oder ½ Zwiebel, fein gehackt

ZUBEREITUNG

Eine große Pfanne auf mittlerer Flamme erhitzen. Mehl, Salz und Pfeffer einrühren und circa 2 Minuten rösten, bis ein nussiges Aroma entsteht. Nach und nach jeweils circa 1 Viertel der Sojamilch einrühren und vor jedem Nachgießen abwarten, bis sich eine homogene Soße gebildet hat. Die Soße circa 5 Minuten köcheln. Sollte sie Klümpchen bilden, die Soße 30 Sekunden im Mixer pürieren und dann zurück in die Pfanne gießen.

Optionen: Rosmarin und/oder Knoblauch gleich nach dem Zugießen und Einrühren der gesamten Sojamilch unterrühren. Wenn Sie den Muskat und die Zwiebel zum Grundrezept hinzufügen, wenn die Soße zu köcheln beginnt, wird daraus eine klassische französische Béchamelsoße.

—JW

PRO 125 ML: 90 Kalorien, 5 g Eiweiß, 12 g Kohlenhydrate, 0,5 g Zucker, 2 g Gesamtfettgehalt, 22 % Kalorien aus Fett, 2 g Ballaststoffe, 315 mg Natrium

Chimichurri-Soße

Diese Soße ist eine geschmacksintensive Bereicherung aller herzhaften Gerichte und verstärkt deren Eigengeschmack noch. Verwenden Sie sie sparsam, d.h. ungefähr in der Menge, die Sie zum Bestreichen eines Sandwiches mit Senf benutzen würden.

ERGIBT CIRCA 60 ML

ZUTATEN

1 große Handvoll frische Petersilie, grob gehackt
3 EL Weißweinessig
2 EL Wasser
3 ganze Knoblauchzehen, geschält
1/8 TL Meersalz
1/2 TL schwarzer Pfeffer, frisch gemahlen
optional: 2 EL geröstete grüne Chilischoten, fein gehackt oder 1 frische Jalapeño-Schote, fein gehackt; 1 EL frische Oreganoblättchen; einige Spritzer frisch gepressten Limettensaft

ZUBEREITUNG

Alle Zutaten (einschließlich der optionalen Zutaten, wenn gewünscht) in einen Mixer geben und zu einer glatten Soße pürieren.

—JW

PRO 60 ML: 29 Kalorien, 1 g Eiweiß, 4 g Kohlenhydrate, 0,3 g Zucker, 0,2 g Gesamtfettgehalt, 25 % Kalorien aus Fett, 0,8 g Ballaststoffe, 327 mg Natrium

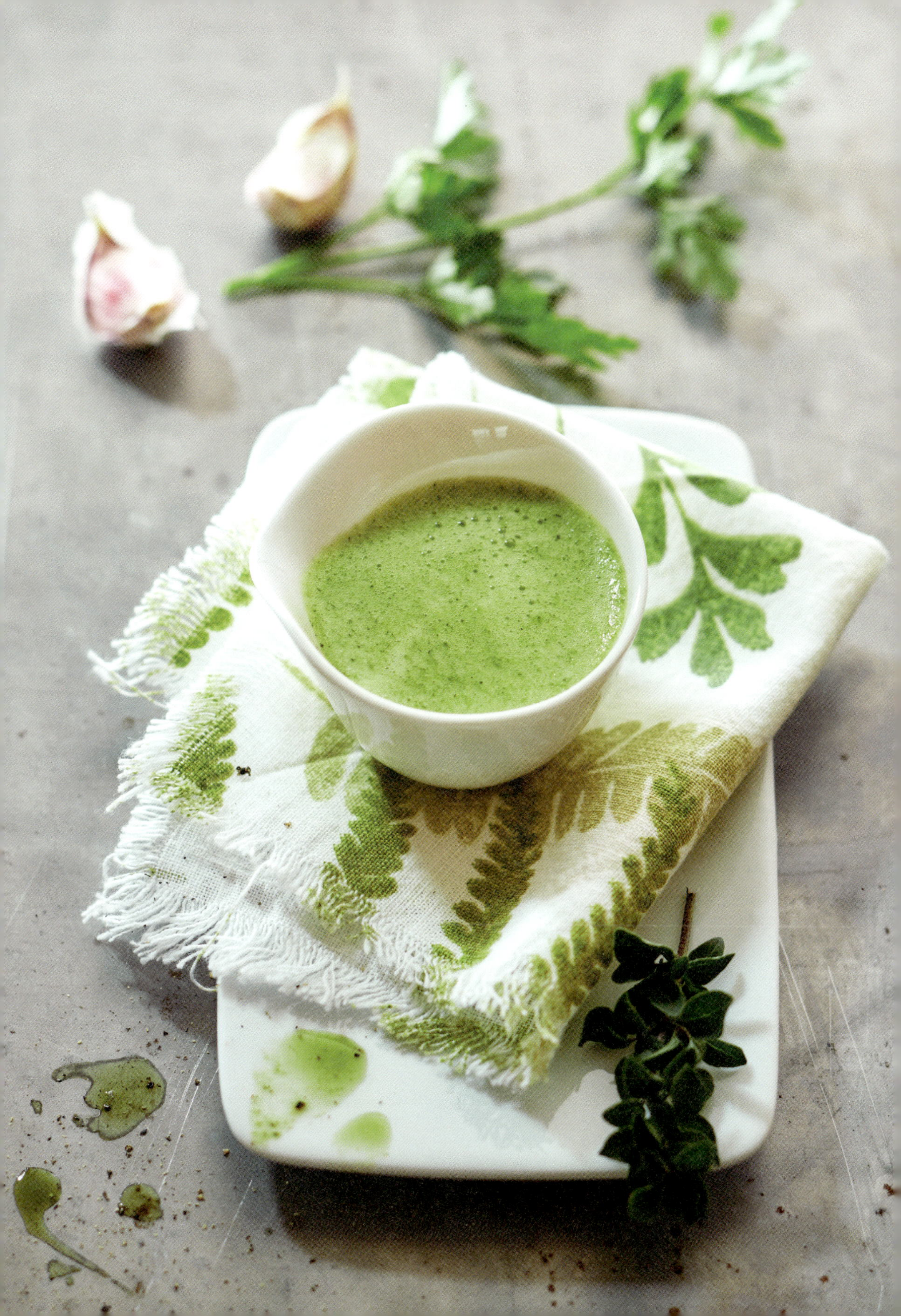

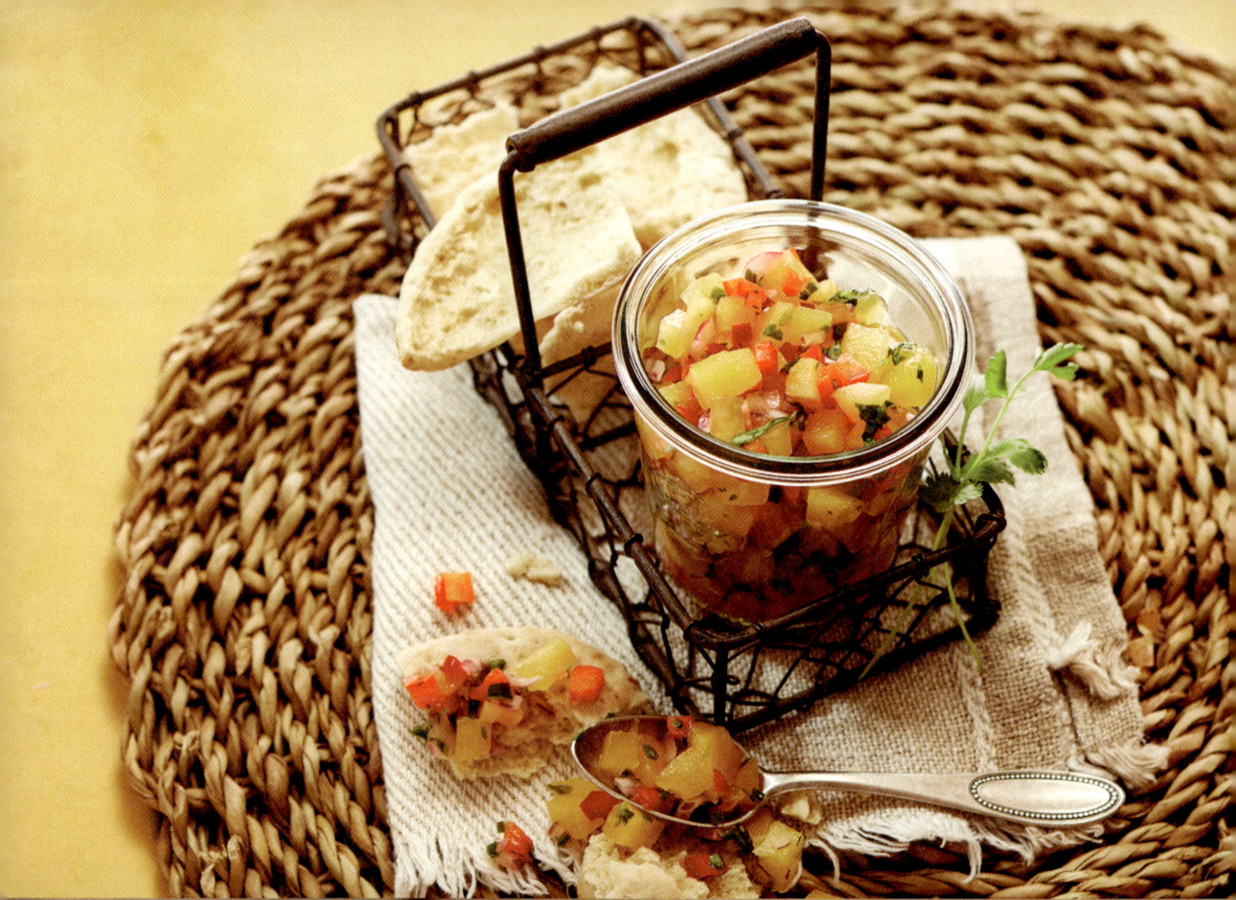

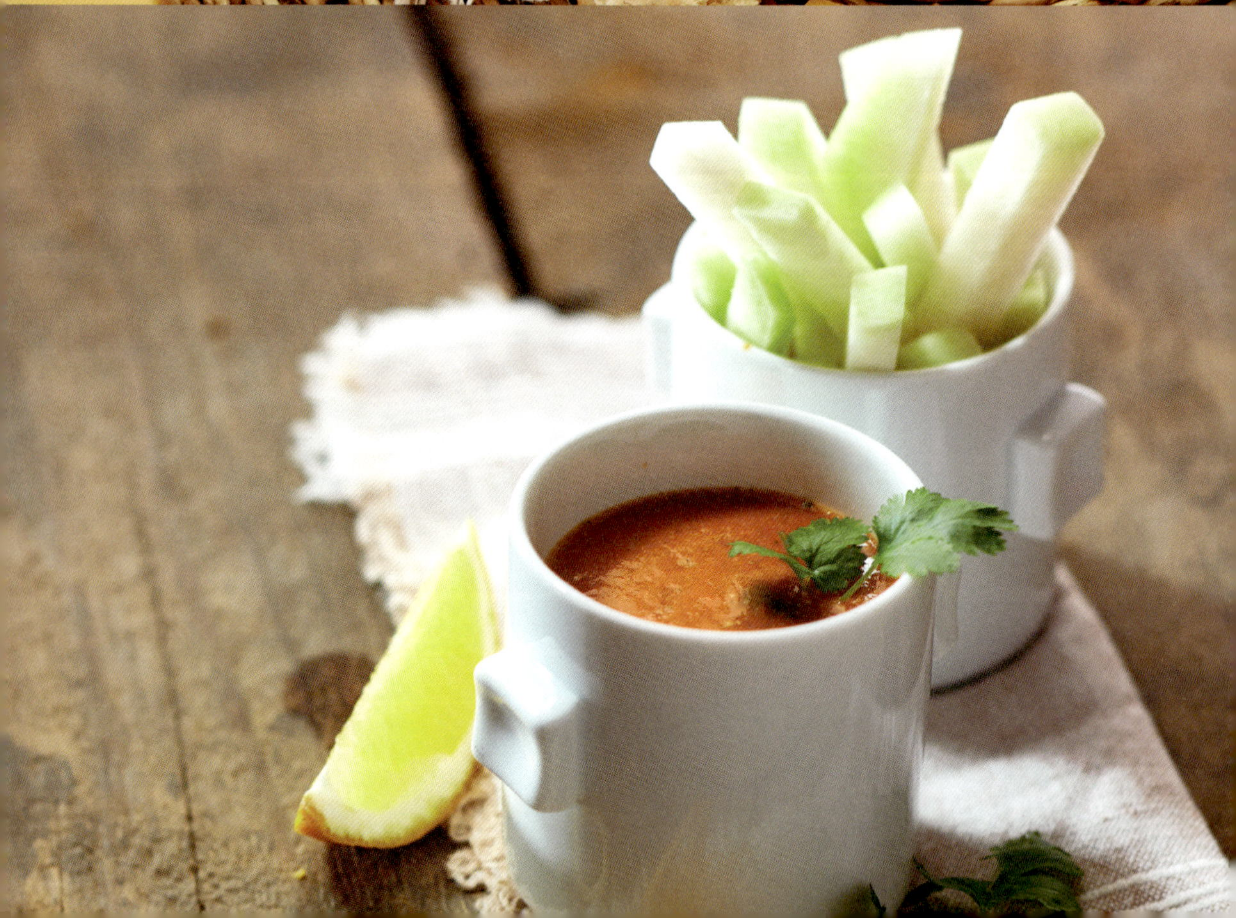

AUFSTRICHE, DIPS UND SNACKS

Pfirsich-Salsa und gebackene Pita-Chips

Diese aromatische Salsa wird der Hit auf Ihrer nächsten Party!

ERGIBT CIRCA 500 ML SALSA (4 PORTIONEN)

ZUTATEN

200 g Pfirsiche, gewürfelt
4 EL rote Zwiebeln, gewürfelt
4 EL rote Paprika, fein gewürfelt
2 EL frischer Koriander, gehackt
1 EL Jalapeño-Chilischote, entsamt, fein gehackt
Saft von 2 Limetten
⅛ TL Meersalz
4 Vollkornweizen-Pitabrote, geviertelt und auseinandergerissen

ZUBEREITUNG

Ofen auf 190 °C vorheizen. In einer mittelgroßen Schüssel Pfirsiche, Zwiebeln, Paprika, Koriander, Jalapeño-Chilischote, Limettensaft und Salz vermischen. Abdecken und vor dem Servieren 1 Stunde im Kühlschrank kalt stellen.

Für die Pitachips die Pitastücke auf ein mit Backpapier ausgelegtes Backblech legen und 5 Minuten im Ofen backen oder bis die Chips kross sind. Aus dem Ofen nehmen, abkühlen lassen und mit der Salsa servieren.

—CW

PRO PORTION (125 ml): 155 Kalorien, 5 g Eiweiß, 33 g Kohlenhydrate, 10 g Zucker, 1 g Gesamtfettgehalt, 8 % Kalorien aus Fett, 5 g Ballaststoffe, 314 mg Natrium

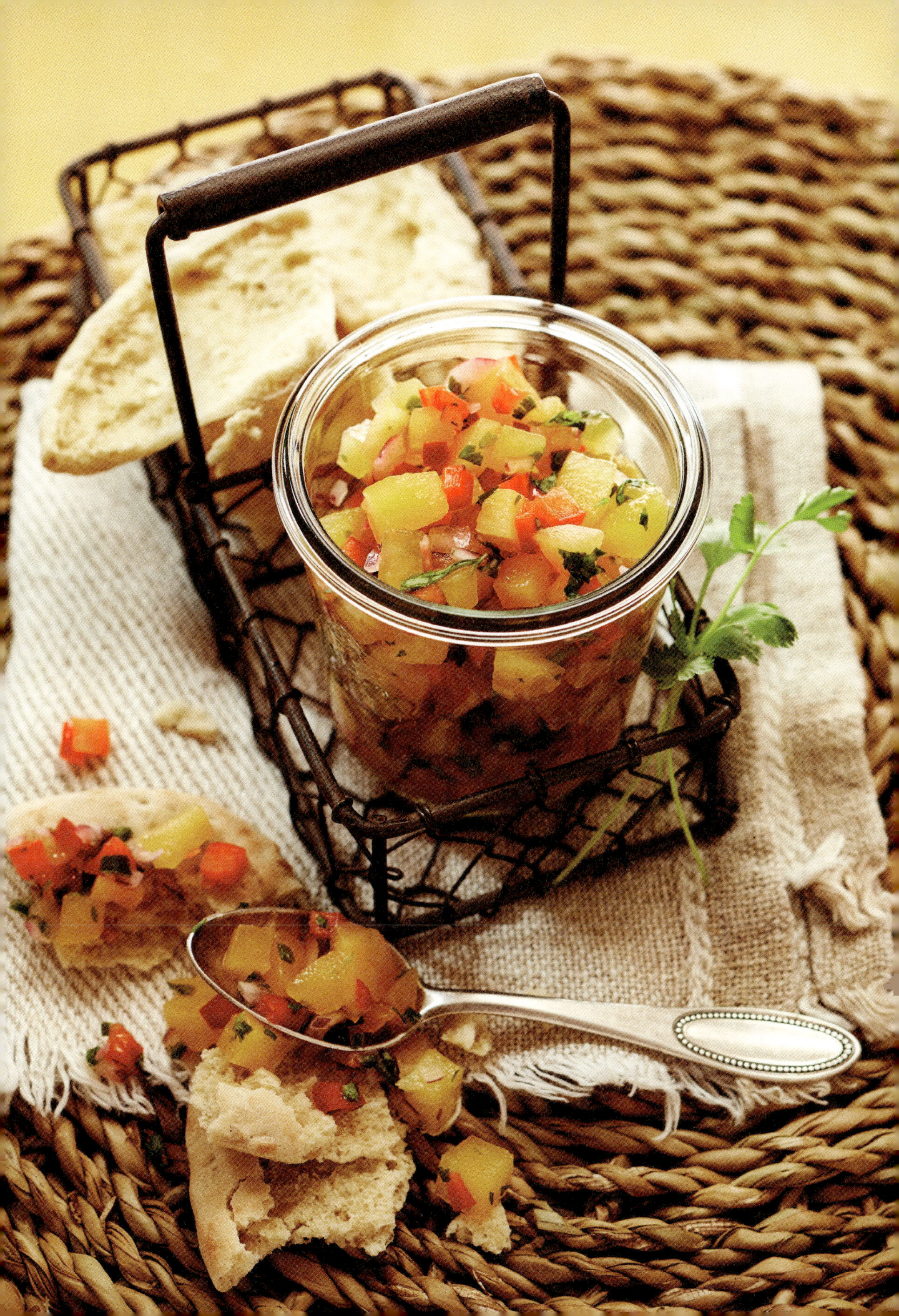

Weiße-Bohnen-Pâté

Servieren Sie diesen leckeren Dip mit Ihrem rohen Lieblingsgemüse und genießen Sie einen wunderbar gesunden Snack.

ERGIBT ETWA 500 ML (4 PORTIONEN)

ZUTATEN

1 ungeschälte Zwiebel, halbiert
425 g weiße Bohnen aus der Dose, abgegossen und gespült
2 Knoblauchzehen, fein gehackt
1½ EL Balsamico-Essig
Meersalz und frisch gemahlener schwarzer Pfeffer

ZUBEREITUNG

Den Ofen auf 175 °C vorheizen. Die Zwiebelhälften mit der Schnittseite nach unten in eine kleine Auflaufform legen. 1 Stunde im Ofen backen oder bis die Zwiebel sehr weich ist und die Haut sich leicht abziehen lässt. Die gebackene Zwiebel, Bohnen, Knoblauch und Essig in eine Küchenmaschine oder in einen Mixer geben. Bei Bedarf etwas Wasser zugeben und zu einem glatten Pâté pürieren. Nach Geschmack mit Salz und Pfeffer würzen. In eine Schüssel geben, abdecken und 1 Stunde im Kühlschrank durchziehen lassen. Mit Sellerie- oder Karottenstäbchen oder einem anderen rohen aufgeschnittenem Gemüse Ihrer Wahl servieren.

—CW

PRO PORTION (125 ml): 119 Kalorien, 7 g Eiweiß, 22 g Kohlenhydrate, 2 g Zucker, 0,3 g Gesamtfettgehalt, 2 % Kalorien aus Fett, 5 g Ballaststoffe, 371 mg Natrium

Mango und Wassermelone mit Limette und Chili

Frisches Obst mit Limettensaft und einer Prise Chilipulver ist ein beliebter Snack in Mexiko. Die Säure des Limettensafts ergänzt die Süße des Obsts perfekt, und das Chilipulver gibt dem Ganzen ordentlich Pfiff.

1 PORTION

ZUTATEN

1 Mango, geschält, entsteint und in Scheiben geschnitten
2 Spalten Wassermelone
Saft von 1 Limette
1 Prise Chilipulver

ZUBEREITUNG

Die Mango um den Kern herum halbieren. Die Mango vorsichtig scheibenweise bis zur Schale einschneiden und dabei die Schale nicht zerschneiden. Die Mangoscheiben mit einem Löffel aus der Schale herausschälen. Limettensaft über die Mango- und Wassermelonenscheiben träufeln und mit Chilipulver bestreuen.

Tipp: Mangos haben einen langen, dünnen Kern, der längs in der Frucht liegt. Schneiden Sie die Mango längs bis zur Mitte ein. Wenn Sie auf den Kern stoßen, schneiden Sie vorsichtig am Kern entlang, um so viel wie möglich Fruchtfleisch in beiden Mangohälften zu haben. Es ist wahrscheinlichsten am einfachsten und am sichersten, wenn Sie die Mango zum Schneiden auf ein Küchenbrett legen.

—JW

PRO PORTION: 307 Kalorien, 5 g Eiweiß, 79 g Kohlenhydrate, 66 g Zucker, 2 g Gesamtfettgehalt, 5 % Kalorien aus Fett, 6 g Ballaststoffe, 110 mg Natrium

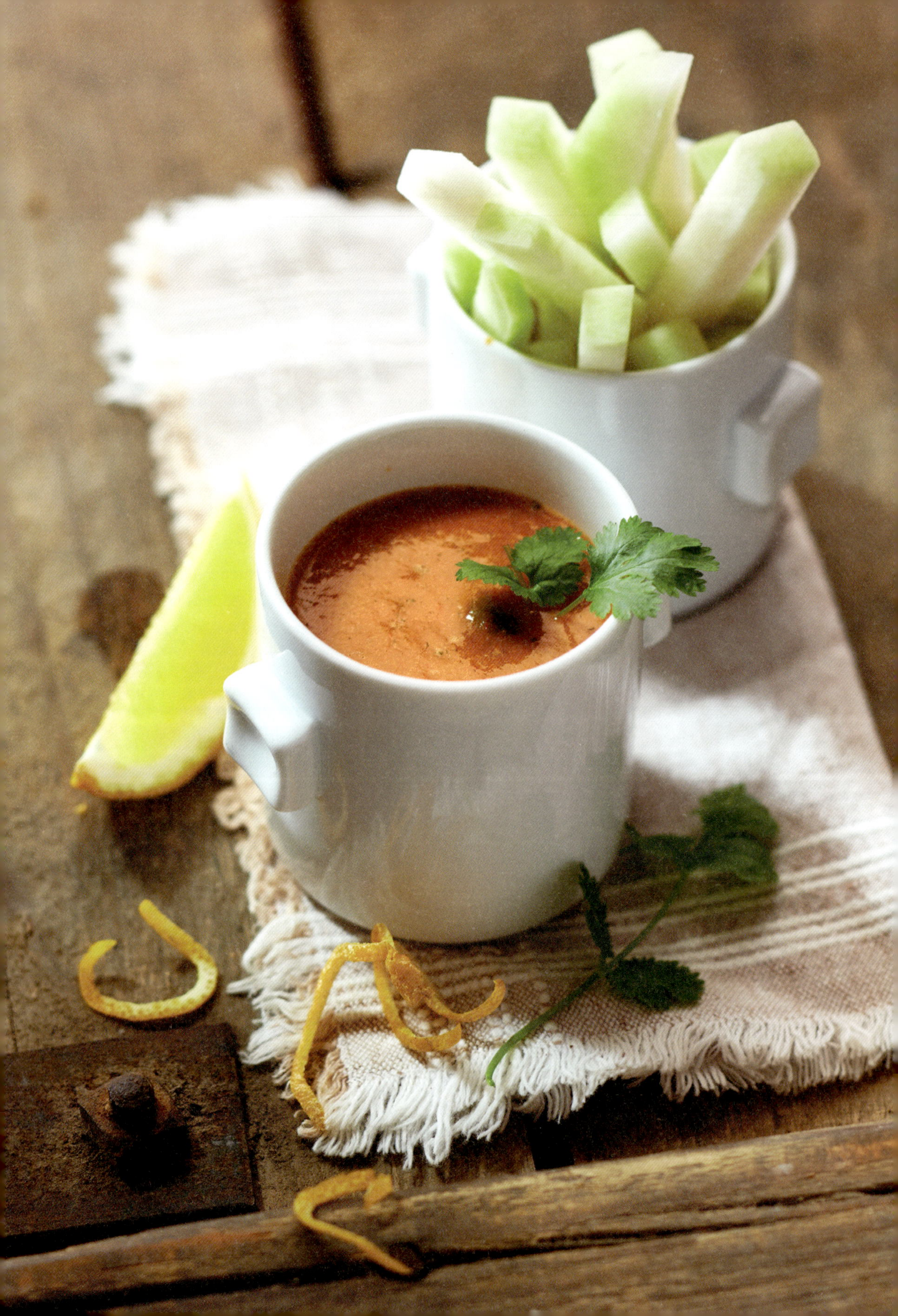

Yambohnen-Stifte (Jicama) mit Orangen-Paprika-Dip

Yambohnen oder Jicama sind Wurzelknollen mit einem knackig-erfrischenden Geschmack. Zusammen mit diesem Zitrus-Paprika-Dip oder mit einfachem süßem Senf schmecken sie wunderbar.

1 PORTION

ZUTATEN

½ kleine Yambohne, geschält (alternativ können Sie Kohlrabi oder Sellerie nehmen)
Saft von 1 Orange
Saft von 1 Limette
2 EL frische Korianderblätter
2 geröstete rote Paprika
1 Prise Salz

ZUBEREITUNG

Die Yambohne halbieren und die zweite Hälfte für weitere Snacks oder Salate aufbewahren. In 1 cm dicke Scheiben und danach in Stifte schneiden. Orangen- und Limettensaft, Koriander, geröstete Paprika und Salz in eine Küchenmaschine oder in einen Mixer geben und glatt pürieren. Den Dip zusammen mit den Yambohnen-Stiften servieren.

Tipp: Beim Schälen der Yambohne lieber ein scharfes Gemüsemesser als einen Gemüseschäler verwenden, um etwa 0,5 cm der harten, holzigen äußeren Schale zu entfernen.

—JW

PRO PORTION: 170 Kalorien, 4 g Eiweiß, 39 g Kohlenhydrate, 21 g Zucker, 0,9 g Gesamtfettgehalt, 5 % Kalorien aus Fett, 14 g Ballaststoffe, 163 mg Natrium

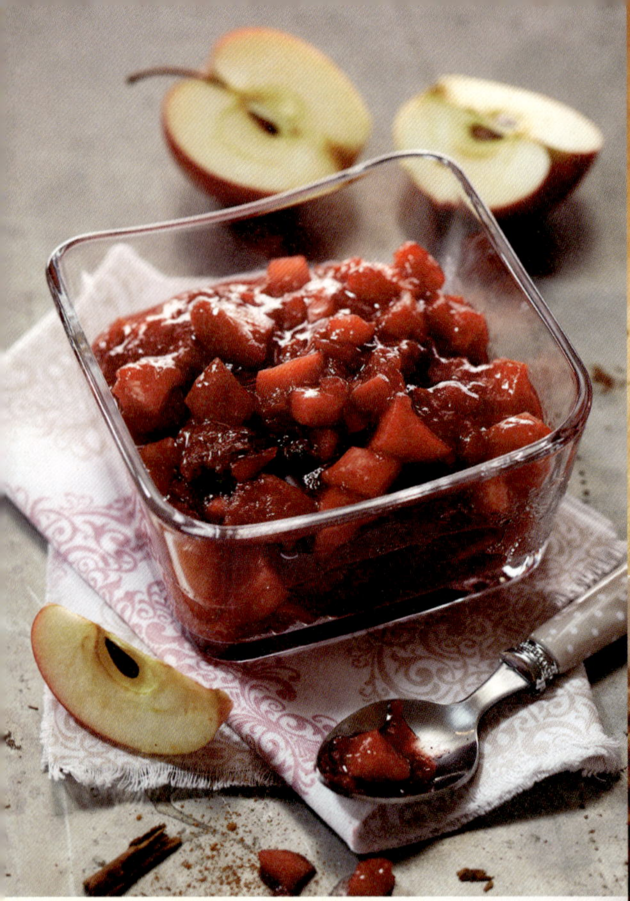
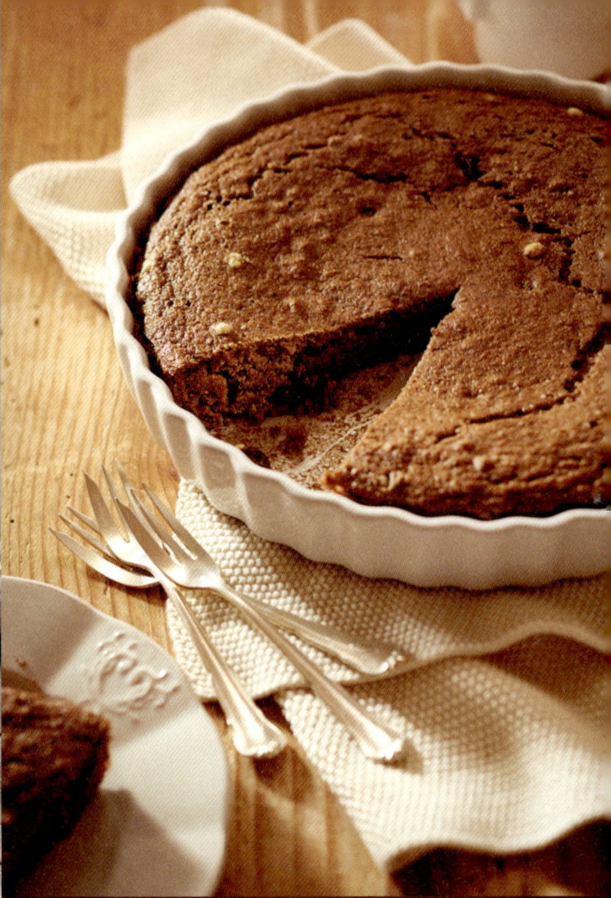
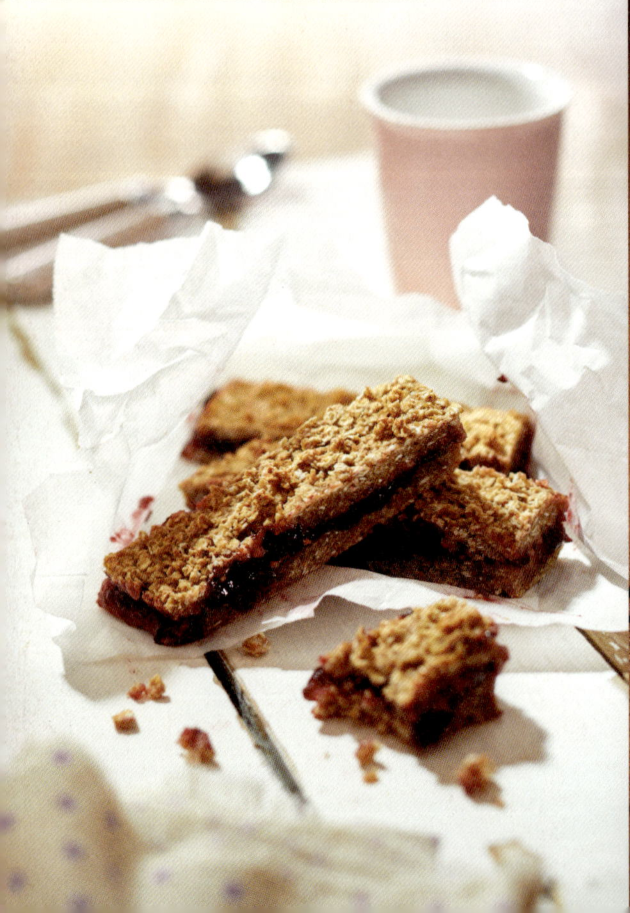
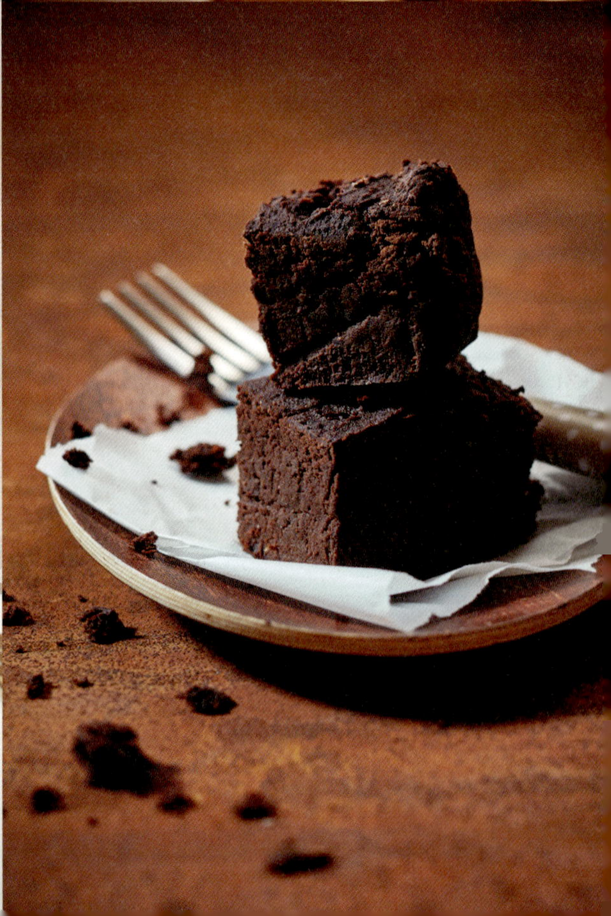

DESSERTS

Mom's Apfelmuskuchen

Dieser saftige Gewürzkuchen hat genau den richtigen Süßegrad und ist einfach perfekt an einem ungemütlichen Herbstnachmittag. Danke, Mom!

8 PORTIONEN

ZUTATEN

¼ TL Distelöl
260 g feines Vollkornweizenmehl, gesiebt
2 TL aluminiumfreies Backpulver
2 TL Natron
¼ TL Meersalz
2 TL Zimt, gemahlen
¼ TL Muskatnuss, gemahlen
330 ml ungesüßtes Apfelmus
250 ml Reismilch
1 TL Vanilleextrakt
125 ml Ahornsirup
75 g Rosinen

ZUBEREITUNG

Den Ofen auf 190 °C vorheizen und eine Tarteform mit 25 cm Durchmesser mit dem Distelöl einfetten. In einer großen Schüssel Mehl, Backpulver, Natron, Salz, Zimt und Muskat verrühren und mit einem Schneebesen auflockern. In einer zweiten Schüssel Apfelmus, Reismilch, Vanilleextrakt und Ahornsirup verquirlen. Die nassen Zutaten gut unter die trockenen rühren. Rosinen unterheben. Den Teig in die gefettete Form geben und 40 bis 45 Minuten im Ofen backen, bis die Mitte beim leichten Eindrücken wieder in ihre Form zurückspringt und ein Zahnstocher nach dem Einstechen in die Mitte sauber wieder herauskommt. Kuchen vor dem Anschneiden und Servieren vollständig in der Form abkühlen lassen.

—CW

PRO PORTION (⅛ des Rezepts): 243 Kalorien, 5 g Eiweiß, 57 g Kohlenhydrate, 27 g Zucker, 1 g Gesamtfettgehalt, 4 % Kalorien aus Fett, 5 g Ballaststoffe, 528 mg Natrium

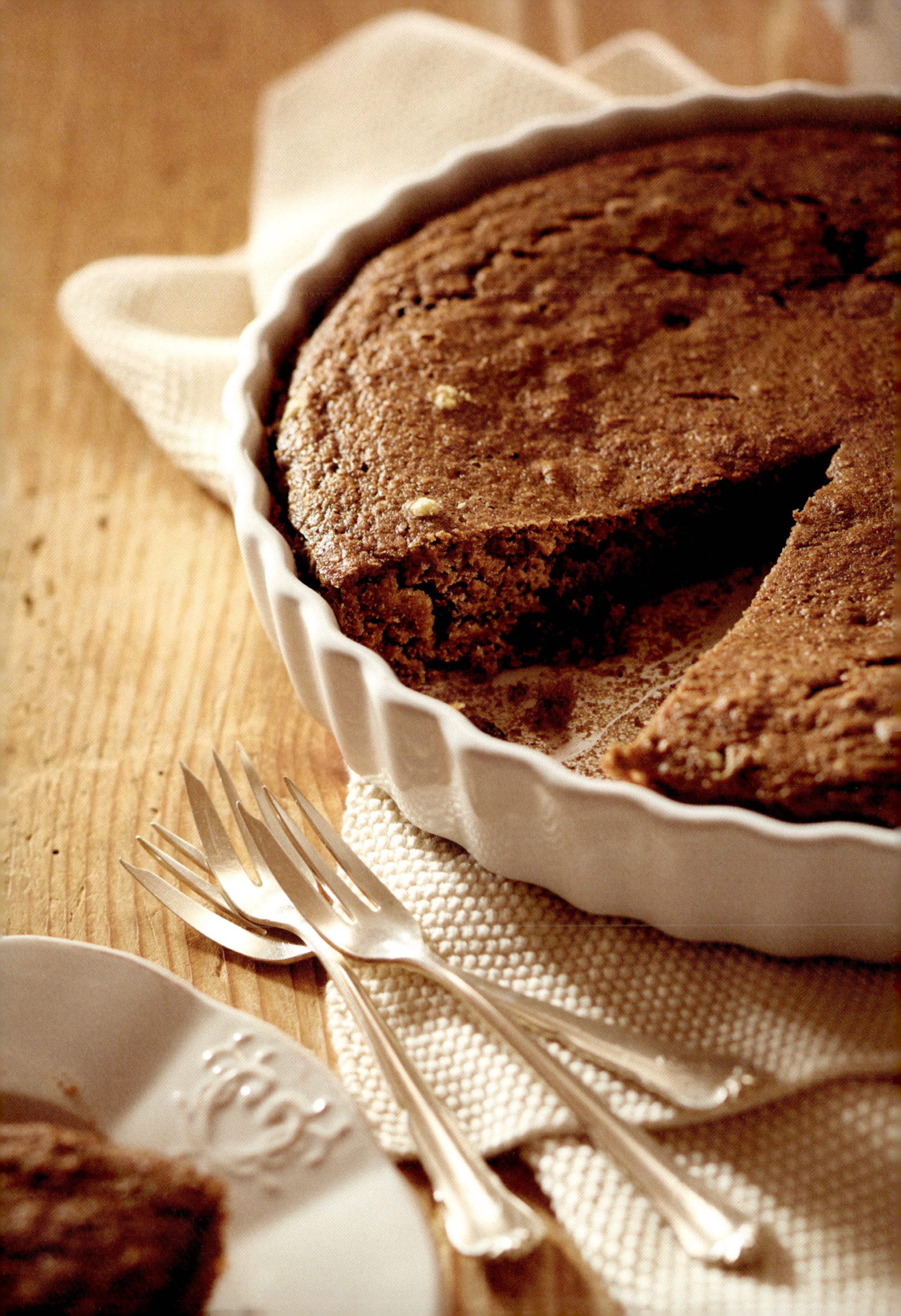

Bananen-Eiscreme

Wenn Sie sich fragen, wie viele Zutaten Sie wohl für dieses Rezept brauchen, ist die Antwort kurz und bündig: Nur eine! Sie müssen es ausprobieren, um zu glauben, wie gut diese Eiscreme schmeckt!

4 PORTIONEN

ZUTATEN

8 reife Bananen

ZUBEREITUNG

Bananen schälen und in dicke Scheiben schneiden. In einen Behälter geben und mindestens 1 Stunde einfrieren, bis die Scheiben gefroren sind. Die gefrorenen Bananenscheiben etwa 5 Minuten bei Raumtemperatur antauen lassen. In eine Küchenmaschine geben und glatt und cremig pürieren, bis eine Konsistenz wie bei Softeis entsteht. Sie können das Rezept auch verfeinern, indem Sie etwas Zimt, Vanilleextrakt oder Kakaopulver hinzufügen.

—CW

PRO PORTION (¼ des Rezepts): 210 Kalorien, 3 g Eiweiß, 54 g Kohlenhydrate, 29 g Zucker, 0,8 g Gesamtfettgehalt, 3 % Kalorien aus Fett, 6 g Ballaststoffe, 2 mg Natrium

Fruchtiger Couscous-Kuchen

Eine tolle Überraschung: Das ist ein Kuchen, den Sie nicht backen müssen!

6 PORTIONEN

ZUTATEN

1.000 ml Apfelsaft
1 TL Vanilleextrakt
1 Prise Meersalz
380 g Couscous (helle Variante)
330 g Heidelbeeren
8 EL Marmelade
250 g frisches Obst, je nach Vorliebe, zum Garnieren (z. B. Pfirsich-, Kiwi- oder Erdbeerscheiben)

ZUBEREITUNG

In einem mittelgroßen Topf Apfelsaft, Vanilleextrakt und Salz verrühren. Zum Kochen bringen und den Couscous einrühren. Abdecken und die Flamme herunter stellen. 2 Minuten köcheln lassen. Flamme abstellen und Topf beiseitestellen. Couscous abgedeckt 5 bis 10 Minuten ziehen lassen, bis alle Flüssigkeit absorbiert ist. Vorsichtig die Heidelbeeren unterheben. Eine Tarteform mit circa 24 cm Durchmesser kalt ausspülen, aber nicht einfetten. Die Couscous-Mischung hineingeben und mit einem Teigschaber glatt streichen. Den Kuchen mindestens 2 Stunden im Kühlschrank kalt stellen und setzen lassen, bis er fest ist. Marmelade auf den Kuchen streichen und die Obstscheiben in einem schönen Muster darauf anrichten.

Hinweis: Für eine glutenfreie Variante das Couscous mit ungekochter Polenta ersetzen. Die Polenta insgesamt 10 Minuten köcheln lassen.

—CW

PRO PORTION (1/6 des Rezepts): 412 Kalorien, 9 g Eiweiß, 93 g Kohlenhydrate, 38 g Zucker, 1 g Gesamtfettgehalt, 2 % Kalorien aus Fett, 7 g Ballaststoffe, 72 mg Natrium

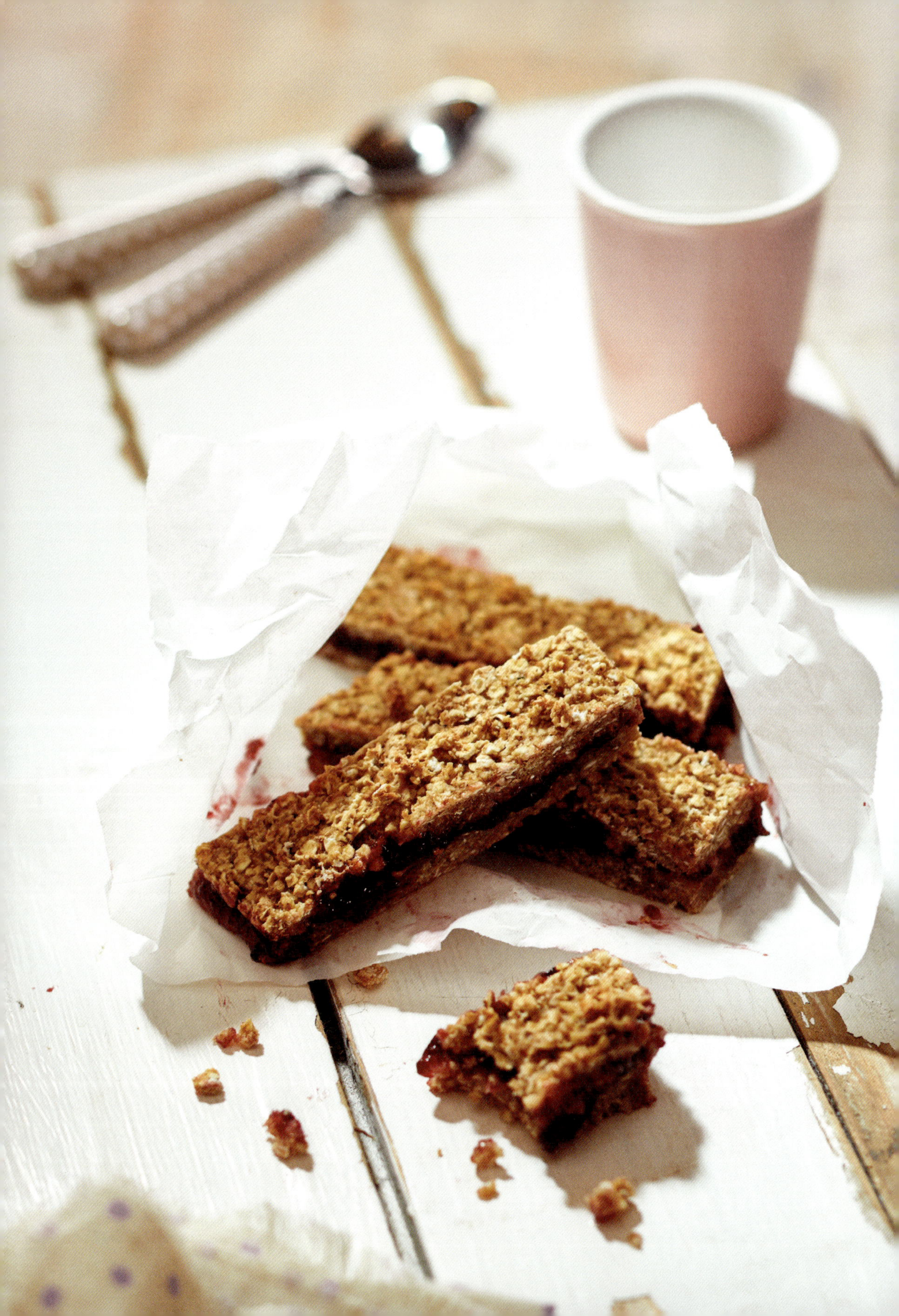

Brombeerriegel

Diese kleinen Riegel sind blitzschnell gemacht und voller vitamin-C-reicher Beeren.

ERGIBT 9 RIEGEL

ZUTATEN

¼ TL Distelöl
75 g Gerstenmehl oder Mehl Ihrer Wahl
½ TL Meersalz
225 g Haferflocken
160 ml ungesüßtes Apfelmus
125 ml Ahornsirup
1 TL Vanilleextrakt
250 ml Brombeermarmelade

ZUBEREITUNG

Den Ofen auf 190 °C vorheizen und eine 20 × 20 cm große Auflaufform leicht einfetten. In einer großen Schüssel Mehl, Salz und Haferflocken vermischen. In einer kleinen Schüssel Apfelmus, Ahornsirup und Vanilleextrakt verquirlen. Die nassen Zutaten unter die trockenen rühren. Die Hälfte des Teigs in die Form geben und glatt streichen. Die Marmelade darübergeben und den Rests des Teigs darüber krümeln. 30 Minuten im Ofen backen oder bis die Oberfläche leicht goldbraun ist. In der Form abkühlen lassen und in Riegel schneiden.

—CW

PRO PORTION (1 Riegel): 289 Kalorien, 5 g Eiweiß, 64 g Kohlenhydrate, 30 g Zucker, 2 g Gesamtfettgehalt, 7 % Kalorien aus Fett, 7 g Ballaststoffe, 139 mg Natrium

Warmes Apfel-Kirsch-Kompott

Dieses einfache Dessert lässt sich in unzähligen Variationen zubereiten. Verwenden Sie nach Lust und Laune anderes Obst oder streuen Sie für mehr Biss und Genuss noch ein bisschen fettarmes Knuspermüsli darüber.

4 PORTIONEN

ZUTATEN

3 Äpfel, Kerngehäuse entfernt, gehackt
125 g frische oder gefrorene Kirschen, aufgetaut und entsteint
60 ml Apfelsaft
1 Prise Meersalz
2 EL Ahornsirup
1½ EL Speisestärke, in 2 EL kaltem Wasser aufgelöst
½ TL Zimt, gemahlen
1 TL Vanilleextrakt

ZUBEREITUNG

Äpfel, Kirschen, Apfelsaft, Salz und Ahornsirup in einen Topf geben, abdecken und auf mittlerer Flamme zum leichten Köcheln bringen. Flamme herunter stellen und abgedeckt 5 Minuten köcheln lassen oder bis das Obst weich ist. Nach und nach unter ständigem Rühren die aufgelöste Speisestärke einrühren, bis die Mischung eindickt. Zimt und Vanilleextrakt einrühren und Flamme abstellen. Warm servieren oder im Kühlschrank kalt stellen und gekühlt genießen.

Hinweis: Statt Speisestärke können Sie auch Kudzu verwenden, wodurch dieses Dessert noch gesünder wird. Kudzupulver ist für seine alkalisierende Wirkung bekannt.

—CW

PRO PORTION (¼ des Rezepts): 144 Kalorien, 0,8 g Eiweiß, 37 g Kohlenhydrate, 27 g Zucker, 0,4 g Gesamtfettgehalt, 2 % Kalorien aus Fett, 4 g Ballaststoffe, 77 mg Natrium

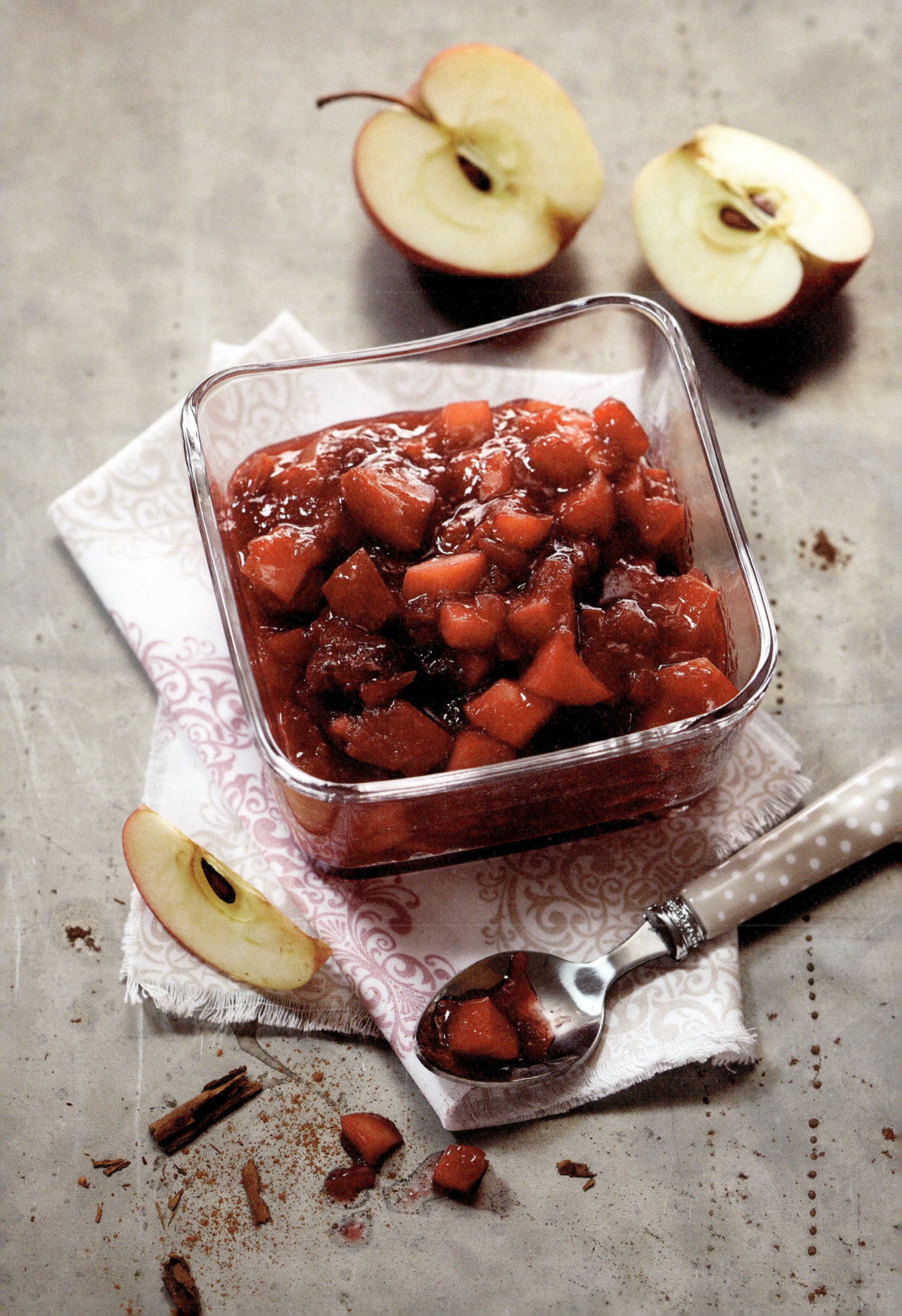

Gebackenes Obstkompott

Was für eine wunderbare Art, Obst zu genießen! Die Gewürze und das Backen verwandeln ganz simples Obst in eine fettfreie Köstlichkeit!

4 PORTIONEN

ZUTATEN

550 g Pfirsiche, in Scheiben geschnitten
165 g Heidelbeeren
60 g Himbeeren
5 EL Ahornsirup
½ TL Zimt, gemahlen
¼ TL Piment, gemahlen
¼ TL Ingwer, gemahlen
¼ TL Nelken, gemahlen

ZUBEREITUNG

Ofen auf 175 °C vorheizen. Alle Zutaten in einer großen Schüssel vorsichtig vermischen. Obst eine Auflaufform (2 Liter Fassungsvermögen) geben, abdecken und 30 Minuten im Ofen backen oder bis das Obst weich ist. Warm servieren.

—CW

PRO PORTION (¼ des Rezepts): 150 Kalorien, 2 g Eiweiß, 39 g Kohlenhydrate, 32 g Zucker, 0,7 g Gesamtfettgehalt, 4 % Kalorien aus Fett, 4 g Ballaststoffe, 3 mg Natrium

Fruchteis am Stiel

Dieses Dessert ist die beste Erfrischung, die Sie sich an einem glühend heißen Sommertag wünschen können!

ERGIBT 6 PORTIONEN

ZUTATEN

circa 750 ml ungesüßter Saft aus Obst Ihrer Wahl, z. B. Trauben-, Orangen- oder Granatapfelsaft

ZUBEREITUNG

Eine Form für Eis am Stiel (für 6 Stück) mit dem Saft füllen und mindestens 3 Stunden einfrieren. Zum Lösen aus der Form diese kurz unter fließendes warmes Wasser halten.

Hinweis: Sie können für etwas mehr Abwechslung auch Fruchtsaftkonzentrat wie z. B. Apfel oder Orange mit Banane mixen oder frische Beeren oder klein geschnittenes Obst mit dem Saft in die Formen geben.

—CW

PRO PORTION (1 Eis am Stiel): 76 Kalorien, 0,5 g Eiweiß, 19 g Kohlenhydrate, 18 g Zucker, 0,2 g Gesamtfettgehalt, 2 % Kalorien aus Fett, 0,3 g Ballaststoffe, 6 mg Natrium

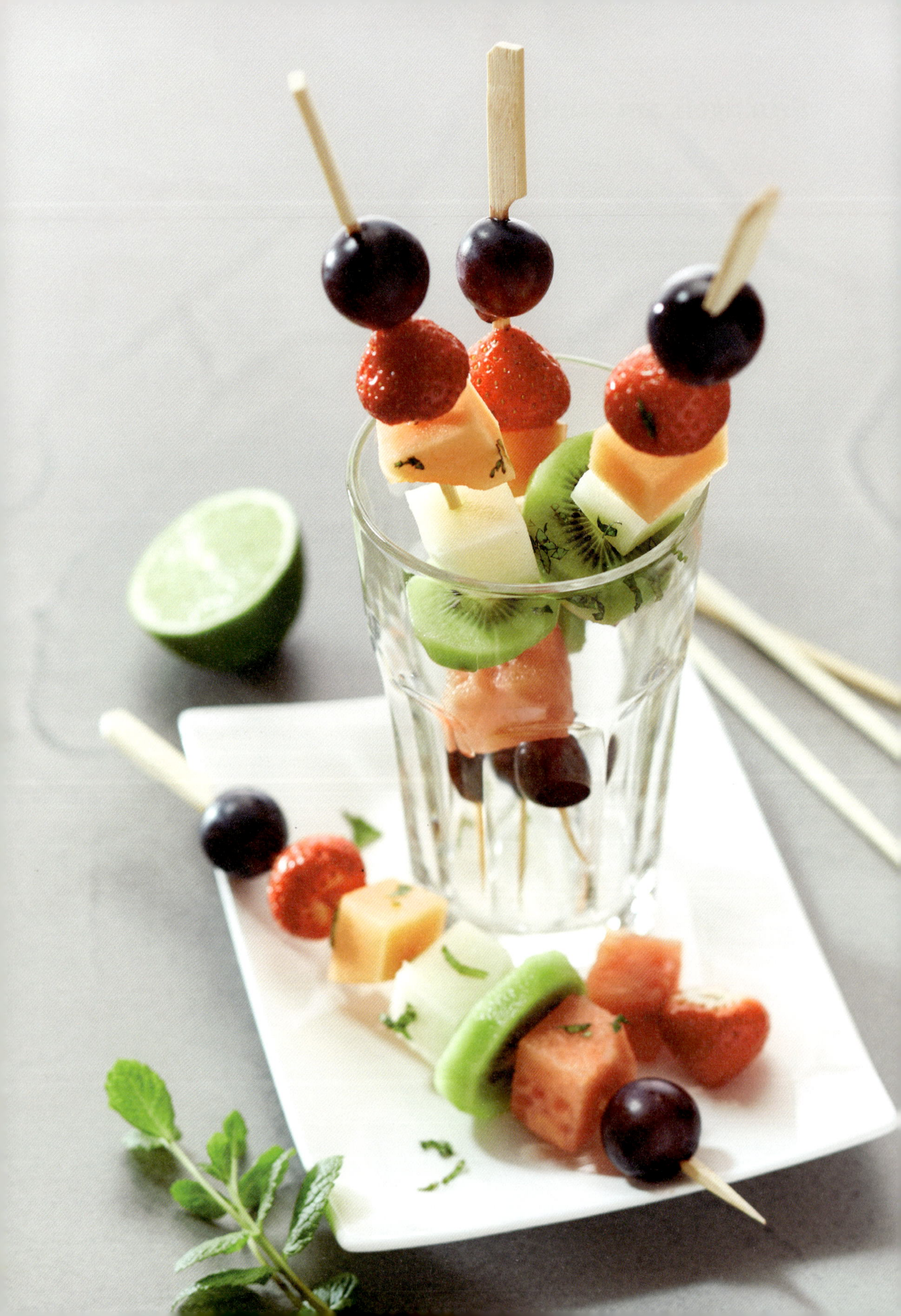

Minzige Obstspieße

Frisches Obst ist der Star dieser antioxidantienreichen süßen Spieße, die ein wunderbar erfrischendes, leichtes Dessert ergeben.

ERGIBT 4 SPIESSE (4 PORTIONEN)

ZUTATEN

8 rote oder weiße Weintrauben
4 große Erdbeeren
4 Cantaloupe-Melonen-Würfel (circa 2 × 2 cm)
4 Honigmelonen-Würfel (circa 2 × 2 cm)
4 dicke Kiwischeiben (circa 2 cm)
4 Wassermelonen-Würfel (circa 2 × 2 cm)
60 ml Orangensaft
2 TL frisch gepresster Limettensaft
2 EL frische Minzblätter, fein gehackt
1 TL Vanilleextrakt
4 Bambusspieße (circa 25 cm lang)

ZUBEREITUNG

Eine Weintraube, 1 Erdbeere, 1 Würfel Cantaloupe-Melone, 1 Würfel Honigmelone, 1 Scheibe Kiwi, 1 Würfel Wassermelone und 1 weitere Weintraube auf einen Bambusspieß aufspießen. Restliche Spieße vorbereiten und in einen flachen Behälter legen. In einer kleinen Schüssel Orangen- und Limettensaft, Minze und Vanilleextrakt verquirlen. Marinade über die Spieße gießen und mindestens 30 Minuten (bis zu 3 Stunden) im Kühlschrank kalt stellen.

—CW

PRO PORTION (1 Spieß): 35 Kalorien, 0,6 g Eiweiß, 8 g Kohlenhydrate, 7 g Zucker, 0,2 g Gesamtfettgehalt, 5 % Kalorien aus Fett, 1 g Ballaststoffe, 5 mg Natrium

Vanille-Beeren-Sorbet

Dieses erfrischende Sorbet rundet jedes Essen auf wunderbar leichte Weise ab.

4 PORTIONEN

ZUTATEN

250 g frische oder gefrorene Him- oder Erdbeeren
60 ml Ahornsirup oder Agavendicksaft, plus mehr bei Bedarf
1 TL Vanilleextrakt
optional: ⅛ TL Mandelextrakt

ZUBEREITUNG

Alle Zutaten in einen Mixer geben und glatt pürieren. Süße bei Bedarf nach Geschmack anpassen. In einen tiefkühlgeeigneten Behälter füllen, verschließen und mindestens 3 Stunden einfrieren, bis die Masse fest ist. Vor dem Servieren bei Raumtemperatur antauen lassen, bis das Sorbet weich genug ist, um es mit einem Löffel zu portionieren.

—CW

PRO PORTION (¼ des Rezepts): 88 Kalorien, 0,7 g Eiweiß, 21 g Kohlenhydrate, 15 g Zucker, 0,4 g Gesamtfettgehalt, 4 % Kalorien aus Fett, 4 g Ballaststoffe, 3 mg Natrium

Gebackene Äpfel

An einem kalten Winterabend gibt es nichts Besseres als dieses warme, die Sinne verwöhnende Dessert.

4 PORTIONEN

ZUTATEN

¼ TL Distelöl
4 Äpfel, geschält, ohne Kerngehäuse, in Scheiben geschnitten
4 EL Rosinen
60 ml Reismilch
60 ml Ahornsirup
2 EL feines Vollkornweizenmehl
1 TL Zimt, gemahlen
¼ TL Muskatnuss, gemahlen

ZUBEREITUNG

Den Ofen auf 175 °C vorheizen und eine Auflaufform (1,5 Liter Fassungsvermögen) mit dem Öl einfetten. Die restlichen Zutaten in eine große Schüssel geben und vermischen, bis die Apfelscheiben mit dem Mix überzogen sind. In die gefettete Form geben und 1 Stunde im Ofen backen oder bis die Äpfel weich sind. Warm servieren.

—CW

PRO PORTION (¼ des Rezepts): 182 Kalorien, 1 g Eiweiß, 46 g Kohlenhydrate, 34 g Zucker, 0,9 g Gesamtfettgehalt, 4 % Kalorien aus Fett, 3 g Ballaststoffe, 9 mg Natrium

Super-Himbeer-Protein-Brownies

Brownies aus Bohnen? Und ob! Die Bohnen liefern bei diesen Leckerbissen Ballaststoffe, Kalzium und Eiweiß und machen sie zu einer nahrhaften Schwelgerei.

ERGIBT 16 BROWNIES

ZUTATEN

¼ TL Distelöl
2 große Dosen schwarze Bohnen (425 g), abgegossen und gespült
150 g Datteln, entsteint
250 ml Himbeermarmelade
1 EL Vanilleextrakt
4 EL feines Vollkornweizenmehl
130 g ungesüßtes Kakaopulver
¼ TL Meersalz

ZUBEREITUNG

Den Ofen auf 190 °C vorheizen und eine 20 × 20 cm große Auflaufform mit dem Distelöl einfetten. Schwarze Bohnen, Datteln, Marmelade und Vanilleextrakt in den Mixer geben und glatt pürieren. Mehl, Kakaopulver und Salz hinzufügen und nochmals durchmixen. Masse in die gefettete Form gießen und mit einem Teigschaber glatt streichen. 30 Minuten im Ofen backen oder bis die Oberfläche fest aussieht. Aus dem Ofen nehmen und vollständig abkühlen lassen. In 16 Quadrate schneiden. Die Brownies halten sich in einem geschlossenen Behälter bis zu einer Woche im Kühlschrank.

—CW

PRO PORTION (1 Brownie): 145 Kalorien, 5 g Eiweiß, 33 g Kohlenhydrate, 15 g Zucker, 1 g Gesamtfettgehalt, 7 % Kalorien aus Fett, 8 g Ballaststoffe, 110 mg Natrium

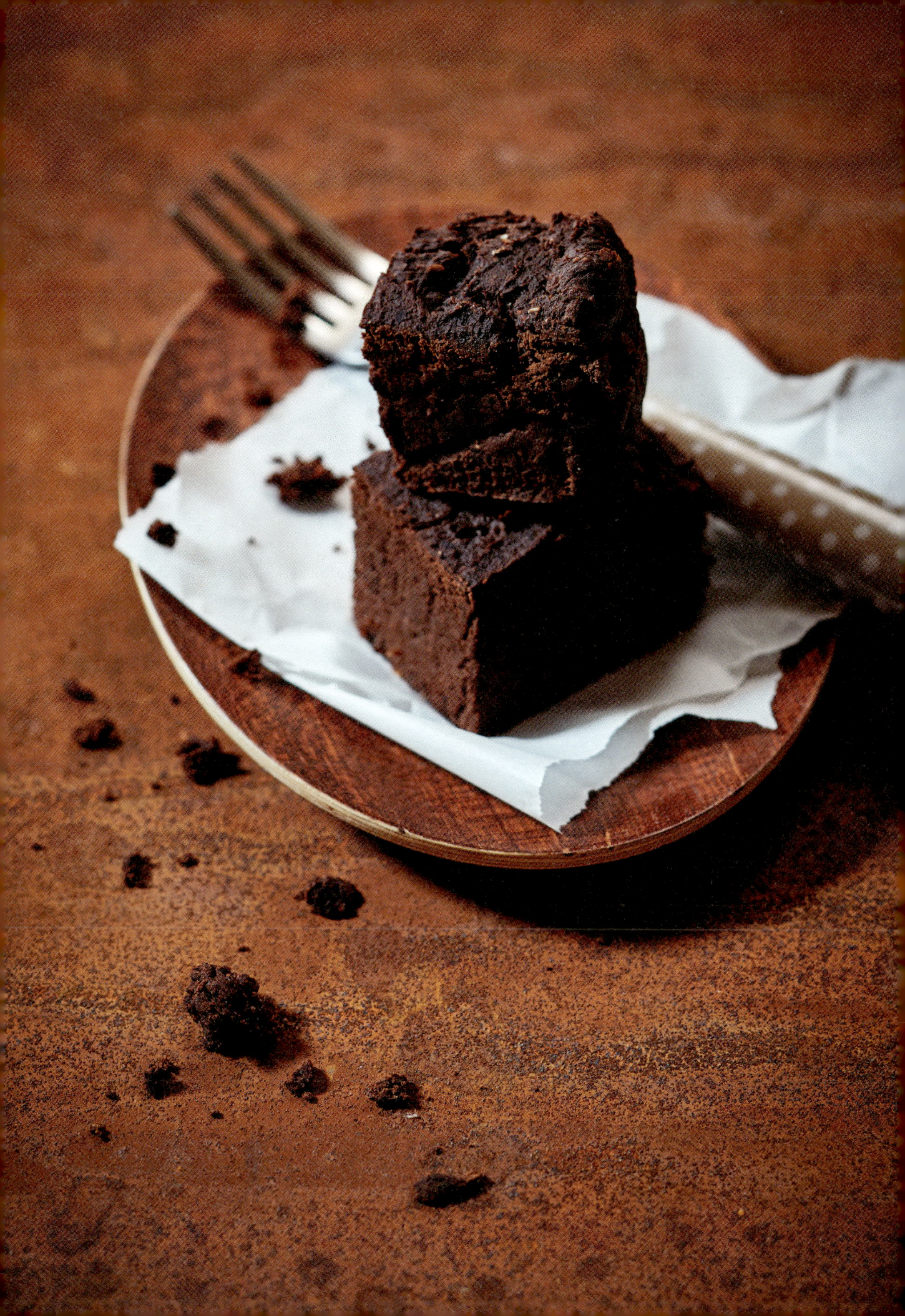

Schokoladenpudding

Dieser cremige Pudding enthält jede Menge Eiweiß – dank seiner geheimen Zutat: Bohnen!

4 PORTIONEN

ZUTATEN

425 g schwarze Bohnen aus der Dose, abgegossen und gespült
60 g ungesüßtes Kakaopulver
3 EL Ahornsirup
3 EL Reismilch
1 TL Vanilleextrakt
¼ TL Meersalz
4 frische Himbeeren, zum Garnieren
4 Minzzweige, zum Garnieren

ZUBEREITUNG

Alle Zutaten in einen Mixer oder in eine Küchenmaschine geben und glatt pürieren. Auf vier Gläser oder Schüsseln verteilen und mindestens 1 Stunde im Kühlschrank kalt stellen. Vor dem Servieren jedes Glas mit einer Himbeere und einem Minzzweig garnieren.

—CW

PRO PORTION (¼ des Rezepts): 176 Kalorien, 8 g Eiweiß, 37 g Kohlenhydrate, 10 g Zucker, 2 g Gesamtfettgehalt, 10 % Kalorien aus Fett, 11 g Ballaststoffe, 294 mg Natrium

Zitronenreis

Dieses Rezept ähnelt einem Reispudding, ist aber nicht annähernd so süß. Die Süße stammt hier von den Korinthen und der Mandelmilch, während der Zitronensaft Frische und eine hellere Farbe beisteuert.

2 PORTIONEN

ZUTATEN

Saft von 1 Zitrone
180 ml gesüßte Mandelmilch
½ TL Zimt, gemahlen
2 EL Korinthen
4 EL brauner Rundkornreis
Abrieb von 1 Zitrone
optional: 1 Mango, ohne Kern, in Scheiben geschnitten

ZUBEREITUNG

Zitrone abreiben und danach entsaften. Mandelmilch, Zitronensaft, Zimt und Korinthen in einen Topf geben, verrühren und zum Kochen bringen. Reis einrühren. Flüssigkeit erneut zum Kochen bringen, Topf abdecken, Flamme niedrig stellen und den Reis circa 20 Minuten kochen, bis er weich ist. Es sollte noch etwas Flüssigkeit im Topf zurückbleiben. Den Reis auf Schüsseln aufteilen und mit dem Zitronenabrieb garnieren.

Option: Die Mangoscheiben, falls verwendet, auf dem Reis anrichten und danach mit Zitronenabrieb garnieren.

Tipps: Für das Abreiben der Zitrone eine Feinreibe, z. B. Microplane, verwenden. Genug drücken, um die gelbe Schale abzureiben, ohne dabei aber die darunter liegende, bittere weiße Schicht mit abzureiben. Zum Auspressen der Zitrone per Hand die Zitrone diagonal halbieren, um so viel Innenfläche wie möglich aufzuschneiden, und dabei gleichzeitig die Zitronenhälfte noch bequem mit einer Hand greifen zu können. Die Zitronenhälften mit der Hand auspressen. Dabei die aufgeschnittene Seite zur Handfläche zeigen und den Saft zwischen den Fingern durchlaufen lassen, damit diese ein Sieb bilden, das die Kerne auffangen kann. Tipps zum Schneiden einer Mango Seite 271.

—JW

PRO PORTION (½ des Rezepts): 154 Kalorien, 2 g Eiweiß, 32 g Kohlenhydrate, 14 g Zucker, 2 g Gesamtfettgehalt, 10 % Kalorien aus Fett, 1 g Ballaststoffe, 62 mg Natrium

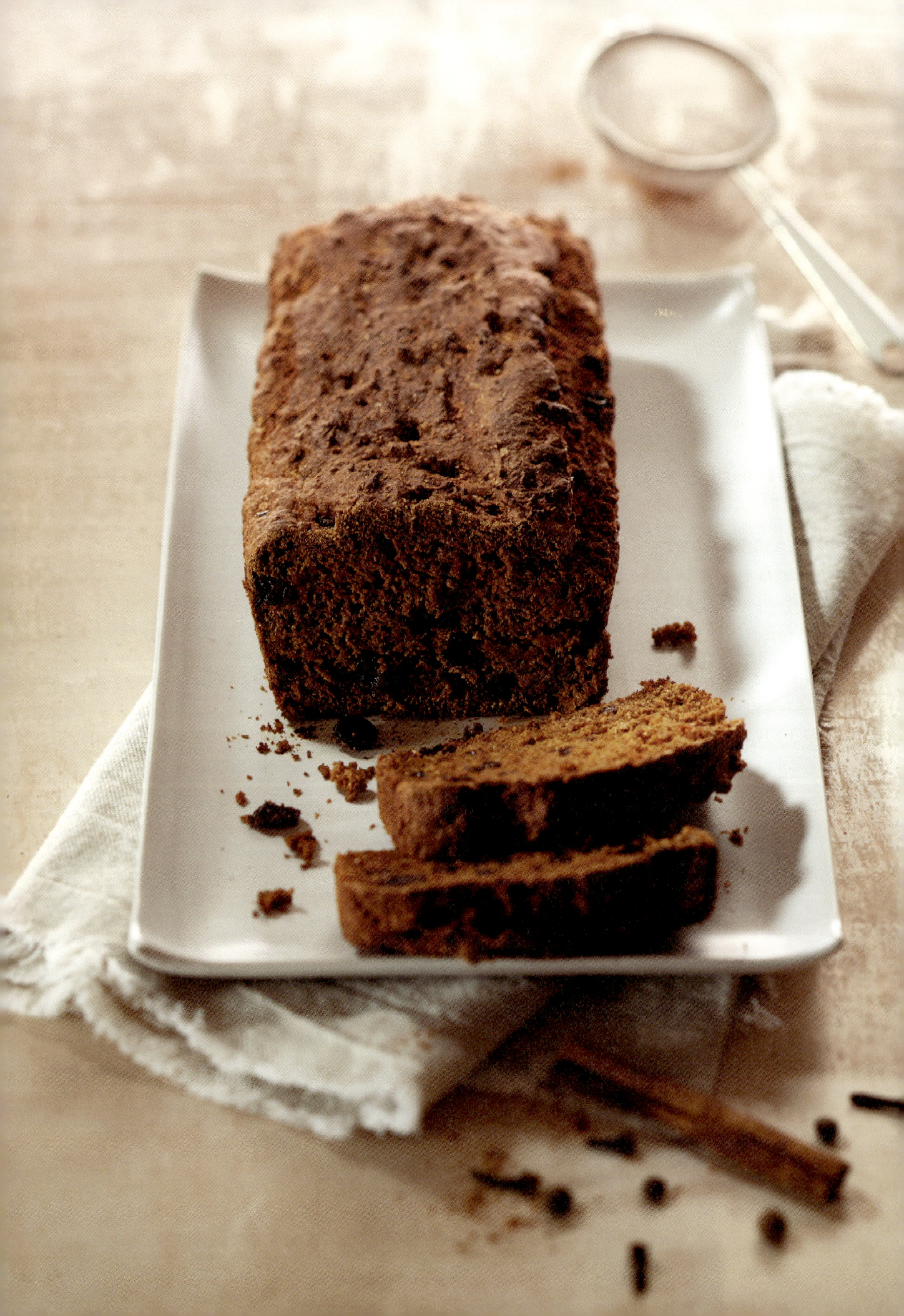

Gewürz-Kürbiskuchen

Von diesem saftigen und glücklich machenden Kürbiskuchen werden Sie nicht genug bekommen können. Greifen Sie zu – er ist fett- und zuckerfrei!

ERGIBT 1 LAIB (12 SCHEIBEN)

ZUTATEN

- 260 g feines Vollkornweizenmehl, gesiebt
- 1 TL aluminiumfreies Backpulver
- 1 TL Natron
- ¼ TL Meersalz
- 1½ EL Leinsamen, gemahlen
- 1 TL Zimt, gemahlen
- ⅛ TL Ingwerpulver
- ½ TL Kürbiskuchen-Gewürz*
- 125 ml Reismilch
- 250 g gekochter Kürbis, zu Püree zerdrückt
- 125 ml Ahornsirup
- ½ TL brauner Reisessig
- 1 TL Vanilleextrakt
- 75 g Rosinen

ZUBEREITUNG

Den Ofen auf 190 °C vorheizen und eine Kastenform (24 × 10 cm) einfetten. In einer großen Schüssel Mehl, Backpulver, Natron, Salz, gemahlene Leinsamen, Zimt, Ingwerpulver und Kürbiskuchen-Gewürz vermischen und mit einem Schneebesen auflockern. In einer mittelgroßen Schüssel Reismilch, Kürbispüree, Ahornsirup, Essig und Vanilleextrakt verquirlen. Die nassen Zutaten gut unter die trockenen rühren. Rosinen unterheben und den Teig gleichmäßig in die Kastenform gießen. 1 Stunde im Ofen backen oder bis die Mitte nach leichtem Andrücken wieder in ihre Form zurückspringt und ein Zahnstocher nach dem Einstechen in die Mitte sauber wieder herauskommt. Vor dem Anschneiden gut abkühlen lassen. In einem luftdichten Behälter aufbewahren.

—CW

* Kürbiskuchen-Gewürz lässt sich ganz einfach selbst herstellen: 3 EL gemahlenen Zimt, 2 TL gemahlenen Ingwer, 2 TL gemahlene Muskatnuss, 1½ TL gemahlenen Piment und 1½ TL gemahlene Nelken in ein kleines Schraubglas geben und so lange schütteln, bis sich alle Gewürze vermischt haben. Das Gewürz luftdicht und trocken aufbewahren.

PRO PORTION (1 Scheibe): 140 Kalorien, 3 g Eiweiß, 32 g Kohlenhydrate, 13 g Zucker, 1 g Gesamtfettgehalt, 6 % Kalorien aus Fett, 4 g Ballaststoffe, 203 mg Natrium

Geeiste Wassermelone und weißer Pfirsich

Dieses Dessert ist einfach perfekt für einen heißen Tag.

8 PORTIONEN

ZUTATEN

500 ml pürierter weißer Pfirsich
500 ml pürierte Wassermelone
125 ml Agavendicksaft
optional: Blätter von 1 Zweig Minze, am besten Zitronenminze

ZUBEREITUNG

Kerne aus den Pfirsichen lösen. Wassermelone entkernen und den grünen Rand abschneiden. Zuerst die Pfirsiche im Mixer pürieren, dann die Melone hinzufügen und pürieren. Agavendicksaft hinzufügen und nochmals durchmixen.

Option: Beim Verwenden der Minze die Blätter mit der flachen Messerseite zerdrücken und mit den Pfirsichen pürieren. Den pürierten Mix in eine flache Glas- oder Metallschüssel geben und einfrieren, bis sich eine dicke Eisschicht auf der Oberfläche bildet. Für ein geraspeltes Fruchtsorbet die gefrorene Schicht mit einem Löffel aus Metall abschaben und in Schüsseln geben.

PRO PORTION (⅛ des Rezepts): 106 Kalorien, 1 g Eiweiß, 27 g Kohlenhydrate, 25 g Zucker, 0,3 g Gesamtfettgehalt, 3 % Kalorien aus Fett, 1 g Ballaststoffe, 1 mg Natrium

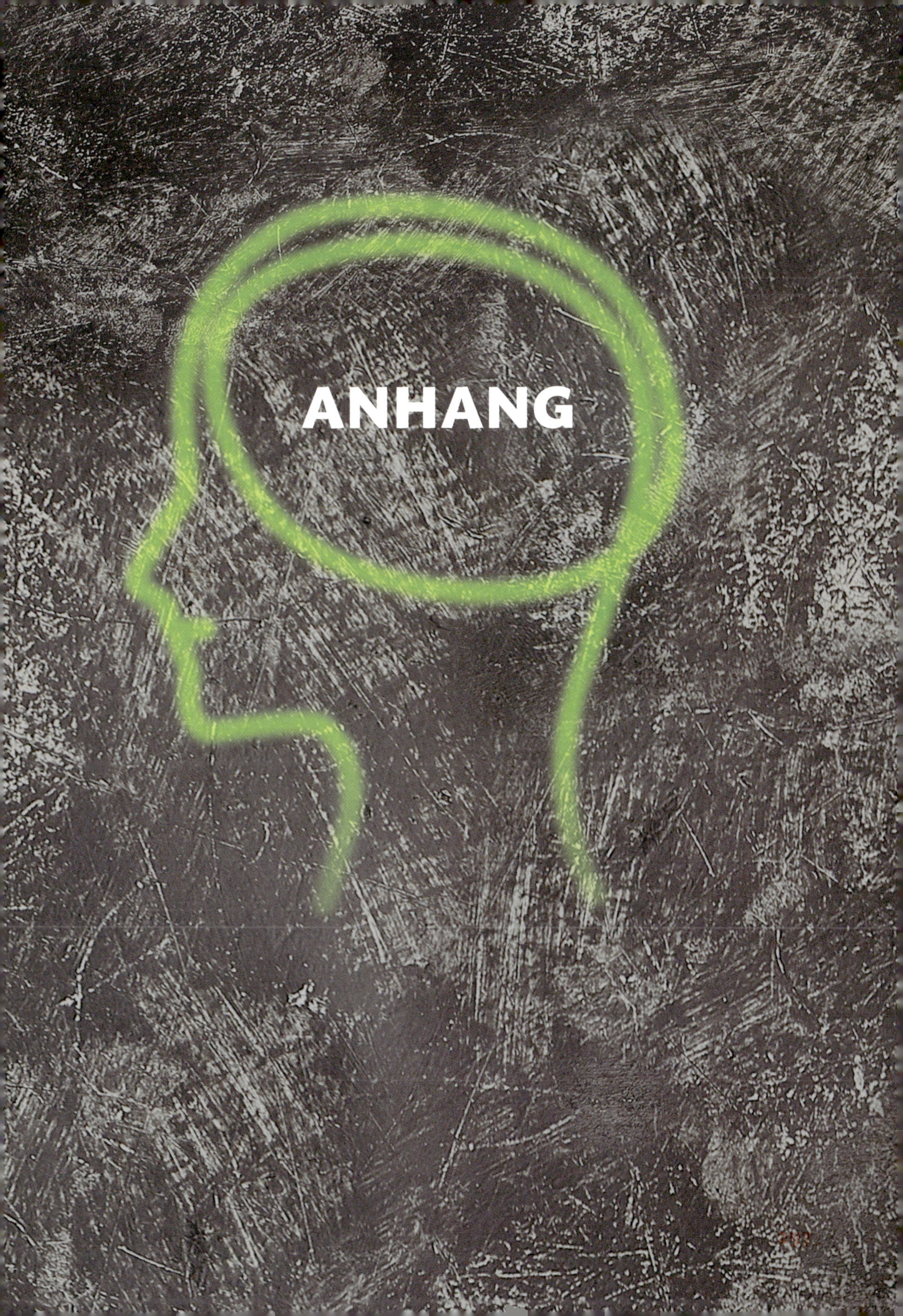
ANHANG

ANHANG 1

MEDIKAMENTE UND NAHRUNGSERGÄNZUNGSMITTEL ZUR BEHANDLUNG VON GEDÄCHTNISPROBLEMEN

Dieses Buch konzentriert sich auf Lebensmittel, bestimmte Trainingsstrategien und andere Schritte, die Gedächtnisproblemen vorbeugen können. Es gibt aber auch Medikamente und Nahrungsergänzungsmittel, die dafür eingesetzt werden, Gedächtnisprobleme zu beheben. Oftmals ist deren Wirkung allerdings begrenzt.

Die folgenden Behandlungsformen werden häufig eingesetzt oder gegenwärtig genauer erforscht:

Cholinesterasehemmer

Eine bestimmte Klasse von Medikamenten wird Cholinesterasehemmer genannt. Sie verstärken die Aktivität des Botenstoffs Acetylcholin und sollen so das Fortschreiten von Alzheimer verlangsamen. Ihre Wirkung ist oft eher gering. Bei etwa der Hälfte der Menschen, die an einer milden bis moderaten Form von Alzheimer leiden, können sie die Verschlimmerung der Symptome um sechs Monate bis zu einem Jahr verzögern. Zugelassene Cholinesterasehemmer sind z. B.:

Donepezil (Aricept)
Rivastigmin (Exelon)
Galantamine (Razadyne in den USA, Reminyl in Deutschland)
Tacrin (Cognex)

Tacrin wurde zuerst entwickelt, wird aber heutzutage nur noch selten verschrieben, da es Leberprobleme verursachen kann. Donepezil wurde von der US-amerikanischen

Gesundheitsbehörde FDA für alle Stadien der Alzheimer-Erkrankung zugelassen. Rivastigmin und Galantamin sind zur Behandlung milder bis moderater Fälle zugelassen.

Diese Medikamente sind generell sicher, können aber gelegentlich Appetitlosigkeit, Übelkeit, Erbrechen, Durchfall, Benommenheit, Verwirrungszustände und Herzrhythmusstörungen auslösen.

Memantine

Memantine (Namenda) ist neuer als die Cholinesterasehemmer und wirkt, indem es einen Neurotransmitter namens Glutamat blockiert. Es kann in Kombination mit Cholinesterasehemmern eingenommen werden. Bisher ist die Wirkung von Memantine aber nicht gerade beeindruckend. 2011 analysierten Wissenschaftler der University of Southern California die Ergebnisse von drei früheren Studien und fanden wenig Belege für eine positive Wirkung im Fall von milden oder moderaten Alzheimer-Erkrankungen.[1] Das Medikament verursacht gelegentlich Benommenheit, Verwirrungszustände, Kopfschmerzen und Verstopfung.

Nasales Insulin

Insulin, das durch die Nase inhaliert wird, wird gerade dahingehend erforscht, ob es erfolgreich als Behandlungsmethode bei Menschen mit leichten kognitiven Beeinträchtigungen eingesetzt werden kann. Auch wenn dies überraschend klingt, gibt es tatsächlich einige gute Gründe dafür, warum es hilfreich sein könnte.

Zunächst haben Menschen mit Diabetes ein höheres Risiko, Alzheimer zu entwickeln, und das Hauptproblem bei Diabetes besteht darin, dass das vorhandene Insulin nicht wirkt oder aber nicht genug Insulin vorhanden ist. Es hat sich auch herausgestellt, dass Insulin zwei wichtige Funktionen im Gehirn übernimmt. Es hilft dabei, Synapsen zu bilden, die die Gehirnzellen miteinander verbinden, und schützt die Synapsen vor den schädlichen Auswirkungen von Beta-Amyloid.

Insulin wird durch die Nase verabreicht, da es dadurch schnell zu bestimmten Regionen im Gehirn gelangen kann, ohne den Rest des Körpers zu belasten. Es beeinflusst so z. B. den Blutzucker nicht in der Art, wie es bei einer Insulininjektion der Fall wäre.

Wissenschaftler der University of Washington in Seattle haben es genauer erforscht. Bei einer Gruppe von älteren Freiwilligen mit Gedächtnisproblemen führten sie spezielle Gehirnscans durch, um zu messen, wie gut verschiedene Bereiche des Gehirns funktionierten. Sie testeten auch die Gedächtnisfunktion, indem sie die Studienteilnehmer baten, einer detaillierten Geschichte zuzuhören und sich dann zwanzig Minuten später an so viel wie möglich davon zu erinnern.[2]

Darüber hinaus baten sie Familienmitglieder der Studienteilnehmer, einzuschätzen, wie gut deren Gedächtnis funktionierte.

Die Wissenschaftler fanden heraus, dass die Behandlung mit dem inhalierten Insulin das Gedächtnis verbesserte und die Gehirnregionen schützte, die bei den Teilnehmern ohne Behandlung immer weiter nachließen. Die Studie war klein angelegt und lief über einen vergleichsweise kurzen Zeitraum (vier Monate). Gerade werden weitere Studien durchgeführt, um herauszufinden, wie gut das Insulin langfristig wirkt.

An dieser Stelle sollten Sie sich aber auch daran erinnern, dass Ernährungsumstellungen, die eine Verringerung des Alzheimer-Risikos bewirken, ebenfalls dabei helfen, Diabetes vorzubeugen und umzukehren.[3, 4] Wie unser Forscherteam schon vor einigen Jahren zeigte, erhöht eine fettarme, pflanzenbasierte Ernährung die Sensitivität gegenüber Insulin.[5]

Beta-Amyloid-Immuntherapien

Wissenschaftler testen Methoden, die dem Immunsystem dabei helfen, Beta-Amyloid aus den Plaque-Ablagerungen im Gehirn zu entfernen. Bei dieser Art von Behandlung wird ein Antikörper intravenös in den Körper eingeführt, der die neben den Plaques liegenden Immunzellen dazu stimuliert, das Beta-Amyloid einzuschließen und abzutransportieren.[6, 7]

Die gute Nachricht ist, dass diese Antikörper-Behandlungen tatsächlich dazu führen, dass Amyloid abtransportiert wird. Die schlechte Nachricht ist, dass das Entfernen des Amyloids bisher noch keine deutliche Verbesserung der Alzheimer-Symptome gezeigt hat. Mit anderen Worten sehen die Gehirnscans der Patienten zwar besser aus, deren Gehirnfunktion aber bleibt weiterhin beeinträchtigt.

Die Wissenschaftler hoffen, dass Behandlungen dieser Art zu irgendeinem Zeitpunkt eine bessere Wirkung zeigen. Da die Entwicklung dieser Behandlungsform sehr komplex ist und noch weitere Zeit in Anspruch nimmt, ist es in der Zwischenzeit wichtig, einen anderen, grundlegenderen Ansatz ins Visier zu nehmen, der sich auf die Ursachen von Alzheimer-Erkrankungen konzentriert – eine hohe Aufnahme gesättigter Fette und Metalle – und versucht, diese so früh wie möglich zu vermeiden.

Tau-Protein-Phosphorylierung und Aggregationshemmer

Die Neurofibrillenbündel, die Alois Alzheimer zum ersten Mal 1906 in Gehirnzellen entdeckte, sind nun das Ziel neuer Medikamente[8], die darauf abzielen, die Veränderungen der Tau-Proteine, die dazu führen, dass diese miteinander verklumpen, zu verhindern oder abzumildern.

Diese Medikamente zeigten sich bei Tests vor der Markteinführung sehr vielversprechend und verlangsamten den Abbau der geistigen Fähigkeiten bei Alzheimer-Patienten erheblich, ohne ernst zu nehmende Nebenwirkungen auszulösen. Dennoch bedarf es noch weiterer groß angelegter Studien mit vielen Probanden, um herauszufinden, wie wirkungsvoll und sicher diese Behandlungsformen wirklich sind.

Ginkgo Biloba

Ginkgo ist ein Kräuterextrakt, der häufig zur Verbesserung des Gedächtnisses eingesetzt wird. Er wird aus den Blättern des Ginkgo-Biloba-Baums gewonnen und soll reich an Antioxidantien sein, die das Gehirn schützen. Der Gingkobaum selbst ist schon imposant: Er kann eine Höhe von bis zu 30 Metern erreichen, und einige Bäume sollen Tausende Jahre alt sein.

Leider scheint Ginkgo aber nicht den kognitiven Verfall aufzuhalten. Frühe Untersuchungen sahen zwar vielversprechend aus[9], doch beschloss ein Forscherteam der University of Pittsburgh, Ginkgo einem gründlichen Test zu unterziehen. Sie fanden 3.069 Testpersonen im Alter von fünfundsiebzig Jahren und darüber, und gaben der Hälfte von ihnen ein Ginkgo-Präparat und der anderen Hälfte ein Placebo. Die Ginkgo-Dosis war angemessen hoch – zweimal täglich 120 Milligramm. Im Verlauf der folgenden sieben Jahre stellte sich Ginkgo allerdings als Enttäuschung heraus. Es konnte das Entstehen von Gedächtnisproblemen weder verhindern noch verlangsamen, und auch die Geschwindigkeit eines kognitiven Verfalls nicht drosseln.[10, 11]

War es bei den Menschen hilfreich, die bereits an Alzheimer litten? Die meisten Studien zeigten keine positive Wirkung.[12] Das heißt nicht, dass die Einnahme von Ginkgo über einen langen Zeitraum hinweg und vielleicht ab einem noch jungen Alter nicht hilfreich sein kann. Doch auf Grundlage der Testergebnisse fällt es schwer, sehr optimistisch zu sein.

Wenn Sie Ginkgo ausprobieren, sollten Sie wissen, dass es sich auf einige häufig verschriebene Medikamente auswirken kann. Es kann die Wirkung von Blutverdünnern wie Aspirin, Ibuprofen oder Warfarin verstärken, die von Medikamenten gegen Anfälle verringern und die Nebenwirkungen von Antidepressiva intensivieren. Auch wenn es sich bei Ginkgo um ein Kräuterpräparat handelt, sollten Sie es wie ein Medikament behandeln und mit Ihrem Arzt darüber sprechen, bevor Sie es einnehmen.

Phosphatidylserin

Phosphatidylserin wird häufig als Nahrungsergänzungsmittel verkauft. Tests zur Wirkung auf das Gedächtnis ergaben gemischte Ergebnisse. Japanische Wissenschaftler gaben es einer Gruppe älterer Testpersonen mit leichten kognitiven Beeinträchtigungen, um herauszufinden, ob es deren Gedächtnisleistung verbessern würde.[13] Bei den Testpersonen mit einer leichten kognitiven Beeinträchtigung schien es keine Wirkung zu zeigen, schien aber denjenigen zu helfen, die schwerwiegendere Gedächtnisdefizite hatten. Eine kleine Studie in Israel kam zu einem ähnlichen Ergebnis.[14] Eine größere

Studie in den Niederlanden zeigte hingegen keinerlei positive Wirkung.[15] Fazit: Es gibt bisher noch nicht viele Beweise dafür, dass Phosphatidylserin wirklich hilft.

Chelation

Da Metalle, vor allem Kupfer, Eisen und Zink, in den Beta-Amyloid-Plaques im Gehirn von Alzheimer-Patienten gefunden wurden, suchen Wissenschaftler nach Wegen, um diese Metalle aus dem Körper zu entfernen. Eine Methode, die gegenwärtig untersucht wird, ist die Chelation, die bei schweren Metallvergiftungen bereits zur Standardbehandlung gehört. Ihr Name stammt von dem griechischen Wort für »Kralle« und bezieht sich auf die Fähigkeit chelatisierender Chemikalien, sich giftige Moleküle zu »krallen« und sie aus dem Körper zu entfernen.

Eine typische Behandlung besteht darin, den Patienten oral oder intravenös einen Chelatbildner zu verabreichen, der die Giftstoffe einfängt und über die Nieren in den Urin abtransportiert. Es ist wichtig, besonders gut hydriert zu sein, um gefährlichen Konzentrationen giftiger Metalle vorzubeugen, die die Nieren passieren.

Auch wenn die Chelation bei bestimmten Behandlungen gut erforscht ist, wie bspw. im Fall einer Quecksilbervergiftung, ist deren Anwendung bei Alzheimer noch in der Versuchsphase. Einige Testergebnisse sehen vielversprechend aus, aber wir verfügen noch nicht über ausreichend Informationen, um wirklich zu wissen, wie hilfreich diese Art der Behandlung sein kann.

Was heißt das nun für uns? Angesichts der düsteren Prognose, die eine Alzheimer-Erkrankung und andere Arten von Demenz bedeuten, ist es sinnvoll, sich für effektive Behandlungen einzusetzen und liberaler bei deren Anwendung zu sein.

Doch sind die Behandlungsmöglichkeiten, die gegenwärtig existieren, enttäuschend. Sie unterstreichen daher umso mehr die Notwendigkeit einer Prävention, damit eine Behandlung gar nicht erst nötig wird.

ANHANG 2

ZUTATEN, DIE SIE VIELLEICHT NOCH NICHT KENNEN

AGAVENDICKSAFT (ODER AGAVENSIRUP) Agavendicksaft wird aus der blauen Agave gewonnen und ist süßer als Industriezucker, weshalb Sie für dasselbe Ergebnis weniger davon benötigen. Er wird mittlerweile in fast allen Supermärkten, Lebensmittelgeschäften, Drogerien und besonders Naturkostläden verkauft.

BACKPULVER (aluminiumfrei) Manche herkömmliche Backpulvermarken enthalten Aluminium. Die meisten Bio-Supermärkte haben aber aluminiumfreies Backpulver im Sortiment.

BUCHWEIZENMEHL Trotz seines Namens ist Buchweizen nicht mit Weizen verwandt. Er ist dafür reich an vollständigen Proteinen und wird zur Herstellung von Nudeln, Pfannkuchen und Frühstückscerealien verwendet. Da er glutenfrei ist, ist er für Menschen mit Zöliakie oder einer Glutensensitivität eine gute Alternative.

EI-ERSATZ Dieses Pulver, das oft aus Kartoffel- und Tapiokastärke besteht, wird in den allermeisten Bio- und Reformläden verkauft. In Verbindung mit Wasser wird Ei-Ersatz zu einem wunderbaren Bindemittel, das sehr ähnliche Eigenschaften wie Eier hat.

GEMAHLENE LEINSAMEN Leinsamen sind reich an Ballaststoffen und Omega-3-Fettsäuren und haben einen leicht nussigen Geschmack. Gemahlene Leinsamen werden ebenfalls oft als Bindemittel beim Backen verwendet.

HOISINSOSSE Diese traditionelle chinesische Dipsoße finden Sie in Asia-Läden.

HUMMUS Dieses Püree aus Kichererbsen, Tahini (Sesambutter), Knoblauch und anderen Gewürzen ist ein traditionelles orientalisches Gericht, das sich wunderbar zum Dippen, als Aufstrich oder Füllung verwenden lässt. Sie können es selbst zubereiten, finden es aber auch in den meisten Lebensmittelgeschäften und Supermärkten.

JICAMA (YAMBOHNE) Jicama ist eine lange Wurzel, die in ihrem Geschmack an Kohlrabi oder einen weniger süßen Apfel erinnert. Sie lässt sich als Salatzutat verwenden, schmeckt aber auch großartig in Stifte geschnitten und mit einem Dip.

PEPITAS Pepitas sind Kürbiskerne, die oftmals geröstet und als Garnierung verwendet werden.

KOCHBANANEN Kochbananen sind die Früchte, die Sie in der Obst- und Gemüseabteilung erst einmal stutzig werden lassen. Sie sehen wie große grüne Bananen aus, sind aber fester und stärkehaltiger. Wie Bananen bekommen auch sie im Laufe des Reifungsprozesses braune Flecken.

SEITAN Seitan ist konzentriertes Weizenprotein, auch Weizengluten genannt. Er hat eine fleischartige, feste Konsistenz und wird daher gern für Burger und Pfannengerichte verwendet. Sie werden ihn in einigen Fertigprodukten als Zutat wiedererkennen und in Bio-Supermärkten oder Reformhäusern in fleischähnlicher Form finden, in der sie ihn direkt zu Ihren Gerichten hinzufügen können.

SOJASOSSE (SALZARM) Da die meisten Sojasoßen viel Salz enthalten, gibt es mittlerweile auch Marken, die sich auf salzärmere Varianten spezialisiert haben.

TAMARI Viele Menschen ziehen die intensivere Note von Tamari anderen Sojasoßen vor. Anders als andere Sojasoßen enthält Tamari wenig oder gar keinen Weizen.

TEMPEH Tempeh wird aus fermentierten Sojabohnen hergestellt, die zu einem festen Block gepresst werden. In Scheiben geschnitten und mariniert ist Tempeh ein köstlicher Ersatz für Hamburger, Schinkenspeck oder Würstchen. Sie finden ihn ebenfalls in Bio-Supermärkten oder Reformhäusern.

TOFU Tofu kannten früher nur Menschen aus Asien, doch heutzutage bekommen Sie ihn fast überall. Direkt aus der Packung sieht er aus wie gekochtes Eiweiß. Als Küchenzutat ist er unglaublich vielseitig und lässt sich so verarbeiten, dass er ein wunderbarer Ersatz für Rührei, Fleisch, Käse oder andere Zutaten ist. Sie finden ihn in der Regel im Kühlregal, in Wasser eingelegt und in eingeschweißter Verpackung.

TOMATILLOS Wie der Name nahelegt, sind Tomatillos kleine grüne Tomaten, oft noch von einer papiernen Hülle umgeben. Sie werden vor allem in der mexikanischen Küche für Soßen und Salate verwendet.

TOMATEN, FEUERGERÖSTETE Geröstete Tomaten verleihen allen Gerichten, in denen Sie sie verwenden, ein ganz besonderes Aroma. Sie werden in Dosen verkauft und lassen sich einfach verwenden.

TOMATEN, SONNENGETROCKNETE Sonnengetrocknete Tomaten finden Sie normalerweise in der Nähe anderer Trockenfrüchte. Sie sind eine köstliche Zutat für Soßen, Salate und Pizzen.

VOLLKORNWEIZENMEHL, FEINES Feines Vollkornweizenmehl hat eine feinere Konsistenz, was es zu einem perfekten Bindemittel und einer wunderbaren Backzutat macht, z. B. zur Zubereitung von Fladenbrot. Sie finden es in Naturkostläden, Bio-Supermärkten und Reformhäusern.

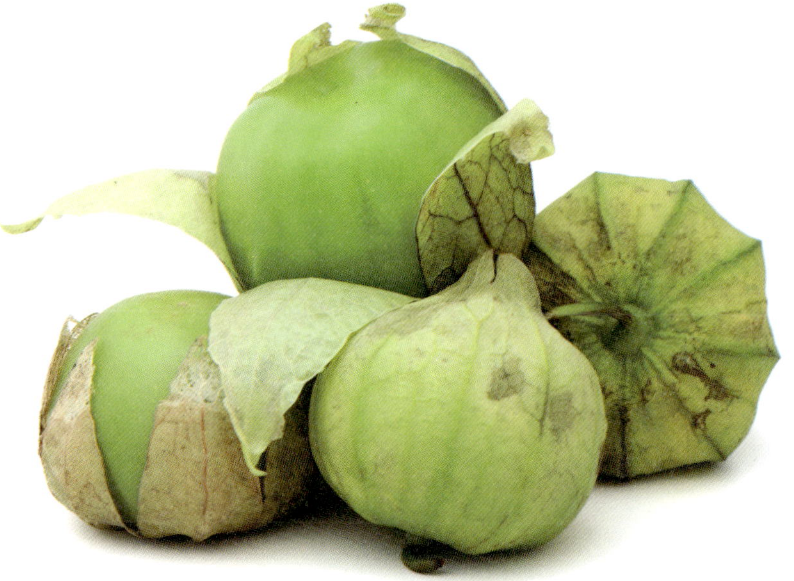

REFERENZEN

Einführung

1. Epstein B. A Cellarful of Noise. Pocket Books, New York, 1967, 1998.

Kapitel 1. Das Gedächtnis und die Gehirnleistung verbessern

1. Albert MS, DeKosky ST, Dickson D, et al. The diagnosis of mild cognitive impairment due to Alzheimer's disease: Recommendations from the National Institute on Aging and Alzheimer's Association workgroup. Alzheimers Dement. 2011;7:270–79.
2. McKhann GM, Knopman DS, Chertkow H, et al. The diagnosis of dementia due to Alzheimer's disease: Recommendations from the National Institute on Aging and the Alzheimer's Association workgroup. Alzheimers Dement. 2011;7:263–69.
3. Farrer LA, Cupples LA, Haines JL, et al. Effects of age, sex, and ethnicity on the association between apolipoprotein E genotype and Alzheimer disease: A meta-analysis. APOE and Alzheimer Disease Meta Analysis Consortium. JAMA. 1997;278:1349–56.
4. Graff-Radford NR, Green RC, Go RC, et al. Association between apo- lipoprotein E genotype and Alzheimer disease in African American subjects. Arch Neurol. 2002;59:594–600.
5. Buchman AS, Leurgans SE, Nag S, Bennett DA, Schneider JA. Cerebrovascular disease pathology and parkinsonian signs in old age. Stroke. 2011;42:3183–89.

Kapitel 2. Lebensmittel, die Sie vor giftigen Metallen schützen

1. Lovell MA, Robertson JD, Teesdale WJ, Campbell JL, Markesbery WR. Copper, iron and zinc in Alzheimer's disease senile plaques. J Neurol Sci. 1998;158:47–52.
2. Stankiewicz JM, Brass SD. Role of iron in neurotoxicity: A cause for concern in the elderly? Curr Opin Clin Nutr Metab Care. 2009;12:22–29.
3. Salustri C, Barbati G, Ghidoni R, et al. Is cognitive function linked to serum free copper levels?: A cohort study in a normal population. Clin Neurophysiol. 2010;121:502–7.
4. Lam PK, Kritz-Silverstein D, Barrett-Connor E, et al. Plasma trace elements and cognitive function in older men and women: The Rancho Bernardo study. J Nutrition. 2008;12:22–27.
5. Morris MC, Evans DA, Tangney CC, et al. Dietary copper and high saturated and trans fat intakes associated with cognitive decline. Arch Neurol. 2006a;63:1085–88.
6. Brewer GJ. The risks of copper toxicity contributing to cognitive decline in the aging population and to Alzheimer's disease. J Am Coll Nutr. 2009;28:238–42.
7. Schiepers OJ, van Boxtel MP, de Groot RH, et al. Serum iron parameters, HFE C282Y genotype, and cognitive performance in older adults: Results from the FACIT study. J Gerontol A Biol Sci Med Sci. 2010;65:1312–21.
8. Shah RC, Wilson RS, Tang Y, Dong X, Murray A, Bennett DA. Relation of hemoglobin to

level of cognitive function in older persons. Neuroepidemiology. 2009;32:40–46.
9. Shah RC, Buchman AS, Wilson RS, Leurgans SE, Bennett DA. Hemoglobin level in older persons and incident Alzheimer disease: Prospective cohort analysis. Neurology. 2011;77:219–26.
10. Huang X, Cuajungco MP, Atwood CS, Moir RD, Tanzi RE, Bush AI. Alzheimer's disease, beta-amyloid protein and zinc. J Nutr. 2000;130: 1488S–92S.
11. Watt NT, Whitehouse IJ, Hooper NM. The role of zinc in Alzheimer's disease. Int J Alzheimers Dis. 2011;971021.
12. Smith MA, Harris PLR, Sayre LM, Perry G. Iron accumulation in Alzheimer's disease is a source of redox-generated free radicals. Proc Nat Acad Sciences of the United States of America. 1997;94:9866–68.
13. Environmental Protection Agency. Basic information about copper in drinking water. Internet: http://water.epa.gov/drink/contaminants/basicin formation/copper.cfm, accessed October 3, 2011.
14. Hunt JR. Bioavailability of iron, zinc, and other trace minerals from vegetarian diets. Am J Clin Nutr. 2003;78(suppl):633S–39S.
15. Hunt JR, Vanderpool RA. Apparent copper absorption from a vegetarian diet. Am J Clin Nutr. 2001;74:803–7.
16. Kadrabová J. Madaric A, Kováciková Z, Ginter E. Selenium status, plasma zinc, copper, and magnesium in vegetarians. Biol Trace Elem Res. 1995;50:13–24.
17. Crapper DR, Kishnan SS, Dalton AJ. Brain aluminum distribution in Alzheimer's disease and experimental neurofibrillary degeneration. Science. 1973;180:511–13.
18. Crapper DR, Krishnan SS, Quittkat S. Aluminium, neurofibrillary degeneration and Alzheimer's disease. Brain. 1976;99:67–80.
19. Miu AC, Benga O. Aluminum and Alzheimer's disease: A new look. J Alzheimer's Dis. 2006;10:179–201.
20. Bolognin S, Messori L, Drago D, Gabbiani C, Cendron L, Zatta P. Aluminum, copper, iron and zinc differentially alter amyloid-Aβ(1–42) aggregation and toxicity. Int J Biochem Cell Biol. 2011;43:877–85.
21. Martyn CN, Osmond C, Edwardson JA, Barker DJP, Harris EC, Lacey RF. Geographical relation between Alzheimer's disease and aluminium in drinking water. Lancet. 1989;333:61–62.
22. Rondeau V, Jacqmin-Gadda H, Commenges D, Helmer C, Dartigues J-F. Aluminum and silica in drinking water and the risk of Alzheimer's disease or cognitive decline: Findings from 15-year follow-up of the PAQUID cohort. Am J Epidemiol. 2009;169:489–96.
23. Frecker MF. Dementia in Newfoundland: Identification of a geographical isolate? J Epidemiol Community Health. 1991;45:307–11.
24. Gauthier E, Fortier I, Courchesne F, Pepin P, Mortimer J, Gauvreau D. Aluminum forms in drinking water and risk of Alzheimer's disease. Environ Res. 2000;84:234–46.
25. Forster DP, Newens AJ, Kay DW, Edwardson JA. Risk factors in clinically diagnosed presenile dementia of the Alzheimer type: A case-control study in northern England. J Epidemiol Community Health. 1995;49:253–58.
26. Taylor GA, Newens AJ, Edwardson JA, Kay DWK, Forster DP. Alzheimer's disease and the relationship between silicon and aluminum in water supplies in northern England. J Epidemiol Community Health. 1995;49: 323–28.
27. Forbes WF, McLachlan DR. Further thoughts on the aluminum- Alzheimer's disease link. J Epidemiol Community Health. 1996;50:401–3.
28. Doll R. Review: Alzheimer's disease and environmental aluminum. Age Ageing. 1993;22:138–53.
29. Alzheimer's Association. Alzheimer's Myths. Internet: http://www.alz.org/alzheimers_disease_myths_about_alzheimers.asp, accessed September 16, 2011.
30. Kawahara M, Kato-Negishi M. Link between aluminum and the pathogenesis of Alzheimer's disease: The integration of the aluminum and amyloid cascade hypotheses. Int J Alzheimer's Dis. 2011;276393.
31. Duggan JM, Dickeson JE, Tynan PF, Houghton A, Flynn JE. Aluminum beverage cans as a dietary source of aluminium. Med J Aust. 1992;156:604–5.
32. Saiyed SM, Yokel RA. Aluminium content of some foods and food products in the USA,

with aluminium food additives. Food Addit Contam. 2005;22:234–44.

33. Mutter J, Naumann J, Schneider R, Walach H. Mercury and Alzheimer's disease. Fortschr Neurol Psychiatr. 2007;75:528–38.
34. Bates MN. Mercury amalgam dental fillings: An epidemiologic assessment. Int J Hyg Environ Health. 2006;209:309–16.
35. Saxe SR, Wekstein MW, Kryscio RJ, et al. Alzheimer's disease, dental amalgam and mercury. J Am Dent Assoc. 1999;130:191–99.

Kapitel 3. Lebensmittel, die Sie vor schädlichen Fetten und Cholesterin schützen

1. Giem P, Beeson WL, Fraser GE. The incidence of dementia and intake of animal products: Preliminary findings from the Adventist Health Study. Neuroepidemiology 1993;12:28–36.
2. National Cancer Institute. Top food sources of saturated fat among US population, 2005–2006 NHANES. Internet: http://riskfactor.cancer.gov/diet/foodsources/sat_fat/sf.html, accessed October 2, 2011.
3. Morris MC, Evans EA, Bienias JL, et al. Dietary fats and the risk of incident Alzheimer's disease. Arch Neurol. 2003;60:194–200.
4. Luchsinger JA, Tang MX, Shea S, Mayeux R. Caloric intake and the risk of Alzheimer disease. Arch Neurol. 2002;59:1258–63.
5. Scarmeas N, Luchsinger JA, Schupf N, et al. Physical activity, diet, and risk of Alzheimer disease. JAMA. 2009;302:627–37.
6. Laitinen MH, Ngandu T, Rovio S, et al. Fat intake at midlife and risk of dementia and Alzheimer's disease: A population-based study. Dement Geriatr Cogn Disord. 2006;22:99–107.
7. Engelhart MJ, Geerlings MI, Ruitenberg A. Diet and risk of dementia: Does fat matter? The Rotterdam Study. Neurology. 2002;59:1915–21.
8. Solomon A, Kivipelto M, Wolozin B, Zhou J, Whitmer RA. Midlife serum cholesterol and increased risk of Alzheimer's and vascular dementia three decades later. Dement Geriatr Cogn Disord. 2009;28:75–80.
9. Puglielli L, Tanzi RE, Kovacs DM. Alzheimer's disease: The cholesterol connection. Nature Neurosci. 2003;6:345–51.
10. Anoop S, Anoop M, Meena K, Luthra K. Apolipoprotein E polymorphism in cerebrovascular & coronary heart diseases. Indian J Med Res. 2010;132:363–78.
11. Petot GJ, Traore F, Debanne SM, Lerner AJ, Smyth KA, Friedland RP. Interactions of apolipoprotein E genotype and dietary fat intake of healthy older persons during mid-adult life. Metabolism. 2003;52:279–81.
12. McGuinness B, Craig D, Bullock R, Passmore P. Statins for the prevention of dementia. Cochrane Database Syst Rev. 2009;15:CD003160.
13. Heude B, Ducimetiere P, Berre C, EVA Study. Cognitive decline and fatty acid composition of erythrocyte membranes—The EVA Study. Am J Clin Nutr. 2003;77:803–8.
14. Conquer JA, Tierney MC, Zecevic J, Bettger WJ, Fisher RH. Fatty acid analysis of blood plasma of patients with Alzheimer's disease, other types of dementia, and cognitive impairment. Lipids. 2000;35:1305–12.
15. Kröger E, Verreault R, Carmichael PH, et al. Omega-3 fatty acids and risk of dementia: The Canadian Study of Health and Aging. Am J Clin Nutr. 2009;90:184–92.
16. Davis BC, Kris-Etherton PM. Achieving optimal essential fatty acid status in vegetarians: Current knowledge and practical implications. Am J Clin Nutr. 2003;78(suppl):640S–46S.
17. Dangour AD, Allen E, Elbourne D, et al. Effect of 2-y n-3 longchain polyunsaturated fatty acid supplementation on cognitive function in older people: A randomized, double-blind, controlled trial. Am J Clin Nutr. 2010;91:1725–32.
18. Van de Rest O, Geleijnse JM, Kok FJ, et al. Effect of fish oil on cognitive performance in older subjects: A randomized, controlled trial. Neurology. 2008;71:430–38.
19. Quinn JF, Rama R, Thomas RG, et al. Docosahexaenoic acid supplementation and cognitive decline in Alzheimer disease: A randomized trial. JAMA. 2010;304:1903–11.
20. Morris MC, Evans DA, Tangney CC, Bienias JL, Wilson RS. Fish consumption and cognitive decline with age in a large community study. Arch Neurol. 2005;62:1849–53.
21. Tangney CC, Kwasny MJ, Li H, Wilson RS, Evans DA, Morris MC. Adher- ence to a Medi-

terranean-type dietary pattern and cognitive decline in a com- munity population. Am J Clin Nutr. 2011;93:601–7.
22. Tonstad S, Butler T, Yan R, Fraser GE. Type of vegetarian diet, body weight and prevalence of type 2 diabetes. Diabetes Care. 2009;32:791–96.
23. Marckmann P, Grønbaek M. Fish consumption and coronary heart disease mortality: A systematic review of prospective cohort studies. Eur J Clin Nutr. 1999;53:585–90.
24. Féart C, Samieri C, Rondeau V, et al. Adherence to a Mediterranean diet, cognitive decline, and risk of dementia. JAMA. 2009;302:638–48.
25. Barnard ND, Scialli AR, Turner-McGrievy G, Lanou AJ, Glass J. The effects of a low-fat, plant-based dietary intervention on body weight, metabolism, and insulin sensitivity. Am J Med. 2005;118:991–97.
26. Berkow S, Barnard ND. Vegetarian diets and weight status. Nutr Rev. 2006;64:175–88.
27. Turner-McGrievy GM, Barnard ND, Scialli AR. A two-year randomized weight loss trial comparing a vegan diet to a more moderate low-fat diet. Obesity. 2007;15:2276–81.
28. Gustafson D. An 18-year follow-up of overweight and risk of Alzheimer's disease. Arch Intern Med. 2003;163:1524–28.
29. Berkow S, Barnard ND. Blood pressure regulation and vegetarian diets. Nutr Rev. 2005;63:1–8.

Kapitel 4. Lebensmittel, die Ihr Vitaminschutzschild aufbauen

1. Devore EE, Grodstein F, van Rooij FJ, Hofman A, Stampfer MJ, Witte- man JC, Breteler MM. Dietary antioxidants and long-term risk of dementia. Arch Neurol. 2010;67:819–25.
2. Morris MC, Evans DA, Bienias JL, Tangney CC, Bennett DA, Aggarwal N, Wilson RS, Scherr PA. Dietary intake of antioxidant nutrients and the risk of incident Alzheimer disease in a biracial community study. JAMA. 2002;287:3230–37.
3. Morris MC, Evans DA, Tangney CC, et al. Relation of the tocopherol forms to incident Alzheimer disease and cognitive change. Am J Clin Nutr. 2005;81:508–14.
4. Laurin D, Foley DJ, Masaki KH, White LR, Launer LJ. Vitamin E and C supplements and risk of dementia. JAMA. 2002;288:2266–68.
5. Sano M, Ernesto C, Thomas RG, et al. A controlled trial of selegiline, alpha-tocopherol, or both as treatment for Alzheimer's disease. The Alzheimer's Disease Cooperative Study. N Engl J Med. 1997;336:1216–22.
6. Thomas RG, Gebhardt SE. Nuts and seeds as sources of alpha and gamma tocopherols. USDA-ARS Nutrient Data Laboratory, Beltsville, MD. Internet: http://www.ars.usda.gov/SP2UserFiles/Place/12354500/Articles/AICR06_NutSeed.pdf, accessed June 17, 2011.
7. Brewer GJ. The risks of copper toxicity contributing to cognitive decline in the aging population and to Alzheimer's disease. J Am Coll Nutr. 2009;28:238–42.
8. Durga J, van Boxtel MP, Schouten EG, et al. Effect of 3-year folic acid supplementation on cognitive function in older adults in the FACIT trial: A randomised, double blind, controlled trial. Lancet. 2007a;369:208–16.
9. de Jager CA, Oulhaj A, Jacoby R, Refsum H, Smith AD. Cognitive and clinical outcomes of homocysteine-lowering B-vitamin treatment in mild cognitive impairment: A randomized controlled trial. Int J Geriatr Psychiatry. 2011; Jul 21. doi: 10.1002/gps.2758. [Epub ahead of print]
10. Durga J, Verhoef P, Anteunis LJ, Schouten E, Kok FJ. Effects of folic acid supplementation on hearing in older adults: A randomized, controlled trial. Ann Intern Med. 2007b;146:1–9.
11. Ravaglia G, Forti P, Maioli F, Martelli M, Servadei L, Brunetti N, Porcellini E, Licastro F. Homocysteine and folate as risk factors for dementia and Alzheimer disease. Am J Clin Nutr. 2005;82:636–43.
12. Tucker KL, Qiao N, Scott T, Rosenberg I, Spiro A 3rd. High homocysteine and low B vitamins predict cognitive decline in aging men: The Veterans Affairs Normative Aging Study. Am J Clin Nutr. 2005;82:627–35.
13. Aisen PS, Schneider LS, Sano M, et al. High-dose B vitamin supplementation and cognitive decline in Alzheimer's disease: A randomized controlled trial. JAMA. 2008;300:1774–83.

14. Ligthart SA, Moll van Charante EP, Van Gool WA, Richard E. Treatment of cardiovascular risk factors to prevent cognitive decline and dementia: A systematic review. Vasc Health Risk Manag. 2010;6:775–85.
15. Morris MC, Evans DA, Schneider JA, Tangney CC, Bienias JL, Aggarwal NT. Dietary folate and vitamins B-12 and B-6 not associated with incident Alzheimer's disease. J Alzheimer's Dis. 2006a;9:435–43.
16. Bønaa KH, Njølstad I, Ueland PM, et al. Homocysteine lowering and cardiovascular events after acute myocardial infarction. N Engl J Med. 2006;354:1578–88.
17. Feng L, Li J, Yap KB, Kua EH, Ng TP. Vitamin B-12, apolipoprotein E genotype, and cognitive performance in community-living older adults: Evidence of a gene-micronutrient interaction. Am J Clin Nutr. 2009;89: 1263–68.
18. Morris MC, Evans DA, Tangney CC, Bienias JL, Wilson RS. Associations of vegetable and fruit consumption with age-related cognitive change. Neurology. 2006b;67:1370–76.
19. Dauchet L, Amouyel P, Dallongeville J. Fruit and vegetable con- sumption and risk of stroke: A meta-analysis of cohort studies. Neurology. 2005;65:1193–97.
20. He FJ, Nowson CA, MacGregor GA. Fruit and vegetable consumption and stroke: Meta-analysis of cohort studies. Lancet. 2006;367:320–26.
21. Oude Griep LM, Monique Verschuren WM, Kromhout D, Ocké MC, Geleijnse JM. Colours of fruit and vegetables and 10-year incidence of CHD. Br J Nutr. 2011a;106:1562–69.
22. Oude Griep LM, Vershuren WMM, Kromhout D, Ocke MC, Geleijnse JM. Colors of fruit and vegetables and 10-year incidence of stroke. Stroke. 2011b;42:3190–95.
23. Krikorian R, Nash TA, Shidler MD, Shukitt-Hale B, Joseph JA. Concord grape juice supplementation improves memory function in older adults with mild cognitive impairment. Br J Nutr. 2010;103:730–34.
24. Krikorian R, Shidler MD, Nash TA, et al. Blueberry supplementation improves memory in older adults. J Agric Food Chem. 2010;58:3996–4000.
25. Letenneur L. Risk of dementia and alcohol and wine consumption: A review of recent results. Biol Res. 2004;37:189–93.
26. Ioannou GN, Dominitz JA, Weiss NS, Heagerty PJ, Kowdley KV. The effect of alcohol consumption on the prevalence of iron overload, iron deficiency, and iron deficiency anemia. Gastroenterology. 2004;126:1293–1301.
27. Eskelinen MH, Kivipelto M. Caffeine as a protective factor in dementia and Alzheimer's disease. J Alzheimer's Dis. 2010;20:S167–74.

Kapitel 5. Gehirntraining zum Aufbau Ihrer kognitiven Reserve

1. Rentz DM, Locascio JJ, Becker JA, et al. Cognition, reserve, and amy- loid deposition in normal aging. Ann Neurol. 2010;67:353–64.
2. Yaffee K, Weston A, Graff-Radford NR. Association of plasma β-amyloid level and cognitive reserve with subsequent cognitive decline. JAMA. 2011; 305:261–66.
3. Wilson RS, Bennett DA, Bienias JL, et al. Cognitive activity and incident AD in a population-based sample of older persons. Neurology. 2002; 59:1910–14.
4. Willis SL, Tennstedt SL, Marsiske M, et al. Long-term effects of cognitive training on everyday functional outcomes in older adults. JAMA. 2006; 296:2805–14.
5. Jean L, Bergeron ME, Thivierge S, Simard M. Cognitive intervention programs for individuals with mild cognitive impairment: Systematic review of the literature. Am J Geriatr Psychiatry. 2010;18:281–96.
6. Craik FIM, Bialystok E, Freedman M. Delaying the onset of Alzheimer disease: Bilingualism as a form of cognitive reserve. Neurology. 2010; 75:1726–29.
7. Chertkow H, Whitehead V, Phillips N, Wolfwon C, Atherton J, Bergman H. Multilingualism (but not always bilingualism) delays the onset of Alzheimer disease: Evidence from a bilingual community. Alzheimer Dis Assoc Discord. 2010;24:118–25.
8. Kavé G, Eyal N, Shorek A, Cohen-Mansfield J. Multilingualism and cognitive state in the oldest old. Psychol Aging. 2008;23;70–78.
9. Inoue S, Matsuzawa T. Working memory of numerals in chimpanzees. Curr Biol. 2007;17(23):R1004–5.

10. Inoue S, Matsuzawa T. Acquisition and memory of sequence order in young and adult chimpanzees (Pan troglodytes). Anim Cogn. 2009;12,Suppl 1:S59–69.

Kapitel 6. Sport zum Schutz des Gehirns

1. Pereira AC, Huddleston DE, Brickman AM, et al. An in vivo correlate of exercise-induced neurogenesis in the adult dentate gyrus. Proc Natl Acad Sci USA. 2007;104:5638–43.
2. Colcombe SJ, Erickson KI, Scalf PE, et al. Aerobic exercise training increases brain volume in aging humans. J. Gerontol A Biol Sci Med Sci. 2006;61:1166–70.
3. Erickson KI, Voss MW, Prakash RS, et al. Exercise training increases size of hippocampus and improves memory. Proc Natl Acad Sci USA. 2011;108:3017–22.
4. Larson EB, Wang L, Bowen JD, et al. Exercise is associated with reduced risk for incident dementia among persons 65 years of age and older. Ann Intern Med. 2006;17:144:73–81.
5. Scarmeas N, Luchsinger JA, Schupf N, et al. Physical activity, diet, and risk of Alzheimer disease. JAMA. 2009;302:627–37.
6. Rovio S, Kareholt I, Helkala EL, et al. Leisure-time physical activity at midlife and the risk of dementia and Alzheimer's disease. Lancet Neurology. 2005;4:705–11.
7. Hamer M, Chida Y. Physical activity and risk of neurodegenerative disease: A systematic review of prospective evidence. Psychol Med. 2009;39:3–11.
8. Foster PP, Rosenblatt KP, Kuljis RO. Exercise-induced cognitive plasticity, implications for mild cognitive impairment and Alzheimer's disease. Frontiers in Neurology. 2011;2:1–15.
9. Voss MW, Chaddock L, Kim JS, et al. Aerobic fitness is associated with greater efficiency of the network underlying cognitive control in preadolescent children. Neuroscience. 2011;29;199:166–76.
10. Boulé NG, Haddad E, Kenny GP, Wells GA, Sigal RJ. Effects of exercise on glycemic control and body mass in type 2 diabetes mellitus: A meta-analysis of controlled clinical trials. JAMA. 2001;286:1218–27.
11. Curioni CC, Lourenco PM. Long-term weight loss after diet and exercise: A systematic review. Int J Obes (Lond) 2005;29:1168–74.
12. Colcombe SJ, Kramer AF, Erickson KI, et al. Cardiovascular fitness, cortical plasticity, and aging. Proc Natl Acad Sci USA. 2004;101:3316–21.

Kapitel 7. Die Gedächtnisleistung im Schlaf verbessern

1. Wagner U, Born J. Memory consolidation during sleep: Interactive effects of sleep stages and HPA regulation. Stress. 2008;11:28–41.
2. Huang Y, Potter R, Sigurdson W, et al. Effects of age and amyloid deposition on aß dynamics in the human central nervous system. Arch Neurol. 2012;69:51–58.

Kapitel 8. Medikamente und Gesundheitsprobleme, die das Gedächtnis beeinträchtigen

1. Preiss D, Seshasai SR, Welsh P, et al. Risk of incident diabetes with intensive-dose compared with moderate-dose statin therapy: A meta-analysis. JAMA. 2011;305:2556–64.
2. Evans MA, Golomb BA. Statin-associated adverse cognitive effects: Survey results from 171 patients. Pharmacotherapy. 2009;29:800–811.
3. Cherrier M, Amory J, Ersek M, Risler L, Shen D. Comparative cognitive and subjective side effects of immediate release oxycodone in healthy middle age and older adults. J Pain. 2009;10:1038–50.
4. Ockene JK, Barad DH, Cochrane BB, et al. Symptom experience after discontinuing use of estrogen plus progestin. JAMA. 2005;294:183–93.
5. Le Pira F, Zappalà G, Giuffrida S, et al. Memory disturbances in migraine with and without aura: A strategy problem? Cephalalgia. 2000;20:475–78.
6. Farmer K, Cady R, Bleiberg J, et al. Sumatriptan nasal spray and cognitive function during migraine: Results of an open-label study. Headache. 2001;41:377–84.
7. Brezden CB, Phillips KA, Abdolell M, Bunston T, Tannock IF. Cognitive function in breast cancer patients receiving adjuvant chemotherapy. J Clin Oncol. 2000;18:2695–701.

8. Dietrich J, Han R, Yang Y, Mayer-Pröschel M, Noble M. CNS progenitor cells and oligodendrocytes are targets of chemotherapeutic agents in vitro and in vivo. J Biol. 2006;5:22.
9. Ohara T, Doi Y, Ninomiya T, et al. Glucose tolerance status and risk of dementia in the community: The Hisayama study. Neurology. 2011;77:1126–34.

Kapitel 9. Ein gehirnstärkendes Menü

1. Ornish D, Brown SE, Scherwitz LW, et al. Can lifestyle changes reverse coronary heart disease?: The Lifestyle Heart Trial. Lancet. 1990;336:129–33.
2. Ornish D, Scherwitz LW, Billings JH, et al. Intensive lifestyle changes for reversal of coronary heart disease. JAMA. 1998;280:2001–7.
3. Barnard ND, Scialli AR, Turner-McGrievy G, Lanou AJ, Glass J. The effects of a low-fat, plant-based dietary intervention on body weight, metabolism, and insulin sensitivity. Am J Med. 2005;118:991–97.
4. Barnard ND, Cohen J, Jenkins DJ, et al. A low-fat, vegan diet improves glycemic control and cardiovascular risk factors in a randomized clinical trial in individuals with type 2 diabetes. Diabetes Care. 2006;29:1777–83.
5. Tonstad S, Butler T, Yan R, Fraser GE. Type of vegetarian diet, body weight and prevalence of type 2 diabetes. Diabetes Care. 2009;32:791–96.
6. Anderson JW, Gustafson NJ, Spencer DB, Tietyen J, Bryant CA. Serum lipid response of hypercholesterolemic men to single and divided doses of canned beans. Am J Clin Nutr. 1990;51:1013–19.
7. Messina M, Messina V. The Simple Soybean and Your Health. Avery Publishing Group, Garden City Park, New York, 1994.
8. Mukuddem-Petersen J, Oosthuizen W, Jerling JC. A systematic review of the effects of nuts on blood lipid profiles in humans. J Nutr. 2005;135: 2082–89.
9. Jenkins DJ, Kendall CW, Marchie A, et al. Direct comparison of a dietary portfolio of cholesterol-lowering foods with a statin in hypercholesterolemic participants. Am J Clin Nutr. 2005;81:380–87.
10. Davis BC, Kris-Etherton P. Achieving optimal essential fatty acid status in vegetarians: Current knowledge and practical implications. Am J Clin Nutr. 2003;78(suppl):640S–46S.

Kapitel 10. Gelüste und Heißhunger besiegen

1. David Sheff. Interview with John Lennon and Yoko Ono. Playboy, January 1981. Internet: http://www.beatlesinterviews.org/db1980.jlpb.beatles.html, accessed September 3, 2011.
2. Ray Coleman. The Man Who Made the Beatles: An Intimate Biography of Brian Epstein. McGraw Hill, New York, 1989, pp. 10–15, 318–41.
3. Yeomans MR, Wright P, Macleod HA, Critchley JAJH. Effects of nalmefene on feeding in humans. Psychopharmacology. 1990;100:426–32.
4. Barnard ND, Noble EP, Ritchie T, et al. D2 Dopamine receptor Taq1A polymorphism, body weight, and dietary intake in type 2 diabetes. Nutri- tion. 2009;25:58–65.
5. The Vegetarian. February 1992. Internet: http://www.eatveg.com/paultm, accessed November 6, 2011.

Anhang 1. Medikamente und Nahrungsergänzungsmittel zur Behandlung von Gedächtnisproblemen

1. Schneider LS, Dagerman KS, Higgins JP, McShane R. Lack of evidence for the efficacy of memantine in mild Alzheimer disease. Arch Neurol. 2011; 68:991–98.
2. Craft S, Baker LD, Montine TJ, et al. Intranasal insulin therapy for Alzheimer disease and amnestic mild cognitive impairment. Arch Neurol. 2012;69:29–38.
3. Barnard ND, Cohen J, Jenkins DJ, et al. A low-fat, vegan diet improves glycemic control and cardiovascular risk factors in a randomized clinical trial in individuals with type 2 diabetes. Diabetes Care. 2006;29:1777–83.
4. Barnard ND, Cohen J, Jenkins DJ, et al. A low-fat vegan diet and a conventional diabetes diet in the treatment of type 2 dia-

betes: A randomized, controlled, 74-week clinical trial. Am J Clin Nutr. 2009;89(suppl):1588S–96S.
5. Barnard ND, Scialli AR, Turner-McGrievy G, Lanou AJ, Glass J. The effects of a low-fat, plant-based dietary intervention on body weight, metabolism, and insulin sensitivity. Am J Med. 2005;118:991–97.
6. Nicoll JAR, Wilkinson D, Holmes C, Steart P, Markham H, Weller RO. Neuropathology of human Alzheimer disease after immunization with amyloidpeptide: A case report. Nat Med. 2003;9:448–52.
7. Ostrowitzki S, Deptula D, Thurfjell L, et al. Mechanism of amyloid removal in patients with Alzheimer disease treated with gantenerumab. Arch Neurol. Published online, October 10, 2011.
8. Badiola N, Suárez-Calvet M, Lleó A. Tau phosphorylation and aggregation as a therapeutic target in tauopathies. CNS & Neurological Disorders— Drug Targets. 2010;9:727–40.
9. Kanowski S, Hoerr R. Ginkgo biloba extract EGb 761 in dementia: Intent-to-treat analyses of a 24-week, multi-center, double-blind, placebocontrolled, randomized trial. Pharmacopsychiatry. 2003;36:297–303.
10. DeKosky ST, Williamson JD, Fitzpatrick AL, et al. Ginkgo biloba for prevention of dementia: A randomized controlled trial. JAMA. 2008;300:2253–62.
11. Snitz BE, O'Meara ES, Carlson MC, et al. Ginkgo biloba for preventing cognitive decline in older adults: A randomized trial. JAMA. 2009;302: 2663–70.
12. Birks J, Grimley Evans J. Ginkgo biloba for cognitive impairment and dementia. Cochrane Database Syst Rev. 2009;21:CD003120.
13. Kato-Kataoka A, Sakai M, Ebina R, Nonaka C, Asano T, Miyamori T. Soybean-derived phosphatidylserine improves memory function of the elderly Japanese subjects with memory complaints. J Clin Biochem Nutr. 2010;47:246–55.
14. Richter Y, Herzog Y, Cohen T, Steinhart Y. The effect of phosphatidylserine-containing omega-3 fatty acids on memory abilities in subjects with subjective memory complaints: A pilot study. Clin Interv Aging. 2010;5:313–16.
15. Jorissen BL, Brouns F, Van Boxtel MP, et al. The influence of soy-derived phosphatidylserine on cognition in age-associated memory impairment. Nutritional Neuroscience. 2001;4:121–34.

INDEX

T

ÜBER DEN AUTOR

DR. NEAL BARNARD führt Forschungsarbeiten durch, um die Gesundheit von Menschen mit Diabetes, Fettleibigkeit und anderen ernsten gesundheitlichen Problemen zu verbessern, und setzt sich stark für eine verbesserte Ernährung in Schulen und am Arbeitsplatz ein. Er ist außerordentlicher Professor für Medizin an der George Washington University in Washington, D. C., und zertifiziert durch das American Board of Psychiatry and Neurology. Seine wegweisende Forschung, die von den National Institutes of Health gefördert wird, hat gezeigt, dass die Ernährung bei Diabetes eine wirksamere Behandlungsmethode als oral verabreichte Medikamente sein kann. Dr. Barnard erhielt seinen Doktortitel an der George Washington School of Medicine in Washington, D. C., wo er auch seine Facharztausbildung absolvierte. Er arbeitete am St. Vincent's Hospital in New York, bevor er nach Washington zurückkehrte und dort das Physicians Committee for Responsible Medicine (PCRM) gründete, um die präventive Medizin zu fördern, klinische Forschungsarbeiten durchzuführen und sich für höhere ethische Standards im Forschungsbereich einzusetzen.

Dr. Barnards Forschungsarbeiten wurden von der American Diabetes Associationn und der American Dietetic Association in offiziellen Stellungnahmen zu einer gesunden Ernährungsweise zitiert. Seine Artikel sind in Diabetes Care, The American Journal of Clinical Nutrition, The American Journal of Medicine, The Journal of Pediatrics und dem Journal of the American Dietetic Association (jetzt Journal of the Academy of Nutritition and Dietetics), Scientific American, The American Journal of Cardiology, Obstetrics & Gynecology, The Lancet Oncology, Preventive Medicine und vielen weiteren Fachzeitschriften erschienen. Dr. Barnard hält regelmäßig Vorträge bei wissenschaftlichen Gesellschaften und Verbänden und erstellt Peer Reviews für zahlreiche medizinische Fachzeitschriften. Er ist ein häufiger Gast in US-amerikanischen TV-Sendungen und präsentiert selbst drei Sendungen bei dem US-Sender PBS: Tackling Diabetes, Kickstart Your Health und Protect Your Memory. Dr. Barnard ist Autor von 17 Büchern, darunter Bestseller wie Dr. Neal Barnards Revolutionäre Methode gegen Diabetes und The 21-Day Weight Loss Kickstart.

CHRISTINE WALTERMYER ist die Gründerin und Direktorin der The Natural Kitchen Cooking School, wo sie Ausbildungsprogramme für Köche, einen privaten Kochservice und Kochkurse im eigenen Zuhause in Manhattan und der Region um Princeton im US-Bundesstaat New Jersey anbietet. Christine ist eine versierte Chefköchin und Lehrerin mit Spezialisierung in Makrobiotik und veganer Küche. Sie verfügt über mehr als ein Jahrzehnt Erfahrung auf dem Gebiet des natürlichen Kochens.

JASON WYRICK ist Chefkoch und Herausgeber des Magazins The Vegan Culinary Experience. Jason erschien bereits in der New York Times. Er hat für Unternehmen wie Google, die Frank Llyod Wright Foundation und Farm Sanctuary das Catering übernommen und war Gastdozent für das Le Cordon Bleu Programm am Scottsdale Culinary Institute. Jason steuerte bereits die Rezepte für Dr. Barnards Buch The 21-Day Weight Loss Kickstart bei.

BEZUGSQUELLEN

Die meisten der im Buch erwähnten Produkte wie Reisessig, Quinoa, Ahornsirup oder verschiedene Gewürze sind in gängigen Naturkostläden erhältlich.
Sie können sie auch direkt über unseren Online-Shop www.unimedica.de in der Kategorie »Gesunde Ernährung« erhalten. Dort finden Sie ein großes Sortiment an Naturkostprodukten, u. a. auch seltene Produkte wie Sacha inchi.
Auch die für die Rezepte notwendigen Küchengeräte sowie veganes Bio-Proteinpulver und viele Superfoods sind dort erhältlich.

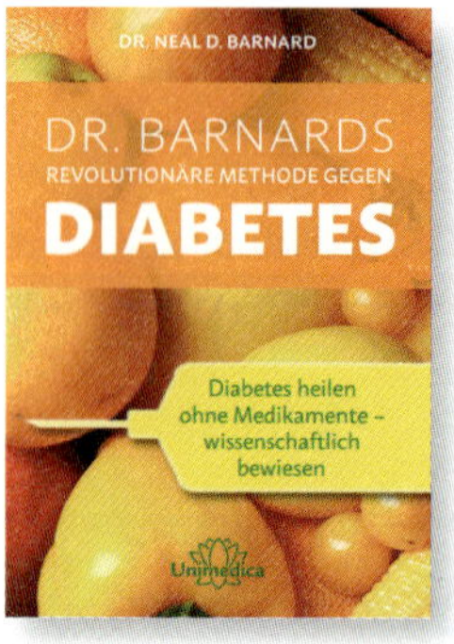

Dr. Neal D. Barnard

DR. BARNARDS REVOLUTIONÄRE METHODE GEGEN DIABETES

Diabetes heilen ohne Medikamente – wissenschaftlich bewiesen

368 Seiten, geb., € 23,80

Diabetes galt lange als unheilbar. Viele Jahre waren sich Mediziner darüber einig, dass eine Insulinsensitivität, wenn sie einmal verloren ist, nicht wiederhergestellt werden kann und der Diabetes unaufhaltsam fortschreitet. In diesem revolutionären Buch zeigt Dr. Barnard, Professor für Medizin und Autor: Das ist einfach nicht wahr!

In einer Serie staatlich geförderter Studien konnte Dr. Barnard beweisen, dass es möglich ist, Insulinsensitivität zurückzuerlangen und Diabetes Typ 2 zu lindern und teilweise sogar zu heilen.

Dr. Barnard weist den Weg aus dem Teufelskreis von immer mehr Medikamenten, Gewichtszunahme und den bekannten Komplikationen der Zuckerkrankheit. Der Mediziner konzentriert sich dabei voll und ganz auf eine Ernährungsumstellung, nicht auf Medikamente. Er erklärt, welchen Einfluss die Nahrung auf die Funktionsweise der Bauchspeicheldrüse hat, welche Lebensmittel für Diabeteserkrankte besonders wertvoll sind und welche gemieden werden sollten.

Mit 55 Einsteigerrezepten sowie ausgewogenen Menüvorschlägen geht die Umstellung leicht von der Hand.

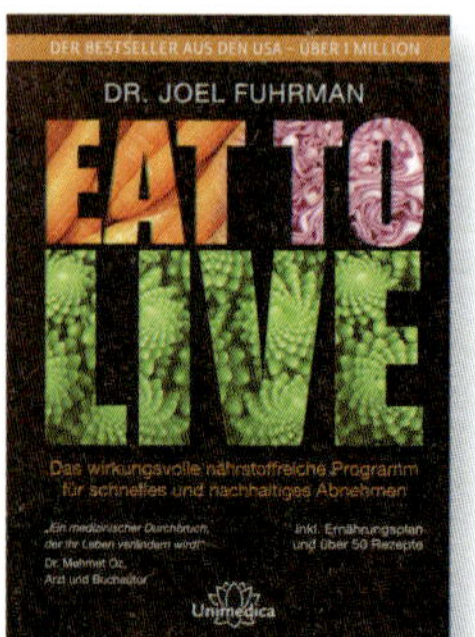

Dr. Joel Fuhrman

EAT TO LIVE

Das wirkungsvolle, nährstoffreiche Programm für schnelles und nachhaltiges Abnehmen

432 Seiten, geb., € 24,80

EAT TO LIVE ist das Grundlagenwerk für gesunde Ernährung. Der amerikanische Erfolgsautor und Arzt Dr. Fuhrman stellt damit ein mächtiges Werkzeug zur Verfügung, um dauerhaft Gewicht zu verlieren und die Gesundheit wiederzuerlangen. In den USA ist es ein Dauerbrenner, über 1 Million verkaufte Bücher sprechen für sich.

Joel Fuhrman zeigt, wie allein mit der richtigen Ernährung Bluthochdruck, Diabetes, Autoimmunkrankheiten, Migräne, Asthma und Allergien dauerhaft geheilt werden können.

Mit seinem 6-Wochen-Plan kann man Heißhungerattacken und Verlangen nach Junkfood hinter sich lassen. Das Geheimnis liegt in der Nährstoffdichte, das bedeutet die Einnahme von viel nährstoffreicher Nahrung. Übergewichtige sind trotz Überernährung meistens damit unterversorgt. Das Buch revolutioniert unser Denken und unsere Essgewohnheiten.

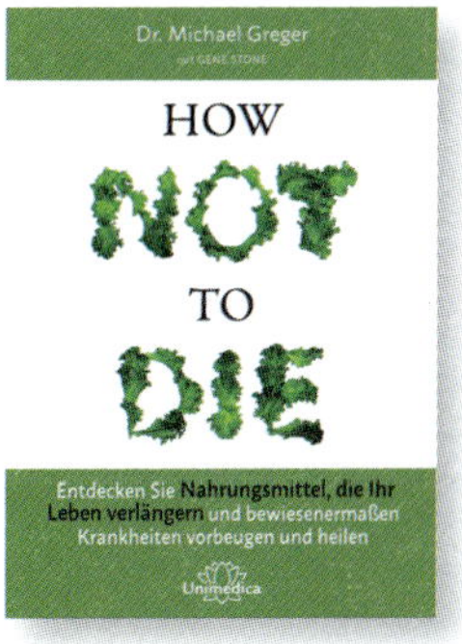

Dr. Michael Greger / Gene Stone

HOW NOT TO DIE

Entdecken Sie Nahrungsmittel, die Ihr Leben verlängern – und bewiesenermaßen Krankheiten vorbeugen und heilen

512 Seiten, geb., € 24,80

Dr. Michael Greger, international renommierter Arzt und Ernährungswissenschaftler lüftet in seinem weltweit außergewöhnlich erfolgreichen Beststeller das am besten gehütete Geheimnis der Medizin: Wenn die Grundbedingungen stimmen, kann sich der menschliche Körper selbst heilen.
Er analysiert die häufigsten 15 Todesursachen der westlichen Welt, zu denen z. B. Herzerkrankungen, Krebs, Diabetes, Bluthochdruck und Parkinson zählen, und erläutert auf Basis der neuesten wissenschaftlichen Forschungsergebnisse, wie diese verhindert, in ihrer Entstehung aufgehalten oder sogar rückgängig gemacht werden können.
Darüber hinaus erklärt Dr. Greger auf verständliche und enorm fesselnde, aber stets wissenschaftlich fundierte Weise, welche Lebensmittel besonders wertvoll und gesund für die verschiedenen Organe und Funktionen des menschlichen Körpers sind, und wie diese am besten kombiniert und verzehrt werden können. Sein »Tägliches Dutzend« fasst in einer so übersichtlichen wie praktischen Checkliste alle die Lebensmittel zusammen, die eine optimale Gesundheit unterstützen.

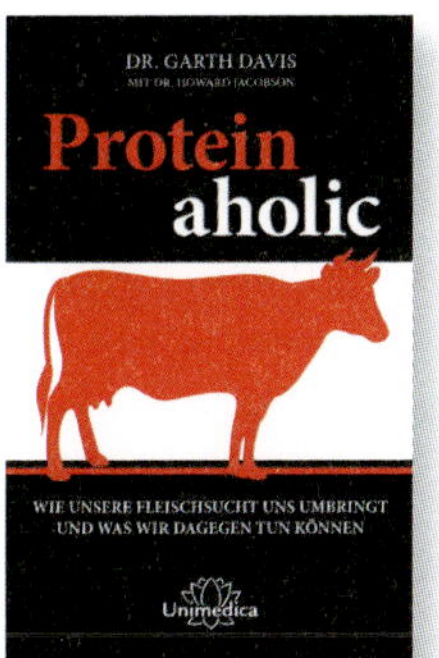

Dr. Garth Davis

PROTEINAHOLIC

Wie unsere Fleischsucht uns umbringt und was wir dagegen tun können

440 Seiten, geb., € 19,80

In In Proteinaholic kombiniert der Arzt Garth Davis die Erkenntnisse seiner bahnbrechenden Forschungen mit seinen Erfahrungen in der Praxis. Er zeigt auf, wie wir in der westlichen Welt zu Proteinabhängigen wurden und welche Folgen dies für unsere Gesundheit hat. Seine revolutionären Erkenntnisse besagen, dass Fleischkonsum sogar zuckerkrank machen kann und Krebserkrankungen begünstigt.
Davis erklärt, wie eine gesunde Ernährung aussehen sollte, die tatsächlich unser Leben verlängern kann. Er gibt nützliche Tipps zur Umstellung sowie einen ausgewogenen Wochenernährungsplan für die ersten Tage. Mit Proteinaholic führt Davis zurück auf einen Weg der Ausgewogenheit, Gesundheit und Langlebigkeit.

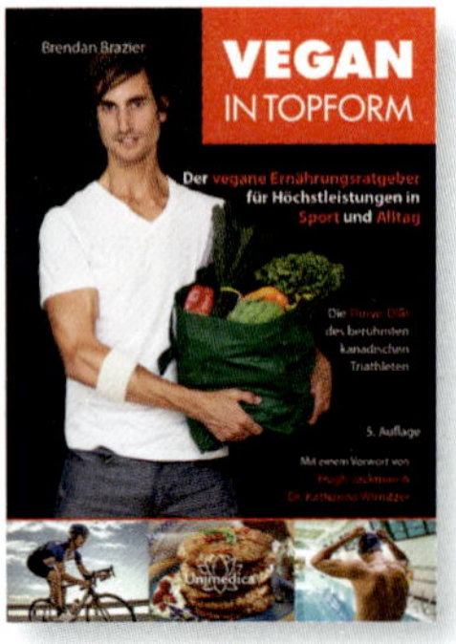

Brendan Brazier

VEGAN IN TOPFORM

Der vegane Ernährungsratgeber für Höchstleistungen in Sport und Alltag – Die Thrive-Diät des berühmten kanadischen Triathleten

352 Seiten, geb., € 26,-

Bereits im Alter von 15 Jahren entschied er sich, Profisportler zu werden. Im Laufe seiner Karriere erforschte er minutiös, welche Ernährung seine Leistung und vor allem die Regenerationsphase optimierte. Das Ergebnis ist die legendäre Thrive-Diät, die bereits viele Spitzensportler zu einer olympischen Medaille geführt hat. Die Thrive-Diät richtet sich nicht nur an Profisportler, sondern an jeden, der optimale Gesundheit und Leistungsfähigkeit erlangen und Krankheiten vorbeugen möchte.
Brendan Brazier hat die vegane Ernährung revolutioniert und achtet dabei auf eine ausgewogene Kost mit ausreichend Proteinen und anderen Nährstoffen. Hier setzt er auch auf Superfood wie die Andenwurzel Maca, die legendäre Alge Chlorella oder das nahrhafte Hanfprotein.
Mit 100 veganen, gluten- und sojafreien Rezeptenund einem praktischen 12-Wochen-Plan zum Einstieg in die Thrive-Diät.

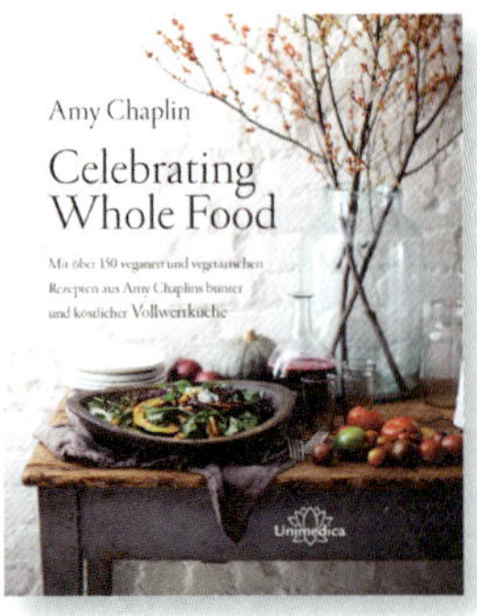

Amy Chaplin

CELEBRATING WHOLE FOOD

Mit über 150 veganen und vegetarischen Rezepten aus Amy Chaplins bunter und köstlicher Vollwertküche

408 Seiten, geb., € 34,–

Frisch, überwiegend pflanzlich, vollwertig, naturbelassen und lecker – so sieht eine ideale Ernährung aus. Und die New-Yorker Star-Köchin Amy Chaplin steht wie keine andere für die raffinierte Vielfalt einer modernen Vollwerternährung. Ihre 20-jährige Erfahrung als Küchenchefin vieler vegetarischer Restaurants auf der ganzen Welt teilt Chaplin heute gerne mit ihren Kunden, zu denen auch Hollywood-Stars gehören. Diesen bringt sie bei, die heimischen Vorratsschränke mit Getreidesorten, Nüssen, Samen, Kräutern und Gewürzen zu füllen und daraus faszinierende Gerichte zuzubereiten.
In dem preisgekrönten Kochbuch Celebrating Whole Food nimmt uns Amy Chaplin in über 150 überwiegend veganen, glutenfreien Rezepten mit auf einen Streifzug durch die facettenreiche Welt der vollwertigen Küche.
Zudem beschäftigt sich Amy eingehend mit den heimischen Vorräten. Sie erklärt z.B. genau, wie man Hülsenfrüchte einweicht und kocht, Sprossen zieht und verschiedene Pflanzendrinks selbst zubereitet.
Stürzen Sie sich mit Amy Chaplin in die bunte und reichhaltige Welt der Vollwertküche.

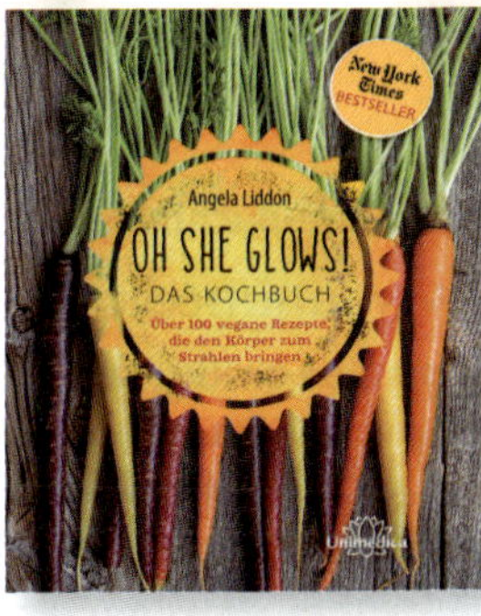

Angela Liddon

OH SHE GLOWS – DAS KOCHBUCH

Über 100 vegane Rezepte, die den Körper zum Strahlen bringen

344 Seiten, geb., € 29,–

Die Kanadierin Angela Liddon ist Autodidaktin in Sachen Kochen und Fotografie. Ihr kulinarisches Knowhow auf dem Gebiet der rein pflanzlichen Küche hat sie über viele Jahre hinweg bis ins Detail perfektioniert und dabei innovative und köstliche Rezepte entwickelt, die ihr eine treue Fangemeinde auf der ganzen Welt eingebracht haben.
Angela Liddons lang erwartetes erstes Kochbuch verführt mit über 100 unwiderstehlichen und vollwertigen Rezepten und enthält sowohl umgewandelte Klassiker, die sogar Fleischfans lieben werden, als auch unglaublich frische und innovative Gerichte voller purem Geschmack. Darüber hinaus wartet ihr Kochbuch mit vielen Rezepten für Allergiker auf – u.a. mehr als 90 glutenfreien Gerichten und vielen weiteren, die gänzlich auf Soja, Nüsse, Zucker und Getreide verzichten. Egal ob Sie vegan leben oder einfach nur neugierig sind und köstliche Rezepte ausprobieren wollen, die zufällig auch noch gesund sind: Dieses Kochbuch ist ein Muss für alle, die gut essen, sich großartig fühlen und einfach strahlen wollen!

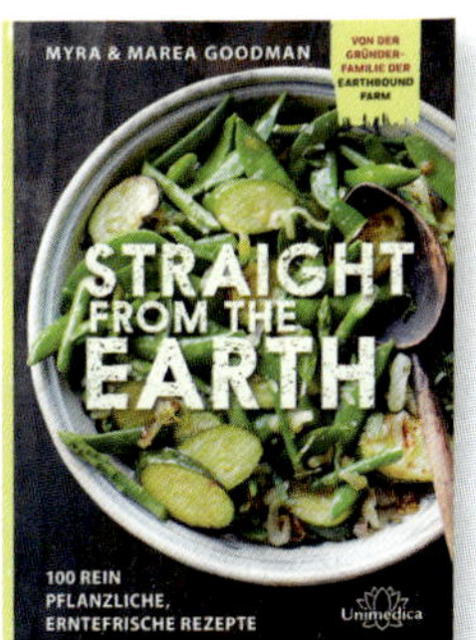

Myra & Marea Goodman

STRAIGHT FROM THE EARTH

100 rein pflanzliche, erntefrische Rezepte

248 Seiten, geb., € 24,–

100 verführerische rein pflanzliche Rezepte, die auch Nicht-Veganer verzaubern werden. Myra Goodman und ihre Tochter Marea sind ausgezeichnete Köchinnen und Teil der Gründerfamilie der Earthbound Farm, die sich von einem Feld mit ein paar Himbeerreihen zu einem der größten Bio-Erzeuger Nordamerikas entwickelt hat.
Für ihre Kreationen verwenden sie nur die frischesten Bio-Zutaten und überraschen mit faszinierenden Geschmackskombinationen. Neben Informationen über den biologischen Landbau und Zutaten wie Nüsse und Samen, Soja und Kokosnüsse berichten die Autorinnen auch über ihre Gründe dafür, sich vegan zu ernähren.
Myras und Mareas unwiderstehlich leckere Rezeptsammlung enthält Gerichte für Frühstück, Mittag- und Abendessen sowie Desserts – mit Delikatessen wie Quinoa-Bananen-Kuchen aus der Pfanne, gegrillte Feigensandwiches mit geröstetem Pistazienpesto, Balsamico-karamellisierte Zwiebeln, Mareas »Exzentrischer Caesar Salad mit Cashewkernen und Curry-Dressing« und super schokoladige Chocolate Brownies.